W0253875

ACTA NEUROCHIRURGICA / SUPPLEMENTUM III

Röntgendiagnostische Probleme bei intrakraniellen Geschwülsten

Bericht über die siebente Jahrestagung der Deutschen Gesellschaft für Neurochirurgie

Bad Ischl, 6. bis 11. September 1954

und

Elektroencephalographie und Corticographie bei cerebralen Krampfleiden

Bericht über die erste Tagung der Österreichischen Arbeitsgemeinschaft für Elektroencephalographie

Bad Ischl, 10. und 11. September 1954

Mit 196 Textabbildungen

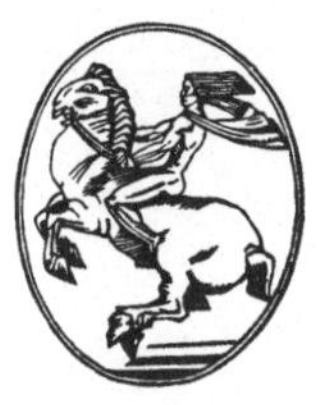

SPRINGER-VERLAG WIEN GMBH 1955

ISBN 978-3-662-23109-8 ISBN 978-3-662-25077-8 (eBook)
DOI 10.1007/978-3-662-25077-8

Inhaltsverzeichnis

Röntgendiagnostische Probleme bei intrakraniellen Geschwülsten

Bericht über die siebente Jahrestagung der Deutschen Gesellschaft für Neurochirurgie, Bad Ischl, 6. bis 11. September 1954

Elektroencephalographie und Corticographie bei cerebralen Krampfleiden

Bericht über die erste Tagung der Österreichischen Arbeitsgemeinschaft für Elektroencephalographie, Bad Ischl, 10. und 11. September 1954.

Begrüßungsansprachen.

Prof. Dr. *Gerhard Okonek,* Göttingen, Präsident der Deutschen Gesellschaft für Neurochirurgie:

Sehr verehrte Anwesende, meine Damen und Herren!

Zum erstenmal seit ihrem Bestehen hat sich die Deutsche Gesellschaft für Neurochirurgie entschlossen, ihre Jahrestagung außerhalb der Grenzen Deutschlands abzuhalten, um diesmal gemeinsam mit den österreichischen Kollegen und mit den Kollegen zahlreicher anderer Länder wissenschaftlichen Gedankenaustausch zu pflegen.

Darüber hinaus aber wollen wir durch persönliche Fühlungnahme und in persönlichem Gespräch die ärztliche Arbeit der anderen kennen lernen und Verständnis gewinnen für ihre Probleme und *ihre* Sorgen. Ich glaube, daß gerade in unserer heutigen Zeit, einer Zeit der Zerrissenheit, des Auseinanderstrebens der Kräfte, dieses Bemühen um gegenseitiges Verstehen auf der Ebene der Wissenschaft und ganz besonders der ärztlichen Wissenschaft ein außerordentlich wichtiges Anliegen ist.

Meine Damen und Herren,

als wir mit den Vorbereitungen zu dieser Tagung begannen, wußten wir nicht, in welchem Rahmen sich das ganze abspielen würde, wie weit man unseren Plan gutheißen würde.

Als ich vor einigen Tagen hieher nach Bad Ischl kam, war ich überrascht und erfreut, welch starken Widerhall unsere Einladung gefunden hatte.

So wurde die Tagung wahrhaftig in großzügiger Weise von der österreichischen Bundesregierung, von der Landesregierung Oberösterreichs und von der Stadt Bad Ischl unterstützt und gefördert.

Der Herr Bundesminister für soziale Verwaltung *Karl Maisel,* der Herr Landeshauptmann von Oberösterreich, Herr *Dr. Gleissner,* und Herr Landesrat *Plasser* haben liebenswürdigerweise den Ehrenschutz der Tagung übernommen.

Allen Stellen, die uns *so* ihr außerordentliches Entgegenkommen gezeigt haben, möchte ich schon an dieser Stelle von ganzem Herzen unseren Dank aussprechen.

Mit großer Freude darf ich feststellen, daß die Herren Vertreter der Regierung unserer Einladung zur Teilnahme an der Eröffnung so freundlich gefolgt sind.

Ich freue mich ganz besonders, daß auch Se. Magnifizenz, der Herr Rektor der Universität Wien, an unserer Tagung teilnimmt und in unserer Mitte weilt.

Ich begrüße:

Als Vertreter des Herrn Bundesministers *Maisel,* Herrn Ministerialrat Dr. *Gratzer;*

Se. Magnifizenz den Rektor der Universität Wien, Herrn Prof. Dr. *Leopold Schönbauer;*

Den Präsidenten der Österr. Ärztekammer, Herrn Obermedizinalrat Dr. *Niederberger;*

Den Landeshauptmann des Landes Oberösterreich, Herrn Dr. *Gleissner;*

Den Sanitätsreferenten des Landes Oberösterreich, Herrn Landesrat *Plasser;*

In Vertretung der Landesregierung Salzburg Herrn Landesrat *Weißkind* und

als Vertreter der Stadt Bad Ischl Herrn Bürgermeister *Müllegger.*

Ich begrüße ferner alle Teilnehmer unserer wissenschaftlichen Tagung, von denen viele über weite Entfernungen hinweg den Weg nach Bad Ischl gefunden haben, so die Kollegen aus Dänemark, den Niederlanden, Frankreich, der Schweiz, Italien, Jugoslawien und Nordamerika.

Ich begrüße schließlich — last not least — die Kollegen unseres Gastlandes Österreich und alle deutschen Kolleginnen und Kollegen, die hier zu gemeinsamer wissenschaftlicher Arbeit zusammengekommen sind.

Wenn wir Bad Ischl zum Tagungsort gewählt haben, so geschah das hauptsächlich deswegen, weil diese Stadt und ihre Umgebung zu den reizvollsten Landschaften Österreichs gehören und weil wir — die wir ja zumeist Gefangene der Großstadt sind — neben unserer Arbeit Entspannung finden und uns an den Schönheiten dieses Landes erfreuen wollen.

Der Leiter unseres Kongresses, Herr Primarius Dr. *Krüger,* hat dem Rechnung getragen und freundlicherweise nur die Vormittage den wissenschaftlichen Diskussionen eingeräumt. Ich meine, wir alle sollten ihm dafür dankbar sein.

Auch der Wettergott — glaube ich — ist uns wohlgesonnen und beabsichtigt, das Seinige zum vollen Gelingen unserer Tagung beizutragen.

Und damit heiße ich Sie alle herzlichst willkommen.

Prof. Dr. *Leopold Schönbauer,* Rektor der Universität Wien:

Herr Präsident, meine Damen und Herren!

Als derzeitiger Rektor der Wiener Universität ist es mir eine große Ehre und Freude, Sie hier begrüßen zu dürfen. Wir freuen uns alle, daß die 7. Jahrestagung der Deutschen Gesellschaft für Neurochirurgie in Österreich und hier in einer Stadt abgehalten wird, die zu den schönsten Städten unseres Landes gehört, in Bad Ischl.

Gleichfalls haben wir zwei wichtige Forderungen: zum ersten, daß Ihre wissenschaftliche Tagung recht erfolgreich ist und daß Sie sich in jeder Beziehung noch nach Jahren daran erinnern, das haben wir in Ischl gehört und gesehen, davon hat man geredet. Das andere, dem vollkommen gleichwertig, daß Sie ein paar sehr, sehr schöne Tage in dieser wunderschönen Gegend erleben.

Das sind die Wünsche, die die Universität Wien Ihnen übermittelt.

Aus der I. Chirurgischen Universitätsklinik Wien
(Vorstand: Prof. Dr. *L. Schönbauer*).

Probleme der Schädeldachplastik.

Von

L. Schönbauer und **E. Winkler.**

Mit 2 Textabbildungen.

Das Thema, das heute am ersten Tage zur Verhandlung steht, „Probleme der Schädeldachplastik“, ist angesichts der zahlreichen Verkehrsunfälle, die den Schädel betreffen, ungemein aktuell; daß es gerade auf diesem historischen Boden abgehandelt wird, macht das Thema noch interessanter, denn wir befinden uns hier in Ischl auf dem Boden einer Geschichtsperiode der Hallstätterzeit, welche für die Vorgeschichte von West- und Mitteleuropa und des Balkans von großer Bedeutung ist, zurückgreift in die frühe Hallstattstufe von 1200 bis 1000 und mit der späten Hallstattstufe bis 500 v. Chr. endet.

Ihren Namen hat die Hallstätterzeit von dem Gräberfeld von Hallstatt. Da mag es wohl manche Schädelverletzungen gegeben haben, die sich jetzt noch an den Schädeln, die größtenteils ins Naturhistorische Museum nach Wien kamen, nachweisen lassen. Zu allen Zeiten hat es Schädelverletzungen gegeben, früher durch Einwirkung von grober Gewalt durch den Nächsten, heute mehr durch Einwirkung von Maschinen, die in rasendem Tempo dahineilen.

So finden wir in der alten Medizin und auch in der Volksmedizin zu allen Zeiten Berichte über Schädelverletzungen und auch Berichte über Heilbestrahlungen, über plastische Deckung solcher Verletzungen. So wird aus Abessinien berichtet, „daß Vertreter der Volksmedizin bei schweren Zertrümmerungsbrüchen des Schädels die Bruchstücke entfernen und an ihre Stelle ein Schädelstück von einem frischgeschlachteten Schaf oder einer Ziege bringen, die Weichteile darüber vereinigen und ein Einheilen des Transplantates beobachten. Insulaner decken Knochendefekte mit Kokosnußschalen oder Muscheln. So wie in der Volksmedizin wurden nach älteren talmudischen Quellen *Operationsdefekte* mit einer getrockneten Kürbisschale bedeckt“.

Ich möchte nicht auf die Literatur eingehen, sondern zunächst die historische Entwicklung aufzeigen *.

Organisches und anorganisches Gewebe wurde zur Deckung von Schädeldefekten verwendet.

Allo*plastisches* Material verwendeten zu Transplantationen:

1565	*Petronius*	Goldplatte
1890	*Fränkel*	Zelluloid
1898	*David*	Elfenbein
1908	*Mauclaire* und *Rouvillois*	Blei, Metalle
1910	*Imbert* und *Raynal*	Silber
1925	*Heidenhein*	Silber
1940	*Kleinschmidt, O.*	Plexiglas
1946	*Elkins* und *Cameron*	Plexiglas
1945	*Reeves, Webster* und *Gurdjian*	Tantal-Cranioplastik (196 Fälle) Metalle: Vitallium, Tantal
	Webster, Gurdjian Brown	Acrylische Harze

Zur *homogenen* Transplantation verwendeten:

1600	*Fallopius*	Knochen
1873	*Macewen*	mit Quecksilberbichlorid behandelten Knochen
1893	*Barth*	ausgekochte, ausgeglühte Knochen
1915	*Morestin*	Schädeldecke aus Knorpel
1916	*Kreider*	Knochen in Bauchdecke

Zur *heterogenen* Transplantation verwendeten:

1670	*Meekren*	Knochen eines Hundes
1893	*Schmidt*	entkalktes Hasenbein auf Hund
1889	*Jaksch*	Adlerknochen
1912	*Rehn*	Ochsenhorn
1916	*Henschen*	Büffelhorn
1917	*Babcock*	Schulterblatt, gekocht, vom Schaf; „Suppenknochen“-Cranioplastik

* Zum Teil entnommen aus: *O. Kleinschmidt,* „Der Chirurg“ aus 1941, Heft 9, Seite 273 und *Reeves,* „Cranioplastik“, Verlag Charles C. Thomas, Publishers, Springfield, Ill., USA., 1950.

Zur *freien* Transplantation verwendeten:

1889	*Seydel*	Tibia mit Periost
1905	*Keen*	Knochenspan aus Tabula externa
1905	*Kappis*	Rippe mit doppeltem Periost
1912	*Röpke*	Schulterblatt mit doppeltem Periost
1914	*Mauclaire*	Beckenkamm. *Klapp,* 1917; *Rehn,* 1932; *Lexer,* 1934
1918	*Wilson*	Rippenknorpel

Zur *Lappenplastik* verwendeten:

1889	*Wagner*	Haut, Periost, Knochenlappen
1890	*Müller-König*	Haut, Periost, Knochenlappen
1895	*Nicoladoni*	Haut, Periost, Knochenlappen
1912	*Garré, v. Hacker, Durante*	Periost, Knochenlappen
1916	*Rühl*	Periostlappen, darüber Knochensplitter Tibia
1916 bis 1935	*Delangeniere*	Periostlappen, darüber Knochensplitter Tibia (92 Fälle, 92 Erfolge)

Von größter Wichtigkeit ist die Beantwortung der Frage, was denn aus dem Material wird. Am genauesten studiert ist wohl das Schicksal des verpflanzten Knochens. Es ist mit Sicherheit anzunehmen, daß Zellen des Transplantates am Leben bleiben, weiter wachsen und mit der neuen Umgebung in organische Verbindung treten.

Diese ungestörte Einheilung dürfte aber nur bei der Autoplastik zu erwarten sein, während die Vorgänge nach Verwendung von konservierten Knochen komplizierter sind.

Hier möchte ich auf drei Beobachtungen hinweisen, die zeigen, wie Knochenspäne, in gleiches Gewebe implantiert, sich verhalten.

Es wurde im Jahre 1920 ein 21jähriges Dienstmädchen aufgenommen. Mit einer Karies der Halswirbelsäule bei C VII bis D I. Es wurde eine *Albee*sche Operation gemacht: Tibiaspan mit Periost wurde im Bereiche des ersten bis vierten Brustwirbels eingelegt.

$3^1/_2$ Monate nach der Operation tritt plötzlich Harnverhaltung auf. Ein zweiter tuberkulöser Prozeß wird vom zehnten Brust- bis zum ersten Lendenwirbel festgestellt und hier wird ein Tibiaspan samt Periost und Knochenmark implantiert (Abb. 1).

Ein anderer Fall, bei dem nur Knochen implantiert wurden, ist ein 25jähriger Taglöhner, der wegen Karies des elften und zwölften Brustwirbels und einer *Brown-Sequard*schen Lähmung im Jahre 1926 operiert wurde. Auch hier erfolgte die Einheilung. Nach 28 Jahren bin ich in der Lage, die Bilder zu zeigen.

Die Parese ging nicht völlig zurück, Patient geht mit zwei Stöcken.

Ganz gleich, ob Knochen, Knochen mit Periost, Knochen mit Periost und Mark transplantiert wurden, es kam zur völligen Einheilung.

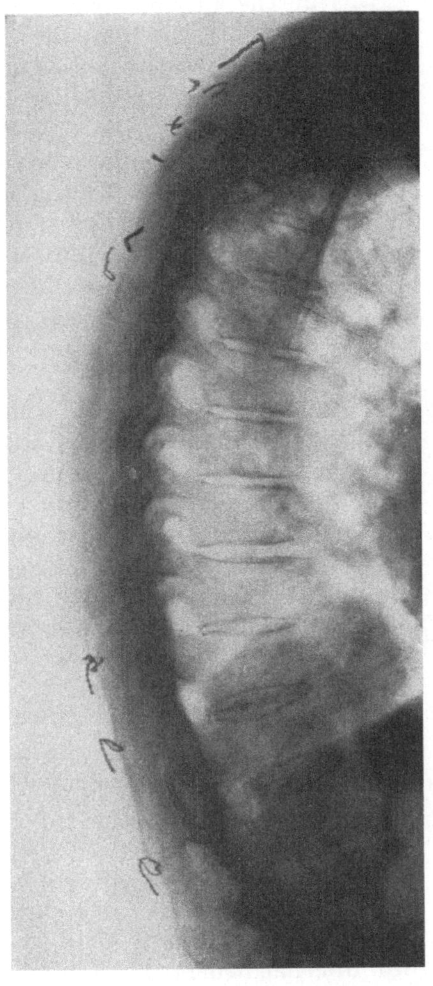

Abb. 1.

Experimentelles.

Sowohl *Padgett* und *Stephenson* als auch in weiterer Folge *Roth*, Basel, haben sich mit der Frage der Implantation von Knochen befaßt. Wir sind der Frage der Blutgefäßversorgung nachgegangen und ich möchte schon jetzt über unsere Versuche berichten und gleich feststellen, daß die Versuche noch lange nicht abgeschlossen sind.

Zunächst habe ich Knochen von der Clavicula des Hundes mit und ohne Periost in den Musculus quadriceps femoris implantiert. Ich konnte in Übereinstimmung mit *Padgett* und *Stephenson* zeigen, daß schon nach wenigen Tagen im Arteriogramm Gefäße sich zeigen, die nach 4, 8 und 15 Tagen nach der Operation, sowohl bei Implantation von Knochen ohne Periost als auch bei Implantation von Knochen mit Periost, zum Knochen ziehen.

Nun erhebt sich die Frage, ob ähnliche Bilder auch bei alloplastischem Material erreicht werden können. Wir haben dazu die Acrylsäurederivate Plexiglas, Paladon und Protoplast verwendet.

Im Röntgenbild haben wir nach 4, 8 und 15 Tagen bei der Arteriographie nach Implantation von Protoplast am Hund keine Gefäßneubildung gesehen.

Das gleiche gilt für Plexiglas und Paladon.

Man müßte, wenn man diese Bilder sieht, die noch durch viele andere ergänzt werden müssen, schon daran denken, daß irgendein Faktor X dem Knochengewebe innewohnt und im Sinne der Nekrohormone wirkt, wie das *H. Roth* in seiner Arbeit „Die Konservierung von Knochengewebe für Transplantationen“ ausführt. Ob es sich nun um eine Wirkung des Knochens mit Periost oder des Knochens allein, ohne Periost handelt, wage ich aus den wenigen Untersuchungen nicht zu entscheiden. Jedenfalls müßte man sich eher der Meinung derer anschließen, die an eine spezielle Formung der Knochenzelle glauben; ob, wie *Neuhof, Roth* und andere glauben, das Periost nichts damit zu tun hat, möchte ich nicht entscheiden.

Wirkliche Erfolge bei der Knochentransplantation sind nur nach Transplantation lebensfähiger autogener Knochen zu erzielen. Tote Spanplastiken sowie Homo- und Heteroknochentransplantate haben nach *Padgett* und *Stephenson* keinen Erfolg, welcher Meinung ich aber nicht vorbehaltslos zustimmen möchte.

Was die Verwendung alloplastischen Materials anlangt, erhalten wir von der Unfallheilkunde gewisse Hinweise: von 864 Schenkelhalsnägeln haben wir im Laufe der Jahre ungefähr 150 entfernen müssen. Dazu kommen noch die Knochenmarksnagelungen, bei welchen wir auch von Zeit zu Zeit immer wieder Nägel herausnehmen müssen.

Eine wichtige Frage ist die der *Indikation*.

Ich möchte von den angeborenen Veränderungen absehen, da es sich hier mehr um Veränderungen handelt, die basal sitzen, und nur von den erworbenen Veränderungen sprechen.

Die Indikation beginnt schon bei der ersten Operation, bei der an die nachfolgende Deckung zu denken ist. Im allgemeinen werden kleine Defekte nicht gedeckt. *Tönnis* empfiehlt nach *Otto* nur überhandtellergroße Defekte zu decken, ferner Defekte an unbehaarter Haut und Defekte, welche Beschwerden verursachen. Hier möchte ich erwähnen den Kopfschmerz, insbesondere pulsierende schmerzhafte Defekte, Defekte, bei denen die Gefahr eines Traumas besteht, die zur ständigen chronischen Irritation führen, und schließlich kosmetische Überlegungen. Von besonderer Bedeutung ist die Frage der Deckung bei posttraumatischer Epilepsie.

Wir haben in früheren Jahren immer wieder gesehen, daß es bei bestehenden Epilepsien zu einer Verstärkung der Anfälle kommt, daß zu Epilepsien neigende Patienten nach der Operation Krämpfe bekamen und wir das Transplantat wieder entfernen mußten. Wir haben in den letzten Jahren zirka 300 Patienten mit Epilepsie operiert, keine Knochenplastik gemacht, den Defekt am Knochen nicht gedeckt und mit einfachen Weichteilverschiebungsplastiken, gelegentlich zusätzlich Narbenexzision gute Resultate erzielt.

Aus der Literatur ergab sich die Feststellung, daß posttraumatische Epilepsien nur in einer geringen Anzahl von Fällen gebessert sind.

Bei Deckung von Knochendefekten ergaben sich bei *Grant* und *Narcoss* in 27 Fällen 18 Heilungen (mit Knochen gedeckt) und bei *Woodhall* und *Spurling* in 29 Fällen 10 Besserungen, 12 Versager und 4 Verschlechterungen (Tantalum).

Bei *E. Otto* in 37 Fällen 31 eingeheilt, 6 Plastik entfernt (Knochen), in 14 Fällen 11 eingeheilt, 3 Plastik entfernt (Paladon).

Bei *D. Krüger* in 18 Fällen 17 eingeheilt, 1 Plastik entfernt (Plexiglas).

Schließlich ist die Indikation aus kosmetischen Gründen nicht zu übersehen.

Was man an Material verwendet, kommt sicher auf die Erfahrung des Einzelnen an; daß aber im menschlichen Körper auch für eine ausgedehnte Schädelplastik Material genug vorhanden ist, wenn man die Beckenschaufel verwendet, geht aus den Untersuchungen von *Allmer* hervor, der fand, daß die Oberfläche einer Fossa iliaca beim Erwachsenen 60 bis 85 qcm und die Oberfläche einer Hälfte des knöchernen Schädeldaches etwa 150 bis 200 qcm beträgt. Für die Entnahme des Materials aus dem Becken spricht die Tatsache, daß die Darmbeinschaufel schon eine dem Schädel annähernd gleiche Krümmung aufweist *(J. Grocott),* schließlich geformt werden kann und das Transplantat keinen Schaden dadurch erleidet, daß es gebogen wird. Auch kann man Beckengewebe, nach *Düben* und *Delangeniere,* als kleinste Knochenstücke verwenden; nach *Delangeniere* erhält man sie dadurch, daß dünne Knochenschichten mit einer periostalen Hülle mittels eines scharfen, schräg abgeschärften Meißels abgenommen werden. Mehrere überhängende dünne Schichten werden dann über den Defekt gelegt. *Delangeniere* hatte mit dieser Methode sehr beachtliche Erfolge, nämlich 92 Erfolge bei 93 Fällen, aber andere konnten keine so wunderbaren Resultate erzielen.

Kleine Defekte decken wir mit Knorpelgewebe. Leichenknorpel von Leichen zwischen 20 und 30 Jahren, ohne schwere Allgemeinerkrankungen, sind am besten geeignet. Knorpeliger Rippenbogen wird steril entnommen und in Merthiolat konserviert. (Angegeben von *James Barret Brown.*)

Was nun die Erfolge der Autotransplantation bei Schädeldachplastiken anlangt, so sei zunächst kurz ein Fall erwähnt, den Professor *Denk* operierte.

Ein damals 20jähriger Patient wurde durch Pistolenschuß am 20. II. 1918 verletzt und in das Kriegsspital Baumgarten gebracht, wo Prof. *Denk* ihn sofort operierte. $1^1/_2$ Jahre später, am 23. IX.

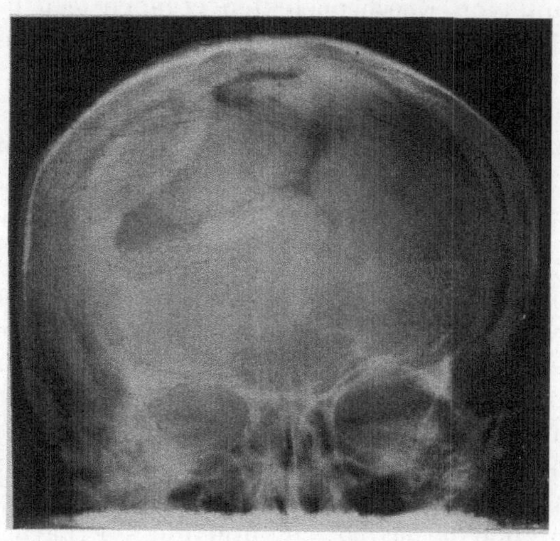

Abb. 2.

1919, führte Prof. *Denk* eine Schädelplastik nach *Hacker-Durante* aus. Jetzt, 35 Jahre nach der Operation ist der Patient in gutem Allgemeinzustand, der Defekt ist sehr schön gedeckt (Abb. 2).

In anderen Fällen wird gezeigt, wie rasch sich der aus der Beckenschaufel entnommene Knochen wieder nachbildet und wie schön Defekte im knöchernen Schädel mit freier osteoplastischer Transplantation ausheilen. Da sich diese sechs Fälle von den seinerzeit im Zentralblatt für Chirurgie, 79. Jahrgang 1954, Heft 16, abgebildeten Fällen nicht unterscheiden, wird auf eine Abbildung an dieser Stelle verzichtet.

Viele Wege führen zum Erfolg. Wir halten dafür, daß die autoplastische Transplantationsmethode die beste ist, wenngleich wir zugeben, daß mit den alloplastischen Mitteln gegebenenfalls eine noch schönere Formung erzielt werden kann.

Service de Neuro-Chirurgie de l'Hôpital Pasteur, Colmar (Frankreich).

Unsere Schädelplastik-Schnellmethode.

Von

E. Woringer und **G. Thomalske.**

Die Schnellmethode zum plastischen Verschluß von Schädelknochendefekten, die einer von uns seit 1949 entwickelt hat, und die erstmalig 1951 [13] in der Société de Neuro-chirurgie de langue française in Paris vorgestellt wurde, hat sich bisher so glänzend bewährt, daß eine Modifikation der damals vorgeschlagenen Technik sich bis heute als überflüssig erwies [10, 11, 12, 13, 14].

Aus der Flut der zwischen 1943 und 1950 über die Verwendung von Akrylicsubstanz in der Schädelchirurgie veröffentlichten Arbeiten wollen wir kurz die vorgeschlagenen Methoden besprechen, um so durch einen Vergleich mit unserer Technik deren Schnelligkeit und Einfachheit deutlich werden zu lassen, Eigenschaften, die sie in zahlreichen neurochirurgischen und traumatologischen Zentren zu einem laufend angewandten Verfahren machten. Das, was in diesen Jahren zum Thema des Schädelknochenersatzes durch Akrylicsubstanz vorgeschlagen worden war [2, 4, 5, 6, 8, 9], stellte in der Tat einen bedeutenden Fortschritt gegenüber den früher ausgeführten Prozeduren dar, besonders in Hinsicht auf die absolute Gewebsfreundlichkeit dieses Produktes. Allerdings waren alle diese Methoden mit zwei Hauptfehlern belastet: Der technischen Kompliziertheit und der langen Operationsdauer. Im wesentlichen bezwecken sie alle die Herstellung einer Akrylicprothese nach einem in der üblichen zahnärztlichen Verfahrensweise hergestellten Modell der fehlenden Knochensubstanz. Das Prinzip, die Akrylicprothese in einer nach dem Abdruckmodell der Knochenlücke hergestellten Form zu fertigen, blieb sich gleich, ob dieser Abdruck aus Wachs, Zelex oder irgendeiner anderen formbaren Substanz bestand. Die in die Form gegossene Akrylicpaste härtete nur durch Hitzezufuhr, die im elektrischen Ofen oder in kochendem Wasser erreicht wurde. Die lange Dauer dieser ganzen Manipulationen machte in der Mehrzahl der Fälle zwei Interventionen nötig, eine zur Abdrucknahme in der Knochenlücke und die andere zum Einsetzen der

Prothese. Einige Chirurgen umgingen diese Schwierigkeit, indem sie perkutan einen ungefähren Abdruck von der Knochenlücke vornahmen, so wie sie durch die Kopfhaut abgrenzbar war; aber wenn diese Prothesen auch einen einzeitigen operativen Eingriff gestatteten, so litten sie doch an einem gewissen Mangel der Genauigkeit der Formgebung.

Das nach dem letzten Krieg auf dem Markt erscheinende neue Akrylic-Kunstharz, das durch Hinzufügung eines Oxydo-Reduktionsfaktors autopolymerisierend war, machte die Hitzezufuhr zur Härtung der Prothese überflüssig. Es regte uns dazu an, den Knochendefekt selbst als Form für die Herstellung der Prothese zu benutzen zu versuchen. Das Gelingen eines solchen Vorgehens konnte folglich alle anderen Maßnahmen zur Abdrucknahme und der anschließenden Reproduktion dieses Abdruckes in Kunstharz nach einem speziell hergestellten Negativ (der Form) überflüssig werden lassen. Wir möchten hier nicht auf die vielen Schwierigkeiten eingehen, die wir bei der Ausarbeitung dieser neuen Technik zu überwinden hatten. In unserer ersten Arbeit haben wir darüber berichtet [13]. Wir möchten lediglich darauf hinweisen, daß unsere Zweifel hinsichtlich der Sterilität des Produktes völlig behoben wurden, als es sich erwies, daß durch eine gewisse Lagerungszeit sich eine Autosterilisation der beiden Ausgangsprodukte, des Poly- und des Monomers vollzieht.

Wir geben hier kurz eine Beschreibung der Technik unserer Methode, wie wir sie 1951 veröffentlicht und bis jetzt genau so beibehalten haben. Für genauere Einzelheiten weisen wir auf eine neuere ausführlichere Arbeit hin [14].

1. *Die Form:* Der Knochendefekt, der als Form dienen soll, muß in folgender Weise präpariert werden: Die Ränder sind sorgfältig von allem bedeckenden Gewebe freizupräparieren und der Grund des Defektes, d. h. die Dura mater muß mit Wattekarrées austapeziert werden, um das Hirn vor der bei der Polymerisation auftretenden Hitzeentwicklung zu schützen. So vorbereitet wird der Defekt mit einer Amnionfolie bedeckt, die sorgfältig an alle Unebenheiten der Knochenränder adaptiert werden muß.

2. *Präparation und Eingießen der Paste:* In einer sterilen Schale werden das steril der Packung entnommene Polymer (Puder) und das Monomer (Flüssigkeit) unter Umrühren vermischt, so daß man eine Masse von pasteuser Konsistenz erhält, die dann in die wie eben angegeben vorbereitete Knochenlücke eingegossen wird. Nach ungefähr 15 Sekunden ist sie unter dem Kontakt mit der Luft von einem Film in etwas festerer Konsistenz bedeckt, der eine Modellierung mit den Fingern erlaubt, ohne daß die Paste am Handschuh haften bleibt. Die Masse wird den Knochenrändern sorgfältig anmodelliert und es wird ihr die gewünschte Dicke gegeben. Nach etwa 5 Minuten beginnt man, sie reichlich mit kaltem Wasser zu überspülen, bis sie genügend hart ist, um ihre Form beizubehalten.

3. *Bearbeitung der Prothese:* Zwischen der sechsten und achten Minute ungefähr wird die Prothese abgehoben. In diesem Augenblick kann man noch mit

einer einfachen Schere alles die Grenzen des Knochenabdruckes überragende Material abschneiden. Wenn die Ränder der Prothese zu scharf sind, kann man sie mit einer kleinen zahnärztlichen Fräse glätten. Anschließend versieht man die Platte mit einigen Löchern, damit etwa unter ihr sich ansammelnde Flüssigkeitsmengen nach oben abfließen können. Die Platte wird wie eine Einlage in die Lücke gefügt. Eine Fixation erübrigt sich, die Weichteile werden wie üblich geschlossen.

Der ganze Vorgang dauert in der Hand eines mit der Methode vertrauten Operateurs nicht länger als 30 Minuten, auch wenn es sich um ausgedehnte Defekte handelt.

Diese neue Originalmethode zum Verschluß von Schädelknochendefekten wurde im Service de Neurochirurgie des Hôpital Pasteur in Colmar von November 1951 bis September 1954 41mal angewandt. Wir möchten hier nicht auf allgemeine Betrachtungen wie Indikationen, postoperative Resultate, Lokalisation usw. zurückkommen, da wir sie in einer jüngeren Veröffentlichung eingehender behandelt haben [14].

In der folgenden Tabelle geben wir einen Überblick über unsere bis heute vorliegenden Fälle.

Nr.	Diagnose	Komplikationen	Beobachtungszeitraum in Monaten	Ergebnis
1	*Paget*-ähnliche Ostitis chronica mit Nekrose	6 Monate nach Operation vorübergehende Eiterung der Kopfhaut über der Prothese. Prothese brauchte nicht entfernt zu werden	34	gut
2	Posttraumatischer Defekt	2 Monate nach Operation geringe Anschwellung und vorübergehende Rötung über der Prothese. Prothese nicht entfernt	33	gut
3	Posttraumatische Liquorfistel des linken Ohres	keine	33	sehr gut
4	Posttraumatischer Defekt	keine	32	sehr gut
5	Knochenanomalie nach Geburtstrauma	keine	31	sehr gut
6	Posttraumatischer Defekt	Zeitweise vorübergehende Anschwellung	30	gut
7	Posttraumatischer Defekt	Vorübergehende Anschwellung	30	gut

Nr.	Diagnose	Komplikationen	Beobachtungszeitraum in Monaten	Ergebnis
8	Posttraumatischer Defekt	keine	28	gut
9	Posttraumatischer Defekt	Vorübergehende Anschwellung	28	gut
10	Ménière. Sektion des VIII. Hirnnerven	keine	27	sehr gut
11	Posttraumatischer Defekt	keine	27	sehr gut
12	Posttraumatischer Defekt	keine	26	sehr gut
13	Osteom	Extradurale Pneumatocele durch Sinusfistel. Platte entfernt, Fistelverschluß. $3^1/_2$ Monate später neue Platte, die gut vertragen wurde	22	gut
14	Posttraumatischer Defekt	keine	21	sehr gut
15	Posttraumatischer Defekt	keine	21	sehr gut
16	Hirnabszeß	keine	21	sehr gut
17	Defekt nach Meningeomoperation	keine	20	sehr gut
18	Defekt nach Meningeomoperation	keine	20	sehr gut
19	Posttraumatischer Defekt	keine	20	sehr gut
20	Subdurales Hämatom Hirnödem	keine	20	sehr gut
21	Posttraumatischer Defekt	keine	20	sehr gut
22	Posttraumatischer Defekt	keine	19	sehr gut
23	Posttraumatischer Defekt	keine	16	sehr gut
24	Posttraumatischer Defekt	keine	16	sehr gut

Nr.	Diagnose	Komplikationen	Beobachtungszeitraum in Monaten	Ergebnis
25	Posttraumatischer Defekt	keine	15	sehr gut
26	Posttraumatischer Defekt	keine	14	sehr gut
27	Posttraumatischer Defekt	keine	13	sehr gut
28	Posttraumatischer Defekt	keine	13	sehr gut
29	Posttraumatischer Defekt	keine	10	sehr gut
30	Defekt nach mehrfacher Trepanation	keine	10	sehr gut
31	Posttraumatischer Defekt	Wundrandnekrose nach Plastik infolge schlechter lokaler Zirkulationsverhältnisse, Platte belassen, Toleranz gut	8	gut
32	Posttraumatischer Defekt	keine	7	sehr gut
33	Posttraumatischer Defekt	keine	7	sehr gut
34	Posttraumatischer Defekt	keine	5	sehr gut
35	Posttraumatischer Defekt	keine	4	sehr gut
36	Osteom	keine	3	sehr gut
37	Posttraumatischer Defekt	keine	3	sehr gut
38	Posttraumatischer Defekt	Stichkanaleiterung mit partieller Wundrandnekrose. Abheilung ohne Plattenentfernung	2	gut
39	Knochenersatz nach Craniotomie wegen Turricephalie	keine	2	gut
40	Posttraumatischer Defekt	keine	2	gut
41	Posttraumatischer Defekt	keine	2	sehr gut

Weiterhin überblicken wir bis jetzt ungefähr 100 Fälle, die in anderen neurochirurgischen Zentren nach unserem Schnellverfahren operiert worden sind. Die Ergebnisse waren sehr gute, bis auf wenige Ausnahmen, bei denen die Störungen bei genauer Analyse jedoch nicht der Technik zur Last zu legen waren [3, 1]. Eine Variante wurde kürzlich von einem amerikanischen Autor vorgeschlagen [7]. Bei ihr wird der Kranke bei Verwendung von nichtsterilem plastischem Material dadurch vor einer Infektion geschützt, daß man die Paste in ein Polyäthylensäckchen einschließt. Diese Methode ist sicherlich für den Verschluß kleinerer Knochenlücken anwendbar, dürfte aber auf Schwierigkeiten stoßen, sobald es sich um ausgedehntere Defekte des Hirnschädels handelt, oder um Defekte, die die komplizierten Strukturen des Gesichtsschädels betreffen. Im übrigen wurde der Beweis für die Autosterilität der Ausgangssubstanzen erbracht, und die Paste kann offen verwendet werden unter der Bedingung, daß man das darunterliegende Gewebe mit einer schützenden Amnionfolie abdeckt, deren Feinheit und Flexibilität weit über der einer Polyäthylenmembran liegt, wodurch die Akrylicpaste wesentlich genauer den Knochenrändern angepaßt werden kann.

Zusammenfassung.

Unsere neue Schnellmethode zur einzeitigen plastischen Deckung von Schädelknochendefekten hat in verschiedenen neurochirurgischen Zentren während der letzten drei Jahre ihren Wert unter Beweis gestellt. Ihre Technik wird noch einmal kurz beschrieben. Wir hatten bei den guten damit erreichten Ergebnissen keine Veranlassung, sie nach ihrer Veröffentlichung im Jahre 1951 irgendwelchen Veränderungen zu unterwerfen. Nach diesen ersten Resultaten zu urteilen, hat sie sich unter dem Vorbehalt länger als fünf Jahre verfolgter Ergebnisse in Neurochirurgie und Traumatologie einen berechtigten Platz erobert.

Literatur.

1. *Dodge, Henry W.*, Acrylic Cranioplasty. Proc. Staff Meet. Mayo Clin., Rochester, *28* (1953), 256—257. — 2. *Elkins, C. W.*, und *J. E. Cameron*, Cranioplasty with acrylic plates. J. Neurosurg. *3* (1946), 199. — 3. *Garlin, J.*, Cranioplasties. Technique ultra-rapide en un temps par les résines autopolymérisantes (Méthode de *E. Woringer*). Thése de Bordeaux, 96 pages, Imprimerie R. Laplante, Bordeaux, 1953. — 4. *Kerr, A. S.*, The use of acrylic resin plates for repair of skull defectes. J. Neur. (Brit.). *6*, N. S. (1943), 198. — 5. *Slack, F.*, Present research status of direct acrylic restorations. J. amer. dent. Assoc. *3* (1943), 132. — 6. *Small, J. M.*, and *M. P. Graham*, Acrylic resin for closure of skull defects. Preliminary report. Brit. J. Surg. 1945, October, 106. — 7. *Spence, W. T.*, Form-fitting plastic cranioplasty. J. Neurosurg. *XI*, 3 (1954), 219—225. — 8. *Trotot, P.*, et

R. Corbeil, Réparation des brèches craniennes à l'aide de plaques de résine acrylique. Présentation des malades. Rev. neur. (Fr.). *79,* 6 (1947), 426. — 9. *Vet, A. C. de,* Plastic repair of skull defects with acrylic plates. Arch. Chir. Neerl. *1* (1949), 153. — 10. *Woringer, E.,* Nouvelle technique ultra-rapide pour la fermeture des brèches craniennes avec une résine acrylique autopolymérisable. Act. chir. belg. *8* (1952), 655. — 11. *Woringer, E.,* Ultra-rapid technique for the closure of skull defects with acrylic autopolymeric resin. Farb-Tonfilm, 1952. — 12. *Woringer, E.,* et *J. Baumgartner,* 35 cas de prothèses craniennes en résine acrylique selon une nouvelle méthode rapide personnelle utilisée depuis 1951 (4 figures). Erscheint im Journal de Chirurgie d'Alger. — 13. *Woringer, E., B. Schwieg, G. Brogly* et *J. Schneider,* Nouvelle technique ultra-rapide pour la réfection de brèches osseuses craniennes à la résine acrylique. Avantage de la résine acrylique sur le tantale. Rev. neur. (Fr.) *85,* 6 (1951). — 14. *Woringer, E., G. Thomalske,* Über die plastische Deckung von Schädelknochendefekten mit autopolymerisierender Kunstharzmasse. Eine neue Schnellmethode. Arch. Psychiatr. u. Z. Neurol. *191* (1953), 100—113.

Neurochirurgische Abteilung der Städtischen Nervenklinik Bremen
(Leitender Arzt: Dr. med. *Rupert Strohmayer*).

Schnell herstellbare Kunststoffplastik zur Deckung von Schädelknochenlücken.

Von

Dr. med. **F. W. Rosenmeyer.**

Mit 12 Textabbildungen.

Der Neurochirurg sieht sich relativ häufig vor die Frage gestellt, ob ein Knochendefekt am Schädel geschlossen werden soll oder nicht. Wenn es nach Trepanationen oder Unfällen zu einer Osteomyelitis der Schädelkalotte kommt oder wegen eines bedrohlichen postoperativen Hirnödems ein größerer Knochendeckel wieder entfernt werden muß, so ist das Ergebnis fast immer eine mehr oder weniger entstellende Knochenlücke. Das gleiche gilt von offenen Hirnverletzungen und Impressionsfrakturen, bei denen es nicht möglich ist, die einzelnen Bruchstücke so wieder zu reponieren, daß Kontinuität und Form der Schädelkalotte nach der Heilung erhalten bleiben. Wenn auch eingeräumt werden muß, daß manchmal ein vorher entfernter Knochendeckel später ohne Schwierigkeiten wieder eingesetzt werden kann, so sehen wir uns doch in der weitaus größeren Zahl der Fälle vor die Entscheidung gestellt, ob und wie wir einen Knochendefekt schließen sollen.

Obgleich auch größere Knochenlücken erfahrungsgemäß kaum eine nennenswerte Gefährdung des Gehirns durch Verletzungen bedingen, so ist ihre Deckung doch keineswegs eine rein kosmetische Frage, die nur der Eitelkeit des Patienten entgegenkommen soll. Der Hirngeschädigte ist im täglichen Leben gegenüber dem Gesunden ohnehin schon immer benachteiligt, zumal der Laie dazu neigt, auch aus jeder harmlosen Kopfverletzung sehr übertriebene Folgerungen abzuleiten. Diese Tatsache wächst sich zu einem sozialen und psychischen Problem für den Patienten aus, wenn ein sehr entstellender und weithin sichtbarer Knochendefekt z. B. im Stirnbereich vorliegt. Denken wir nur an die Schwierigkeiten bei der Beschaffung einer Arbeitsstelle oder an die dauernde seelische

Belastung, der der Patient durch das mitleidvolle oder neugierige Anstarren seiner Mitmenschen ausgesetzt ist — ganz abgesehen von der stetigen Furcht vor einer möglichen Verletzung seines vom Knochen ungeschützten Gehirns. Es tut sich hier oft eine Kluft zur Umwelt auf, die bald nicht mehr zu überbrücken ist und zum sozialen und psychischen Ruin führen kann.

Die Kürze der Zeit verbietet es, hier weitere Beispiele für die Indikation anzuführen. Wir sind auf Grund unserer Beobachtungen jedenfalls zu der Überzeugung gekommen, daß man jeden größeren und entstellenden Knochendefekt immer plastisch decken sollte, sofern die Lebenserwartung des Patienten diesen Eingriff sinnvoll erscheinen läßt.

Diesem Bestreben kommt nun die Möglichkeit der Anwendung neuartiger Kunststoffe, über die im folgenden berichtet werden soll, sehr entgegen, denn die früher üblichen Knochentransplantationen bedingen erhebliche Nachteile, von denen hier nur erwähnt sei, daß man dem Patienten dabei zwei Eingriffe an verschiedenen Körperstellen zumuten muß und daß der kosmetische Effekt nur in wenigen Fällen in zufriedenstellender Weise zu erreichen ist.

Der Entschluß, auch sehr ausgedehnte Knochendefekte plastisch zu decken, wird uns erheblich leichter gemacht, seitdem es sich gezeigt hat, daß gewisse Kunstharzstoffe, wie sie in der zahnärztlichen Prothetik Verwendung finden, mindestens genau so gut wie transplantierte Knochen einheilen und ausgesprochen gewebsfreundlich sind. Ihren besonderen Vorteil sehen wir jedoch in der guten Modellierbarkeit, die bei einiger Erfahrung den denkbar besten kosmetischen Erfolg garantiert.

Allerdings sind im Schrifttum vereinzelte Bedenken gegen die Verwendung von Kunststoffen laut geworden. So berichtet *Zinksheim,* daß Kunstharzprothesen Leukoplakien am Zahnfleisch verursacht haben, die zu karzinomatöser Entartung neigen.

Von *Druckrey* und *Oppenheimer* erfahren wir, daß die Implantation von Kunststoffolien bei Ratten geradezu ein hervorragendes Mittel sei, um ein Sarkom zu erzeugen. Ausgedehnte Tierversuche und langjährige klinische Erfahrungen haben aber gezeigt, daß das für die sogenannten Polyamide und Akrylate nicht gilt.

Nach *Sadek* wird das Wachstum der Zellen am meisten durch Catgut beinflußt, am wenigsten aber durch Polyamide und Akrylate. *Sadeks* Forschungen in dieser Richtung werden an einem umfangreichen Material bis auf das Jahr 1944 zurückgeführt, und es wird auch nicht über einen einzigen Fall berichtet, bei dem sich tumoröse Veränderungen oder Zelldegenerationen feststellen ließen.

Auch die Auswertung amerikanischer Erfahrungen führte zu dem gleichen Ergebnis.

In demselben Sinne spricht die weitverbreitete und komplikationslose Anwendung des „Supramid"-Nahtmaterials, das zu den Polyamiden gehört.

Auf Grund eigener langjähriger Beobachtungen sind auch wir überzeugt, daß man, was die Gefährdung durch Provokation von Tumoren betrifft, keine stichhaltigen Einwendungen gegen die Implantation von Polyamiden und Akrylaten erheben kann.

Im Versorgungskrankenhaus Bad Pyrmont, wo viele Hirnverletzte zur Behandlung kamen, konnte ich als Assistent von Herrn *Lehmann* und Herrn *Vogt* von 1947 bis 1952 mit dem „Paladon", einem Akrylat, aus dem Zahnprothesen hergestellt werden, bei der Deckung von Schädelknochenlücken bezüglich der hervorragenden Einheilungstendenz und Gewebsfreundlichkeit vielfache Erfahrungen sammeln. Mit diesem Material mußten jedoch noch erhebliche Nachteile technischer Art in Kauf genommen werden: Das feinpulverisierte „Paladon" wird mit einer speziellen Lösungsflüssigkeit zu einem Brei angerührt. Der nachfolgende Verhärtungsprozeß geht nur unter längerem Auskochen vor sich und nimmt unverhältnismäßig viel Zeit in Anspruch. Man mußte aus diesem Grund intra operationem zunächst ein Wachsmodell der Plastik herstellen, nach dem dann in etwa zweistündiger Arbeit die verwendbare „Paladon"-Plastik angefertigt wurde. Der operative Eingriff mußte also mindestens für diese Zeit unterbrochen werden.

Diese offensichtlichen Nachteile entfallen bei einem dem „Paladon" chemisch ganz ähnlichen Material, dem jetzt im Handel befindlichen *„Palavit"* der Firma *Kulzer,* Friedrichsdorf, Taunus. Wir sind daher auf Anregung von Herrn *Strohmayer* seit 1953 dazu übergegangen, dieses geeignetere Fabrikat zur Herstellung von Kunststoffplastiken zu verwenden.

Das „Palavit" hat den großen Vorteil, daß es „selbsthärtend" ist. Es erhärtet ohne den lästigen Kochprozeß in wenigen Minuten, kann also während des Eingriffes anmodelliert und sofort als fertige Plastik am Knochenrand fixiert werden. Wir haben bisher in allen unseren 23 Fällen feststellen können, daß die Gewebsverträglichkeit und gute Einheilungstendenz der des lange erprobten „Paladon" absolut gleichkommt.

Vorbedingung für den Eingriff sind normale Haut- und Duraverhältnisse. Die Haut soll nicht unter großer Spannung stehen. Zu breite Hautnarben müssen nach Exzision durch Schiebelappen oder Rundstiellappen, Narben oder Defekte der Dura durch

Faszienplastik ersetzt werden. Im Gegensatz zu früheren Anschauungen bestehen nach unseren Erfahrungen keine Bedenken dagegen, diese Korrekturen in einer Sitzung zugleich mit der Deckung des Knochendefektes durch eine „Palavit"-Plastik vorzunehmen.

Pulver und Lösungsflüssigkeit der Originalpackung dürfen *nicht* sterilisiert werden. Sie sind mit Sicherheit autosteril. Wir haben uns das durch wiederholte bakteriologische Untersuchungen bestätigen lassen und auch keinen Fall von Wundheilungsstörungen beobachtet. Dagegen kann die fertige Plastik sterilisiert werden. Aber auch das ist nicht nötig und sollte nur im Notfall gemacht werden, da die Gefahr besteht, daß unter dem Einfluß der hohen Temperaturen Formveränderungen auftreten. Notwendigenfalls kann die in Mull gelegte Plastik ausgekocht werden.

Den Hautschnitt legen wir nach Möglichkeit so, daß er über dem noch erhaltenen Knochen verläuft, denn dadurch läßt sich die Hautnaht direkt über der Plastik vermeiden. Am besten ist es, einen entsprechend großen Hautlappenschnitt anzulegen.

Nun wird der gesamte Knochenrand sauber freipräpariert, und die Dura wird vom Defektrand vollständig gelöst. Die durch das Einsinken der Dura entstehende Mulde wird durch mehrschichtige Wattelagen restlos ausgefüllt, bis etwa Niveau und Wölbung der Tabula interna erreicht sind. Das hat sich aus zwei Gründen als besonders zweckmäßig erwiesen:

1. wird dadurch die Innenfläche der Plastik der Wölbung der Tabula interna angeglichen, d. h. die Plastik wird nicht zu dick.

2. dient die Watte der Wärmeisolierung der Hirnoberfläche, denn der Polymerisationsvorgang kurz vor Verhärtung der Plastikmasse bedingt Temperaturen bis zu 60^0 C.

Auf die Watte pflegen wir noch eine gleichmäßige Schicht „Sorbacel" der Firma Paul Hartmann aufzulegen. Es handelt sich um eine resorbierbare Gaze, die in nassem Zustand keinerlei Verbindung mit der Plastik eingeht, so daß das lästige Haften der Watte dabei vermieden wird.

Jetzt kann die Plastikmasse angerührt werden. Eine genügende Menge des Pulvers wird unter sterilen Bedingungen in eine kleine Schale geschüttet. Ein Assistent zieht mit einer Rekordspritze mit langer dicker Kanüle etwa 20 ccm von der Lösungsflüssigkeit auf, die langsam unter stetigem Rühren mit schmalem Hirnspatel dem Pulver zugesetzt wird, bis eine Konsistenz erreicht ist, die etwa der von Fahrradöl entspricht. Die Masse wird nach einer Minute langsam zähflüssig wie Schleuderhonig (Abb. 1).

In diesem Stadium wird sie aus der Schale in den Knochendefekt hineingegossen (Abb. 2). Das Auslaufen der Masse über den Knochendefekt hinaus kann man durch einen Spatel weitgehend vermeiden (Abb. 3), besonders dann, wenn der Patient vor dem

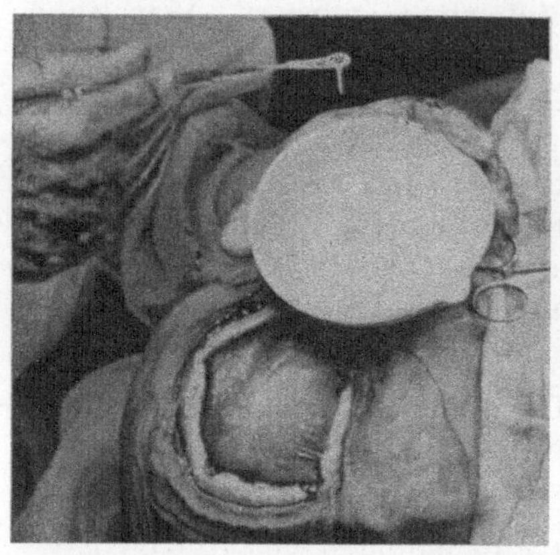

Abb. 1.

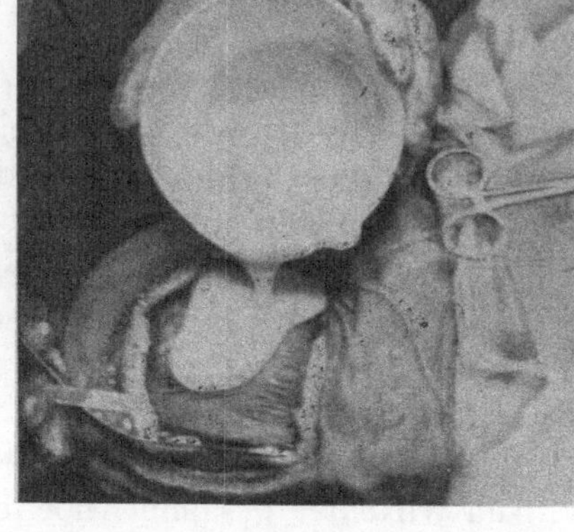

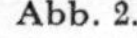

Abb. 2.

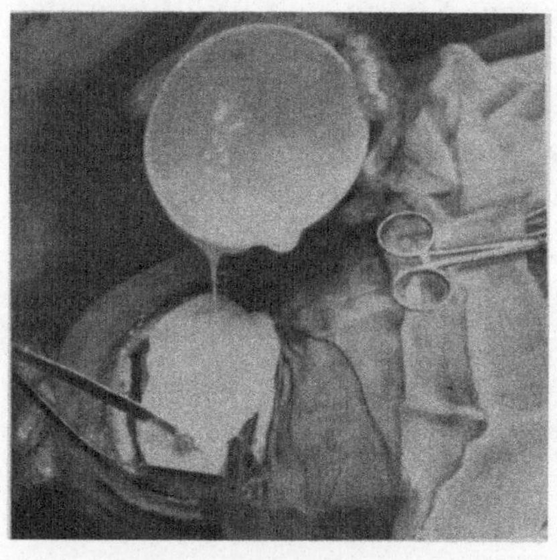

Abb. 3.

Abb. 1, 2 und 3. Die Knochenränder sind freigelegt, die Dura ist mit Watte und „Sorbacel“ bis unter den Knochenrand abgedeckt. Die zähflüssige Plastikmasse wird in den Knochendefekt hineingegossen.

Eingriff so gelagert werden kann, daß der Knochendefekt möglichst der horizontalen Ebene angeglichen ist.

Die Masse wird jetzt schnell teigig, und ihre äußere Kontur kann nun leicht mit Spateln und Fingern so modelliert werden, wie es die Form der Schädelkalotte erfordert (Abb. 4). Hierzu hat man etwa zwei Minuten Zeit. Das Modellieren macht kaum Schwierigkeiten, wenn man vorher die Handschuhe mit Paraffin benetzt. Es ist besonders zu beachten, daß man bei geringer Erfahrung dazu

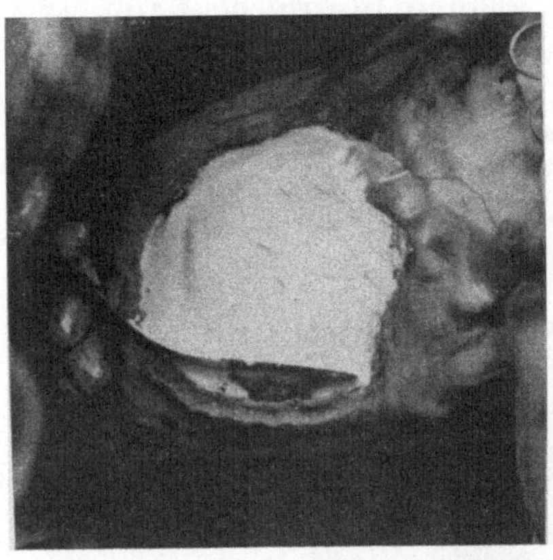

Abb. 4. Die in den Knochendefekt eingebrachte Plastikmasse ist fertig zum Modellieren.

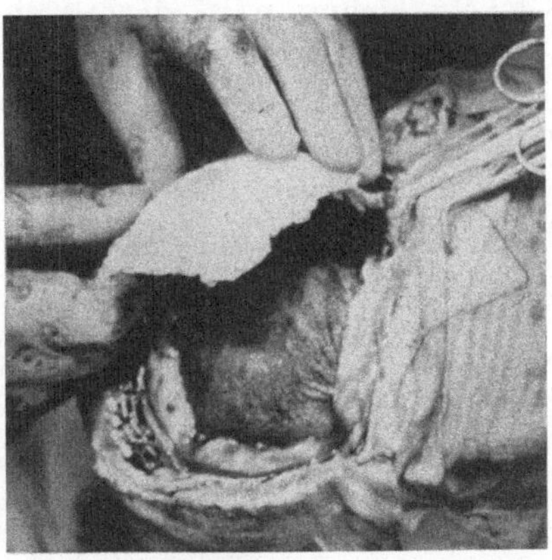

Abb. 5. Die erhärtete Plastik wird herausgenommen.

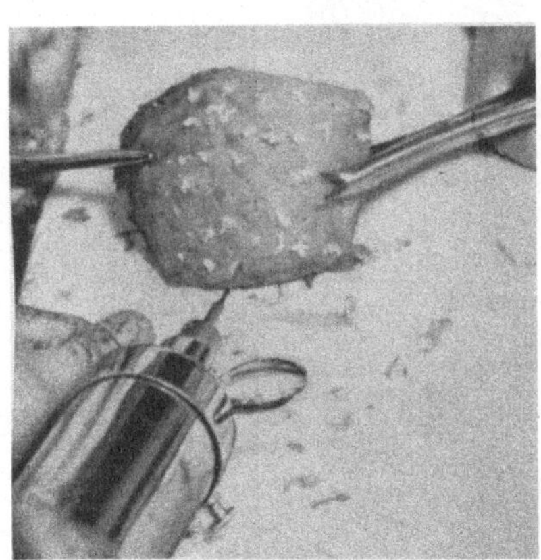

Abb. 6.

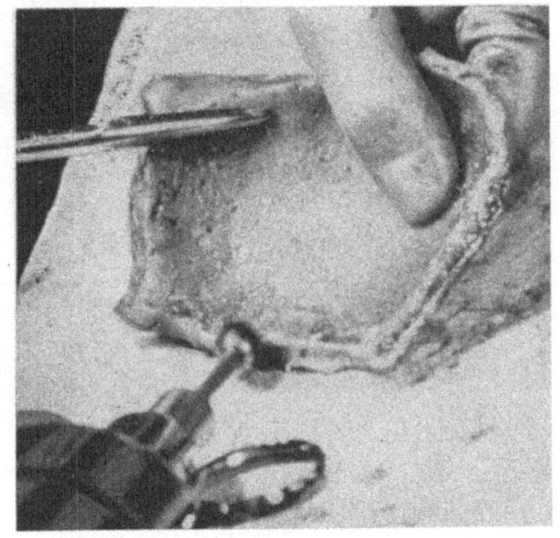

Abb. 7.

Abb. 6 und 7. Anbringen der Bohrlöcher und Bearbeitung mit dem Kugelbohrer.

neigt, die Wölbung der Plastik zu flach zu machen. Die Dicke der Plastik soll 5 bis 8 mm betragen.

Die nach weiteren zwei bis drei Minuten vollzogene Verhärtung muß unbedingt abgewartet werden. Man erkennt sie leicht an dem harten Klang beim Schlag mit einer Pinzette.

Nun kann die Plastik mit dem Elevatorium herausgenommen werden (Abb. 5). Damit sie nicht allzusehr als Fremdkörper wirkt und bei der Einheilung in einen möglichst innigen Kontakt mit dem Gewebe kommt, wird sie mit vielen kleinen Bohrlöchern von etwa 1 mm Durchmesser in Abständen von 1 bis 2 cm versehen (Abb. 6). Unebenheiten werden mit dem großen Kugelbohrer abgetragen oder ausgeglichen (Bild 7). Man entfernt jetzt wieder die epidural eingelegte Watte und Gaze und setzt die nunmehr fertige Plastik ein. Sie wird zweckmäßigerweise nach Anlegen entsprechender

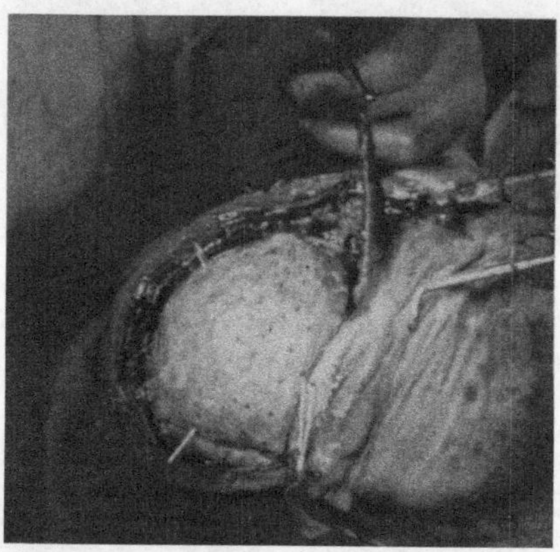

Abb. 8. Die Plastik ist wieder eingesetzt und wird durch Supramid-Nähte am Knochenrand fixiert. (Oben rechts: M. temporalis vor seiner Vernähung über der Plastik.)

kleiner Bohrlöcher mit 2 bis 3 Supramid- oder Drahtnähten am Knochenrand fixiert (Abb. 8).

Korrekturen sind auch jetzt noch möglich, indem man der *trockenen* Plastik frisch angerührte Plastikmasse anfügt. Die Verbindung ist absolut fest und zuverlässig. Damit ist die Herstellung der Plastik abgeschlossen.

Mit den folgenden Bildern soll nur ein Beispiel dafür gezeigt werden, daß man auf diese Weise auch sehr große Knochendefekte am Schädel ohne besondere Schwierigkeiten in kürzester Zeit decken kann (Abb. 9 bis 12).

Die geschilderte Methode hat sich bei uns in allen bisherigen Fällen in technischer und kosmetischer Hinsicht sehr gut bewährt. Wir glauben uns daher zu der Empfehlung berechtigt, ihr bei der Deckung von Schädelknochenlücken jeder Ausdehnung und jeder Lokalisation einen breiten Raum zu gewähren.

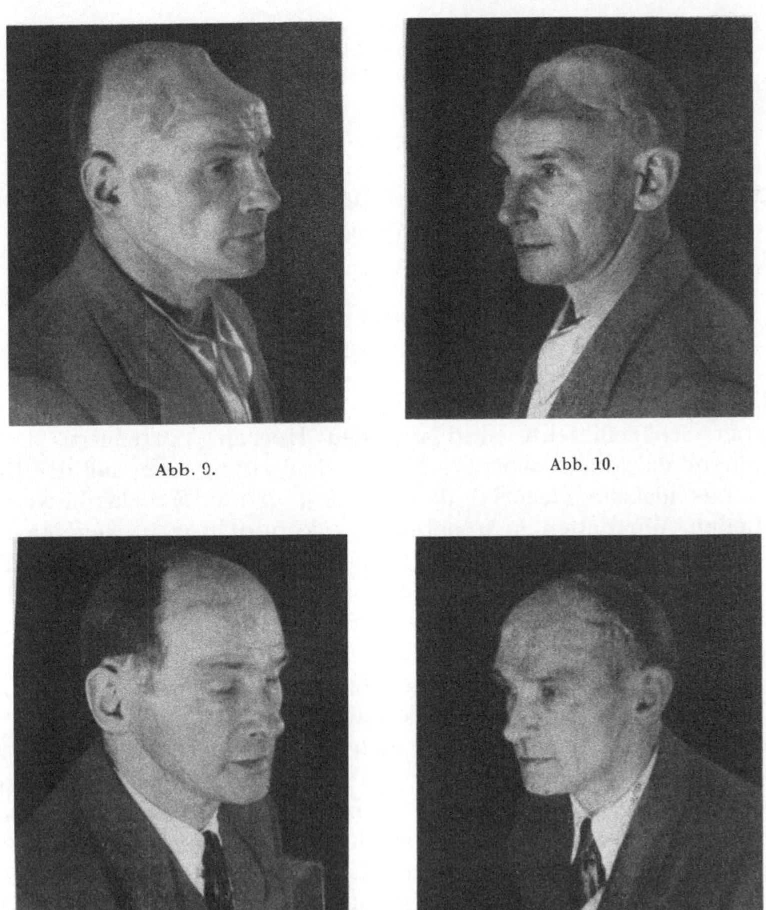

Abb. 9. Abb. 10.

Abb. 11. Abb. 12.

Abb. 9 bis 12. Großer entstellender frontaler Knochendefekt und kosmetisches Ergebnis durch Deckung mit einer Palavit-Plastik, drei Monate nach dem Eingriff.

Literatur.

Zinksheim, Med. Klin. *1953*, S. 888. — *Sadek*, Zbl. Chir., Nr. 40, Jahrg. 78. — Weitere ausführliche Schrifttumsangaben siehe bei *Krüger*, Zbl. Neurochir. Jahrg. 14 (1954), Heft 4/5, S. 260.

Anmerkung bei der Korrektur:

Eine ähnliche Methode, die sich des englischen Präparates „Simplex“-Pentocryl-Acrylic bedient, wurde unabhängig von der Entwicklung unseres Verfahrens von *Woringer* angegeben und im Arch. Psychiatr. u. Z. Neur. Bd. 191 (1953), S. 100 veröffentlicht.

Aus der Neurochirurgischen Abteilung des Versorgungskrankenhauses
Bad Pyrmont.

Plastischer Verschluß knöcherner Schädellücken mit Kunststoffprothesen.

Von

G. Vogt, Bad Pyrmont.

Mit 3 Textabbildungen.

Die verschiedenen Möglichkeiten der plastischen Deckung knöcherner Schädeldefekte sind von den Herren Vorrednern bereits eingehend dargestellt worden. Es ist sicher zuzugeben, daß der Knochen das idealste Material darstellt, um große Knochenlücken zu schließen. Wir haben in unserem Krankengut nur in wenigen Fällen davon Gebrauch gemacht. So haben wir einen großen Defekt einmal durch ein mehrfach ausgekochtes Knochenstück einer Calvaria einer schon längere Zeit Verstorbenen ersetzt oder haben einen herausgenommenen Knochendeckel, da er z. B. unsteril geworden ist, ausgekocht und wieder eingesetzt. Mit diesen Methoden haben wir gute Erfahrungen machen können.

Leider stehen uns Knochen nicht in ausreichender Menge zur Verfügung. Wir haben an unserem Krankenhaus keine Knochenbank. Da wir ferner die Ansicht vertreten, daß der plastische Ersatz, besonders frontaler Defekte, durch Knochenstücke praktisch nie zu einem guten kosmetischen Resultat führen, haben wir uns nach wie vor auf die Verwendung des Paladons bzw. des Optodonts beschränkt.

Ferner haben wir die Beobachtung gemacht, daß der zur Dekkung knöcherner Lücken verwendete Ersatzknochen fast immer weitgehend resorbiert wird, besonders glaubten wir das bei der Verwendung von Rippenstücken und Tibiaspänen beobachten zu können. Außerdem glaubten wir beobachten zu können, daß die bei der Versorgung von Trümmerbrüchen des Schädels mosaikartig zusammengesetzten Knochenstücke im Laufe der Zeit einsinken und als Imprimat wirken. Wir haben daher auch in diesen Fällen von der Verwendung von Knochenspänen und Schädelbruchstücken Abstand genommen und haben lieber später eine Paladonplastik durchgeführt.

Während — wie schon erwähnt — Rippenstücke und Tibiaspäne praktisch immer resorbiert wurden, haben wir eine derartige Beobachtung bei Tot- und Fremdknochen, der von einer Calvaria stammt, nie machen können. Wir glauben, daß in dem verschiedenen anatomischen Aufbau des verwendeten Knochenmaterials, das verschiedene Verhalten des Transplantates, insbesondere gegenüber der Hirnpulsation begründet ist.

Das Paladon bzw. jetzt das Optodont verwenden wir an unserer Klinik schon lange, nur mit dem einen Unterschied, daß wir seit 1950 eine andere Technik für die Formung der Paladonprothesen verwenden. Die alte Methode, wie sie früher von *Krüger, Otto* u. a. mehrmals dargestellt wurde, haben wir verlassen. Wir konnten

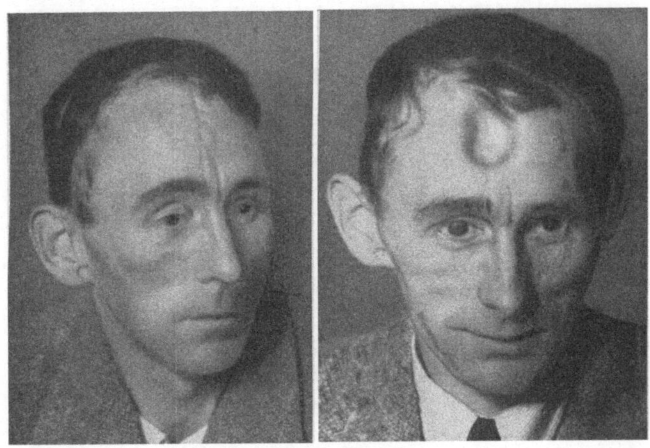

Abb. 1. Frontaler Schädeldurchschuß nach und vor der plastischen Deckung mit einer Paladonprothese.

feststellen, daß nicht ideal sitzende Paladonprothesen gelegentlich Einheilungsschwierigkeiten zeigten. Es muß die Forderung aufgestellt werden, daß die Prothesen auch ohne Fixation ideal und fest in ihrem Bett liegen, das ist praktisch nicht möglich, wenn man ein verformtes Material verwendet und der Rand der Knochenlücke noch nicht zur Ruhe gekommen ist. Wir warten daher bei uns nach der Trepanation grundsätzlich einige Monate, um dann die Plastik einzufügen.

Wie aus den Diapositiven zu ersehen ist, gehen wir dabei so vor, daß wir uns in Narkose ein Wachsmodell aus sterilem Wachs anfertigen; dies hat den Vorteil, daß wir in praktisch idealer Weise noch vor dem Umgießen des Wachsmodells in die Kunststoffprothese das kosmetische Resultat kontrollieren und korrigieren können. Gerade bei Plastiken im Gesichtsschädel hat sich uns diese

Methode ganz besonders bewährt, z. B. bei Nasenplastiken genügen oft nur 1 bis 2 mm Höhendifferenz in der Prothese, um eine „Himmelfahrtsnase“ in eine Art „Kartoffelnase“ umzuwandeln. Es ist einleuchtend, daß auf diese Weise die Formung des Gesichtes ohne allzugroße Schwierigkeiten durchführbar ist. Bei der Ausarbeitung der Wachsplastik achten wir besonders darauf, daß eine gute Randadaption und eine besondere Randstabilität gegeben ist. Die Plastik muß sitzen wie der Deckel auf einem Topf. Die einzufügende Paladonplastik wird mit kleinen Löchern versehen, durch die das Bindegewebe hindurchwächst.

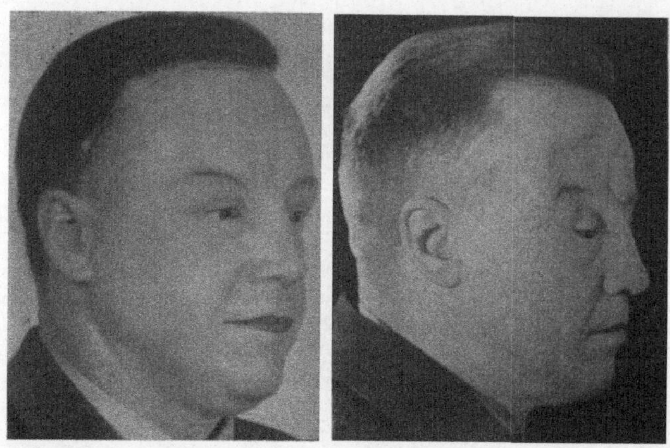

Abb. 2. Rechts-links frontobasale Verletzung mit Verlust des Augenbraunenbogens nach und vor der plastischen Versorgung.

Die Prothese wird also praktisch zwischen Dura und Schädelschwarte bindegewebeartig vernietet. Wir haben dieses besonders schon in einigen Fällen kontrollieren können, wo wir genötigt waren, wegen dem Auftreten einer Epilepsie den Schädel wieder zu eröffnen und die Plastik für die Dauer des Eingriffs wieder herauszunehmen. Bei großen Plastiken empfehlen wir die Dura an der Unterseite der Plastik hochzunähen, hierdurch wird die Ansammlung von Ergüssen zwischen Plastik und Dura auf ein Minimum beschränkt und außerdem die Einheilung beschleunigt.

Ferner sei darauf hingewiesen, daß es durchaus möglich ist, auf der Paladonprothese plastische Verschiebungen vorzunehmen. Wir haben einmal sogar einen Krauselappen mit Erfolg auf die Prothese aufgesetzt, der Lappen ist anstandslos eingeheilt. Sollte es einmal über der Paladonprothese zu einer Nahtdehiszenz kommen, so kann man ruhig über der Paladonprothese den Defekt sekundär nähen. Bei kleineren Dehiszenzen kann man abwarten, bis die Stelle durch Granulationsgewebe überdeckt ist. Das Granulationsgewebe wandert auf der Plastik wie auf normalem Knochen. Hätte man in solchen Fällen Knochenstücke zur Plastik verwendet, so wäre es hier mit Sicherheit zu einer Infektion des eingefügten Knochenstückes gekommen und es hätte entfernt werden müssen. Wir haben nach diesen Gesichtspunkten und nach dieser Technik in den letzten Jahren mehr als 80 Plastiken durchgeführt, die längsten Beobachtungszeiten liegen mehr als fünf Jahre zurück, darunter auch eine Plastik, die wir in einer unversorgten Stirnhöhle verankert haben und als Ersatz des knöchernen Orbitaldaches verwendet wurde. Keine dieser Plastiken hat bisher zu irgendeiner Sorge Anlaß gegeben.

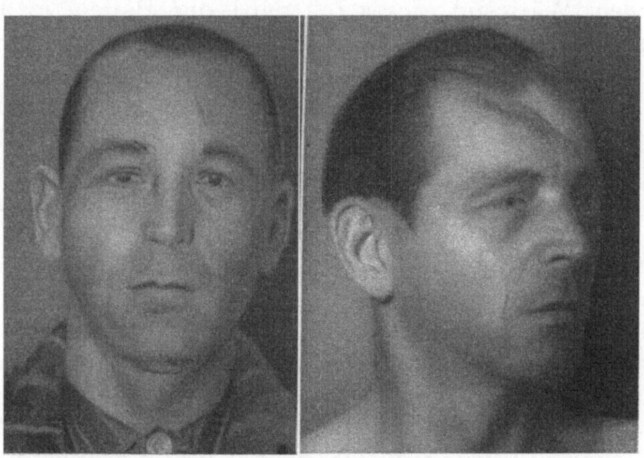

Abb. 3. Frontale Impression nach und vor der plastischen Versorgung.

Die kosmetischen Ergebnisse sind, wie Sie sich selbst an den Bildern überzeugen können, zumindest als „gut“ zu bezeichnen. Zur Verwendung von schnellpolymerisierenden Kunststoffen, wie sie von *Woringer* und *Rosenmeyer* empfohlen wurden, konnten wir uns bisher nicht entschließen. Die Neutralisierung des Polymerisators erfolgt meines Wissens nicht so schnell, als daß nicht die Möglichkeit einer Schädigung des Gewebes durch Verschiebung des pH-Wertes gegeben ist. Es mag sein, daß die direkte Säureeinwirkung durch die untergelegte Folie oder Watteeinlage verhindert wird, anderseits wird immer wieder behauptet, daß bei den schnellpolymerisierenden Kunststoffen mehrere Stunden benötigt werden, bis die völlige Neutralisierung eintritt und somit die Prothese völlig unschädlich geworden ist. Die entstehende Wärme wird durch Wasserberieselung abgeleitet. Wasser soll aber dem schnellpolymerisierenden Kunststoff in der Polymerisationsphase nicht sehr verträglich sein. Es ist ohne weiteres zuzugestehen, daß die Gestaltung der Plastik mit schnellpolymerisierenden Kunststoffen weniger Zeit in Anspruch nimmt und die Operationsdauer verkürzt.

Wir führen unseren Eingriff auch praktisch in einer Sitzung durch, die in zwei Etappen aufgeteilt ist. Die erste Etappe ist die Bildung des Wachsmodells, die zweite die Einfügung der Prothese. Das Umgießen des Wachsmodells in Kunststoff benötigt einschließlich der Sterilisation durchschnittlich eine, höchstens zwei Stunden. Während dieser Zeit wird der Patient in den Vorbereitungsraum geschoben. Zum Einfügen der Prothese wird dann die Narkose wieder aufgenommen, so daß die Mehrbelastung des Patienten im Vergleich zu der Colmarer Methode nur geringfügig sein dürfte. Vor dem Gebrauch von Fibrin und Gelatineabkömmlingen (Spengioprot, Fibrospum u. a.) zur Ausfüllung von Knochendefekten wird gewarnt. Wir haben zur Ausfüllung kleinerer Defekte alle möglichen Präparate versucht, sie sind nur in einem geringen Prozentsatz dauernd eingeheilt. Wir haben beobachtet, daß durchschnittlich zwei bis sechs Wochen nach der Operation alles glatt verlief, dann trat plötzlich eine kleine Nahtdehiszenz auf und es entleerte sich die nicht eingeheilte, geleeartige Tamponade.

Einmal ist es sogar von hier aus zu einer sekundären Spätinfektion des Operationsgebietes gekommen (Osteomyelitis des Knochendeckels). Uns erscheint daher die Verwendung dieser Stoffe für plastische Zwecke ungeeignet.

Aus der Neurochirurgischen Universitätsklinik, Leipzig
(Direktor: Dozent Dr. med. habil *Georg Merrem*).

Die Versorgung der Trepanationslücke mit Fremdknochen.

Von

G. Merrem.

Mit 5 Textabbildungen

In den meisten Lehrbüchern ist heute das typische operative Vorgehen bei einer Trepanation noch in der Form dargestellt, daß die mittels der verschiedenen Trepanationsverfahren gewonnene Knochenplatte im Zusammenhang mit einem mehr oder weniger großen Periostmuskellappen bleibt und zurückgeschlagen wird. Die meisten Neurochirurgen sehen jedoch in dem Verbleiben der Knochenplatte in der Nähe des Hirnoperationsgebietes ein störendes Hindernis, und die völlige Herausnahme der Knochenplatte und Aufbewahrung derselben in einer sterilen Kompresse während der Operation dürfte die Methode der Wahl geworden sein. Beim Verschließen der Schädellücke haben wir somit bei Wiedereinfügen der Platte ein autoplastisches Transplantat vor uns, und zwar ein homologes, da es ja dem gleichen Knochenbereich entnommen ist. In der Knochentransplantationslehre der Extremitätenknochen gelten aus entwicklungsgeschichtlichen Gründen andere Voraussetzungen und es scheint sich dort im großen und ganzen nach der letzten zusammenstellenden Arbeit von *Roth* aus der Baseler Klinik die Meinung durchzusetzen, daß für diese Teile des Knochensystems durch Tiefkühlung konservierte Knochen verwendet werden sollten. Die weitere Behandlung des autoplastischen Transplantats, also der Knochenplatte, geschieht nun lehrbuchmäßig am häufigsten nach der Methode, daß wir nach Anlegen von Bohrlöchern die Befestigung mittels Draht- oder Perlonnähten vornehmen. Dieses Verfahren wenden wir seit über fünf Jahren an der Leipziger Klinik nur noch in seltenen Fällen an, und zwar überwiegend bei sehr dünnem Knochen, etwa bei Großhirntumoren im Kindesalter. Die hauptsächliche Methode der Befestigung der Knochenplatte besteht in einer Verschränkung derselben: die polygonale Platte wird mit dem stumpfen Passowschen Meißel leicht gedreht und durch die

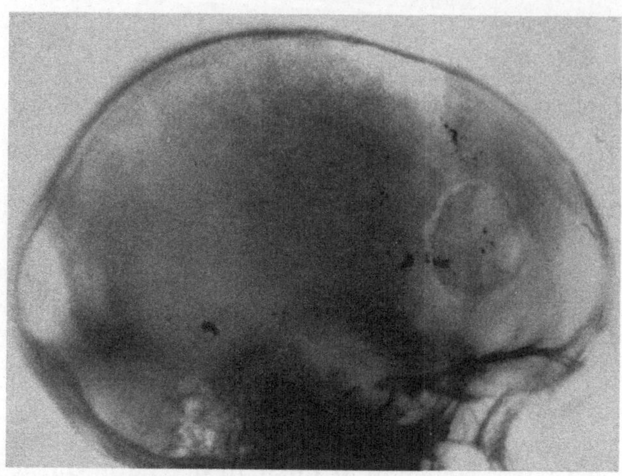

Abb. 1. (K. H. Wa., 3. III. 1921. Krbl.-Nr. 53/102.) Zustand nach Schußverletzung linke Schläfe. Traumatische Epilepsie. Operation 11. III. 1953. Hirnnarbenexzision. Entfernung mehrerer Metallsplitter. Ventrikelapertur. Fremdknochenplastik. Röntgenkontrolle nach 4 Monaten.

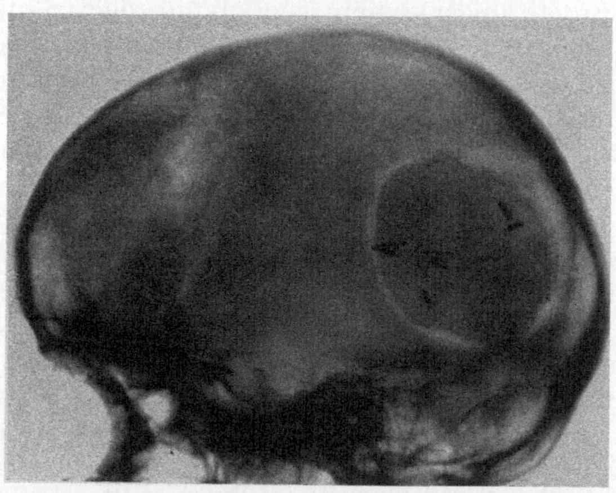

Abb. 2. (M. Di., 28. II. 1926. Krbl.-Nr. 53 251.) 1930 schweres Kopftrauma mit Impressionsfraktur. Entfernung des Imprimates ohne knöcherne Deckung. Traumatische Epilepsie. Operation 15. VI. 1953. Hirnnarbenexzision. Ventrikelapertur. Fremdknochenplastik. Röntgenkontrolle nach 6 Monaten.

Verkeilung erlangt sie eine genügende Festigkeit. Der Vorteil besteht darin, daß man kein fremdes Material gebrauchen muß, vor allem aber darin, daß man nicht im Schlußakt der Operation eine erneute Blutung durch Lösung der Dura vom Knochen hervorruft. Diese Einfügung der Knochenplatte mittels Verschränkung betrifft an unserer Klinik weit über 90% der operierten Lücken im Großhirnbereich.

Unter gewissen Umständen, insbesondere in der Stirngegend, gelangt bei uns ein anderes Verfahren zur Anwendung. Hier befestigen wir die Knochenplatte mittels kleiner Nirostaplättchen.

Ist der Knochen durch Tumorgewebe, insbesondere bei Meningeom, durchsetzt, so wenden wir ein Verfahren an, das bereits schon

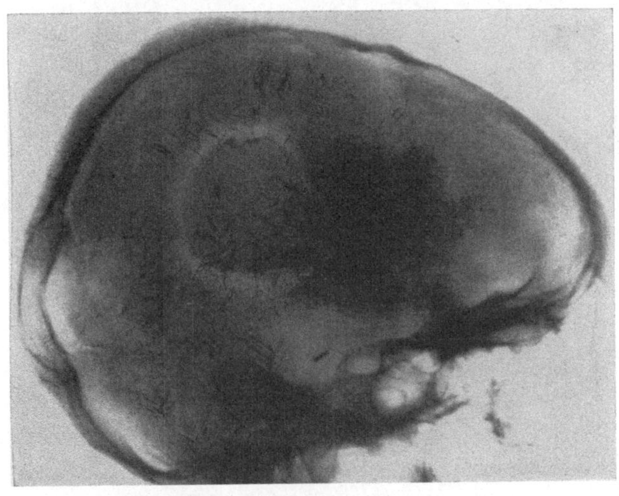

Abb. 3. (G. En., 21. III. 1924. Krbl.-Nr. 53 001.) 1946 Impressionsfraktur mit Entfernung des Imprimates ohne Deckung. Traumatische Epilepsie. Operation am 13. 1. 1953. Hirnnarbenexzision. Ventrikelapertur. Fremdknochenplastik. Röntgenkontrolle nach 18 Monaten.

von *Krayenbühl* empfohlen wurde, und zwar das Auskochen des Knochens. Dieser wird danach noch 10 Minuten bei 134° und 2 atü sterilisiert. Daraufhin wird dieser Totknochen wieder eingefügt. Störungen der Einheilung wurden von uns bisher nicht beobachtet. Es ist übrigens hinzuzufügen, daß dieses Verfahren historisch als das älteste Knochenersatzverfahren am Schädel anzusehen ist, es wurde bereits 1670 erstmalig ausgeführt. Hin und wieder finden sich bei Tumorinfiltrationen des Knochens zackige Vorwölbungen und Lückenbildungen, so daß in diesen Fällen ein Wiedereinfügen der ausgekochten und sterilisierten Totknochenplatte untunlich erscheint. In diesen Fällen benützen wir Leichenknochen, der in der oben geschilderten Weise sterilisiert wird und in jeder Größe vorrätig gehalten werden kann. Er ist leicht zu bearbeiten und die glatte Einheilungstendenz werden folgende Bilder zeigen.

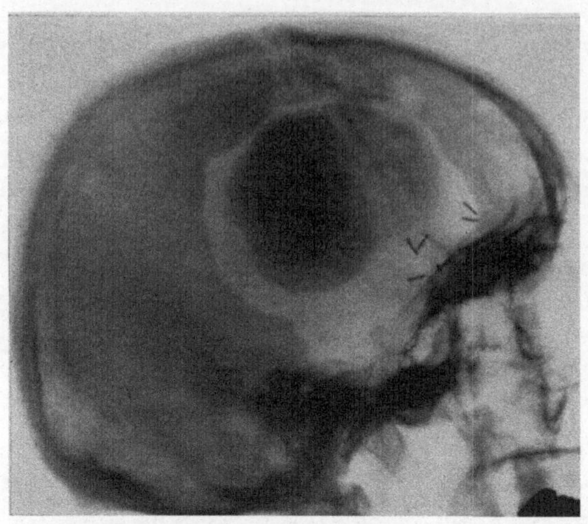

Abb. 4.

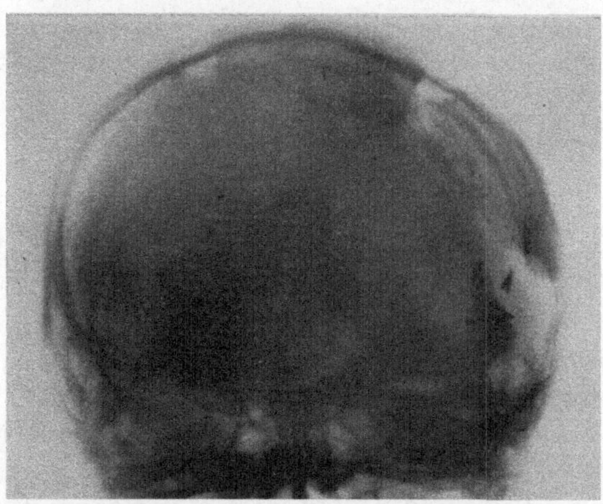

Abb. 5.

Abb. 4 und 5. (Ch. Fr., 29. VIII. 1910. Krbl.-Nr. 51/178.) Keilbeinflügelmeningeom. Operation am 21. II. 1951. Fremdknochenplastik. Röntgenkontrolle nach 3 Jahren.

Einfügen von ausgekochtem Knochen kommt ferner in Frage, wenn durch einen Zwischenfall die Trepanationsplatte unsteril geworden ist. Weiterhin erscheint es hin und wieder, wenn auch in seltenen Fällen, unzweckmäßig — etwa wegen des vorliegenden Hirndruckes —, einen festen Knochenverschluß vorzunehmen. In diesen Fällen haben wir zunächst von einer Einfügung der Knochenplatte Abstand genommen und nach zwei bis drei Tagen diese nach Sterilisation eingesetzt.

Von den vielen zur Verfügung stehenden Materialien, die für die Deckung von Schädellücken beschrieben und verwendet werden, kommt heute wohl als einziger Fremdkörper nur noch das Paladon in Frage. In Zusammenarbeit mit einer Kieferklinik sind die Ergebnisse gut. Jedoch mit zunehmendem Abstand von den Kriegsereignissen sind derartige Plastiken doch recht selten geworden. Wir möchten die Anwendung derartiger Fremdkörper beschränkt wissen auf diejenigen Schädeldefekte, bei denen in Form einer subkutanen Epithese ein kosmetischer Erfolg erreicht werden soll.

Für den Verschluß von Knochenlücken gilt heute allgemein der Satz, daß eine plastische Deckung nur dann vorgenommen werden soll, wenn der Knochendefekt Uhrglasgröße oder mehr beträgt.

Im Zusammenhang mit unseren oben aufgezählten Erfahrungen mit der Verwendung von Fremdknochen benützen wir seit fünf Jahren allein ausgekochte Leichenknochen und die Abbildungen geben Ihnen einen guten Einblick in die Zweckmäßigkeit der Verwendung dieses Materials.

Die theoretische Grundlage für die Verwendung entweder des homologen Autotransplantats bei einer Trepanation und auch für die Verwendung des Fremdknochens bietet die entwicklungsgeschichtliche Tatsache, daß der Schädelknochen bindegewebiger Natur ist und substituiert werden kann. Wenn auch in der Extremitätenchirurgie ein Abschluß der Frage über die Zweckmäßigkeit der Anwendung der verschiedensten Transplantate noch nicht erreicht ist, so glaube ich doch, daß in der Neurochirurgie die Frage nach dem Verschluß der Trepanationsöffnungen wie auch der Deckung von Knochenlücken praktisch beantwortet ist. Wenn *Kleinschmidt* 1941 noch in einer kurzen Arbeit 74 verschiedene Knochendeckungsmöglichkeiten beschrieb, so dürften die Erfahrungen der letzten zehn Jahre doch auf eine Vereinfachung und Vereinheitlichung auf diesem Gebiet hinweisen (Abb. 1 bis 5).

Aus der Neurochirurgischen Abteilung der Universität Bonn
(Leiter: Prof. Dr. *Röttgen*).

Über homoioplastische Deckungen von Schädellücken.

Von

W. Bettag.

Mit 6 Textabbildungen.

Es soll kurz über die an der Bonner Klinik angewandte Methode der plastischen Versorgung von Schädellücken berichtet werden. Wir verwenden jetzt dazu homoioplastisches Knochenmaterial, und zwar keinen lebensfrischen, sondern toten Knochen.

Die Einfachheit der Vorbehandlung und der Transplantation des Knochens läßt uns diese Methode zunächst rein technisch empfehlenswert erscheinen.

Hierzu einige Erläuterungen. Das verwandte Knochenmaterial stammt von craniotomierten Patienten, bei denen aus den verschiedensten Gründen der Knochen nicht wieder eingesetzt werden konnte. Sofort nach der Entfernung wird nun dieser Knochen 45 Minuten im Autoklaven heißluftsterilisiert und steril, ohne Unterkühlung oder sonstige besondere Maßnahmen, bei normaler Zimmertemperatur aufbewahrt.

Vor der Wiederverwendung wird nun zunächst ein solcher Knochen ausgesucht, der sowohl in etwa der Größe der Schädellücke als auch ganz besonders der Konvexitätswölbung der Defektstelle entspricht. Es erfolgt dann zwanzigminutiges Auskochen. Danach wird das Knochentransplantat der Defektgröße genau angepaßt. Wichtig ist dabei, daß das Transplantat nicht zu klein wird, sondern den vorher etwas schräg konisch angefrischten Defekträndern anliegt, so daß von vornherein ein Einsinken verhindert wird. Das implantierte Knochenstück wird sodann durch Nylonfäden am umgebenden Knochen fixiert. Diese Art der plastischen Defektdeckung läßt sich in einer Sitzung in kürzester Zeit durchführen.

Viele Autoren sind nun der Auffassung, daß bei der Verwendung von totem Knochenmaterial das Transplantat von derbem Bindegewebe eingekapselt und die zugrundegehende Knochensubstanz nicht von lebendem Knochen ersetzt wird. Die Ergebnisse unserer Homoioplastiken zeigen jedoch, daß auch homoioplastischer toter Knochen knöchern einheilen kann.

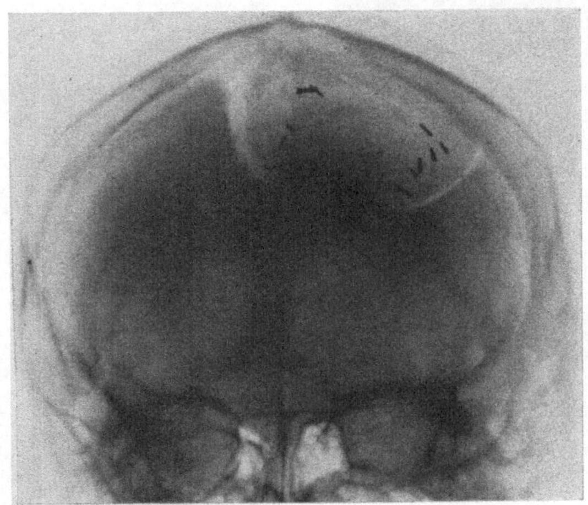

Abb. 1. Röntgenaufnahme, ein Jahr nach der Transplantation.

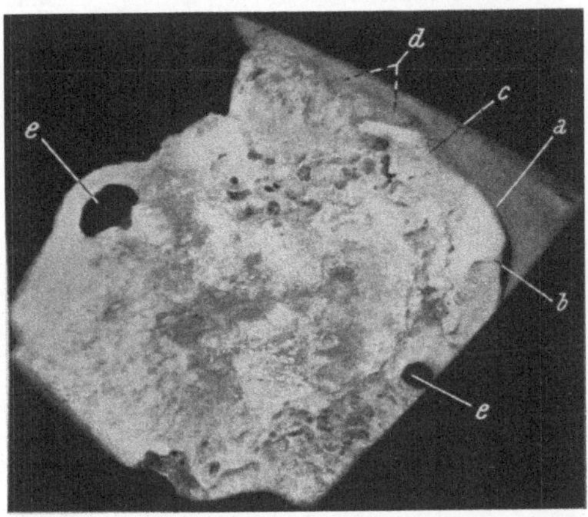

Abb. 2. Teil des bei der Sektion entnommenen Präparates: a) Defektrand; b) Transplantatrand; c) knöcherne Verheilung; d) Schnittstelle des histologischen Präparates; e) Bohrlöcher, die der Fixierung dienten.

So ließ die Untersuchung eines nach der obengenannten Methode transplantierten Knochens — der betreffende Patient starb vier Jahre nach der Plastik — makroskopisch einwandfrei eine knöcherne Konsolidierung erkennen.

Die mikroskopische Untersuchung zeigte, daß selbst feingeweblich kein Unterschied zwischen dem alten lebenden und dem toten

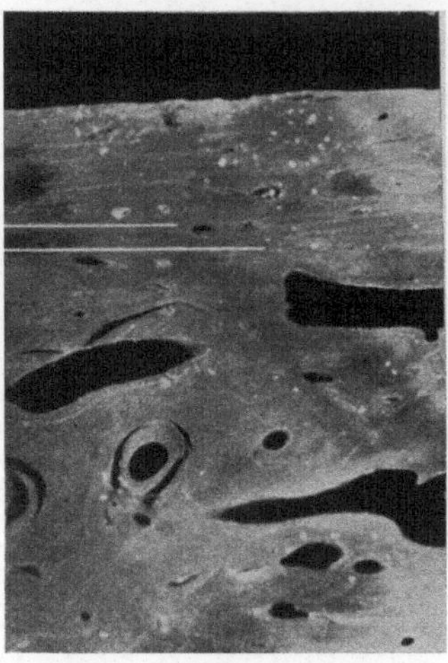

Abb. 3.

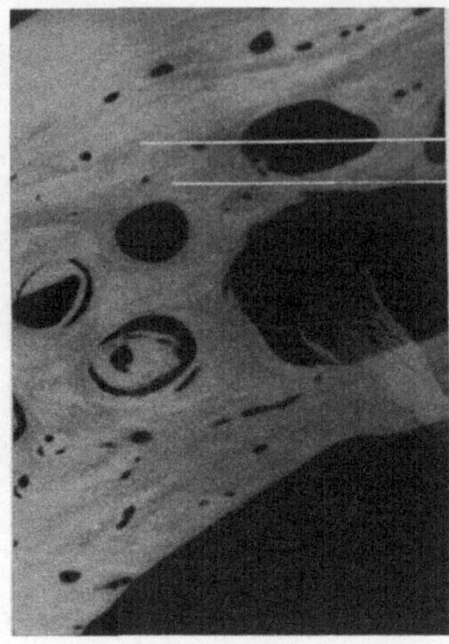

Abb. 4.

Abb. 3 und 4. Histologisches Bild des Querschnittes durch die knöcherne Verheilungsstelle. a) Defektrand; b) Transplantatrand. Man erkennt die völlige knöcherne Vereinigung beider Knochen.

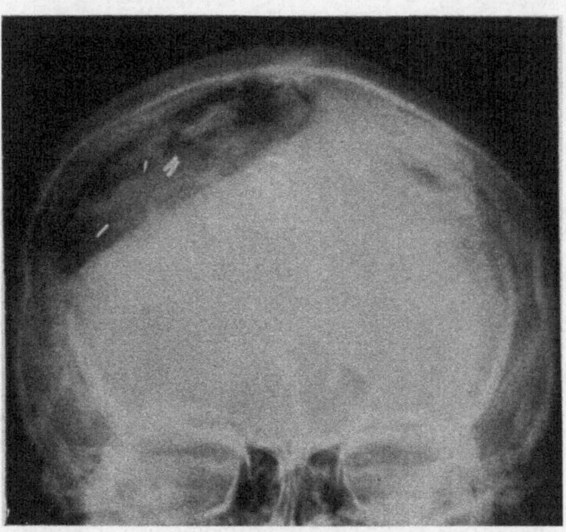

Abb. 5. Röntgenaufnahme vor der Sequestrotomie. Im Zentrum des Transplantates erkennt man den durch die Osteomyelitis zerstörten Knochenbezirk.

homoioplastischen Knochen bestand. Nicht einmal eine Übergangszone ließ sich feststellen (Abb. 1 bis 4).

An unserer Klinik wurden seit 1947 insgesamt 42 Schädellücken homoioplastisch gedeckt. Von 22 in letzter Zeit nachuntersuchten Patienten mußte in zwei Fällen kurze Zeit nach der Transplantation wegen einer Osteomyelitis eine Sequestrotomie vorgenommen werden. In einem der beiden Fälle brauchte dabei nur der zentrale Anteil des Transplantates entfernt werden, da die Randzonen bereits knöchern fest mit dem umgebenden Knochenbett verbunden waren (Abb. 5 und 6).

Später auftretende Störungen, wie sie bei Verwendung von anderem alloplastischem Material immer wieder beobachtet werden

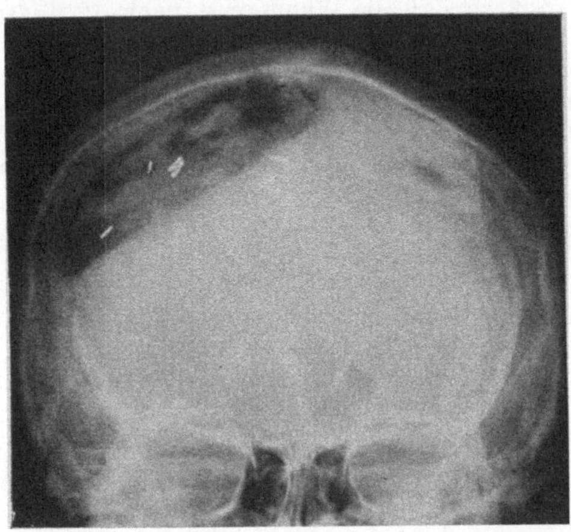

Abb. 6. Röntgenaufnahme nach der Sequestrotomie. Die bereits knöchern mit dem Defektrand verbundenen Randzonen des Transplantates blieben erhalten.

und die doch relativ häufig zur Ausstoßung des ganzen Fremdkörpers führen, sahen wir nicht.

In einem Fall erfolgte nur bindegewebige Einheilung. Das Transplantat pulsierte im Defekt. Bei sämtlichen übrigen Patienten war der implantierte Knochen klinisch fest und röntgenologisch knöchern eingeheilt.

Erwähnenswert wäre vielleicht noch, daß wir auch tumordurchsetzten Knochen reimplantieren. Dabei wird der Knochen lediglich von eventuell überstehenden Tumorresten gereinigt und 20 Minuten ausgekocht. Irgendwelche Komplikationen sahen wir danach nicht.

Der klinische Wert dieser Methode dürfte durch die guten Ergebnisse hinreichend gerechtfertigt sein. Worin uns die Art der Transplantation den anderen Methoden überlegen zu sein scheint, ist die Tatsache, daß sie ohne besonderen technischen Aufwand auch an jedem kleineren Krankenhaus durchführbar ist.

Diskussionsbemerkung I

zum Hauptreferat Schädeldachplastik.

Von

Eduard Weber, München.

Bisher war in den Vorträgen nur von der Knochenplastik die Rede, während der Duraersatz noch nicht erwähnt wurde. Wir haben früher ebenfalls Collagen-Membran verwendet, sind aber auf Grund der folgenden Beobachtung wieder davon abgekommen: Bei einem 54jährigen Landwirt wurde 1952 ein riesiges links-fronto-temporales Meningeom entfernt. Bei diesem sehr flächig wachsenden Tumor mußte die Dura in ganzer Ausdehnung mit entfernt werden. Zum Ersatz wurde daher eine entsprechend große Collagen-Membran eingelegt und mit den Durarändern dicht vernäht. Aus äußeren Gründen wurde der Knochendeckel nicht sofort wieder eingefügt, so daß die Wunde erst nach 12 Tagen wieder eröffnet wurde. Nach Präparation des Weichteillappens wurde daher die 12 Tage lang liegende Collagen-Membran wieder dargestellt. Sie erwies sich nun als eine grauweißliche, aufgequollene, matschigschleimige zähe Masse, welche wohl vom Weichteillappen abgeschabt werden konnte, nicht aber vom Gehirn zu entfernen war. Sie war mit der intakten Hirnoberfläche wie auch mit dem Tumor-Wundbett innige Verklebungen eingegangen, welche ohne Verletzung vom Hirngewebe nicht zu trennen waren. Wie zu erwarten, heilte zwar der dann eingefügte Knochendeckel reizlos ein, doch leidet der Patient seither an äußerst heftigen epileptischen Anfällen, welche zwar nur in größeren Abständen auftreten, sich aber gelegentlich bis zum Status epilepticus steigern. Daneben besteht eine motorische Sprachstörung, welche sich erst nach etwa 6 Wochen seit der Tumorentfernung entwickelt hat. Ich bin überzeugt, daß die Collagen-Membran durch ihre Organisation zu einer ausgedehnten Vernarbung der Hirnoberfläche geführt hat, welche wiederum für die neurologischen Anfälle verantwortlich ist.

(Ein Farbphoto der aufgelockerten Collagen-Membran vom zweiten Eingriff wird gezeigt.)

Diskussionsbemerkung II

zum Hauptreferat Schädeldachplastik.

Von

Eduard Weber, München.

Bei gutartigen Meningeomen ist schon oft der vom Tumor befallene Knochendeckel ausgekocht und wieder eingefügt worden. Von einem sicher bösartigen Dura-Tumor ist es bisher unseres Wissens noch nicht beschrieben. Es werden Photos demonstriert von einer 38jährigen Frau, welche seit Jahren wegen Morbus *Paget* bestrahlt worden war. Nach Auftreten einwandfreier Hirndruckzeichen wurde die Patientin vor dreiviertel Jahren operiert. Dabei wurde ein riesiges, histologisch sicher bösartiges, links-fronto-parietales Meningeom entfernt, welches den ganzen bedeckenden Knochen infiltriert und destruiert hat.

Der Tumor hat den Knochen etwa der Matrix entsprechend durchwuchert, die Weichteile in Kleinhandtellergröße vorgebuckelt, so daß er von außen zu tasten war. Bei der Operation wurde die Geschwulst entfernt, der Knochendeckel wurde temporär ebenfalls weggenommen, mit dem Skalpell wurde die Formveränderung ausgeglichen. Der so zurechtgeschnitzte Knochen wurde sterilisiert und sofort wieder eingefügt. Die Wunde heilte p. p., die Patientin ist subjektiv beschwerdefrei, sie hat sich in der Zwischenzeit schon mehrfach wieder vorgestellt. Der Eingriff liegt jetzt über 10 Monate zurück. Die demonstrierten Aufnahmen zeigen das ausgezeichnete kosmetische Ergebnis.

Der diagnostische Wert des einfachen Röntgenbildes des Schädels.

Von

E. G. Mayer, Wien.

Mit 9 Textabbildungen.

Die außerordentliche Bedeutung, welche den Kontrastmittelmethoden bei endokraniellen Erkrankungen zukommt, ist unbestritten. Trotzdem sollte das Nativbild jedoch nicht vernachlässigt werden und mehr Berücksichtigung finden, als es allgemein der Fall ist. Wie *Toennis* betonte, kommt dem Nativbild schon eine wesentliche Bedeutung für die anzustrebende Frühdiagnose zu, da Patienten mit nur geringen subjektiven Beschwerden häufig ihre Zustimmung zur Anwendung von Kontrastmitteln vorerst nicht geben wollen. Abgesehen davon ist aber das Nativbild auch deswegen von Bedeutung, weil es doch mancherlei zeigt, worüber die Kontrastmittelmethoden nicht Aufklärung zu geben vermögen, und was diagnostisch oder differentialdiagnostisch von Bedeutung sein kann. Das Ergebnis einer Röntgenuntersuchung soll nicht eine klinische Diagnose, sondern ein patho-anatomischer Befund sein, soweit sich dieser mit Hilfe der Röntgenstrahlen erheben läßt. Damit ein solcher Befund den zu stellenden Anforderungen entspricht, müssen jene Einzelheiten, auf welche es im speziellen Fall ankommt, entsprechend dargestellt werden. Die entsprechend dargestellten Einzelheiten müssen auch bewußt gesehen werden. Das entsprechend Dargestellte und bewußt Gesehene muß schließlich auch richtig gewertet werden. Nach meiner Beobachtung ist die Ursache eines ungenügenden Befundes verhältnismäßig selten eine unrichtige Wertung des Gesehenen; viel häufiger ist die Ursache die, daß das, worauf es im speziellen Fall ankommt, überhaupt nicht entsprechend dargestellt wurde oder das Dargestellte nicht beachtet wurde. Auf die notwendige Darstellung der Einzelheiten können wir hier nicht eingehen. Das richtige Sehen, das rasche Erfassen des Wesentlichen ist teils eine Sache des Talentes, teils der Erfahrung.

Ein endokranieller Prozeß kann im nativen Röntgenbild durch Fernsymptome oder durch Lokalsymptome zum Ausdruck kommen. Das am längsten gekannte Fernsymptom ist die Verschiebung der Glandula pinealis aus ihrer normalen Lage. Auch ein atypisches Verhalten der Gefäße kann als Fernsymptom zu werten sein, doch gibt es hier keine scharfe Grenze zwischen Fernsymptom und Lokalsymptom. Die wichtigsten und häufigsten Fernsymptome sind die Zeichen gesteigerten endokraniellen Druckes. Es ist notwendig, hier eine Definition vorauszuschicken, weil die röntgenologischen

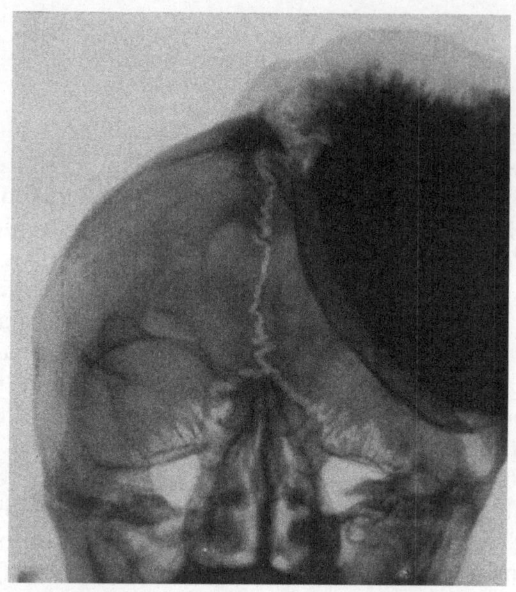

Abb. 1. Ansicht des Schädels von vorne. Großer Tumor der Schädelkapsel links, der vermutlich einem Osteochondrom entspricht. Am übrigen Schädel bestehen hochgradige Zeichen eines gesteigerten endokraniellen Druckes, und zwar ist die Schädelkapsel bei nur mehr wenig vermehrten und vertieften Impressiones digitatae rechterseits hochgradig verdünnt. Die Nähte sind deutlich gesprengt. Das Planum sphenoidale ist nach unten gedrückt und die kleinen Keilbeinflügel sind im mittleren Anteil schon hochgradig usuriert, so daß der linke nicht mehr und der rechte kaum mehr zu erkennen ist. Klinisch bestanden keinerlei entsprechende Symptome und der Patient fühlte sich soweit gesund, daß er als Lastträger arbeitsfähig war. (Der Fall wurde mir von Dr. *Javert Barros*, Belo Horizonto, Brasilien, zur Verfügung gestellt.)

und klinischen Druckzeichen nicht immer parallel gehen. Wir sprechen röntgenologisch dann von einer endokraniellen Drucksteigerung, wenn das Nativbild Abweichungen von der Norm zeigt, die erfahrungsgemäß auftreten, wenn ein Mißverhältnis zwischen dem Fassungsvermögen des Hirnschädels und dem Volumen seines Inhaltes im Sinn eines zu großen Volumens besteht. In diesen Fällen bestehen keineswegs immer auch klinisch Zeichen einer endokraniellen Drucksteigerung, denn die häufigste Ursache eines solchen Mißverhältnisses ist ein verfrühter Nahtverschluß, also eine mehr oder weniger stark ausgesprochene Craniostenose. Aber auch in jenen Fällen, in welchen tatsächlich ein erhöhter Druck infolge eines krankhaften Prozesses im Schädelinneren besteht, gehen die röntgenologischen und klinischen Symptome der Drucksteigerung keineswegs parallel. So können klinisch deutliche Zeichen einer

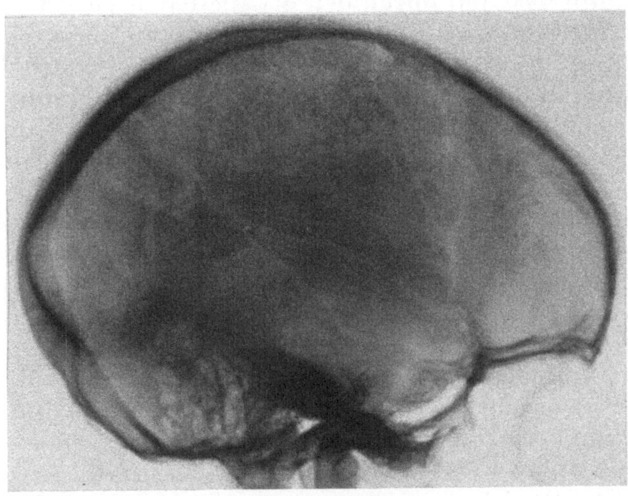

Abb. 2. Seitliche Ansicht des Schädels. Bei oberflächlicher Betrachtung zeigt die Schädelkapsel außer einer etwas atypischen Gefäßzeichnung nichts Auffälliges. Die Schädelbasis zeigt eine durch endokranielle Drucksteigerung deutlich veränderte Sella turcica. Dieselbe ist vorwiegend im sagittalen Durchmesser erweitert. Das Dorsum sellae ist verkürzt und nach hinten abgeschrägt. Diese Usur des Dorsum sellae spricht mit großer Wahrscheinlichkeit für einen Tumor, der supratentoriell, hinter der Sellavertikalen, gelegen ist. Da nach dem Sellabild der Tumor im hinteren oberen Anteil des Schädels zu suchen ist, gewinnen die beiden atypischen Gefäßbänder, welche auf beiden Seiten vom unteren Anteil des Sinus spheno-parietalis nach hinten oben ziehen, an Bedeutung. Ohne andere Symptome könnten diese Gefäße nicht als pathologisch bezeichnet werden. Bei genauer Betrachtung sieht man am Hinterhauptsbein, unmittelbar über dem Torcular, ein erheblich erweitertes Emissarium occipitale. Dieses atypische Verhalten der Gefäße spricht zusammen mit der Druckusur der Sella turcica für ein parasagittales Meningiom im hinteren Sinusdrittel. (Durch Operation an der Klinik Professor *Schönbauer* bestätigt.)

endokraniellen Drucksteigerung bestehen, ohne daß röntgenologisch entsprechende Veränderungen vorhanden wären und im Gegensatz dazu können röntgenologisch hochgradige Druckzeichen vorhanden sein, ohne daß klinisch ein entsprechender Befund zu erheben wäre. Ein besonders deutliches Beispiel dieser Art zeigt die Abb. 1. In diesem Falle hat ein großer Tumor der Schädelkapsel, bei welchem es sich vermutlich um ein Osteochondrom handelte, zu hochgradigen Druckusuren am Schädel geführt, ohne daß entsprechende klinische Symptome vorhanden gewesen wären. Die Zeichen der endokraniellen Drucksteigerung sind insbesondere an der Schädelbasis außerordentlich zahlreich und verschiedenartig, so daß es nicht möglich ist, hier im Rahmen eines kurzen Referates auf alle Druckveränderungen einzugehen. Besonders häufig wird die Sella turcica von Druckveränderungen betroffen. Dies hat seine Ursache vor allem in der exponierten Lage derselben. Die Sella turcica kann nicht nur durch den erweiterten 3. Ventrikel verändert werden, sondern auch durch Stauung in den basalen Zisternen, ferner durch die gestaute oder in die Sella hineingedrückte Arteria carotis interna und endlich sicher auch durch eine Stauung in den venösen Gefäßen, welche die Sella turcica umgeben und in diese auch hineinziehen. Die Druckveränderungen der Sella turcica sind in ihren Einzelheiten viel zu wenig bekannt und daher auch zu wenig beachtet. Vermutlich kann man aus der Art der Sellaveränderung, insbesondere auch der verschiedenen Art der Usur des Dorsum sellae Rückschlüsse auf den Sitz des Tumors ziehen (siehe Abb. 2). Vielfach kann man auch erkennen, ob sich diese Drucksteigerung rasch oder langsam entwickelt hat, da eine Porose an Teilen der Sella turcica immer für eine verhältnismäßig rasche Entwicklung der Drucksteigerung spricht. Mit Rückschlüssen auf die Natur des Tumors muß man jedoch, meiner Überzeugung nach, vorsichtig sein (siehe Abb. 3). Von den Lokalsymptomen ist als erstes die Verkalkung im Bereiche des Tumors zu nennen. Sie läßt manchmal Rückschlüsse auf die Natur des Tumors zu, doch darf man diesbezüglich nicht zu optimistisch sein. So sind z. B. die Verkalkungen, welche bei einem Meningiom vorkommen können, außerordentlich verschiedenartig. Man kann feinste sandförmige Verkalkungen finden. Manchmal sieht man einen einzelnen, gut begrenzten konkrementartigen Kalkschatten. Häufiger begegnet man mehreren kleinen, unregelmäßigen Verkalkungen. In seltenen Fällen findet man eine große, massige Verkalkung, einen Kalkstein, wie wir ihn ähnlich bei Hämatomen nach Geburtstrauma sehen. Schließlich sind auch Fälle von Meningiom beschrieben, in welchen eine schalenförmige Verkalkung an der Peripherie des Tumors auftrat. Verkalkungen können sich bei sehr verschiedenartigen Tumoren finden und selbst das Glioblastoma multiforme kann manchmal Verkalkungen aufweisen. Als nächstes Lokalsymptom sind lokale, atypische Gefäßbildungen zu nennen. Es kann sein, daß atypische Gefäßbänder aus der Entfernung zum Tumor hinziehen, so daß solche atypische Gefäße teils als Fernsymptom, teils als Lokalsymptom zu werten sind. Wir finden derartige Gefäße in erster Linie bei Meningiomen und Hämangiomen. Für die Differentialdiagnose kann man die grobe Regel aufstellen, daß bei einem Meningiom die Gefäße oft vermehrt, manchmal auch verbreitert und stärker geschlängelt sind und insbesondere in die Richtung des Tumors ziehen. An sich macht jedoch das einzelne Gefäßband keinen pathologischen Eindruck. Wird jedoch durch vollkommen regelwidrigen Verlauf oder durch rundliche Aufhellungen im Bereiche des Gefäßbandes schon auf den ersten Blick der Eindruck des Pathologischen

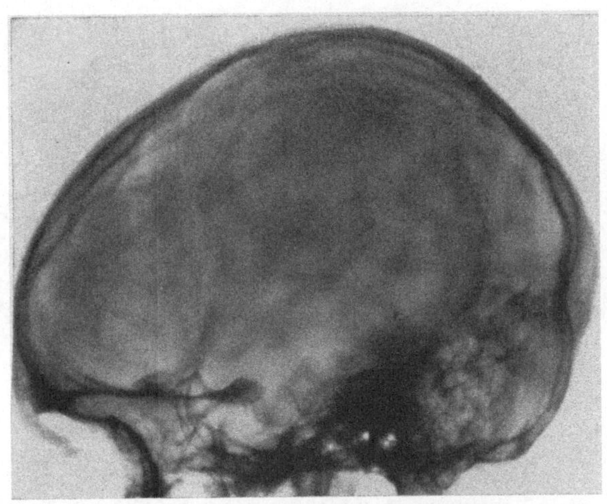

Abb. 3. Seitliche Ansicht des Schädels. Es besteht im ganzen Schädelbereich eine hochgradige Vermehrung und Vertiefung der Impressiones digitatae. Die Sella turcica ist nicht wesentlich erweitert. Sie zeigt jedoch als Ausdruck einer akuten Drucksteigerung eine deutliche Porose ihres Bodens. Hinten oben von der Sella turcica ist ein kleiner intensiver Kalkschatten zu sehen. Es kann sich dabei um eine Verkalkung in einem Tumor oder um eine nach hinten dislozierte Glandula pinealis handeln. Bei der Annahme einer verkalkten Glandula pinealis ist es von Interesse, daß ein unmittelbar über der Sella turcica gelegener Tumor keine derartigen Druckveränderungen der Sella machen kann und daß auch ein weiter vorne gelegener Tumor ein solches, wie das vorliegende Bild, nicht hervorzurufen vermag. Nach dem Nativbild ist daher anzunehmen, daß es sich um einen Tumor unmittelbar hinten oben von der Sella turcica handelt. Die Operation (Klinik Prof. *Schönbauer*) ergab ein Epidermoid im hinteren Anteil des 3. Ventrikels.

erweckt, so ist es wahrscheinlich, daß es sich um ein Hämangiom handelt. Bei einem Meningiom findet man lokale Gefäßbildung auch in der Weise, daß man an der Stelle des Tumors entweder ein Konvolut kleinster Gefäße sieht, also kleine Gefäßbänder oder kleine rundliche Aufhellungen, welche Gefäßkanälen entsprechen, die den benachbarten Knochen auf kurzem Wege durchsetzen. Im Anfangsstadium kann sich dadurch beim Meningiom nur eine geringe Strukturveränderung des Knochens zeigen, die leicht übersehen werden kann. Beim Hämangiom können im Anfangsstadium nur kleine rundliche Aufhellungen vorhanden sein, die *Pacchion-*

schen Gruben ähnlich sind. Als drittes und letztes Lokalsymptom sind die Veränderungen des dem Tumor benachbarten Knochens zu nennen. Es kann sowohl zur Hyperostose als auch zur Knochenusur kommen und oft findet sich eine Kombination beider (siehe Abb. 4). Die Hyperostose ist ein häufiger Befund bei Meningiomen und so bekannt, daß ich hier nicht weiter darauf einzugehen

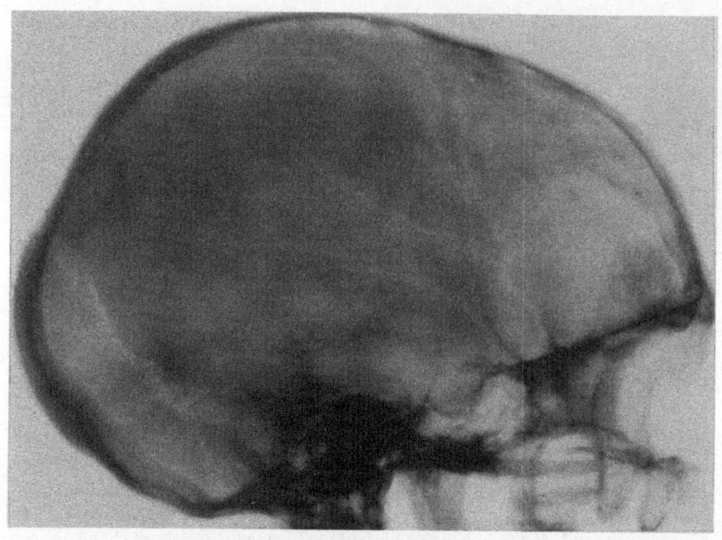

Abb. 4. Seitliche Ansicht des Schädels eines Falles, welcher vom Ophthalmologen wegen bitemporaler Hämianopsie mit der Diagnose Hypophysentumor zur Untersuchung zugewiesen wurde. Die Sella turcica zeigt auf den ersten Blick, daß es sich nicht um einen Hypophysentumor handeln kann, da typische Veränderungen durch endokranielle Drucksteigerung vorliegen. Die Sella turcica ist nicht wesentlich excaviert. Das Dorsum sellae ist verdünnt, der Sellaboden ist sichtbar und unterhalb desselben sieht man die gegen die Keilbeinhöhle zu vordringenden intrasellaren Weichteile. In der Gegend des Keilbeinkörpers sind kleine rundliche Aufhellungen zu sehen, welche Hirnhernien entsprechen. Man sieht ferner im unteren Anteil des Stirnbeines eine undeutlich abgegrenzte Aufhellung und vorne unten, über den Orbitaldächern, auch eine unregelmäßige Verdichtung. Dieser Befund spricht für ein Meningiom mit sekundären Veränderungen an der Sella turcica. Die Operation an der Klinik Prof. *Schönbauer* ergab ein faustgroßes frontales Meningiom, welches nach hinten bis an das Chiasma heranreichte.

brauche. Man kann auch hier die grobe Regel aufstellen, daß eine umschriebene Hyperostose im Bereiche des Hirnschädels der Häufigkeit nach wahrscheinlich durch ein Meningiom bedingt ist, weil alle anderen umschriebenen Hyperostosen (ausgenommen die frontalen Enostosen), unter ihnen auch das Osteom, seltener sind als Meningiomhyperostosen. Die Meningiomhyperostose der Schädelkapsel zeigt fast immer an ihrer Oberfläche Spiculaebildung, doch kann diese in seltenen Ausnahmefällen auch fehlen. Es scheint, daß besonders jene Meningiome, welche im Knochen selbst entstehen, meist eine glatte Oberfläche zeigen. Spiculaebildung kommt aber auch bei Hämangiomen und malignen Tumoren vor. Sie ist schon beim Hämangiom nicht so regelmäßig und dicht wie beim Meningiom und bei einem malignen Tumor noch weniger dicht und noch unregelmäßiger. Alleinige Defektbildung ist bei einem Meningiom der Schädelkapsel selten, bei einem solchen an der Schädelbasis jedoch häufig. Ein infiltrierendes Wachstum eines Meningioms in der Weise, daß der Knochen im Bereiche des Tumors nicht vollkommen zerstört ist, sondern im

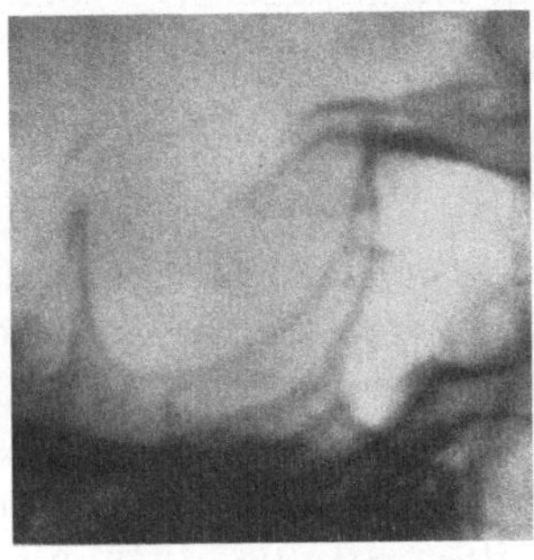

Abb. 5 a.

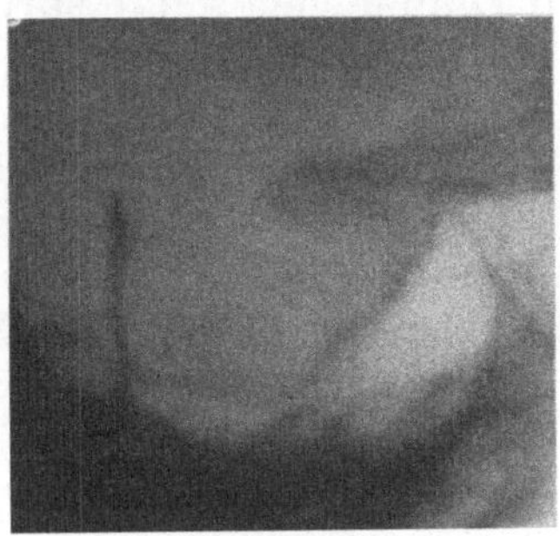

Abb. 5 b.

Abb. 5 a und b: Seitliche Ansicht der Sella turcica. Die Abb. a zeigt eine Excavation der Sella, besonders stark im hinteren Anteil, mit einem verdünnten, steil stehenden, geraden Dorsum sellae. Die Excavation vorwiegend im unteren Anteil und das gerade dünne, steil stehende Dorsum findet man vorwiegend bei endokranieller Drucksteigerung. Es handelt sich aber im vorliegenden Fall um eine etwas atypische Excavation der Sella turcica durch ein Adenom der Hypophyse. Für dasselbe spricht im Röntgenbild der kleine Kalkschatten, der oberhalb des Dorsum sellae zu sehen ist, ferner die deutliche Asymmetrie der Excavation, die bei Hypophysenadenomen häufig, bei endokranieller Drucksteigerung jedoch sehr selten ist und schließlich die deutliche Osteophytenbildung am Tuberculum sellae, wobei die Spitze der Osteophyten nach hinten oben gerichtet ist. Die Abb. b zeigt eine erheblich excavierte Sella turcica, ebenfalls mit einem verdünnten, steil stehenden, ziemlich dichten Dorsum sellae. Bei Veränderung der Sella turcica durch endokranielle Drucksteigerung weist ein solches Dorsum sellae mit größter Wahrscheinlichkeit auf einen Tumor der hinteren Schädelgrube hin. Es ist nur atypisch, daß das Dorsum sellae keine Porose erkennen läßt. Dafür, daß es sich um eine Sellaveränderung durch endokranielle Drucksteigerung handelt, spricht der Umstand, daß die Erweiterung der Sella turcica nach vorne durch eine hochgradige Depression des Tuberculum sellae bedingt ist. Die Obduktion des Falles ergab einen Kleinhirntumor.

Röntgenbild nur aufgehellt erscheint, habe ich in seltenen Fällen an der Schädelbasis, jedoch nie an der Schädelkapsel beobachtet.

Die basalen Tumoren sind ebenfalls ein Gebiet, auf welchem die Nativaufnahme hinsichtlich der Differentialdiagnose manches zu bieten vermag. Auch diese Differentialdiagnose muß noch weiter ausgebaut werden. Bei Bestehen einer Sellaveränderung muß man sich immer zuerst überlegen, ob es sich um ein Fernsymptom oder um ein Lokalsymptom handelt. In der überwiegenden Mehrzahl der Fälle ist diese Entscheidung bei entsprechender Erfahrung nicht schwierig. Man bedenke insbesondere, daß jede atypische Verkalkung im Bereiche der Sella turcica und ihrer unmittelbaren Umgebung für einen lokalen Prozeß und gegen eine Usur durch endokranielle Drucksteigerung spricht. Die gleiche Wertigkeit wie Verkalkungen in einem Tumor dieser Region haben diesbezüglich auch Osteophyten, welche sich am häufigsten am Tuberculum sellae, an zweiter Stelle an den Processus clinoidei posteriores, seltener anteriores beobachten lassen. Sie zeigen meist auch die Richtung des einwirkenden Druckes (siehe Abb. 5 a und b). Auch eine Verkalkung im Diaphragma sellae spricht für einen lokalen Prozeß, ebenso wie ein meist nach hinten oben dislozierter kleiner Rest des Dorsum sellae. Hat man festgestellt, daß es sich um einen lokalen Prozeß handelt, so ist weiter zu entscheiden, ob es sich um einen primär endosellaren, suprasellaren, infrasellaren oder parasellaren Tumor handelt. Ein retrosellarer Tumor kommt differentialdiagnostisch meist nicht in Frage, weil er schon frühzeitig eine Sellausur durch endokranielle Drucksteigerung hervorruft. Der präsellare Tumor, der von der Nase oder ihren Nebenhöhlen ausgeht, macht meist an denselben so charakteristische Veränderungen, daß seine Differentialdiagnose hier nicht von Interesse ist. Als allgemeine Regel kann man bei der Differentialdiagnose sagen, daß der endosellare Tumor den Sellaboden gewöhnlich stärker verändert als den Sellaeingang, während der suprasellare Tumor den Sellaeingang stark erweitert und den Sellaboden nur verhältnismäßig wenig verlagert. Für den infrasellaren Tumor ist es charakteristisch, daß er ausgedehnte Veränderungen am Sellaboden setzt und der Sellaeingang nicht oder kaum erweitert wird (siehe Abb. 6 a, b und c). Der parasellare Tumor usuriert die Sella von der Seite her und unterscheidet sich vom asymmetrisch wachsenden Hypophysentumor meist dadurch, daß bei ihm die Grenzen der Usur wesentlich schlechter zu erkennen sind. Auch führt er oft zu einer charakteristischen Usur des kleinen Keilbeinflügels. Es gibt aber auch Ausnahmen von dieser Regel. So ist es z. B. bekannt, daß chromophobe Adenome der Hypophyse besonders gern nach oben aus der Sella herauswachsen, wodurch der Sellaeingang verhältnismäßig stark erweitert sein kann und Schwierigkeiten bezüglich der Differentialdiagnose zwischen endosellarem und suprasellarem Ursprung entstehen können. Auch gibt es eine Gruppe von suprasellaren Tumoren, welche die Sella turcica nicht oder kaum verändern und nur eine Usur des Tuberculum sellae machen. Im Gegensatz zur Depression des Tuberculum sellae, die sowohl durch endokranielle Drucksteigerung als auch durch einen suprasellaren Tumor hervor-

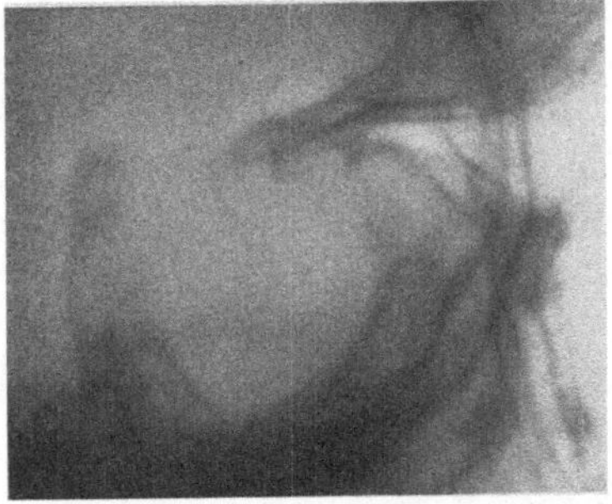

Abb. 6 a.

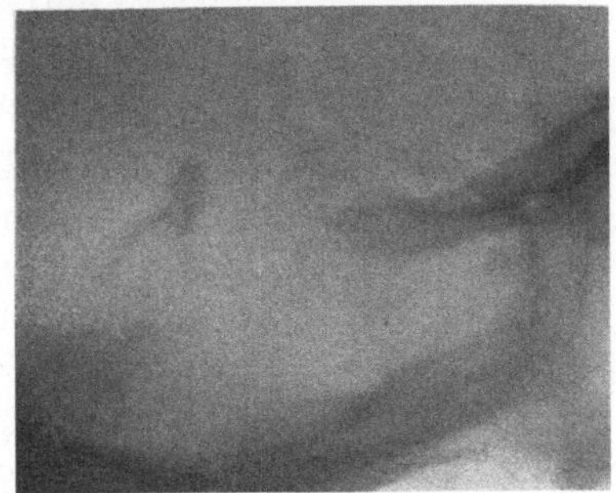

Abb. 6 b.

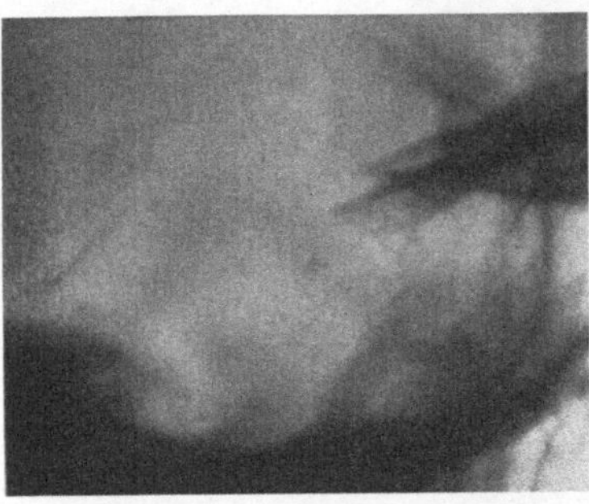

Abb. 6 c.

Abb. 6 a, b und c: Seitliche Ansicht der Sella turcica in drei Fällen typischer infrasellarer Tumoren. Der Fall a hat auf den ersten Blick Ähnlichkeit mit einem asymmetrisch wachsenden Hypophysentumor. Gegen diese Annahme spricht der Umstand, daß trotz der ausgedehnten Sellaveränderungen der Sellaeingang nicht erweitert ist. Infrasellare Tumoren sind in der weitaus überwiegenden Mehrheit der Fälle maligne Tumoren. Die gute Abgrenzung spricht aber im vorliegenden Fall für einen exquisit benignen Prozeß, wobei kaum etwas anderes als eine Mucocele der Keilbeinhöhlen in Frage kommen kann. Die endonasale Operation (Prof. *Hirsch*) bestätigte diese Annahme. Ein Jahr nach der Operation hatte sich die Sella turcica wieder in normaler Weise neu gebildet, was ebenfalls für die Mucocele spricht. Im Fall b war klinisch die Diagnose eines Hypophysentumors gestellt worden. Die ausgedehnte Zerstörung des Keilbeinkörpers ohne wesentliche Dislokation der noch gut erhaltenen Spitze des Dorsum sellae spricht für einen malignen infrasellaren Tumor, wobei in erster Linie an eine Metastase zu denken ist, da sich Metastasen eines Carcinoms besonders häufig im Keilbeinkörper befinden. Vom Rest des Dorsum sellae zieht ein nach hinten oben konvexer Schattenstreifen, der dem dislozierten und wieder verkalkten Periost des Dorsum sellae entspricht. Dieser Umstand spricht für eine relative Benignität des Prozesses. Im Hinblick darauf wurde in erster Linie an eine Metastase eines Thyreoideacarcinoms gedacht. Die Obduktion ergab ein kleines, klinisch nicht erkennbares Carcinom der Thyreoidea mit einer großen Metastase im Keilbeinkörper. Im Fall c ergaben Arteriographie und Encephalographie den Befund eines basalen Tumors, ohne Aufschluß über den primären Sitz des Tumors geben zu können. Die ausgedehnte Destruktion des Keilbeinkörpers bei Erhaltensein der Spitze des Dorsum sellae und nur geringer Dislokation derselben, spricht für einen infrasellaren Tumor. Der Umstand, daß der Prozeß insbesondere nach vorne zu nicht deutlich abgrenzbar ist, spricht eher im Sinne eines malignen Tumors. Die strichförmige Verkalkung hinten unten vom Rest des Dorsum sellae spricht für relative Benignität. Die Schräglage dieses Schattens läßt daran denken, daß er dem dislozierten und wieder verkalkten Periost des Clivus entspricht. Dies ist bei einer Metastase unwahrscheinlich (vgl. Fall b) und spricht eher für einen primär im Clivus entstandenen Tumor. Histologisch handelt es sich um ein Chordom mit Zeichen maligner Degeneration.

gerufen sein kann, spricht die isolierte Usur des Tuberculum sellae immer für den Tumor in dieser Region. Zu den parasellaren Tumoren sind auch die Aneurysmen dieser Region zu zählen, die meist ein typisches Röntgenbild zeigen, charakteristisch nicht nur durch die Art der Verkalkung, sondern auch durch die Art der Knochenusur. Es ist verhältnismäßig selten, daß ein Aneurysma die Sella turcica in Mitleidenschaft zieht. Meist sieht man die erste und charakteristische Usur an der unteren Wurzel des kleinen Keil-

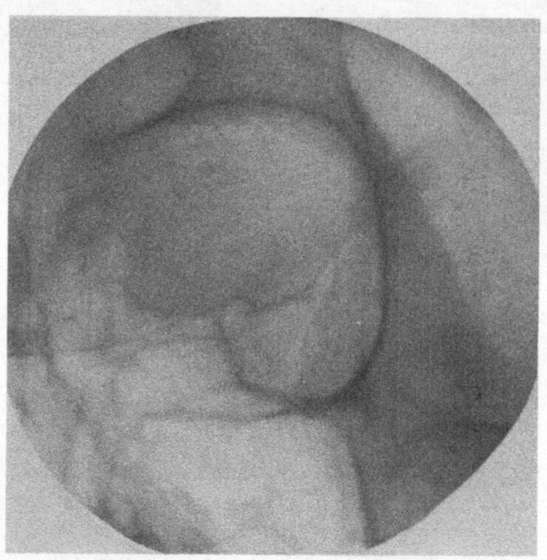

Abb. 7. Schrägansicht der Orbita zur Darstellung des Canalis opticus und seiner Umgebung. Typische Usur des kleinen Keilbeinflügels durch ein Aneurysma. Die untere Abgrenzung des Canalis opticus fehlt, da die untere Wurzel des Keilbeinflügels zerstört ist. Auch die benachbarten Partien des letzteren sind usuriert. Die Usur zeigt einen etwas unregelmäßigen und leicht verdichteten Rand.

beinflügels und den angrenzenden Partien desselben (siehe Abb. 7). Eine ähnliche Usur kann, abgesehen von einem Meningiom, auch durch ein Neurinom des Nervus trigeminus hervorgerufen werden, doch ist die Differentialdiagnose fast immer möglich. Das Neurinom des Nervus trigeminus führt zu einer typischen, scharfrandigen Usur an der Pyramidenspitze, und zwar im Bereiche der Impressio und Incisura trigemini (siehe Abb. 8). Die Usur durch ein Aneurysma, welche auch die Pyramidenspitze betreffen kann, zeigt keinen so glatten, scharfen Kontur wie die Usur durch ein Neurinom. Meningiome der Sellaregion führen wohl des öfteren zu alleiniger Knochenzerstörung, häufig jedoch zu einer Hyperostose, wodurch ihre Diagnose wesentlich erleichtert wird. Auch hier steht, bei Vorhandensein einer Hyperostose, als Ursache derselben das

Meningiom an erster Stelle. Trotzdem muß man differentialdiagnostisch auch an andere Möglichkeiten denken. Für die Differentialdiagnose ist wieder die Struktur des Knochens im veränderten Bereiche von ausschlaggebender Bedeutung. Die Meningiomhyperostose ist meist nicht gleichmäßig dicht, sondern zeigt gewöhnlich Unregelmäßigkeiten, im Sinne kleiner Aufhellungen im verdichteten Bereich, die teils durch das Einwachsen des Tumors in den Knochen bedingt sind, teils durch Knochenneubildungen. Über die Struktur des Knochens gibt bei Meningiomen im Keilbeinbereich meist die Schrägaufnahme der Orbitaspitze, also des Canalis opticus und seiner Umgebung, am besten Aufschluß. Bei guter Ausbildung der

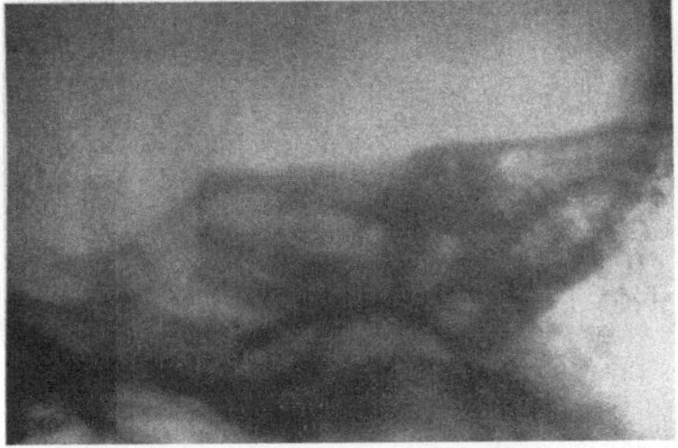

Abb. 8. Aufnahme des Schläfebeins nach *Stenvers*. Typische Usur der Felsenbeinspitze durch ein Neurinom des Nervus trigeminus. Die Incisura trigemini ist deutlich vertieft. Die erhöhte Strahlendurchlässigkeit der Pyramidenspitze, die lateralwärts durch eine senkrechte Linie abgegrenzt ist, ist durch die gleichzeitig bestehende Vertiefung der Impressio trigemini bedingt.

hinteren Nebenhöhlen ist zu bedenken, daß die Corticalis großer pneumatischer Räume immer besonders regelmäßig, deutlich und scharf gezeichnet ist und sich durch ihre Dichte von der Umgebung besonders gut abhebt. Bei einem benachbarten Meningiom wird zu Beginn auffallen, daß die Corticalis breiter und weniger dicht ist als normal. Manchmal werden innerhalb derselben einzelne kleine, gefäßbedingte Aufhellungen zu sehen sein. Es ist dies besonders zu betonen, da sich erfahrungsgemäß bei einem Pneumosinus dilatans der Keilbeinhöhle auffallend häufig über demselben ein Meningiom findet. Manche Meningiome des Keilbeines führen aber doch zu einer ganz regelmäßigen, intensiven Hyperostose. Wir sehen dies besonders häufig bei einem Meningiom am großen Keilbeinflügel. Es gibt aber auch eine idiopathische, sklerosierende Hyperostose, welche eine derartig intensive Verdickung und Verdichtung des Knochens hervorrufen kann. Die Differentialdiagnose kann manchmal schwierig sein. In erster Linie ist zu bedenken, daß eine idiopathische, sklerosierende Hyperostose, eine Erkrankung, die möglicherweise dem Formenkreis der fibrösen Dysplasie angehört, wesentlich seltener ist als eine Meningiomhyperostose. Unregelmäßigkeiten in der Verdichtung des Knochens sprechen immer gegen die idiopathische, sklerosierende Hyperostose. Auch die Art der Abgrenzung kann unter Umständen diagnostisch verwertbar sein. Die Grenze der idiopathischen, sklerosierenden Hyperostose ist immer regelmäßig und entspricht häufig den anatomischen Grenzen des betreffenden Knochens oder Knochenteiles. Bei einer

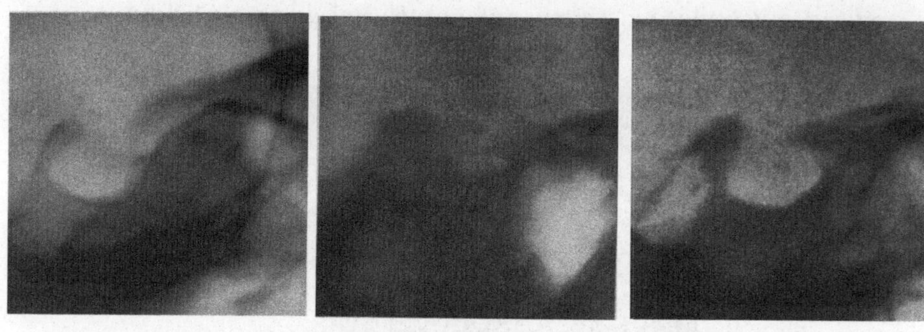

Abb. 9 a. Abb. 9 b. Abb. 9 c.

Abb. 9 a, b und c: Seitliche Ansicht der Sella turcica in drei verschiedenen Fällen mit Verdichtung des Keilbeinkörpers. Im Falle a besteht eine intensive, ziemlich regelmäßige Verdichtung im vorderen und mittleren Anteil des Keilbeinkörpers, der ungefähr der Keilbeinhöhle entspricht. Die Verdichtung grenzt sich deutlich gegen den noch unveränderten hinteren Anteil des Keilbeinkörpers ab. Es handelt sich um eine Lues. Im Fall b besteht die intensive Verdichtung vorwiegend im hinteren Anteil des Keilbeinkörpers. Das Dorsum sellae ist erheblich verdickt, die Hyperostose zeigt buckelige Vorwölbungen. Es handelt sich um eine Metastase eines Prostatacarcinoms. Im Fall c ist der ganze Keilbeinkörper unregelmäßig verdichtet, jedoch nicht so dicht wie in den beiden vorherigen Fällen. Der Boden der Sella ist etwas unregelmäßig. Die Ligamenta petroclinoidea zeigen Kalkeinlagerungen. Es handelt sich hier um eine Meningiomhyperostose.

Meningiomhyperostose der Basis sieht man wohl meist keine Spiculae an der Oberfläche, aber doch spiculaeartige Ausstrahlungen in die Diploe. Zwei weitere Erkrankungen können am Keilbein differentialdiagnostische Schwierigkeiten bereiten. Es sind dies die Lues und manche Metastasen des Prostatacarcinoms, die beide zu einer erheblichen Sklerosierung des Knochens führen können (siehe Abb. 9 a, b und c). Bei Bestehen einer Lues handelt es sich meist primär um eine luische Affektion der Keilbeinhöhle, welche sekundär den Knochen in Mitleidenschaft gezogen hat. Infolgedessen sehen wir die Verdichtung ausschließlich in der Umgebung der Keilbeinhöhle, also vorwiegend im vorderen Anteil des Keilbeinkörpers. Dies und der Umstand, daß sich die Verdichtung gegen den noch unveränderten Knochen meist ziemlich deutlich abgrenzt, spricht gegen eine Meningiomhyperostose und für eine Lues. Die osteoplastische Metastase des Prostatacarcinoms sitzt im hinteren Anteil des Keilbeinkörpers. Bekanntlich findet man die weitaus überwiegende Mehrzahl von Metastasen eines Carcinoms in der Schädelbasis aus unbekannter Ursache im Keilbeinkörper. Der Befund der regelmäßigen, intensiven Verdichtung des Dorsum sellae oder des ganzen hinteren Teiles des Keilbeinkörpers ist so charakteristisch, daß die Diagnose der Prostatacarcinommetastase oft schon auf den ersten Blick allein aus dem Sellabild möglich ist. Es ist nicht selten, daß hier eine Metastase vorhanden ist, ohne Metastasen im übrigen Schädelbereich und ich sah auch schon eine Prostatacarcinommetastase im Keilbeinkörper, ohne andere nachweisbare Metastase im übrigen Skelett. Ist die Metastase nicht rein osteoplastisch, sondern liegt auch eine Knochenzerstörung vor, dann kann allerdings ein Bild zustande kommen, welches den Knochenveränderungen durch ein Meningiom außerordentlich ähnlich ist.

Zum Schluß noch einige Bemerkungen über die Tumoren des Kleinhirnbrückenwinkels. Das Neurinom des Nervus acusticus führt bekanntlich häufig, aber keineswegs immer, zu einer Erweiterung des inneren Gehörganges. Eine Erweiterung desselben kann auch in gleicher Weise durch endokranielle Drucksteigerung zustande kommen. In unklaren Fällen ist es angezeigt, auf Druckveränderungen im übrigen Bereich des Schädels zu achten. So spricht z. B. nach meiner Erfahrung eine Erweiterung des Foramen ovale auf der Seite des erweiterten inneren Gehörganges gegen einen Kleinhirnbrückenwinkeltumor dieser Seite. Über das Vorkommen eines weiten inneren Gehörganges als anatomischer Variante gehen die Ansichten auseinander. Ich persönlich bin davon überzeugt, daß hier jede deutliche Differenz zwischen beiden Seiten als pathologisch anzusehen ist. Abgesehen von den Neurinomen beobachten wir auch Meningiome im Kleinhirnbrückenwinkel, welche meist keine Erweiterung des inneren Gehörganges bedingen, sondern die Pyramidenspitze selbst usurieren oder, verhältnismäßig selten, zu einer unregelmäßigen Hyperostose in diesem Bereich führen, wodurch der innere Gehörgang fast unkenntlich werden kann. Epidermoide können auch hier, wie am übrigen Schädel, zu einer scharf umschriebenen Usur führen, deren Rand eine feine, regelmäßige Verdichtungszone aufweist. Tumoren im Kleinhirnbrückenwinkel zeigen erfahrungsgemäß meist keine Kalkeinlagerungen. Bei einer deutlichen Verkalkung in diesem Bereiche wird man daher in erster Linie die Möglichkeit eines Aneurysma der Arteria basilaris in Erwägung ziehen.

Ich habe im vorstehenden versucht, durch einzelne Beispiele zu zeigen, daß auch das Nativbild des Schädels für den Neurochirurgen von Bedeutung sein kann. Ich glaube sagen zu können, daß das Nativbild besonders bezüglich der Zeichen endokranieller Drucksteigerung und bei basalen Tumoren von Wichtigkeit ist, weil es hier Details zu zeigen vermag, die anders nicht erfaßt werden können.

Aus der Neurochirurgischen Klinik der Karl-Marx-Universität Leipzig
(Direktor: Dozent Dr. *G. Merrem*).

Statistische Auswertung von 500 Leeraufnahmen eines neurochirurgischen Materials.

Von

F. Weickmann.

Mit 1 Textabbildung.

Die Röntgendiagnostik der knöchernen Hüllorgane des ZNS — des Schädels und der Wirbelsäule — gehört zu den schwierigsten Gebieten der Röntgendiagnostik überhaupt und verlangt besondere Erfahrung. Ein großes Krankengut mit den verschiedensten pathologischen Befunden — verbunden mit dem Vorteil einer operativen oder pathologisch-anatomischen Kontrolle der Befunde — dürfte sich fast nur an neurochirurgischen Kliniken finden.

Um den Wert oder Unwert der einfachen Schädelleeraufnahmen in zwei Ebenen — sagittaler Strahlengang ap und frontaler Strahlengang — für die Neuroröntgendiagnostik zu erkennen, haben wir ein Material von mehr als 500 Schädelleeraufnahmen unserer Klinik kritisch gesichtet und 453 röntgentechnisch in jeder Beziehung einwandfreie Aufnahmen in zwei Ebenen einer statistischen Auswertung unterzogen. Wir richteten unser Augenmerk dabei besonders auf die sogenannten röntgenologischen Hirndrucksymptome an Sella und Kalotte, auf Sellaveränderungen überhaupt, auf den Pinealiskalk, intrakranielle Verkalkungen und auf pathologische Veränderungen an Kalotte und Basis. Traumatische Veränderungen wurden dabei nicht berücksichtigt.

Das Gesamtmaterial gliedert sich in folgender Weise (Tab. 1):

Tabelle 1.

Gesamtmaterial	511	
Als röntgenologisch einwandfrei angegeben	453	
Davon Männer		249
Frauen		204

Gliederung des Materials nach Diagnosen:

Raumfordernde Prozesse	184	
Davon Großhirn		91
Kleinhirn		56
Hypophyse		37
Schädelhirntraumen	56	
Entzündl. u. atroph. Prozesse, MS, Systemerkrankungen	48	
Trigeminusneuralgie	31	
Ossale Prozesse	19	
Frühkindliche Hirnschäden	13	
Genuine Epilepsien	12	
Ungeklärte Fälle	18	
Ohne pathologischen Befund	33	
Sonstige	39	

249 Männern stehen 204 Frauen gegenüber; das Vorherrschen der ersteren ist bedingt durch die in der Aufstellung enthaltenen 56 Traumatiker, bei denen es sich überwiegend um hirnverletzte Kriegsteilnehmer handelt.

Die Altersverteilung der Fälle zeigt eine dreigipfelige Kurve mit Höhepunkten bei 15, 30 und 55 Jahren. Der mittlere Gipfel ist wiederum vorwiegend Ausdruck der in den mittleren Jahren besonders gehäuften Hirntraumafälle (Abb. 1).

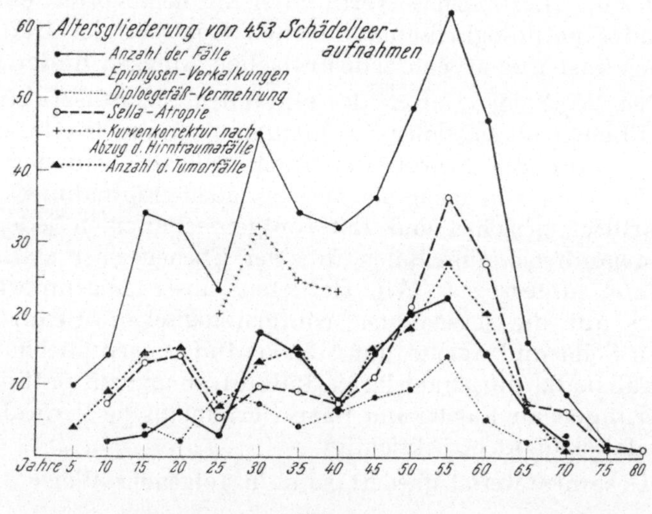

Abb. 1.

Der Wert der Leeraufnahmen des Schädels sei von vornherein dadurch unterstrichen, daß sie in fast einem Viertel der angeführten Fälle die Diagnose wesentlich gefördert, wo nicht absolut geklärt haben (Tab. 2).

Tab. 2. *Leerbefunde, durch welche die Diagnose wesentlich gefördert werden konnte (ohne Traumafolgen).*

Gesamtzahl	112			zirka 25 %
1. Hypophysentumoren		33		zirka 7 %
2. Knochenprozesse		19		zirka 4 %
Turmschädel			3	
Metastasen			4	
Paget			4	
Knochentumoren			5	
Sonstige			3	
3. Wolkenschädel mit eindeutigen Nebenbefunden: Nahtsprengung, Hydrocephalus usw. .		24		zirka 5 %
Kleinhirn (alle unter 20 Jahre)			22	
Großhirn (alle unter 20 Jahren)			2	
4. Sonstige		22		zirka 4,5%
a) Konvexitätsmeningeome			4	
b) Intracerebr. Verkalkung (Tumoren ohne Craniopharyngeome und sonstige . . .			10	
c) Felsenbeinarrosionen			7	zirka 2,2%
d) Keilbeinflügelveränderung			1	
5. Epiphysenkalkverschiebungen		14		zirka 3 %

Betrachten wir die Veränderungen am Türkensattel hinsichtlich Destruktion und Atrophie eingehender, so ergeben sich folgende Zusammenhänge.

Tab. 3. *Sella-Diagnostik.*

1. Hypophysentumoren	37			
Eindeutige Röntgenbefunde		33		
Ohne eindeutige Sellaveränderungen		4		
2. Sellaerweiterungen ohne Hypophysentumoren . .	20			
Davon Kleinhirntumoren		8		
Hydroceph. int. und Tumoren der Mittellinie . . .		7		
Großhirnhemisphärentumoren		5		
3. Raumfordernde Prozesse ohne röntgenologische Sellaveränderungen	43			23%
Großhirntumoren		26		
Kleinhirntumoren		17		
4. Schwere Selladestruktionen und Atrophien (ohne Hypophysentumoren)	80			
Mit raumforderndem Prozeß		65		
Davon Prozesse der hinteren Schädelgrube . . .			24	
Hemisphärenprozesse			34	
Prozesse der Mittellinie			7	
Ohne sicheren raumfordernden Prozeß		15		
(davon 6 ungeklärt)				
5. Sellaveränderungen bei raumforderndem Prozeß der hinteren Schädelgrube:				
Gesamtzahl	56			

	Sellaveränderungen			
	Zahl der Fälle	schwer	mäßig	o. B.
Akustikusneurinome	26	13	8	5
Spongioblastome	9	3	1	5
Medulloblastome	8	1	4	3
Meningeome	4	1	1	2
Sonstige (Abszesse, Granulome, Epidermoide, nicht klassif. Tumoren)	9	6	1	2
	56	24	15	17

Bei den 91 Prozessen des Großhirns unseres Materials ergeben sich keine eindeutigen Beziehungen zwischen Sellaveränderungen und Sitz oder Art des Prozesses. Es scheint, daß bei Meningeomen schwerere Veränderungen überwiegen, bei Gliomen mehr die mittleren und leichteren Veränderungen. Das Material dieser Serie reicht jedoch nicht aus, um bindende Schlüsse zu ziehen, zumal mehrere nach Regionen gegliederte Zusammenstellungen eines wesentlich größeren Materials der *Tönnis*schen Klinik vorliegen, bei welchen sich eindeutige Beziehungen ergeben haben.

Die Sellaatrophie folgt im Verlaufe der Kurve ihrer Altersverteilung in unserem Material in geradezu verblüffender Weise der Kurve der raumfordernden Prozesse. Sie bleibt nur in den mittleren Altersstufen gering hinter dieser zurück, worin der physiologisch höhere Kalkgehalt des Knochens dieser Altersstufe zum Ausdruck kommt, ebenso, wie die zunehmende Altersatrophie des Knochens deutlich wird in dem mäßigen Vorauseilen der Atrophiekurve vom 50. Lebensjahre ab gegenüber der Tumorkurve. Die Sellaatrophie ist also durchaus als ein frühes diagnostisches Zeichen für raumfordernde Prozesse zu verwerten, wie dies auch *Schiefer* in seiner neuesten Zusammenstellung im Kongreßheft des Zbl. für Neurochirurgie zum Ausdruck bringt.

Die vermehrten Impressiones gyrorum, im Extremfall der Wolkenschädel, gelten als Manifestation vermehrten intrakraniellen Druckes im Bereich der Kalotte. In unserem Material wurden 66 derartige Fälle beobachtet (Tab. 4).

Von den 35 Wolkenschädeln bei Jugendlichen mit raumfordernden Prozessen hatten 11 keine weiteren Zeichen intrakraniellen Druckes, 24 wiesen — wie unsere 2. Tabelle zeigte — daneben noch Nahtsprengung, Hydrocephalie oder Basisveränderungen auf.

Bei Erwachsenen ergaben sich keine eindeutigen Beziehungen zu pathologischen Prozessen, es bestand auch keine Abhängigkeit von der Kalottendicke. Dagegen fiel auf, daß der Wolkenschädel bei Frauen doppelt so häufig beobachtet wurde als bei Männern, außerdem glaubten wir eine gewisse Abhängigkeit von der Schädelform feststellen zu können: auffallend schmale Schädel waren bevorzugt.

Tab. 4. *Wolkenschädel.*

Gesamtzahl . . . . 66 15 %

		Raumfordernde Prozesse	Sonstige
Jugendliche bis 20 Jahre		35	4
Erwachsene (ohne frontale Hyperostosen)	Männer	3	6
	Frauen	9	9
		47	19

Der Wolkenschädel ist also bis zum 20. Lebensjahr fast als signifikant für vermehrten intrakraniellen Druck zu bezeichnen, nur bei etwa 10% unserer Fälle ließ sich ein solcher nicht nachweisen. Jenseits des 20. Lebensjahres verliert er seine pathognostische Bedeutung.

Die diagnostisch so wertvollen intrakraniellen Verkalkungen von eindeutig pathologischer Bedeutung sind leider recht selten (Tab. 5).

Tabelle 5.

I. *Physiologische intrakranielle Verkalkungen.*

1. Pinealiskalk	137		30 %
Davon in 2 Ebenen		101	
in 1 Ebene		36	
Pinealiskalkverschiebungen	16		3,5%
Hemisphärenprozesse		11	
Mittelhirnprozesse		2	
Kleinhirnprozesse		3	
2. Plexusverkalkungen	14		3 %
3. Falx-Osteome (davon 6 multipel)	18		4 %
4. Tentoriumansatzverkalkungen	19		4 %

II. *Pathologische Verkalkungen.*

Gesamtzahl	23		5 %
Davon Craniopharyngeome		10	
Gliome		3	
Meningeome		2	
Osteome		1	
Epidermoide		1	
Sturge-Weber		1	
Aneurysma		1	
Hämatome		1	
Carotissklerose		1	
Angiome		1	
Tuberöse Sklerose		1	

Sie wurden im Gesamtmaterial nur in 5%, bei Tumoren nur in knapp 10% der Fälle beobachtet, mehr als die Hälfte der letzteren betraf die Craniopharyngeome.

Verkalkungen im Bereich der Plexus choreoidei und der Dura mater scheinen nur Nebenbefunde ohne pathognostischen Wert zu sein. Von Bedeutung sind noch Verschiebungen des Pinealiskalkes, die 16mal unter unserem Material beobachtet wurden. Neben zwei Mittelhirntumoren betraf sie auch drei Tumoren der hinteren Schädelgrube, worauf besonders hingewiesen sei. Sie ist also nicht immer ein Ausdruck für raumfordernden Prozeß im Bereich der Großhirnhemisphäre oder des Mittelhirns.

Die Sichtung unseres Materials läßt den hohen Wert der Leeraufnahme des Schädels für ein neurochirurgisches Krankengut deutlich erkennen.

Zahlenmäßig am ergiebigsten ist sicher die Selladiagnostik, die jedoch Erfahrung, Kritik und orthograde Bilder verlangt. Die einfache Sellaatrophie hat wesentliche Bedeutung, das Hauptaugenmerk muß auf Destruktionen gerichtet werden.

Der Selladiagnostik folgt der kindliche Wolkenschädel, der immer ein ernst zu wertender Befund ist. Nur in 10% unserer Fälle erwies er sich als bedeutungslos. Jenseits des 20. Lebensjahres hat der Wolkenschädel keine wesentlich diagnostische Bedeutung mehr.

Gegenüber diesen sekundären Veränderungen der Schädelknochen treten die primären ossalen Veränderungen und die intrakraniellen Verkalkungen an Häufigkeit etwas zurück, an pathognostischer Bedeutung stehen sie natürlich über den ersteren, da sie meist eindeutige Lokal- und pathologisch-anatomische Diagnosen ermöglichen.

Verkalkungen im Bereich der Durablätter und der Plexus sowie die so außerordentliche Vielgestaltigkeit der Diploegefäße erlauben nur ausnahmsweise diagnostische Schlüsse und sollten nicht von wesentlichen Befunden ablenken. Hierzu gehören ebenfalls die so verschiedenartigen Ausbildungen und Sklerosierungen der Schädelnähte, besonders auch im Bereich des Bregma, und die Vielgestaltigkeit der Parietalschuppe beiderseits der Sagittalnaht, die man kennen muß, um sich nicht falschen diagnostischen Spekulationen hinzugeben.

Im Gesamtmaterial der einfachen Schädelleeraufnahmen spielen Veränderungen, insbesondere Arrosionen im Bereich der Schädelbasis an Keilbeinflügeln und Felsenbeinpyramiden eine zahlenmäßig untergeordnete Rolle (8 Fälle), da sie recht erhebliche Grade annehmen müssen, um röntgenologisch sichtbar zu werden.

Sie sind jedoch pathognostisch von großer Wichtigkeit und daher Gegenstand von zahlreichen Spezialaufnahmeverfahren geworden, deren Betrachtung jedoch über den Rahmen dieser Untersuchung hinausgeht.

Anschrift des Verfassers: Dr. *Friedrich Weickmann,* Chefarzt der Neurochirurgischen Abteilung des Hufeland-Krankenhauses Berlin-Buch.

Aus dem Allgemeinen öffentlichen Krankenhaus der Stadt Linz, Zentral-Röntgen- und Radiuminstitut (Vorstand: Prim. Dr. *Franz Hammer*).

Die transversale Tomographie des Schädels.

Von

F. Hammer.

Mit 6 Textabbildungen.

Nur wenige auf Grund langjähriger Erfahrung Geschulte sind in der Lage, aus dem großen Gewirr von Linien einer Röntgenaufnahme des Schädels, insbesondere der Schädelbasis, pathologische Veränderungen mit einer gewissen Sicherheit zu differenzieren. Die große Anzahl von Spezialaufnahmen des Schädels beweist die Schwierigkeiten in der Auflösung der fast unzähligen Zahl von Summationen und Superpositionen. Die Planigraphien in kraniokaudaler und kaudokranialer sowie in seitlicher Verwischungsrichtung bei verschiedener Lagerung des Schädels zeigen die Einzelheiten bedeutend klarer und trennen zum Großteil die störenden Superpositionen. Die transversale Tomographie (quere Schichtaufnahme) dürfte, da vor allem die Objekte der einen und der anderen Seite vergleichend zur Darstellung kommen, einen nicht unbedeutenden Fortschritt darstellen.

Bei den derzeit konstruierten und beziehbaren Apparaten sind quere Schichtaufnahmen ausschließlich in aufrechter Körperhaltung möglich. Die Schädelmitte soll möglichst die Drehachse bilden. Der Zentralstrahl, besser gesagt die Richtung des aus der Anode kommenden Strahlenbündels, muß, um scharfgezeichnete Bilder zu erhalten, auf Millimeter und Grade genau auf die Drehachse des Objektes eingestellt sein und trifft unter einem Winkel von 20 bis 25^0 ebenfalls genauestens auf die Drehachse des Filmes. Während der Aufnahme machen Objekt und Kassette eine gleichsinnige und gleichmäßige Drehbewegung von nicht mehr als 360^0 und nicht weniger als 180^0. Am Patientensitz kann durch eine entsprechende Vorrichtung der zu Untersuchende höher und tiefer verstellt werden, um die gewünschte Schnitthöhe einzustellen. Als orientierende Schnittline wählt man vorteilhaft die Deutsche Horizontale (D. H.), die einer Verbindungslinie des oberen Randes des Porus acusticus ext. mit dem Margo infraorbitalis entspricht. In 2 bis 3 mm Abständen, 2 cm oberhalb der D. H. beginnend bis 2 cm nach kaudalwärts der D. H. werden je nach der Lage des Prozesses 8 bis 10 Schnitte angefertigt. *Takahashi* gibt in seiner Arbeit 8 Schnitte an, die ausreichen, um die Schädelbasis zu beurteilen. Im allgemeinen genügt diese Anzahl von Schnitten für die Untersuchung der Schädelbasis. Die Schichtdicke beträgt bei einem Einfallswinkel des Zentralstrahles von 20° nach *Gebauer* zirka 0,3 mm. Als Strah-

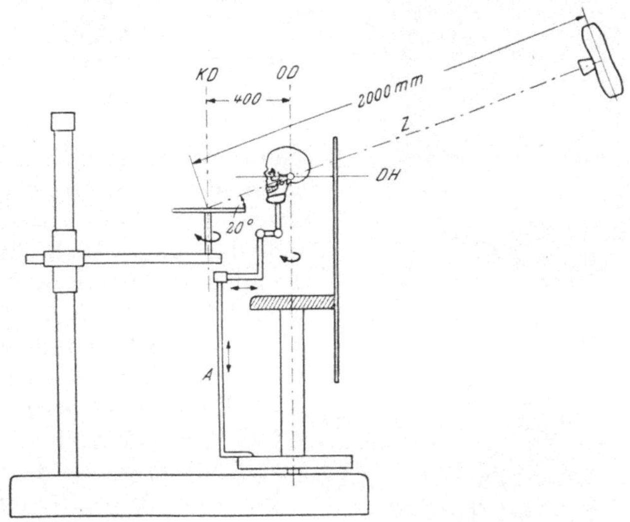

Abb. 1. DH = Deutsche Horizontale; Z = Zentralstrahl; OD = Objektdrehachse; KD = Kassettedrehachse; A = verstellbare Kinnhaltevorrichtung.

lenbelastung für den Patienten wurde pro Aufnahme 0,9 bis 1 r gemessen und errechnet (Abb. 1).

Mehrere Aufnahmen sowohl von einem Skelettschädel wie auch von Patienten wurden im einzelnen demonstriert, um die normalen anatomischen Verhältnisse zu studieren. In der Wiedergabe des Vortrages sollen lediglich ein Schnitt eines Skelettschädels in der Höhe der inneren Gehörgänge und 4 Schnitte verschiedenartiger pathologischer Veränderungen besprochen werden.

Abb. 2 zeigt, wie bereits erwähnt, eine quere Schnittaufnahme, vom Verfasser auch „Transversotom" bezeichnet, eines Skelettschädels 1 cm kranial von der D. H. Dieser Schnitt stellt die inneren Gehörgänge vergleichend dar, wie diese auf keiner Spezialaufnahme und in keiner Projektion auf den normisierten Aufnahmen in dieser Deutlichkeit und Übersichtlichkeit zu sehen sind. Die Pyramiden sind vorne und rückwärts gut abzugrenzen, desgleichen auch die vordere Schädelgrube. Von den Konturen des Schädels zeichnen sich besonders gut die Juga cerebralia, die einzelnen Impress. digit. und die Protuberantia occip. int. gut ab. Auf der linken Seite tritt, für den Otologen zur Beurteilung eines eventuellen operativen Eingriffes besonders wichtig, die Impression des Sinus deutlich hervor. Rechts wird der Canalis fasc. n. opt. sichtbar. Vorne bilden das Nasenbein und der Jochbeinkörper teilweise den Abschluß.

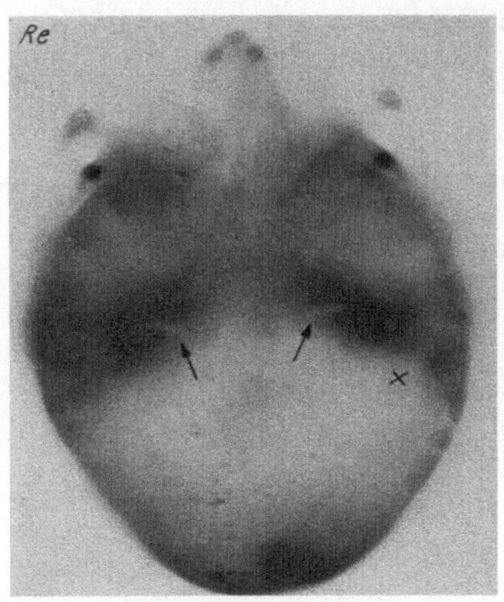

Abb. 2. Pfeile = Meat. acust. int.; × = Sulcus sigmoides sin.

Abb. 3 zeigt einen ausgedehnten destruierenden Prozeß im Bereiche des rechten Warzenfortsatzes, der auf die Antrumgegend und das Labyrinth übergreift. Die inneren Gehörgänge sind beiderseits, insbesondere aber links, gut zu sehen und teilweise auch die Pyramidenspitzen. Der Destruktionsherd war ebenfalls auf der Schüller- und Stenversaufnahme eindeutig sichtbar, die Ausdehnung desselben nach medial und lateral kommt auf der transversalen Tomographie wesentlich besser zur Darstellung und kann nur auf diesen Aufnahmen beurteilt werden.

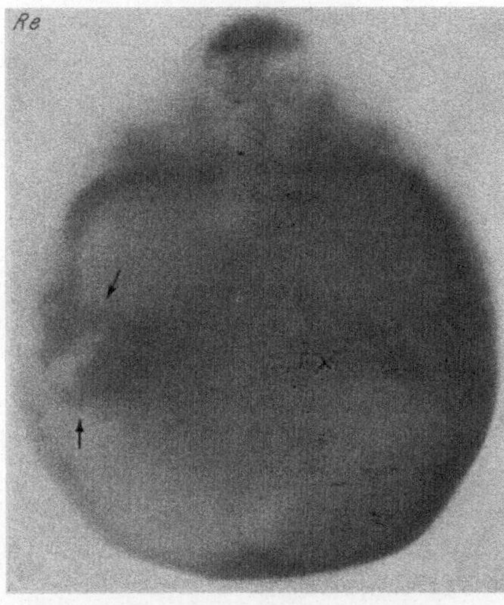

Abb. 3. Pfeile = vorderer und rückwärtiger Pyramidenrand. In der Mitte ein Destruktionsherd; × = Meat. acust. int. sin.

Als ergänzendes Beispiel gibt die Abb. 4 einen Zustand nach Radikaloperation des linken Warzenfortsatzes wieder. Eindeutig ist der Defekt des Schläfenbeines und dessen scharfe Abgrenzung nach innen sichtbar. Rechts heben sich die zarten Wände der wabig angeordneten pneumatischen Zellen des WFS gut ab. Der innere Gehörgang ist rechterseits etwas besser sichtbar als links.

Ein ziemlich ausgedehnter, etwas hantel- oder nierenförmiger Defekt in der linken Hälfte der Schädelbasis nahe der rückwärtigen Umrandung der Pyramidenspitze wird auf der Abb. 5 gut sichtbar. Diese Aufnahme ist nicht ganz genau nach den angegebenen Richtlinien eingestellt. Die D. H. verläuft in diesem Falle nicht horizontal, sondern bildet einen nach vorn offenen flachen Winkel, d. h. der Schädel ist etwas gehoben, weshalb der Schnitt durch die Zähne des Oberkiefers und die Par ascend. mandibulae zieht. Der lufthaltige Epipharynxraum bildet sich in der Mitte der vorderen Hälfte als dreieckförmige Aufhellung ab.

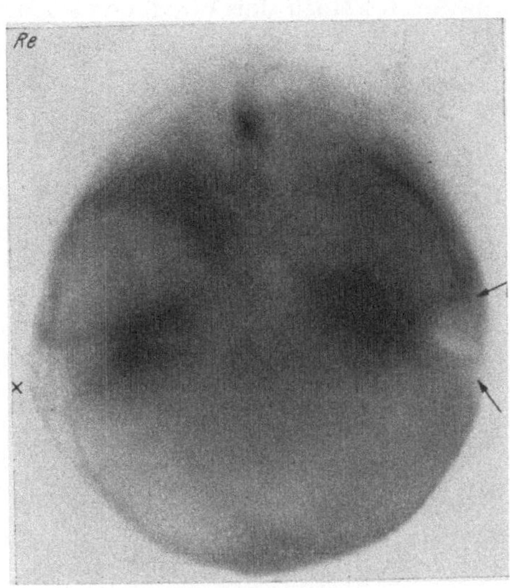

Abb. 4. Pfeile = postop. Defekt; × = Zellen des rechten Warzenfortsatzes.

Ein tiefer, zirka 2 cm kaudal von der D. H. gelegener Schnitt (Abb. 6) zeigt die Gegend der Kieferhöhlen und des Foramen occipit. magnum. Einzelheiten im Bereiche des Hinterhauptes, insbesondere die Gelenkshökker und die Cristae occipitalis int. sind deutlich zu erkennen. Die linke Kieferhöhle erscheint diffus verschattet. Deren Vorderwand fehlt vollkommen. Rechts grenzt sich die Vorderwand scharf ab, auch die übrige Umrandung der rechten Kieferhöhle ist allseits scharf zu sehen. Das Septum nasi stellt sich ausgezeichnet dar, der lufthaltige Epipharynxraum, das rechte Kieferköpfchen und der Querschnitt des rechten Proc. styloideus. Im

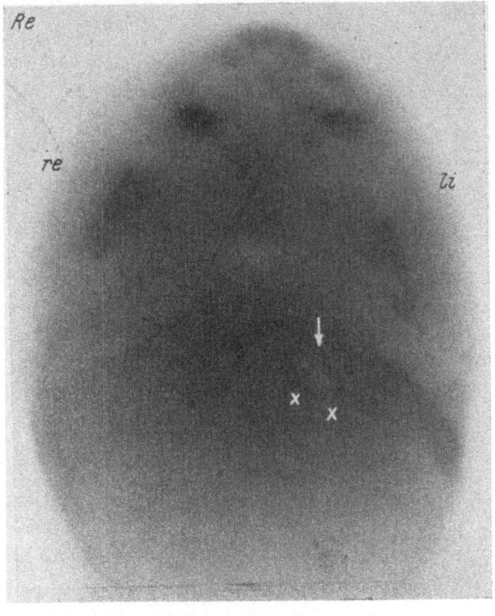

Abb. 5. Pfeil = vordere Umrandung des Defektes; × = rückwärtige Umrandung des Defektes.

Gegensatz zu den normisierten Aufnahmen über die Nasennebenhöhlen wird auf den Transversotomen die Vorderwand der Kieferhöhlen deutlich dargestellt und sichtbar. In diesem Falle konnte aus dem Fehlen der Vorderwand der linken Kieferhöhle auf einen destruierenden Prozeß geschlossen werden, der operativ bestätigt wurde und als maligner Tumor verifiziert werden konnte.

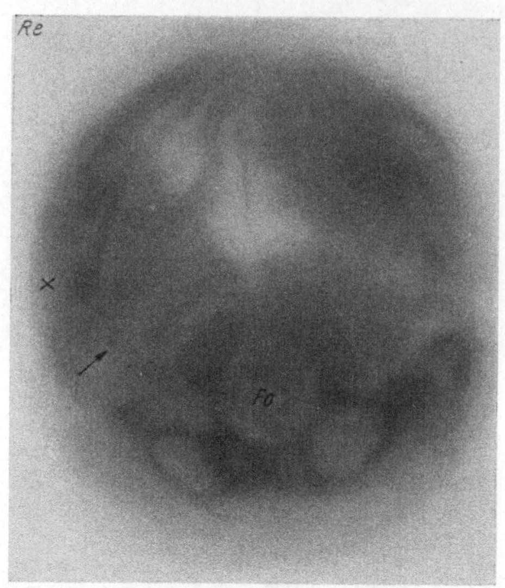

Abb. 6. Pfeil = Querschnitt durch den proc. styloid. dext.; × = Kieferköpfchengelenk; FO = Foramen occipit. magnum.

Zusammenfassung.

Nach Besprechung der technischen Einstellung von queren Schichtaufnahmen (Transversotom) des Schädels wird der Wert derselben an einer Aufnahme des Skelettschädels mit besonderer Darstellung der inneren Gehörgänge und an vier pathologischen Fällen aufgezeigt. Die transversale Tomographie kann in einzelnen Fällen eine wertvolle und ergänzende Untersuchungsmethode des Schädels darstellen. Die technische Durchführung und vor allem auch die Bildgüte müßten jedoch noch wesentlich verbessert werden.

Literatur.

1. *Gebauer, Alfred,* Körperschichtaufnahme in transversalen (horizontalen) Ebenen. Fschr. Röntgenstr. *71* (1949), 669—696. — 2. *Hammer, Franz,* Quere Schichtaufnahmen mit dem „Transversotom". Wien. med. Wschr. *103,* 25/26 (1953), 464—466. — 3. *Hammer, Franz,* Über die Entstehung von Querschnittsaufnahmen und Fehleinstellungen. Fschr. Röntgenstr. *81* (1954), 513—524. — 4. *Takahashi, Shinji, M. Imaoka, T. Shinozaki,* Rotatory Crossgraphy. Tôhoku J. exper. Med. (Jap.) *54,* 1, (1951), 59—66. — 5. *Takahashi, Shinji, Obara Junnusuke,* Rotatory Crossgraphy (Rotatory Cross Section Radiography) of Head. Tôhoku J. exper. Med. (Jap.) *56,* 4 (1952), 311—317. — 6. *Tagliano, Pietro,* La stratigrafia assiale trasversa in odontoiatria. Estratto da L'Informatore Medico-Sez. Clin. Scient. *II,* 4 (1948), 147—154. — 7. *Vallebona, A.,* Trattato di Stratigrafia. Casa Editrice Dott. Francesco Vallardi Milano. 1952, 282—294.

Aus dem Max-Planck-Institut für Hirnforschung, Abteilung für Tumorforschung und Experimentelle Pathologie, Köln-Lindenburg (Prof. Dr. *W. Tönnis*), und der Neurochirurgischen Universitätsklinik Köln-Lindenburg (Prof. Dr. *W. Tönnis*).

Statistische Untersuchungen der Schädelbasis am submento-vertikalen Röntgenbild.

Von

W. Bergerhoff.

Mit 5 Textabbildungen.

An der Abteilung *Tönnis* des Max-Planck-Institutes für Hirnforschung in Köln haben wir in den letzten Jahren am sagittalen und frontalen Röntgenbild des Schädels verschiedene Strecken und Winkel an großen Bildkollektiven gemessen und mathematisch-statistisch ausgewertet.

Wir konnten mehrere „konstante“ Winkel nachweisen, deren Streuung im statistischen Sinn auffallend gering ist und deren Mittelwerte 67,5° oder 135° betragen.

Wir konnten auch bald feststellen, daß die so verschiedenen Schädelformen, wie Dolicho-, Meso- und Brachykephalie nur durch große Streuungen der gemessenen Werte für Länge, Höhe und Breite des Hirnschädels verursacht sind.

Die Winkelwerte sind dagegen von Alter, Geschlecht, Form und Größe fast unabhängig.

Wir haben nun die Messungen auch in der 3. Dimension, d. h. am submento-vertikalen Röntgenbild des Schädels vorgenommen. Dabei sind wir zu bemerkenswerten Feststellungen gekommen, die ich Ihnen nun demonstrieren möchte.

Jedenfalls haben wir bisher über die metrischen Zusammenhänge der Architektur der Schädelbasis nichts Derartiges gewußt.

Nun ist es ja eine Binsenwahrheit, daß man im Blickfeld nur die Einzelheiten und Zusammenhänge wirklich sieht, die man schon kennt. Alles andere muß erst entdeckt werden.

Wir haben also in das submento-vertikale Übersichtsbild der Schädelbasis zunächst einmal die Symmetrieachse der Median-Sagittal-Ebene zwischen Glabella und Opisthion eingezeichnet.

Dann zeigt es sich, daß z. B. die Pyramiden einen bestimmten Winkel mit dieser Achse bilden.

Aber auch noch andere sinnfällige Knochenschatten tun das. Am besten lassen sich die anatomischen Verhältnisse an Röntgenbildern von Knochenpräparaten der Schädelbasis untersuchen.

In Abb. 1 sehen Sie hier eine schematische Darstellung der Schädelbasis, die nach dem Röntgenbild eines Skelettschädels gezeichnet wurde, von dem Kalotte und Unterkiefer weggenommen waren. Die Ohr-Augen-Ebene des Knochenpräparates wurde parallel zum Röntgenfilm und der Zentralstrahl der Röntgenröhre auf die Sella ausgerichtet. In der Zeichnung sehen Sie verschiedene Strecken eingezeichnet, die sich in den Punkten H, G und B der Symmetrieachse schneiden und somit Winkel bilden.

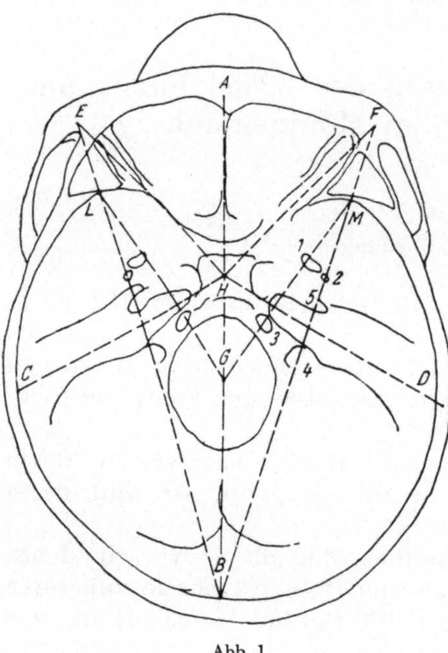

Abb. 1.

EHF = 90°
CHD = 119°
LGM = 70°
EBF = 36°

1 = For. ovale
2 = For. spinosum
3 = Can. condyloideus
4 = For. jugulare
5 = Can. caroticus

Es hat sich als zweckmäßig erwiesen, zunächst von B, also vom Opisthion aus Verbindungslinien durch die Abbildung des For. spinosum beiderseits bis in den Knochenschatten der seitlichen Stirnrundung zu ziehen.

Man erhält die Punkte E und F auch, wenn man Verbindungslinien durch die Schattenfiguren der Fissura infraorbitalis zieht, die von den Knochenschatten des großen Keilbeinflügels und der lateralen Wand der Kieferhöhle gebildet werden.

Der Winkel E—H—F hat einen statistischen Mittelwert von 90°. Das ist sicherlich schon auffallend.

E und F sind so die Schnittpunkte der Winkelschenkel von B und H aus. Die am Knochenpräparat so gut sichtbare Crista pyramidis ist im Röntgenbild nicht zu sehen.

Zieht man aber vom Punkt H der Symmetrieachse Linien, welche ungefähr den Achsen der Pyramiden im Röntgenbild entsprechen, dann ergibt die statistische Auswertung einen Pyramidenwinkel von 117° mit der sehr geringen Streuung von ± 2,4.

Die Verbindungslinien von B nach E und F schneiden nicht nur das For. spinosum, sondern auch das For. jugulare, den Can. caroticus sowie den Pol der mittleren Schädelgrube bei L und M und bilden gleichzeitig Tangenten am F. occipit. magnum.

Zieht man anderseits von den Punkten L und M Verbindungslinien zum Punkt G in der Mitte des For. magnum, so werden For. ovale und Can. condyloideus von diesen Linien erfaßt, und zwar unter einem Winkel E—B—F von 67,5°. Messungen einiger dieser Winkel am Röntgenbild des lebenden Menschen ergaben nach *W. Ernst* die folgenden Mittelwerte und Streuungen, wie sie in Tab. 1 zusammengestellt sind:

Tabelle 1.

Winkel	Schläfenpol		Gesichtsschädel		Pyramiden	
	A—B—M		E—K—F		C—H—D	
	M_x	σ_x	M_x	σ_x	M_x	σ_x
Männer über 20 Jahre	17,77°	±1,2	90,7°	±3,07	117,19°	±2,6
Frauen über 20 Jahre	17,67°	±1,27	90,21°	±2,4	116,65°	±2,53
Kinder 0—19 Jahre	17,65°	±1,16	90,7°	±2,45	116,51°	±2,13

Schon ein Überblick läßt erkennen, daß die Mittelwerte und Streuungen von Alter und Geschlecht fast ganz unabhängig sind. Ebenso konstant wie Mittelwerte sind auch die Streuungen.

Sehen wir uns nun in der folgenden vereinfachten schematischen Darstellung der Schädelbasis (Abb. 2) die statistisch nachgewiesenen Mittelwerte der Winkel daraufhin an, nach welchen Gesetzen ihre Werte festgelegt sind, so wird die Architektur der Schädelbasis gut verständlich.

Die Symmetrieachse trennt im Schnittpunkt der Winkelschenkel Winkel von 45°, 75° und 60°.

Die Schenkel des Pyramidenwinkels trennen den Raum, den die Hälften der mittleren und hinteren Schädelgrube einnehmen, in einen vorderen größeren Anteil von 75° und einen kleineren hinteren von 60°.

Beide Anteile ergeben zusammen den schon bekannten Wert von 135°. Dadurch wird nun ohneweiters klar, daß die Schenkel des Pyramidenwinkels so liegen müssen, wie sie meßtechnisch erfaßt wurden; denn der Pyramidenwinkel hat einen statistischen Mittelwert von fast 120° = einem Kreisdrittel. Somit nehmen vordere und mittlere Schädelgrube zwei Drittel und die hintere ein Drittel der Kreisfläche ein.

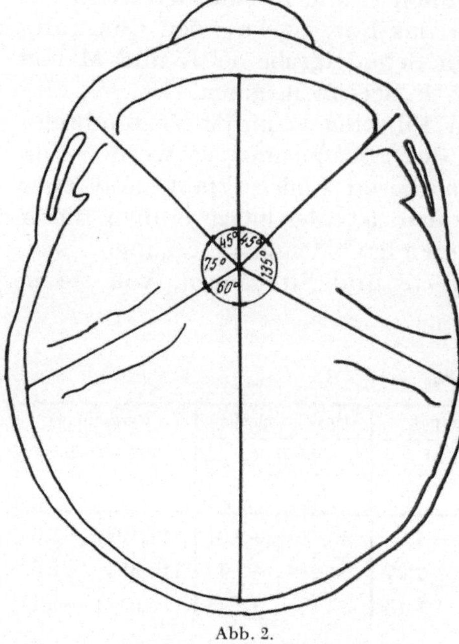

Abb. 2.

Ohne Zweifel ist das Problem der Stabilisierung der Schädelbasis und der sichersten Unterbringung des Vestibularapparates durch die räumliche Anordnung der Pyramiden in idealer Weise gelöst.

Ich erwähnte bereits, daß konstante Winkelwerte von $67{,}5^0$ und 135^0 bei unseren Messungen mehrfach gefunden wurden.

Abb. 3 zeigt Ihnen den Winkel Nasion—Tub. sellae —Basion, dessen statistischer Mittelwert 135^0 beträgt, ebenso wie in Abb. 4 für den Winkel, den der Boden der vorderen Schädelgrube mit der Verbindungslinie vom Tub. sellae zum Scheitel der Lambdanaht bildet.

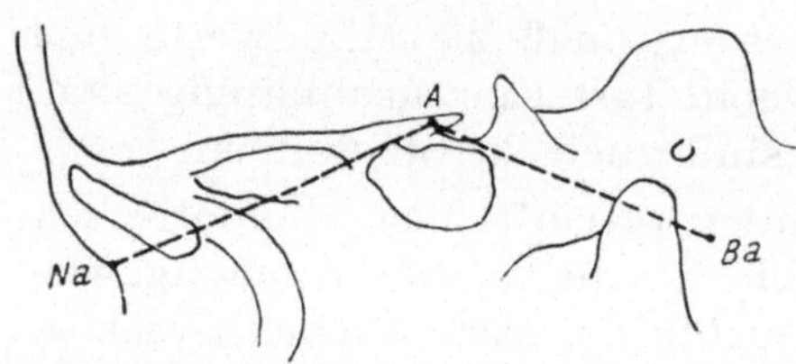

Abb. 3.

Die Tatsache nun, daß der Winkel Kranznaht—Tub. sellae—Lambdanaht C—A—B seinen statistischen Mittelwert von $67{,}5^0$ bei ganz ver-

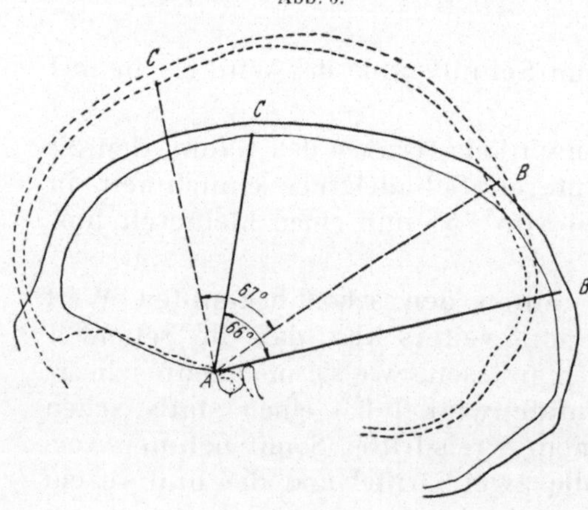

Abb. 4.

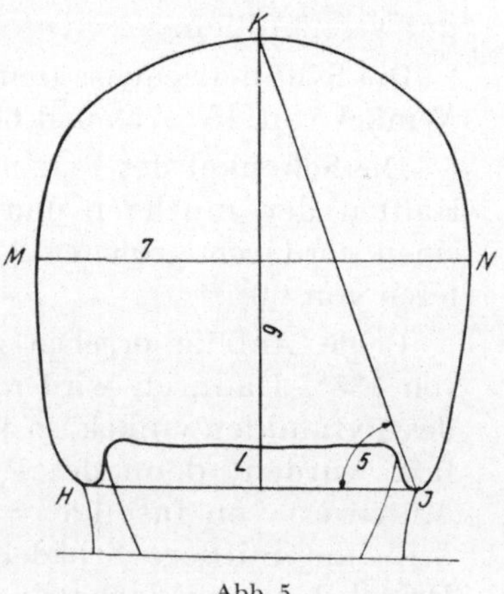

Abb. 5.

schiedenen Schädelformen und -größen beibehält, so wie es in dieser Zeichnung für einen großen Rundschädel (gestrichelt) und einen normalen Langschädel dargestellt ist, wird dadurch erklärt, daß der gleiche Winkelwert im Sagittalbild des Hirnschädels für den Höhenwinkel gilt.

In Abb. 5 gibt der Winkel H—I—K den Höhenwinkel an.

Die gezeigten Meßergebnisse lassen die Vermutung zu, daß scheinbar so willkürliche geometrische Orte für die Foramina an der Schädelbasis nach einem sehr strengen, doch in seinen Grundzügen sehr einfachen Bauplan festgelegt sind.

Freilich kennen wir diesen Plan erst in groben Zügen.

Aus der Neurochirurgischen Abteillung der Chirurgischen Universitätsklinik München (*E. K. Frey*).

Die Form der Schädelbasis in ihrer Beziehung zum Gesichtsschmerz, speziell zur Trigeminusneuralgie.

Von

E. Weber.

Mit 12 Textabbildungen.

Bei der metrischen Auswertung der Röntgenbilder des *Tönnis*schen Krankengutes gemeinsam mit *Auf der Haar* war aufgefallen, daß bei der von uns beschriebenen flachen hinteren Schädelgrube

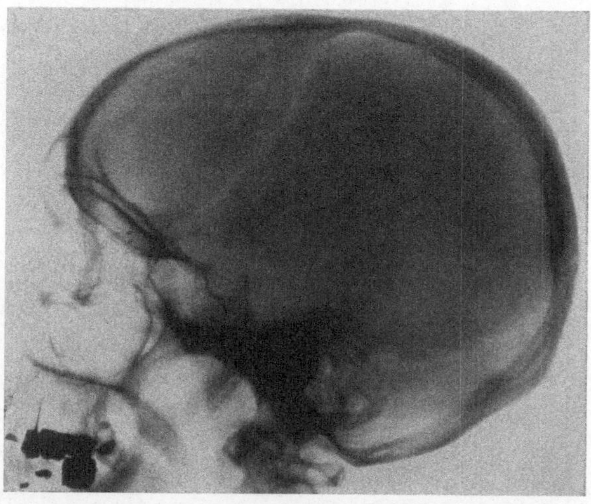

Abb. 1. Abnorm tiefe hintere Schädelgrube bei einer Kranken mit Trigeminusneuralgie.

die Kranken mit Trigeminusneuralgie fast völlig fehlten. Die Nachprüfung, bei welcher wir dann die Münchner Fälle mit einbezogen, ergab dann, daß gerade bei dieser Krankheitsgruppe *eine abnorm tiefe hintere Schädelgrube* besonders oft vorkommt (Abb. 1). In unserem Krankengut in 70%. Die abnorm tiefe hintere Schädelgrube ist im Seitenbild gekennzeichnet durch einen *steilen*

Klivuswinkel nach *Landzert* und einen *kleinen Wölbungswinkel* der hinteren Schädelgrube nach *Goldhammer-Schüller* und nach unseren Messungen durch ein bestimmtes *Verhältnis der Tiefe der hinteren Schädelgrube zur Höhe des Großhirnraumes* (Abb. 2). Wir fanden Werte von 1 : 2,5 bis 2,9 im Gegensatz zur flachen hinteren Schädelgrube, welche ein Verhältnis von 1 : 3 bis 3,5 aufweist. Im dazugehörigen Vorderbild fanden sich oft *nach medial ansteigende Felsenbein-Pyramiden-Kanten,* wie sie von *Schüller* für die *basilare Impression* beschrieben sind (Abb. 3).

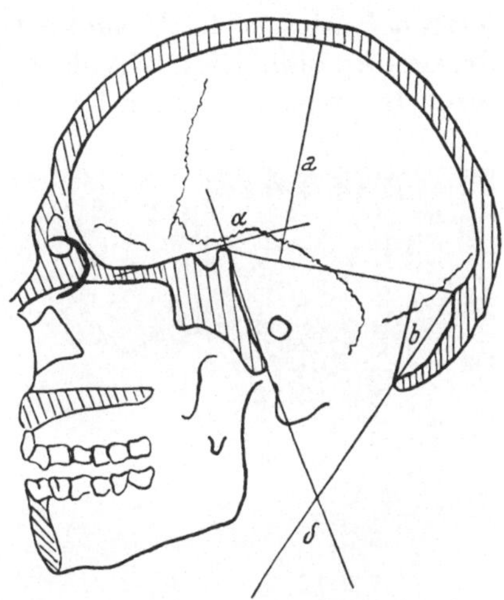

Abb. 2. Die Skizze zeigt die tiefe hintere Schädelgrube, den steilen Klivuswinkel α und den kleinen Wölbungswinkel der hinteren Schädelgrube δ, sowie die Art der Messung der Höhe des Großhirnraumes und der Tiefe der hinteren Schädelgrube.

Da wir nun auch die Erfahrung gemacht hatten, daß die osteochondrotische Fehlhaltung der Halswirbelsäule bei der Trigeminusneuralgie eine ätiologische Rolle zu spielen scheint (Abb. 4), suchten wir nach der möglichen Ursache dieses *Zusammentreffens von tiefer hinterer Schädelgrube und osteochondrotischer Fehlhaltung.*

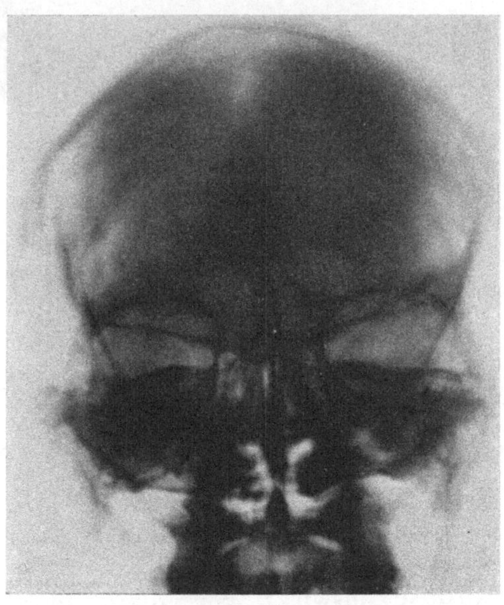
Abb. 3. Nach medial ansteigende Felsenbein-Pyramiden-Kanten im a.-p.-Bild einer Kranken mit Trigeminusneuralgie.

Die folgende Abbildung (Abb. 5) aus dem anatomischen Lehrbuch von *Benninghoff* zeigt die Verhältnisse bei verschiedener Haltung der HWS. Bei der mit zunehmendem Alter eintretenden gebeugten schlechteren Haltung kommt es zu Rundrücken und damit zur Gegenlordose der HWS, welche letzten Endes ja die Ursache für Beschwerden bei der Osteochondrose darstellt. Dies beweisen die Erfolge der Extensionsbehandlung. Bei weiterer Verschlechterung der Haltung kommt es zu einer *Vorlagerung des Kopfes bei gleichzeitiger Lordose*, also einem Zustand, welcher einer Kombination der Skizzen b und c nach *Benninghoff* entspricht.

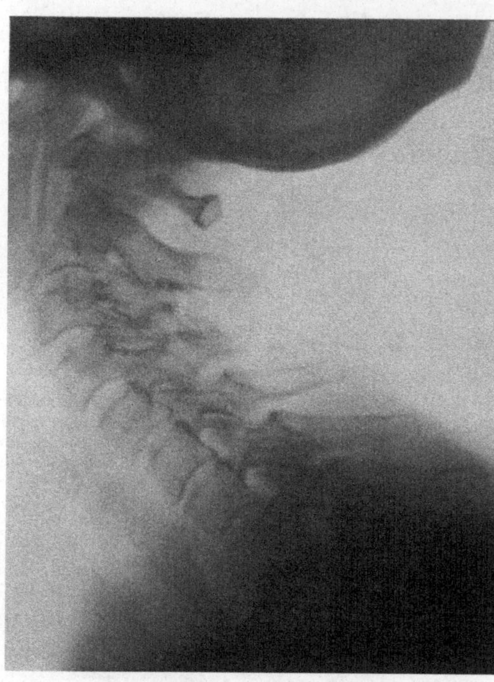

Abb. 4 zeigt die hohe Lordose der HWS mit fast rechtwinkeliger Knickbildung bei einer 51jährigen Kranken mit Trigeminusneuralgie.

Die nächste schematische Skizze (Abb. 6) soll diese Verhältnisse näher erläutern. Durch die Fehlhaltung kommt es zu einer Änderung der statischen Verhältnisse an der Schädelbasis. Der Zug der Hals-Nackenmuskulatur führt zu einer Vertiefung der hinteren Schädelgrube, erkennbar an der stärkeren Auswölbung. Die nach vorne hängenden Schultern verursachen eine *Änderung der Zugrichtung des Sternocleido-Mastoideus*, was sich in einer weiteren Steigerung der

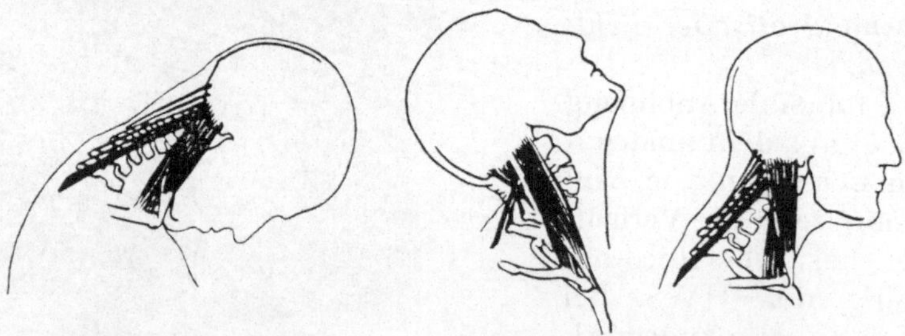

Abb. 5. Die HWS bei verschiedener Haltung nach *Benninghoff*.

Lordose auswirkt, vor allem an der oberen HWS. Diese hohe Lordose sehen wir ja gerade bei den Kranken mit osteochondrotischer Erektion oder gar Gibbus-Bildung im Bereich der unteren

HWS. Der falsche Zug des Sternocleido ist meines Erachtens auch mit die Ursache für die oft angetroffene Lordose-Stellung des Hinterhauptes zum Atlas und Epistropheus, welche zu röntgenologisch nachweisbaren arthrotischen Veränderungen der beteiligten Gelenke führt. Der Muskelzug des Kopfnickers trägt ferner auch die Mitschuld an der basilaren Impression. Der jahre- und jahrzehntelang anhaltende Druck der Halswirbelsäule in dieser veränderten Richtung kann auf die Dauer zu einer Verkleinerung des

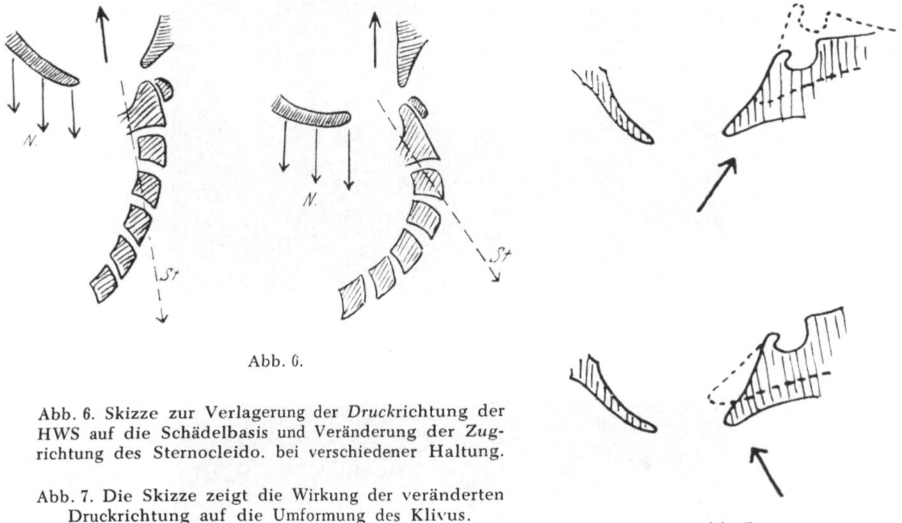

Abb. 6.

Abb. 6. Skizze zur Verlagerung der *Druck*richtung der HWS auf die Schädelbasis und Veränderung der *Zug*richtung des Sternocleido. bei verschiedener Haltung.

Abb. 7. Die Skizze zeigt die Wirkung der veränderten Druckrichtung auf die Umformung des Klivus.

Abb. 7.

Klivuswinkels führen, wie es die folgende Skizze veranschaulichen soll (Abb. 7).

Wenn nun diese Theorien der Fehlstatistik mit ihren Auswirkungen auf die Schädelbasis richtig sind, dann mußten sie sich am entkalkten, also weichen Schädel, sozusagen im *Modellversuch* wiederholen lassen. Wir haben daher Belastungsversuche am entkalkten Schädel durchgeführt — dank dem Entgegenkommen des Anatomischen Instituts von Prof. *v. Lanz*. Da die Entkalkung die Konturen im Röntgenbild schlecht zur Darstellung bringt, wurden durch ganz schmale Bleifolienstreifen die wesentlichen Konturen markiert, und zwar die Kanten der Felsenbein-Pyramiden und das Planum sphenoidale, die Sella und der Klivus. Die schmalen Streifen ließen sich genau an die Unebenheiten des Knochens anmodellieren und konnten durch Nähte fixiert werden wegen der Weichheit des Knochens.

Das Ergebnis unserer Belastungsversuche zeigen die folgenden Bilder:

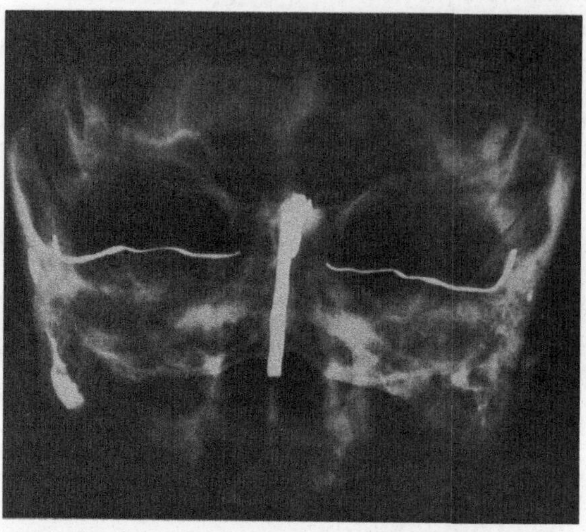

Abb. 8. Röntgenbild einer *entkalkten* Schädelbasis mit Bleimarkierung der Felsenbein-Pyramiden-Kanten und der Medianlinie zur Darstellung des Klivuswinkels. (a.-p.-Bild.)

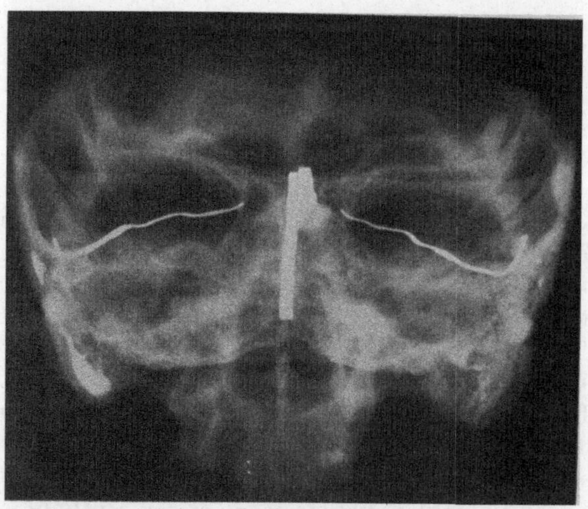

Abb. 9. Modellversuch. Basilare Impression an der entkalkten Schädelbasis.

1. a.-p.-Bild (Abb. 8): Man erkennt die Bleistreifen auf den Pyramidenkanten und in der Mitte orthograd getroffen den Streifen für den Klivuswinkel.

2. a.-p.-Bild (Abb. 9): Hier sehen Sie die Umformung der Basis im Sinne einer *Basilaren Impression*. Man erkennt deutlich die nach medial ansteigenden Pyramidenkanten.

3. Das nächste Bild (Abb. 10) zeigt von der Seite die Verkleinerung des *Sphenoidal-Klivuswinkels* nach *Landzert* durch Druck

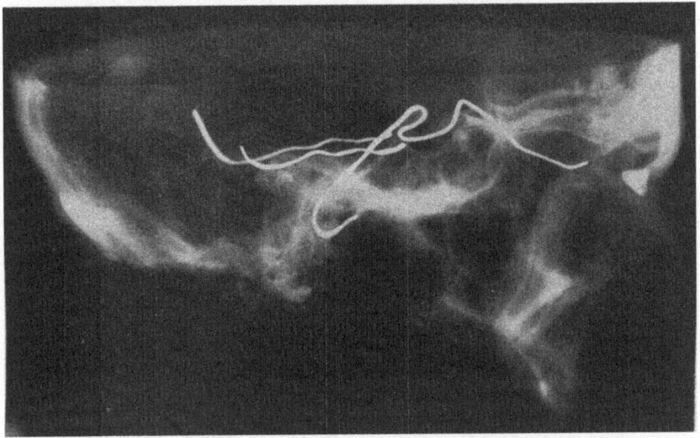

Abb. 10. Modellversuch! Verkleinerung des Sphenoidal-Klivuswinkels durch Druck in Richtung der Klivusebene bei Lordosehaltung.

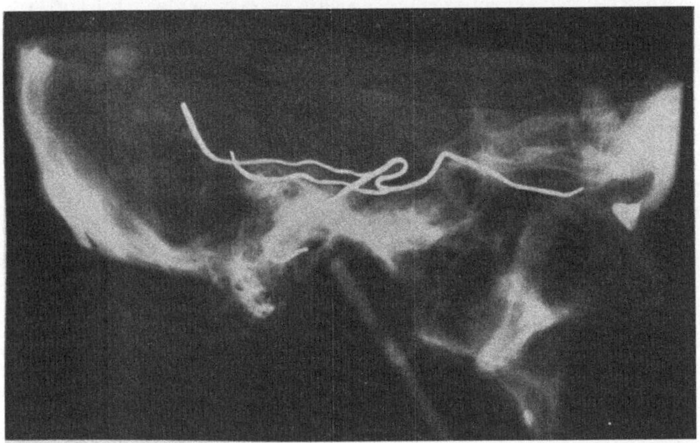

Abb. 11. Modellversuch! Vergrößerung des Sphenoidal-Klivuswinkels bei veränderter Druckrichtung entsprechend einer Kyphosehaltung im Sinne einer Platybasie.

in Richtung der Klivusebene, entsprechend der oben skizzierten *lordotischen Haltung*.

4. Im vorstehenden Bild (Abb. 11) erkennen Sie das Gegenteil: Die veränderte Druckrichtung — einer *Kyphose* entsprechend — führt zur Abflachung des Klivuswinkels im Sinne einer Platybasie.

5. Auch die gar nicht so seltene *Asymmetrie der Felsenbeine* im a.-p.-Bild (Abb. 12) konnten wir durch eine einseitige Druckrichtung nachahmen. Dies dürfte der Fall sein bei Skoliosen der HWS und Schiefhaltung des Kopfes.

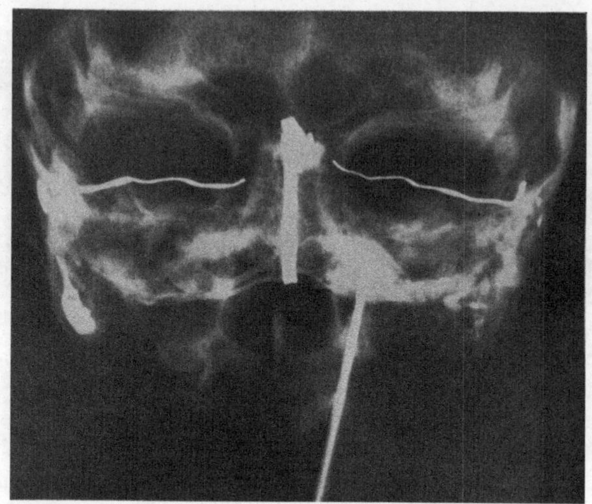

Abb. 12. Asymmetrie der Felsenbeine im Modellversuch, einseitige Druckrichtung im Sinne einer Skoliose der HWS oder bei Schiefhaltung des Kopfes.

Ich bin mir völlig im klaren, daß bei diesen Versuchen lediglich die Druckrichtung berücksichtigt wurde, während der Muskelzug und der hydrodynamisch wirkende Druck des Cerebrums nicht zur Darstellung kam; insbesondere wurden auch Konstitutionsanomalien nicht berücksichtigt. Ich glaube aber, daß diese Versuche doch geeignet sind, die statischen Probleme an der Schädelbasis und der HWS etwas zu beleuchten. Die sich daraus ergebenden Folgen für Duraspannung, Durchblutung der Meningen und des Schädelinhaltes selbst sowie für Liquorzirkulation werden an anderer Stelle erörtert.

Aus der Chirurgischen Universitätsklinik Heidelberg
(Direktor: Prof. Dr. *K. H. Bauer*).

Die Verwendbarkeit der röntgenologischen Hirndrucksymptome für die klinische Diagnostik.

Von

Helmut Sigwart.

Mit 2 Textabbildungen.

Schon während der normalen Wachstumsperiode ist der Wolkenschädel als ein Produkt der Korrelation zwischen Schädel- und

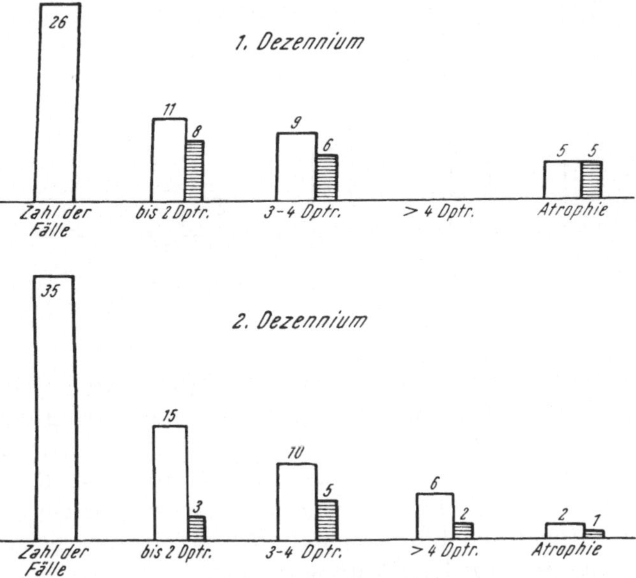

Abb. 1. Verhältnis von Stauungspapille zur Nahtdiastase.
Sie sehen die Häufigkeit der Nahtdiastase in Abhängigkeit vom Grade der Stauungspapille. Im ersten Dezennium unter 11 Fällen mit Stauungspapillen bis 2 Dioptrien 8 Nahtdiastasen, unter 9 Fällen mit 3 bis 4 Dioptrien 6 Nahtdiastasen und unter 5 Fällen mit Papillenatrophie sogar 5 Nahtdiastasen. Im zweiten Dezennium ist der Anteil der Nahtdiastasen schon viel geringer. Beachtlich die geringe Zahl von nur 2 Nahtdiastasen bei 6 Fällen mit über 4 Dioptrien.

Gehirnentwicklung anzusehen. Seine diagnostische Bedeutung als röntgenologisches Drucksymptom bei krankhaft gesteigertem Hirndruck ist deshalb sehr umstritten. Erst das gemeinsame Auftreten von vermehrten Impressiones digitatae und Nahtdiastasen gilt als ein sicheres Röntgendrucksymptom, das jedoch bei Hirntumoren in nicht seltenen Fällen vermißt wird. Die Häufigkeit eines Symptoms ist aber entscheidend für seine klinische Verwertbarkeit.

Zur Beurteilung dieser Frage haben wir das Hirntumormaterial unserer Klinik überprüft. Als röntgenologisches Hirndruckzeichen

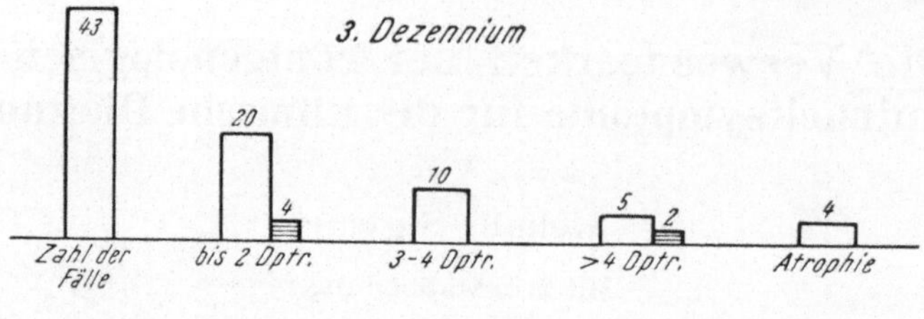

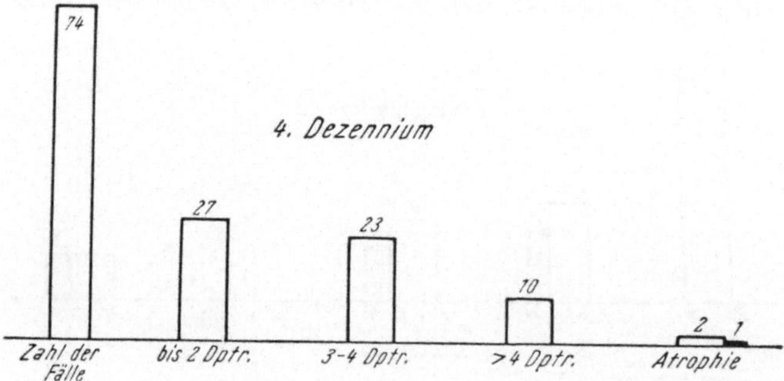

Abb. 2. Verhältnis von Stauungspapille zur Nahtdiastase. Im dritten und vierten Dezennium wird der Anteil der Nahtdiastasen entsprechend der Tabelle 1 verschwindend klein.

dienten das Ausmaß der Impressiones digitatae und der Dehiszenzgrad der Schädelnähte, wobei Grenzfälle wegen ihrer schwierigen Abgrenzbarkeit absichtlich nicht verwertet wurden. Für die Gegenüberstellung des röntgenologischen und klinischen Befundes erschien uns neben Berücksichtigung des Alters vor allem wichtig die Dauer des Hirndruckstadiums und der Grad des Schädelinnendruckes, gemessen an der Stauungspapille.

Tab. 1. *410 Hirntumoren, hiervon 82 Fälle ohne Stauungspapille (= 20,0%).*

Alter	bis 9 Jahre	10—19 Jahre	20—29 Jahre	30—39 Jahre	40—49 Jahre	50—59 Jahre	über 60 Jahre
Zahl der Fälle	26	35	43	74	114	98	20
Diastasen	19	11	6	1	—	—	—
Prozentsatz	73,6	32,0	11,3	1,3	—	—	—

Unter 410 Hirntumoren, wozu auch Arachnitisfälle mit Hydrocephalus gezählt wurden, fand sich in 20% der Fälle keine Stauungspapille. Von 26 Hirntumoren des ersten Dezenniums hatten 19 Fälle, das sind 73,6%, eindeutig erkennbare Nahtdiastasen aufzuweisen. Im zweiten Dezennium betrug der Anteil der Nahtdiastasen nur noch 32,0% und im dritten Dezennium entsprechend der bereits einsetzenden Nahtobliteration nur noch 11,3%. Jenseits der dreißiger Jahre hatten wir nur einen Fall mit chronischem Hydrocephalus und starker Lockerung der Schädelnähte. In höherem Alter waren keine Nahtdiastasen mehr festzustellen.

Nach den Untersuchungsergebnissen der Anatomen *Davida* und *Frederic* setzt die Nahtobliteration erst am Ende des 2. Dezenniums ein. Der pathologisch gesteigerte Hirndruck muß also in den ersten beiden Dezennien im besonderen Maße eine Lockerung der Schädelnähte begünstigen.

Zum Schluß soll auch der *Wolkenschädel* als Röntgendrucksymptom hinsichtlich seiner Häufigkeit in den einzelnen Altersklassen Berücksichtigung finden.

Tab. 2. *Röntgendrucksymptome bei Hirntumoren mit klinischem Hinweis auf erhöhten Hirndruck.*

Erstes Dezennium:

Nahtdiastasen *mit* Impr. digit.	58,3%
Nahtdiastasen *ohne* Impr. digit.	15,3%
Impr. digit. ohne Nahtdiastasen	15,3%
Keine Röntgendrucksymptome	11,1%

Zweites Dezennium.

Nahtdiastasen *mit* Impr. digit.	32,0%
Impr. digit. *ohne* Nahtdiastasen	48,6%
Keine Röntgendrucksymptome	19,4%

Bei allen Hirntumoren des ersten und zweiten Dezenniums mit röntgenologisch erkennbaren Nahtdiastasen waren gleichzeitig — bis auf wenige Ausnahmen im Säuglingsalter — auch Impressiones digitatae festzustellen. Der Gesamtanteil der Nahtdiastasen und Impressiones digitatae betrug im ersten Dezennium jeweils 73,6%. Bemerkenswert sind hierbei die fehlenden Röntgendrucksymptome in 11% der Fälle.

Im zweiten Dezennium betrug der Gesamtanteil der Impressiones digitatae sogar 80%, wovon in 48% das Zusammentreffen mit der Nahtdiastase vermißt wurde.

Hiermit muß den *Impressiones digitatae* als röntgenologisches Drucksymptom auch bei fehlender Nahtdiastase eine gewisse *diagnostische Bedeutung* zuerkannt werden. Der relativ hohe Anteil der fehlenden Röntgendrucksymptome in den ersten drei Dezennien zeigt uns, daß auch *negative Röntgenbefunde* einen gesteigerten Hirndruck nicht immer ausschließen können.

Aus der Chirurgischen Abteilung des städtischen allgemeinen Krankenhauses „Dr. *Ml. Stojanović*“, Zagreb, Jugoslawien, F. R. Kroatien.

Das Ulcus cruris als neurochirurgisches Problem.

Von

Dr. **Danko Riessner.**

Mit 6 Textabbildungen.

Auf unserer Abteilung führen wir die Therapie des Ulcus cruris unter besonderen Prinzipien, die wir nirgends gelesen oder gesehen haben, durch. Das berechtigt uns, über unsere Erfahrungen unter

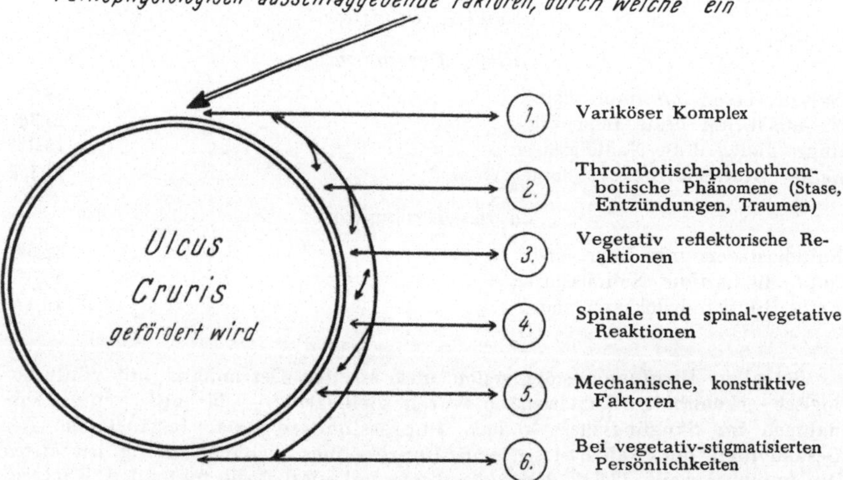

Abb. 1. Pathophysiologisch ausschlaggebende Hauptfaktoren für das Zustandekommen des Ulcus cruris.

dem Titel „Das Ulcus cruris als neurochirurgisches Problem“ an dieser Stelle zu berichten. Diese Krankheit, welche so verbreitet ist, und welche schon unter dem Namen „crux medicorum et patientium polyclinicae“ bekannt ist, entsteht unserer Meinung nach in ihrem so polysymptomatischen Bilde deswegen, weil ihre pathologischen Geschehnisse im Grunde sechs verschiedene Faktoren steuern.

Auf unserer Abb. 1 legen wir unseren Standpunkt dar. Kein Kliniker ist heute im Zweifel darüber, daß sichere Zusammenhänge zwischen varikösem Komplex der oberflächlichen Venen und derjenigen in der Tiefe bei dieser Krankheit bestehen, die noch dazu mit venösen Stasen, Thrombosen, Thrombophlebitiden, ja sogar Embolien einhergehen. Es scheint uns heute überflüssig, über die notorischen Erkenntnisse der Physiologen, Angiochirurgen und Chirurgen des sympathischen Nervensystems, über das

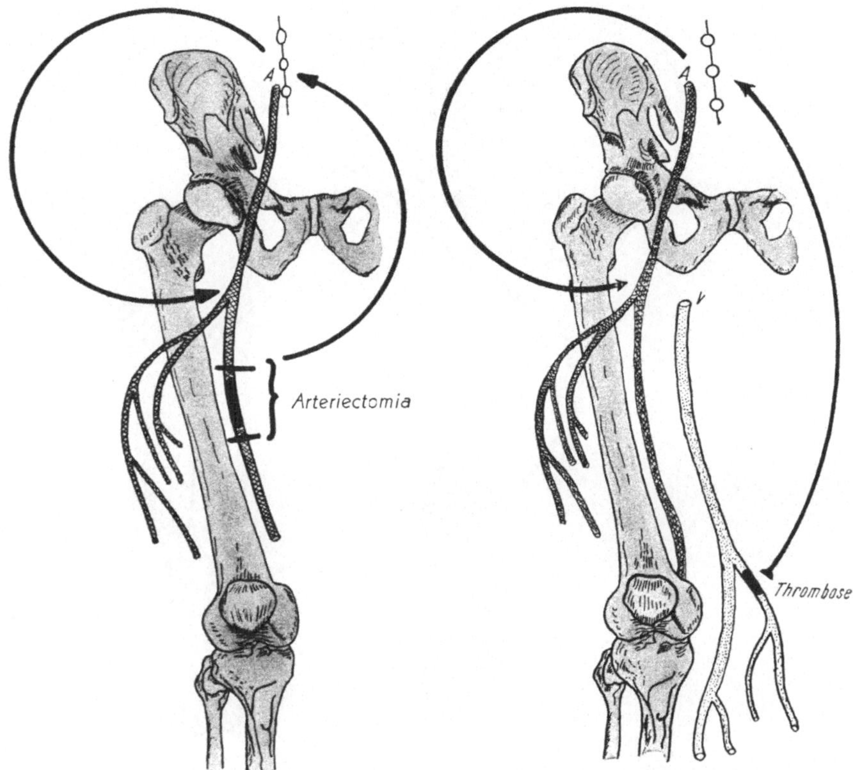

Abb. 2. Schema des rein arteriellen Reflexspasmus.

Abb. 3. Schematischer Weg für das Zustandekommen eines veno-arteriösen Reflexspasmus.

Bestehen der sogenannten *veno-arteriellen Reflexe,* ausführlich zu berichten. Unter diesen verstehen wir diejenigen spastischen Erscheinungen am arteriellen Gefäßstamm und den Verzweigungen des zuständigen Bezirkes, wenn der venöse Schenkel durch irgendeinen pathologischen Prozeß den vegetativen Apparat des arteriellen Gefäßstammes reizt. Dieser Reiz wird nämlich über den vegetativen Bogenreflex auf die Arterien übertragen, mit dem Ergebnis eines Spasmus.

Die Abb. 2 zeigt uns ein Schema des rein arteriellen Reflexspasmus, wenn die Arterie krank ist, z. B. bei einer arteriellen Thrombose.

Die Abb. 3 zeigt uns einen schematischen Weg, wie ein venoarteriöser Reflex zustande kommen kann, wenn umgekehrt eine

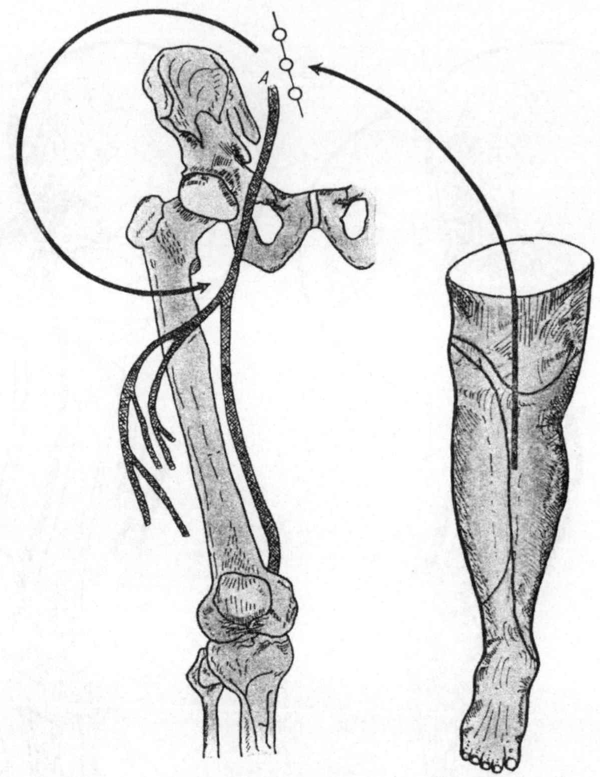

Abb. 4. Schematischer Weg für das Zustandekommen eines Reflexspasmus durch Hautinnervatoren.

Vene krank ist. Unsere Erfahrungen bei wenigen, aber dauernd Ausgeheilten zeigen, daß die Resultate, die wir erhalten haben, durch lumbale Sympathektomien unter richtigen Indikationen den praktischen Wert solcher Annahmen bestätigen. Aber bei diesem Geschehnis ist nicht allein die Leitung des vegetativen Nervenbogens im Spiele (Abb. 4), sondern auch die peripheren *spinalen Hautinnervatoren* sind weitere Leitungsbahnen, durch welche vegetative Signale von der Haut des Unterschenkels an die tiefen und oberflächlichen Blutgefäße übertragen werden können.

Diese gemischten vegetativ-spinalen Nerven des cruralen Hautdistriktes reagieren auf zweifache Art. Sie signalisieren nämlich erstens Schmerzeempfindungen durch ihre spinothalamischen Bündel und vermitteln uns zweitens unangenehme und bis heute noch nicht vollkommen geklärte kausalgiforme Schmerzen durch ihre vegetativen Leitungsqualitäten.

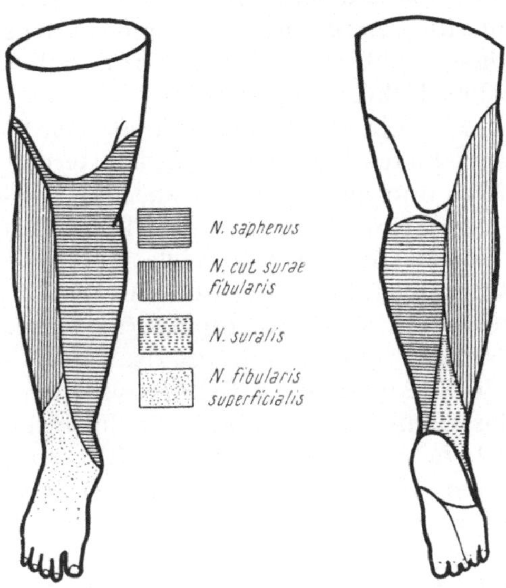

Abb. 5. Dermatome des Unterschenkels.

Die Abb. 5 zeigt uns schematisch Dermatome des Unterschenkels mit den zuständigen peripheren Nerven und Abb. 6 diejenigen Stellen, wo ein Novocainblock oder eine operative Durchschneidung die Schmerzen solcher Qualitäten sofort aufhebt und allmählich das Ulcus zur Ausheilung bringt. Wir glauben, daß dem guten alten Zinkleimverband diese reflexausschaltende Wirkung zugeschrieben werden kann.

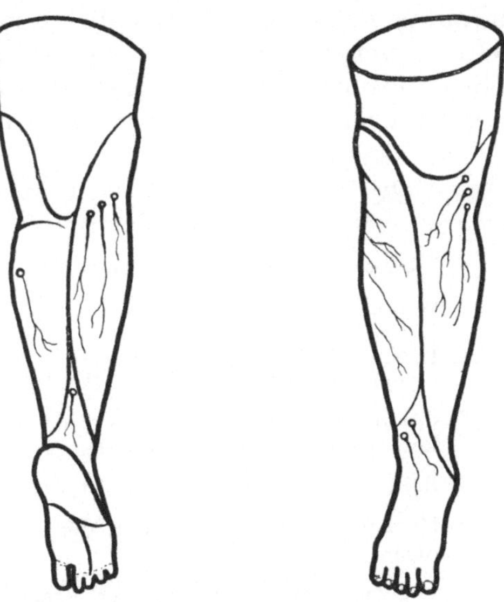
Abb. 6. Schema für diejenigen Stellen, wo ein Novocainblock oder operative Durchschneidung die Schmerzen aufhebt und das Ulcus zur Ausheilung fördert.

Uns allen ist ein Bild von Fällen bekannt, wo außer dem Ulcus cruris noch eine Strangulation des Unterschenkels drastisch ausgesprochen ist. Diese Strangulation, die durch unglückliche Narbenprozesse der Haut und des Unterhautzellgewebes entstanden ist, zeigt uns klar einen rein *mechanischen Faktor,* der nicht nur einen Progreß der Krankheit verursachen, sondern auch die freie

Blutirrigation in diesem Abschnitt des Unterschenkels stören kann. Dieser mechanische Faktor kann sich ausschlaggebend schlecht auswirken und unsere Therapie, welche wir vielleicht nur an Venen oder nur am vegetativen Nervensystem oder an peripheren Nerven ausführen, zu einem Versagen bringen. Wir müssen also weitere plastisch-chirurgische Maßnahmen hinzufügen, um diesen mechanischen Faktor auszuschalten.

Wir alle wissen und kennen sehr viele Fälle von Buerger-Winnewarterscher Krankheit und arteriosklerotischen Krankheiten der Füße und des Herzens, ohne daß wir bei diesen Fällen *irgendwann* anginöse Schmerzen oder vaskuläre Krisen hätten bestätigen können. Ebenso sind uns sehr viele Fälle mit Thrombosen und Varikosiskomplexen bekannt, ohne daß diese Kranken ein Ulcussyndrom bekommen. Wir betrachten diese Tatsache und den Grad der individuellen vegetativen Stigmatisation als einen viel zu wichtigen Faktor für die Auffassung in der Analyse des pathophysiologischen Syndroms des Ulcus cruris, als daß wir ihn nicht als einen weiteren ausschlaggebenden Faktor in unseren Tabellen und als einen der sechs angegebenen Hauptfaktoren für das Zustandekommen des Syndroms einreihen würden.

Wir glauben weiter, daß auch andersartige Venostasen (z. B. Schwangerschaft) und Verletzungen (z. B. Knochenbrüche und Quetschungen des Unterschenkels), weiter auch phlegmonöse Entzündungen, wie auch schließlich spezifische Geschwüre mit ihren sehr oft vorkommenden begleitenden Komplikationen im Sinne einer Thrombose oder Thrombophlebitis, direkt oder indirekt in ein Ulcussyndrom im oben erwähnten Sinne hineinbezogen werden können.

Tab. 1. *Die Hauptrichtungen für die Behandlung des Unterschenkelgeschwürs.*

Es ist notwendig zu bekämpfen:

1. Die begleitende Infektion des Ulcus (Antibiotika + Lokalbehandlung).
2. Das Entstehen weiterer Thrombosen und Embolisationen mit Entfernen der erkrankten Venen (Unterbindungen, Anticoagulantia).
3. Spinale und vegetative Schmerzen und Reflexe durch subkutane Neurotomien der zuständigen spinalen Nerven.
4. Rein vegetative pathologische Reflexe durch lumbale Sympathektomien.
5. Mechanische Strangulationen der Hautnarbe durch plastische Korrekturen.
6. Vegetative Stigmatisation der Kranken durch Sedativa und Spasmolitika.

Alle oben erwähnten Tatsachen haben uns auf unserer Abteilung bewogen, daß wir für die Therapie des Ulcus cruris die in der Tab. 1 angewendeten Hauptdirektiven als Richtlinien angenommen haben.

Wir sind der Meinung, daß die Therapie des Ulcus cruris mehr komplex aufgefaßt werden muß und gleichzeitig mit einem breiteren Arsenal der Medikamente und Eingriffe behandelt werden muß, um mehr Glück und Erfolg bei der Behandlung zu haben. Wir wollen noch später zeigen, in welchem Fall *und was* in den einzelnen Fällen zu unternehmen ist. Wir denken dabei nicht, daß die meisten Maßnahmen unserer Therapie etwas ausschlaggebend Neues darstellen, aber wir glauben doch, daß damit das Problem der Therapie mehr geklärt ist und daß die Direktiven mehr konkret und komplex sind.

An erster Stelle ist es unbedingt notwendig, die begleitende Infektion zu bekämpfen, um damit parallel weitere Thrombophlebitiden zu prävenieren. Durch Venexstirpationen bekämpfen wir den ingangsetzenden wichtigen Faktor für fast alle pathophysiologischen Geschehnisse dieser Krankheit. Es ist notwendig, von Fall zu Fall zu Unterbindungen zu greifen, besonders dann, wenn wir mit den tiefen Venen zu tun haben, wo Venenexstirpationen praktisch und technisch nicht durchführbar sind. Aus ersichtlichen Gründen ist es notwendig, alle Operationen unter dem Schutz der Antibiotika und Anticoagulantia durchzuführen. Ohne operative Maßnahmen an der lumbalen Paravertebralkette wie auch an der Leitführung der peripheren spinalen Innervation der zuständigen Dermatome scheint uns die Therapie ziemlich illusorisch. Wir glauben, daß die guten Resultate der Therapie ausfallen, wenn wir mit plastisch-chirurgischen Maßnahmen die erwähnten mechanischen Strangulationen nicht beseitigt haben. Auch dürfen wir nicht vergessen, daß sich der ganze Prozeß bei solchen Individuen abspielt, welche eine höhere Reizbarkeit ihres vegetativen Apparates aufweisen. Da werden sicher die Sedativa und Spasmolitika, besonders in der Zeit der aktiven Behandlung ihr Bestes tun. Wir glauben nicht an Schemen, aber anderseits haben wir gesehen, daß die tägliche Praxis mit einer zu großen Individualisation doch die Gefahr einer Anarchie darstellt und so haben wir in unserer letzten Tab. 2 einen Mittelweg zu finden versucht, mit einer nicht zu gefährlichen Typisierung auszukommen. Wir haben in der täglichen Praxis, im weiten Sinne des Wortes, drei Typen herausgeschält, die sich immer wieder wiederholen, welche aber grundsätzlich verschieden behandelt werden müssen.

Unser erster Typus ist gekennzeichnet wie folgt: Das Ulcus cruris entwickelt sich am Unterschenkel solcher Individuen nur dann,

Tab. 2. *In täglicher Praxis herausgeschälte drei Typen, welche verschieden behandelt werden müssen.*

			Venenexstirpationen	Unterbindung der tiefen venösen Basis	Subkutane Neurotomie	Lumbale Sympathectomie L_1—L_5	Plastische Hautoperationen
TYP I. **Ulcus cruris** mit varikösem Komplex am anatomisch klaren Venengeflecht der V. magna und parva, mit oder ohne thrombotische oder thrombophlebitische Komplikation	A		■				
	B	Schmerzen	■		■		
	C	Mit mechanischer Strangulation	■		■	■	■
	D	mit ausgeprägter veg. Stigmatisation	■		■	■	
TYP II. **Ulcus cruris** ohne jedes Zeichen eines subkutanen varikösen Komplexes mit tiefen Venenthrombosen	A				■	■	
	B	Schmerzen			■	■	
	C	Mit mechanischer Strangulation			■	■	■
	D	mit ausgeprägter veg. Stigmatisation		■	■	■	
TYP III. **Ulcus cruris** mit varikösem atypischem Komplex, der am anatomisch klaren Venengeflecht der V. magna und parva nicht entwickelt ist. Oberflächliche und tiefe Thrombosen oder Thrombophlebitiden	A				■	■	
	B	Schmerzen	■	■	■	■	
	C	Mit mechanischer Strangulation		■	■	■	■
	D	mit ausgeprägter veg. Stigmatisation	■	■	■	■	

wenn ein venöser Komplex, und zwar mit anatomisch klarer Lokalisation des Venengeflechtes der Vena saphena, magna oder parva oder beider entstanden ist, dabei kann er begleitet sein mit thrombotischen oder thrombophlebitischen Komplikationen. Dieser Typus hat vier

Abarten wie auch weitere zwei Typen. Das Ulcus cruris kann nämlich mit Schmerzen oder ohne Schmerzen, mit mechanischer Strangulation oder ohne solche einhergehen, es kann sich bei einer stark oder schwach vegetativ stigmatisierten Persönlichkeit entwickeln.

Typus Nr. 2. Das Ulcus cruris entwickelt sich ohne jedes Zeichen von einem subkutanen varikösen Komplex im Bereich der Vena saphena magna und parva und ohne jedes Zeichen von subkutanen thrombotischen Phänomenen. Dieser Typus kann immer wieder durch Phlebographie als derjenige gesichert werden, der von einer Thrombose der tiefen Beinvenen verursacht ist. Dieser Typus hat wieder dieselben Abarten wie die oben erwähnten bei Typus Nr. 1.

Typus Nr. 3 zeigt oberflächliche, ganz atypische und nicht in den Bahnen des normal anatomisch präformierten Verlaufs der Vena saphena magna oder parva gehörende variköse Veränderungen, sondern die Varizen kommen aus der Tiefe und können thrombotisch oder thrombophlebitisch verändert sein. Außerdem ist bei diesem Typus fast immer phlebographisch eine Thrombose der tiefen Beinvenen festzustellen. Auf der rechten Seite der Tabelle ist ersichtlich, welche operativen Maßnahmen notwendig sind, um einen guten therapeutischen Erfolg zu sichern.

Am Ende möchte ich noch feststellen, daß wir unsere Analysen der Novocainblocktestierungen an peripheren Nerven und lumbalem Sympathicus, die oszillometrischen Studien und die biochemischen Analysen der Kohlendioxyd- und Sauerstoffblutkonzentrationen noch nicht abgeschlossen haben. Sie werden vielleicht noch nachträglich einfachere diagnostische und prognostische Werte zeigen, die für die Indikation für verschiedene Operationen maßgebend sein können.

Wir verfügen bis jetzt über 35 Fälle, welche nach den Direktiven der eben erwähnten Tabellen behandelt worden sind. Auf solche Art und Weise operieren wir seit zwei Jahren und können seitdem kein Rezidiv verzeichnen.

Früher haben wir uns viel geirrt, und die Resultate waren immer schlecht.

Aus der Neurochirurgischen Universitätsklinik Freiburg im Breisgau
(Direktor: Prof. Dr. *T. Riechert*).

Die stereotaktische Hypophysenoperation*.

Von

T. Riechert.

Mit 4 Textabbildungen.

Simons und *Hirschmann* haben versucht, durch den sogenannten Hypophysenstich die Operation der Hypophysentumoren günstiger zu gestalten. Sie haben auch bereits auf die Möglichkeit der Elektrokoagulation hingewiesen und ähnlich wie *Rawling* eine lokale Bestrahlung mit Thorium-X durchgeführt.

In letzter Zeit erzielten *Klar* und *Bauer* gute Erfolge mit der Elektrokoagulation der Hypophysentumoren, wobei die Punktion der Hypophyse unter Benutzung eines Röntgengitters erfolgte. Es gelang ihnen, bei einer Reihe von Kranken die verminderten Sehleistungen zu heben und die endokrinen Störungen zu bessern. Sie bevorzugten trotz der Öffnung der Nebenhöhlen die transsphenoidale Punktion, da hierbei die Gefahr geringer war, den Sehnerven oder die Carotis zu verletzen.

Aus Gründen, auf die ich später zu sprechen komme, haben wir ein eigenes Verfahren entwickelt, die Hypophyse mit meinem Zielapparat **, mit dem wir bisher 155 Operationen bei 104 Patienten ausgeführt haben, zu koagulieren und anschließend mit radioaktiven Substanzen zu bestrahlen. Bei der Hypophysenpunktion kommt es darauf an, Nebenverletzungen des Sehnerven und der umgebenden Gefäße zu vermeiden. Damit dieses mit Sicherheit der Fall ist, wählen wir für den Punktionsweg den Raum zwischen den beiden vorderen Fortsätzen und halten uns streng in der Mittellinie. Es wird zunächst ein Röntgenbild der Hypophyse in leicht schräger Projektion angefertigt. Diese Aufnahmen zeigen immer wieder, daß der Raum zwischen beiden vorderen Fortsätzen verhältnismäßig

---

* Nach einem auf dem Neurochirurgenkongreß im September 1954 in Bad Ischl gehaltenen Vortrag.

** Die Durchführung der Konstruktionsarbeiten am Zielapparat erfolgte mit Unterstützung der deutschen Forschungsgemeinschaft.

groß ist, so daß es durchaus möglich ist, die Punktion in dieser Weise auszuführen (Abb. 1). Die Voraussetzung für eine zweckmäßige Punktionsrichtung ist eine entsprechende Wahl der Einstichstelle. Um den Ort des Trepanationsloches für die Einstichstelle festlegen zu können, machen wir vorher eine Röntgenaufnahme mit paramedianen Bleimarken. Das Bohrloch im Stirnbein wird paramedian so angelegt, daß die Sella vor dem vorderen Chiasmawinkel erreicht

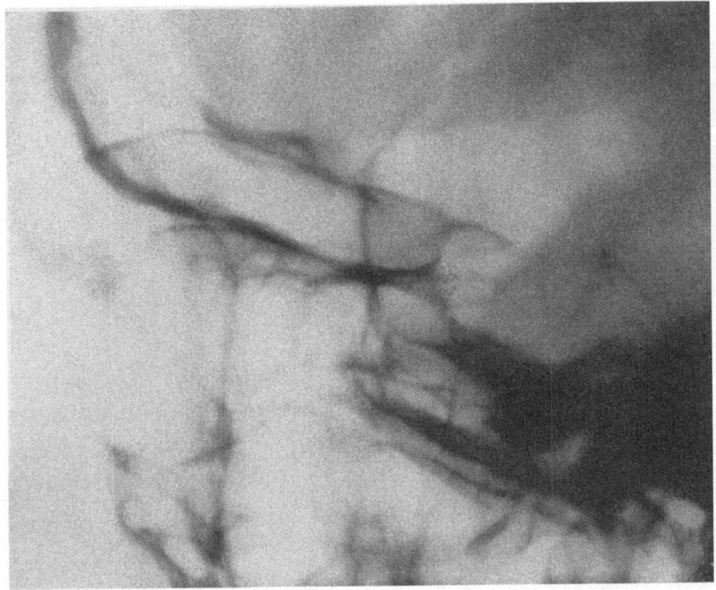

Abb. 1. Schrägaufnahme der Sella zur Veranschaulichung der Länge der beiden vorderen Fortsätze, zwischen denen die Nadel durchgeführt wird.

wird, wobei die Nadel streng in der Medianlinie zwischen den beiden vorderen Fortsätzen durchgeführt wird.

Die Abb. 2 und Abb. 3 veranschaulichen im Röntgenbild das Einführen der Nadel. Bei der Punktion haben wir außerdem noch eine Sicherheitsmaßnahme eingeführt, um den Sehnerven und die Carotiden auf keinen Fall zu verletzen. Die Tiefe des Zielgerätes wird zunächst so eingestellt, daß die Nadelspitze direkt über den beiden Fortsätzen zu liegen kommt. Es wird dann eine Röntgenkontrolle gemacht, und erst jetzt, nach Abziehen der Röntgenvergrößerung, die Nadel bis zum Sellaboden vorgeschoben. Ich möchte aber gleich bemerken, daß die Treffsicherheit des Zielgerätes — die Fehlergrenze liegt unter 1 mm — so groß ist, daß bei unseren Hypophysenoperationen nur einmal wegen eines Versehens beim Einstellen eine Korrektur der Nadellage notwendig war.

Noch einige Bemerkungen zur nachfolgenden Isotopenbestrahlung: Wir verwenden P^{32} mit einer reinen monochromatischen Beta-Strahlung. Das Präparat ist in feinste Plexiglaskapseln gebracht und wird durch die Punktionskanüle in die Hypophysengrube eingeführt. Wegen der begrenzten Halbwertzeit des Strahlers können die Kapseln dort liegenbleiben. Die maximale Reichweite des Beta-Strahlers im Gewebe beträgt 8 mm, die mittlere oder biologi-

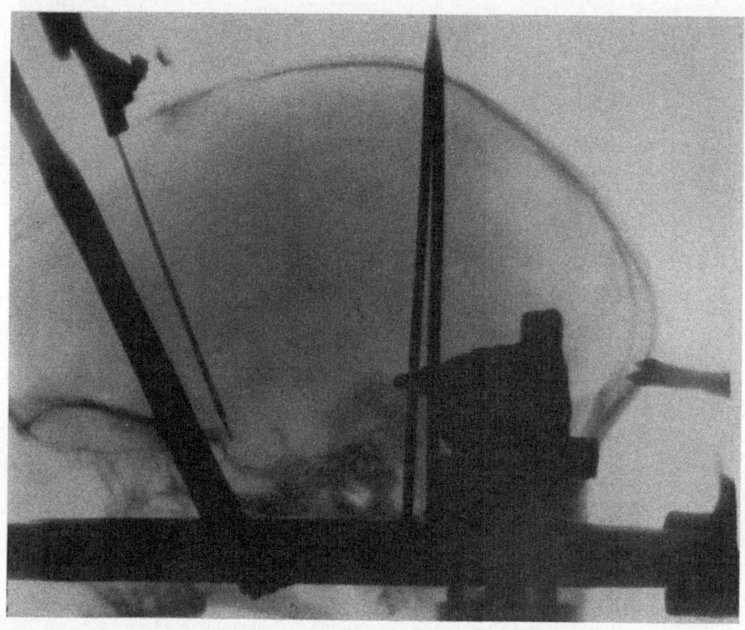

Abb. 2. Nadel über der Hypophysengrube. Die Nadel wird zunächst bis zu dem Zielpunkt eingeführt, der in der Mittellinie oberhalb der beiden vorderen Fortsätze liegt.

sche 5 bis 6 mm. (In den Fragen der Dosierung hat uns Prof. *Philipp* vom Radiologischen Institut der Universität Freiburg beraten, dem auch an dieser Stelle gedankt sei.) Wir bringen gewöhnlich 3 bis 6 mC P^{32} — Molybdän — verteilt in 8 bis 12 Kapseln zur Anwendung. Nach den Messungen und Berechnungen von Prof. *Sommermeier* vom Radiologischen Institut hat die Strahlenenergie, umgerechnet in Röntgen-r, an der Kapseloberfläche eine entsprechend starke Intensität. In 6 mm Abstand ist die Dosis bereits auf zirka 5500 r abgesunken, in 7 mm Entfernung beträgt sie nur noch zirka 55 r. Bei dieser streng begrenzten Reichweite des von uns verwandten Beta-Strahlers ist eine lokalisierte, aber sehr intensive Beeinflussung des Hypophysengewebes möglich, während die umliegenden Gewebsteile, besonders das Zwischenhirn, überhaupt nicht beeinträchtigt werden. Dadurch kommt es auch zu keiner Hirnschwellung oder sonstigen Allgemeinreaktion. Diese Wirkung können wir immer wieder bei unseren Kranken feststellen. Nach unseren bisherigen Beobachtungen scheint es uns durchaus möglich, die Strahlenintensität, die sich streng auf die Hypophysengrube beschränkt, noch weiter zu steigern.

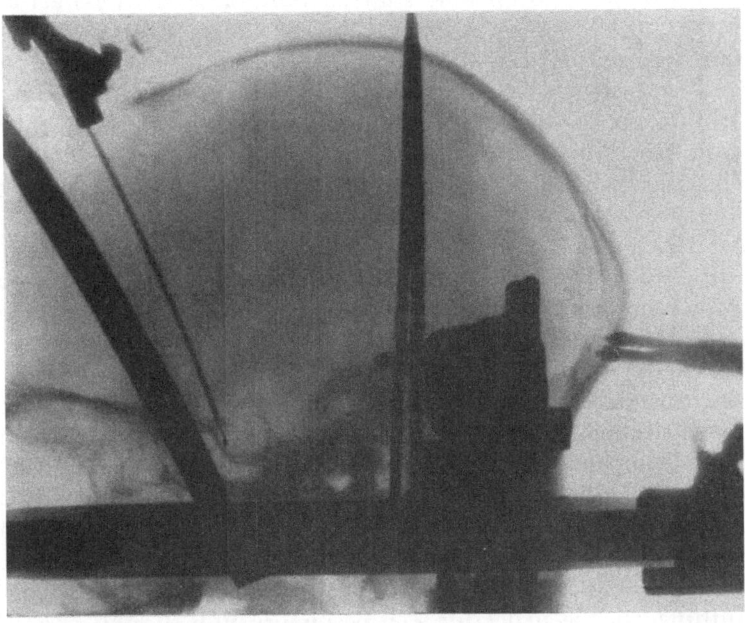

Abb. 3. Nach Röntgenkontrolle (vgl. Abb. 2) wird die Nadel in der gleichen Verlaufsrichtung nach Abmessung der Entfernung unter Berücksichtigung des Rö.-Faktors bis in die Hypophysengrube vorgeschoben.

In der Folgezeit haben wir unser ursprüngliches Verfahren noch in einigen Punkten abgeändert, vor allem in der Absicht, den Eingriff noch schonender zu gestalten. Zunächst wird in der ersten Sitzung das kleine Trepanloch angelegt, die Punktion wird dann erst nach Abheilen der Hautwunde vorgenommen. Durch diese zweizeitige Operation wird die Belastung der Kranken weiterhin verringert. Ferner haben wir unsere Koagulationstechnik geändert. Bei den ersten Eingriffen wurde die durchschnittliche Gesamtzeit von $1^1/_2$ Minuten Koagulation auf 2 bis 3 Stromstöße aufgeteilt, wobei zwischen den einzelnen Koagulationen jeweils eine Pause von ungefähr 2 Minuten eingeschaltet war. Einige dieser Kranken waren in den ersten Tagen schläfrig, und es kam zu einer vorübergehenden

Verschlechterung des Sehvermögens, der sich nach 1 bis 2 Wochen die Besserung der Sehfunktionen anschloß. Es zeigte sich, daß durch ein zeitliches Auseinanderziehen der einzelnen Koagulationsstöße und die Anwendung eines rein sinusförmigen, exakt dosierbaren Hochfrequenzstromes diese Erscheinungen zu vermeiden sind. Außerdem sind jetzt tierexperimentelle Untersuchungen vor dem Abschluß, die eine Verbesserung der Dosierung der Koagulation und Elektrolyse, ähnlich den Untersuchungen von *Wyss* erwarten lassen.

Kommen wir bei der stereotaktischen Hypophysektomie durch die Chiasmazisterne, so wird durch die Punktionsnadel hindurch ein Liquor-Luftaustausch vorgenommen, um die Koagulationswirkung noch mehr auf die Hypophysengrube zu beschränken. Die eigentliche Koagulation wird erst ausgeführt, wenn die Kranken aus der Narkose erwacht sind und wir genaue Angaben über Visus, Gesichtsfeld usw. machen können. Dieser Punkt erscheint mir außerordentlich wichtig, und die Koagulation wird grundsätzlich nur beim wachen Patienten vorgenommen, solange wir keine größeren Erfahrungen über die Art der Ausschaltung besitzen. Auch das Einführen der Nadel geschieht unter steter Befragung der Kranken. In der Absicht, das Verfahren auch bei älteren Patienten so schonend als möglich zu gestalten, haben wir jetzt die Koagulation und Isotopenbestrahlung zeitlich getrennt, und wir führen die Isotope erst ein, wenn die etwaigen Nebenerscheinungen der Koagulation abgeklungen sind. Unsere zuletzt behandelten Kranken konnten bereits 2 bis 3 Tage nach dem Eingriff das Bett verlassen. Eine endokrinologische Kontrolle und entsprechende Vor- und Nachbehandlung, wie sie in letzter Zeit besonders von *Tönnis* und *Oberdisse* befürwortet ist, vervollständigt auch bei uns die Vor- und Nachbehandlung der Kranken.

Bei jedem neuen Verfahren sollten die Komplikationen weitgehend in Erwägung gezogen werden. Beim Hypophysenstich nach *Hirschmann* sind Blutungen und traumatische Schädigungen des Hirns beschrieben, es besteht aber ein grundlegender Unterschied zwischen der aus freier Hand durchgeführten Punktion und der stereotaktischen Einführung der Nadel in die Hypophysengrube. Beim klassischen Hypophysenstich wird die Nadel zunächst auf das Planum sphenoidale gerichtet und nach erfolgter Knochenfühlung durch eine entsprechende Schwenkung und ein Entlanggleiten am Planum die Hypophysengrube punktiert. Es ist einleuchtend, daß allein durch dieses Vorgehen Schädigungen des Hirns entstehen können. Mehrfache Punktionen und röntgenologische Korrekturen sind nötig. Ein Abweichen von der Mittellinie und

Verletzen von Gefäßen kann nur zu leicht vorkommen. Ganz anders sind die Verhältnisse bei der stereotaktischen Operation, wo der Zielpunkt beim ersten Einführen der Nadel getroffen wird. *Bauer* und *Klar* haben mit ihrem Verfahren die Möglichkeit von Nebenverletzungen dadurch ausgeschaltet, daß sie durch die Siebbeinzellen hindurchpunktieren, ein Punktionsweg, der mit dem Zielapparat ebenfalls erreicht werden kann. Wir haben bisher 31 stereotaktische Hypophysenoperationen bei 22 Patienten durchgeführt. An Komplikationen trat einmal bei einer 54jährigen Patientin mit einer Hypertonie am Tage nach dem Eingriff eine vorübergehende Abducenslähmung bei sonst ungestörtem Verlauf ein. Die Kranke hatte bereits 3 Apoplexien mit Lähmungen hinter sich. Eine Korrektur der Nadellage war zweimal nötig, weil die Spitze ungefähr 0,5 cm von dem Zielpunkt abwich, und zwar in dem oben beschriebenen Falle infolge eines Versehens bei der Einstellung des Einfallswinkel; bei der zweiten Kranken wurde sie in ihrer Richtung durch den Knochenrand abgedrängt. Bei allen anderen Operationen war eine Korrektur der Nadellage nicht notwendig, die Nadelspitze saß ausnahmslos im Zielpunkt, die Fehlergrenze lag unter 1 mm.

Es ist dabei zu bedenken, daß wir anfangs lediglich Kranke operierten, bei denen wegen des hohen Alters und schlechten Allgemeinzustandes eine große Trepanation nicht mehr möglich war und eine Strahlenbehandlung keinen Erfolg hatte. 8 von unseren 22 operierten Kranken waren über 50 Jahre alt, ein Kranker 61, der andere 64 Jahre, mit einem Altersemphysem, einer Herzinsuffizienz und einem Diabetes mellitus. Auch hier wurde die Operation ohne Störungen überstanden. Bei unseren letzten Eingriffen mit der veränderten Technik kam es zu Verbesserungen der Sehleistungen, die denen nach offenen Operationen durchaus entsprechen.

Anfangs waren wir der Meinung, daß es ohne erhöhte Gefahren für den Sehnerven nur möglich sei, bei einem erweiterten Sellaeingang die Nadel in die Hypophysengrube einzuführen, es zeigte sich aber, daß die Punktion auch bei der normalen Sella durchführbar ist. Mit einer bestimmten Technik können auch Teile der normalen Hypophyse durch Hochfrequenz oder Elektrolyse ausgeschaltet werden. Hierzu verwenden wir Spezialelektroden, die ähnlich den von *Spiegel* angegebenen Kanülen ein Mandrin mit einer entsprechenden elastischen Spitzenabweichung haben. Auf diese Weise ist es möglich, ohne erneute Punktion bestimmte Teile der Hypophyse zu erreichen. Ein ähnlich wirkendes Instrument haben wir für das Einbringen der Isotopenkapseln konstruiert. Unsere Erfahrungen an mehreren Kranken haben gezeigt, daß es auch möglich ist, die Punktion nach Wochen oder Monaten durch die alte Trepanationslücke zu wiederholen. Dadurch erweitert sich das Indikationsgebiet für die stereotaktischen Operationen im Bereich der Hypophyse. Wir sind in letzter Zeit dazu übergegangen, auch den Morbus Cushing (Abb. 4), die Hypertonie und den malignen Diabetes durch Eingriffe im Bereich der Hypophyse zu behandeln. Ich möchte dabei erwähnen, daß gerade die Kranken

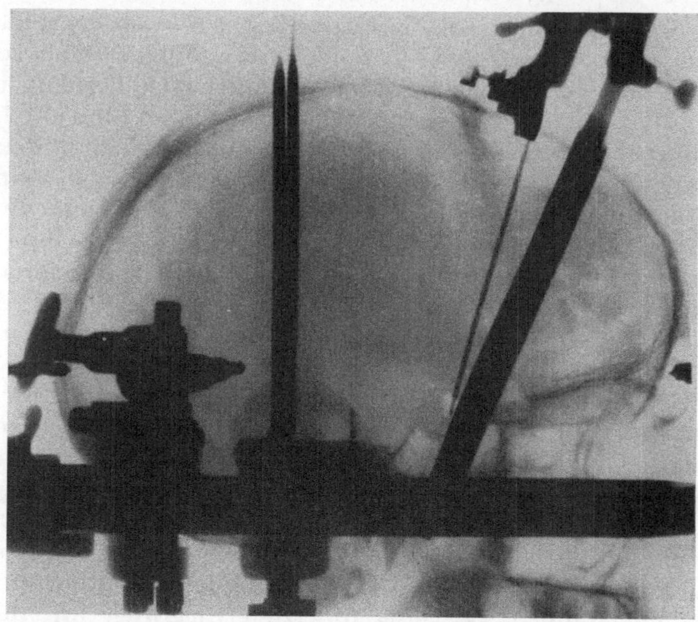

Abb. 4. Hypophysenpunktion bei Morbus Cushing.

mit Hypertonie, die die Hypophysenexstirpation nach den Erfahrungen von *Olivecrona* sehr schlecht vertragen, bei der stereotaktischen Methode kaum alteriert sind und daß hier gute Senkungen des Blutdruckes erzielt werden. So hatte einer unserer Kranken vor dem Eingriff 260 mm Hg. Die Operation verlief ohne Störungen, der Blutdruck sank allmählich auf 140 ab, so daß eine Substitutionstherapie nötig war. Eine besondere Bedeutung dürfte die Hypophysenkoagulation, allerdings zusammen mit der Isotopenbestrahlung, bei der Behandlung der geschlechtsgebundenen Carcinome erlangen. Falls sich die Indikation zur Hypophysektomie bei dieser Krankheitsgruppe überhaupt bewährt, hängt die Anwendung der stereotaktischen Operationen davon ab, ob es notwendig ist, die Hypophysenfunktion vollständig auszuschalten, oder ob schon eine

Zerstörung der größten Teile dieser Drüse genügt, um einen Stillstand des Geschwulstwachstums zu erreichen. Die Ansichten zu dieser Frage sind noch geteilt. Durch Sektionsergebnisse ist gesichert, daß eine vollständige Entfernung der Hypophyse bei der typischen Hypophysenfreilegung möglich ist. Ob diese Vollständigkeit mittels eines stereotaktischen Eingriffes ebenfalls zu erreichen ist, können wir noch nicht beurteilen, da wir erst eine Kranke vor wenigen Wochen unter dieser Indikation operiert haben und die endokrinologische Kontrolle noch zu kurz ist. Es ist aber nicht ausgeschlossen, daß bei der Möglichkeit der vorhin erwähnten mehrfachen Koagulation und Isotopenbehandlung ein hinreichender Effekt zu erzielen ist.

Zusammenfassung.

Hinsichtlich der Indikationsstellung und Technik der stereotaktischen Hypophysenoperationen müssen weitere Erfahrungen gesammelt werden, und es müssen vor allem die Spätergebnisse noch abgewartet werden. Die Treffsicherheit bei der Punktion (Fehlerquelle unter 1 mm) ist jetzt so groß und zuverlässig, daß hier weitere Fortschritte nicht mehr zu erwarten und auch nicht nötig sind. Die Technik der möglichst schonenden Ausschaltung (Hochfrequenz, Elektrolyse, Isotope, gebogene Spezialelektroden, Kältesonde) ist noch in der Entwicklung, und nach unseren bisherigen tierexperimentellen Befunden ist hier mit notwendigen Verbesserungen zu rechnen. Einige Ergebnisse bezüglich der stereotaktischen Hypophysenoperationen lassen sich mit einiger Klarheit jedoch jetzt schon übersehen: Das Verfahren ist schonender als die offene Operation und kann daher auch älteren Kranken in schlechtem Allgemeinzustand zugemutet werden, die sonst nicht mehr operabel sind. Es kann unbedenklich wiederholt und mehrzeitig ausgeführt werden. Bezüglich der Sehleistungen lassen sich Resultate erzielen, wie sie auch nach offenen Operationen eintreten. Es ist möglich, auch bei normaler Sella die Punktion und Koagulation unter Umständen wiederholt auszuführen und eine gezielte Bestrahlung mit radioaktiven Isotopen durchzuführen.

Ausgüsse des knöchernen Canalis opticus im Hinblick auf klinische Ausfallserscheinungen des Sehnerven.

Von

Heinrich Richard Wiegand, Freiburg/Br.

Die plastische Ausgußmasse bestand aus einem Algenpräparat, das eine elastische Verformung unter Beibehaltung der Form der im Kanal erstarrten Masse zuließ, wenn man es für die Messungen entfernte. Mit Hilfe dieser Methode konnte erstmalig nach unbefriedigenden Versuchen von *Weiss* und *Brugger* (1894), *Enslin* (1904) und *Patry* (1905) die dreidimensionale Form des Optikuskanals naturgetreu erfaßt werden. Messungen an 20 Schädeln ergaben bestimmte Gesetzmäßigkeiten.

1. Die Orbitalöffnung des Canalis opticus ist längsoval, während die intrakranielle Öffnung queroval ist.

2. In der Mitte des Canalis opticus besteht ein annähernd kreisrunder Querschnitt.

3. In der Längsrichtung des Canalis opticus stehen die längsovale und querovale Öffnung im wesentlichen mit geringen Schwankungen aufeinander senkrecht (sind also gegeneinander etwa im Winkel von 90^0 versetzt).

4. Die Orbitalöffnung des Canalis opticus beginnt mit einer trichterförmigen Erweiterung, die augenscheinlich dem Sehnerven eine ungehinderte Bewegung innerhalb der Orbita nach allen Seiten gestatten soll.

5. Nach Ansicht des Referenten ist die querovale Form der gehirnnahen Öffnung durch statische Momente intra vitam bedingt.

6. Die Form dieser Öffnung scheint ein feiner Indikator für stattgehabte Hirndruckzustände zu sein.

Endgültiges im Hinblick auf Hirndruckzustände läßt sich über diese vielversprechenden Untersuchungen erst nach Messungen an einer weit größeren Anzahl von Schädeln sagen. Die Untersuchungen sind nach Ansicht des Referenten zur Klärung über eine mögliche mechanische Behinderung des Sehnerven notwendig, da die bisher in der Literatur *angegebenen* Fälle von *Michel* (1873), *Ponfick* (1886), *Manz* (1887), *Weiss* und *Brugger* (1894), *Vortisch* (1901),

Enslin (1904), *Patry* (1905), *Behr* (1934) u. a. widersprechende Befunde aufweisen. Weitere Untersuchungen sollen erfolgen, sobald die finanziellen und personellen Voraussetzungen gegeben sind.

Literatur.

Behr, C., Die Veränderungen in der Gegend des knöchernen Kanals beim Turmschädel. Ber. 50. Zusammenkunft Dtsch. Ophthalm. Ges., Heidelberg, 1934, S. 308/309. — *Enslin,* Die Augenveränderungen beim Turmschädel, besonders die Sehnervenerkrankung. Arch. Ophthalm. *58* (1904), 151—201. — *Manz, W.*, Über Schädeldeformität mit Sehnervenatrophie. Ber. 19. Vers. Ophthalm. Ges., Heidelberg, 1887, S. 18—30. — *Michel,* zit. nach *Enslin.* — *Patry, A.*, Contribution a l'étude des lésions oculaires dans les malformations craniennes, spécialement dans l'oxycéphalie. Thèse, Paris, 1905, S. 134. — *Ponfick,* zit. nach *Enslin.* – *Vortisch,* zit. nach *Enslin.* — *Weiss* und *Brugger,* zit. nach *Enslin.*

Aus der Neurochirurgischen Universitätsklinik Freiburg im Breisgau
(Direktor: Prof. Dr. *T. Riechert*).

Operationen am Canalis opticus bei Funktionsstörungen des Sehnerven.

Von

T. Riechert und **R. Hemmer.**

Einleitung.

Die Wiederherstellung des Sehvermögens bei Erkrankungen des Sehnerven ist eine ebenso schwierige wie dankbare Aufgabe. Die Zusammenarbeit von Ophthalmologen und Neurochirurgen ist eine wesentliche Voraussetzung zur Erkennung und Behandlung sowohl der bisher therapieresistenten Entzündungen des Sehnerven wie der rein mechanisch bedingten Kompressionsschäden. Der Canalis opticus stellt, wie eine Reihe anderer Gebilde an der Schädelbasis, eine besonders gefährdete Stelle dar. Er wird im wesentlichen vom Keilbein gebildet, das er in einer Länge von 5 bis 8 mm durchsetzt, der Opticus ist mit seinen Hüllen nach oben fest mit dem Periost verbunden, nur unten ist eine subarachnoidale Kommunikation vorhanden. Nach *D. Vail* zeigen 75% der Individuen annähernd konstante Verhältnisse des Chiasmas zu der Umgebung.

Die durch Kompression erfolgte Sehnervenveränderung suchte *Endo* experimentell durch Paraffin-Injektionen in die Umgebung des intraorbitalen und intrakraniellen Teiles des Sehnerven beim Kaninchen zu klären. Durch leichten gleichmäßigen Druck fand er eine primäre Degeneration der axial verlaufenden Fasern, während erst bei stärkerem Druck die peripheren Bündel geschädigt wurden. Histologisch fanden sich Stauungen der kleinen Venen und Kapillaren, sowie kleine Blutungen, so daß die Schädigung vornehmlich auf Grund der Zirkulationsstörungen erklärbar ist. *Kitahara* berichtet über die Veränderungen des Sehnerven im intrakanalikulären Teil durch Kompression. Es sind die gleichen, die im intrakraniellen und intraorbitalen Teil beobachtet werden, und zwar ist zuerst das papillomakuläre Bündel ergriffen. Auch bei der rhinogenen Neuritis des Opticus und der Arachnitis optico-chiasmatis faßt er das entzündliche Geschehen als Kompressionswirkung infolge ödematöser Durchtränkung der Sehnervenscheide auf. Was schließlich die sekundäre Atrophie des Opticus anlangt glaubt *Marchesani* nicht, daß der Druck der Duraduplikatur an der intrakraniellen Kanalöffnung die Hauptrolle spielt, sondern die Einschnürung des Sehnerven im Kanal überhaupt. „Die Atrophie dürfte im wesentlichen eine deszendierende, vom Kanal ausgehende sein." In diesem Zusammenhang seien noch einige Bemerkungen über die Durchblutung angeschlossen. Der große und konstante Sauerstoffverbrauch der Retina ist bekannt. Die Lähmungszeit der Retina beträgt 5 bis 8 Minuten; nach 75 Minuten kann sie sich wieder vollständig, nach 90 Minuten jedoch nur für kurze Zeit erholen, um dann endgültig abzusterben *(Thiel)*.

Schloffer war wohl der erste, der Sehstörungen beim Turmschädel durch Erweiterung des Canalis opticus anging. Operativ trat er für den frontalen Zugangsweg ein und trug das Dach des Kanals vorsichtig unter Schonung des Nerven ab. Er betonte, daß bei dieser Methode eine Schädigung des Opticus kaum möglich sei. Gleiche Verhältnisse wie beim Turmschädel fand er später durch Druck einer atheromatös veränderten Carotis. Der von *Hildebrand* vorgeschlagene transorbitale Zugangsweg konnte sich nicht durchsetzen und wurde von fast allen Autoren wegen der schlechten Übersichtsmöglichkeit abgelehnt *(Elschnig)*. In der Folgezeit geriet die von *Schloffer* angegebene Methode etwas in Vergessenheit. Später berichteten *Balado, Pierguidi, Rubino, Arce, de Morsier, Puech* u. a. über Erfolge bei Arachnitis optico chiasmatis durch Lösung von Verwachsungen, bzw. „Curettage des Chiasmas". *Morea* trat für die Exstirpation der entzündeten Opticusscheide ein. *Voss* berichtete über zwei Fälle erfolgreich durch Neurolyse des Opticus behandelter Arachnitiden. *Paillas, Guillot, Duplay* und *Cain* ziehen eine Inzision der Kanalplatte beim Turmschädel vor. *Gros* und *Cazaban* heben die Wichtigkeit intrakanalikulärer Dekompression durch Spaltung des Canalis opticus bis zur Orbita bei Papillitis hervor. *Taptas* und *Dimopoulos* stützen die neurovaskuläre Genese der Arachnitis Optico chiasmatica. 50% der Fälle sind ohne sichere Ätiologie. Nach *Feld* und *Auverd* sind sogar 75% unbekannter Ätiologie. Sie sehen die Arachnitis vorwiegend um die Gefäße gruppiert und als Folge von Durchblutungsstörungen nach perivaskulärer seröser und hämorrhagischer Exsudation an. Nach ihrer Ansicht steht die gestörte vegetative Tonusregelung der Gefäße im Vordergrund, und sie versuchen deshalb z. B. durch Atropinbehandlung eine Unterbrechung des „Reflexgeschehens" zu erzielen. Die chirurgische Intervention besitzt nach ihrer Ansicht mit 4% Mortalität zu große Gefahrenmomente und sei unvollkommen. Was die Carotisverkalkung angeht, sei auf die guten Darstellungen von *Siegert* und *Parin* verwiesen. *Siegert* meint, daß die Sehstörungen viel häufiger auf Grund arteriosklerotischer Durchblutungsstörungen der Netzhaut als auf Grund primärer Opticusatrophie durch Kompression auftreten. Zuletzt betonte *Röttgen* die Wichtigkeit der Kanalerweiterung, *Wanke* wies ebenfalls vor kurzem darauf hin.

Eigene Ergebnisse.

Seit einigen Jahren sind wir dazu übergegangen, bei verschiedenen intrakraniellen Krankheitszuständen, die eine Trepanation erforderlich machten, den Sehnervenkanal zu spalten. Es genügt unseres Erachtens nicht, daß man das unmittelbare Hindernis im Bereich des Chiasmas beseitigt, man muß versuchen, den Canalis opticus zu erweitern, um dem Nerven bei reaktiver Ausweitung jeden Engpaß zu nehmen. Wir stellten folgende Indikation:

1. Geschwülste im Sella-Gebiet, die mit einer Abknickung bzw. Schnürung und Stauung des Sehnerven einhergehen.

2. Arachnitis optico-chiasmatis.

3. Arteriosklerose der Carotis — meist mit Pseudoglaukom einhergehend.

4. Posttraumatische Beeinträchtigung des Opticus, sofern noch ein Sehrest vorhanden ist und nach Wochen oder Monaten zunehmende Sehverschlechterung eintritt. Bei völliger Amaurose ist der Eingriff nicht indiziert.

5. In allen jenen Fällen, wo sich im Anschluß an eine gelungene Tumorentfernung das Sehvermögen nicht in dem erwarteten Maße bessert und eine postoperative basale Arachnitis vorliegt.

Zur Technik: Gerade bei Operationen am Opticus ist ein ganz besonders schonendes Vorgehen erforderlich. Voraussetzung für die Operation ist ein guter Zugangsweg und gute Übersicht. Wir gehen intradural vor und *öffnen zuerst die Duraduplikatur* am Eingang selbst. Wir benutzen dazu schneidende Dura-Häkchen und Opticus-Scheren bzw. -Messer, die wir dem Operationsgebiet angeglichen konstruiert haben. Beim Spalten des Durarings, der den Opticus umgibt, darf auf keinen Fall gezogen werden, da sonst Druckschädigungen entstehen. Die *Eröffnung des knöchernen Kanals,* für die wir ein besonderes Instrumentarium entwickelt haben, geschieht auf zwei Wegen, je nach den vorliegenden Verhältnissen. Entweder man geht von der cerebralen Kanalöffnung mit einer Stanze (Opticus-Stanze, Hypophysenschere) ein. Gelegentlich ist jedoch die Kanalwand am Eingang stabil, daß man nicht vorwärts kommt. In diesem Falle wird die Kanalplatte von seitlich mit einem Zahnbohrer eröffnet oder man verdünnt die Wand durch flächenhaftes Bohren, wobei natürlich Erhitzung vermieden werden muß und geht dann mit der Stanze weiter. In letzter Zeit hat sich uns das Verfahren der Kanalöffnung als Standardmethode bei allen Hypophysen-Tumoren auf der Seite der Operation als günstig erwiesen. Auf der gegenüberliegenden Seite kann zum mindesten vom gleichen Zugangsweg aus die Duraduplikatur gespaltet werden. Manchmal ist auch eine Kanalerweiterung bei geringem intrakraniellem Druck auf der Gegenseite möglich.

Wir haben nun Katamnesen bis zu sechs Jahren verwertet und 23 Fälle zusammengestellt, die wir genügend lange überblicken können und wo entsprechende Nachuntersuchungen möglich waren. Die Zahl der insgesamt vorgenommenen Kanaloperationen ist wesentlich größer. Es sind eine Dura- oder Kanalspaltung, je nach Lage des Falles auch zusätzlich eine Muskel- und Faszien-Umschneidung vorgenommen worden, wie sie *Riechert* schon früher angegeben hat. Im einzelnen handelt es sich um 9 Hypophysentumoren, 8 Arachnitiden des Chiasmas, 3 Carotis-Verkalkungen, 2 Tumoren des Keilbeins und einen Turmschädel. *Sofortige* Besserung des Sehvermögens (augenärztliche Kontrolle 1 bis 4 Wochen nach der Operation) zeigte sich in 11 Fällen. Eine *spätere* Besserung (5 Wochen bis 6 Monate) war bei 5 Patienten festzustellen. Unverändert bzw. unbeeinflußt mit nachfolgender Verschlechterung blieb der ophthalmologische Befund bei 7 Patienten.

Die Besserung der Sehschärfe geht im allgemeinen, wie auch *Wölfflin* feststellt, mit der Besserung der Gesichtsfeldeinschränkung parallel, unter Umständen ist jedoch die Rückbildung von Gesichtsfeldausfällen, besonders wenn sie auf einer Schädigung des papillomakulären Bündels beruhen, verzögert. Auch die Rückbildung der reinen Stauungspapille ohne objektiv feststellbare Veränderung des Visus und Gesichtsfeldes, nimmt bekanntlich bis zur endgültigen Normalisierung längere Zeit in Anspruch. Durch die zusätzliche Kanalspaltung ergaben sich von insgesamt 12 Freilegungen des Kanals 4 sichere Besserungen; 4 zeigten gegenüber der Gegenseite, wo nur eine Duraspaltung durchgeführt wurde, keinen Unterschied und 4 blieben unverändert. Die augenfälligsten Besserungen durch Kanalspaltung sind bei relativ kurzer mechanischer Kompression (Carotis-Verkalkung, Tumor) vorhanden, während bei Arachnitiden der Unterschied zwischen Duraspaltung und zusätzlicher Kanalspaltung schwerer abzugrenzen ist und oft keine Überlegenheit der

Kanalspaltung zeigt. Was die Dauer der Sehstörungen vor der Operation anlangt, so kommen die meisten Patienten in den ersten Wochen, Monaten bis zu einem Jahr nach Einsetzen der Visus- oder Gesichtsfeldeinschränkung in Behandlung. Bei den wenigen Patienten mit jahrelanger Anamnese und schließlicher Besserung durch Operation darf man wohl nur intermittierende Zirkulationsstörungen annehmen. Wie aus der raschen Lähmungszeit der Retina ersichtlich, ist eine frühzeitige Operation bzw. Sehnervenentlastung angezeigt. Daß auch die Dauerresultate durchaus beachtlich sind, zeigt ein von *Schmidt* vom ophthalmologischen Standpunkt aus eingehend erörterter Fall von Carotisverkalkung, der bei uns operiert wurde. Eine vorübergehende Vergrößerung des parazentralen Skotoms bei diesem Fall blieb nur vorübergehend bestehen und war offenbar die Folge einer Operationsschädigung, eines Ödems oder einer Blutung um den Opticus. Die Sehschärfe betrug vor der Operation rechts 5/15, links 4/25, bitemporale Hemianopsie; 6 Jahre nach der Operation rechts 5/7, links 5/10, Gesichtsfeld unverändert. Daß auch von augenklinischer Seite als stationär angesehene Fälle noch besserungsfähig sind, zeigt ein bei uns operiertes achtjähriges Mädchen, das innerhalb einer Woche auf Grund einer Arachnitis optico chiasmatis amaurotisch wurde und eine Stauungspapille von 2 Dioptrien aufwies. Hier genügte allein die Duraspaltung und Neurolyse, um nach 18 Tagen Lichtprojektion wahrzunehmen. Das Kind wurde nach Hause geholt, die Prognose als ungünstig beurteilt. 5 Wochen nach der Operation teilte der Vater mit, daß das Kind wieder lesen könne. Die bisherige Beobachtungsdauer beträgt 5 Jahre. Der Visus ist unverändert gut.

Es scheint, daß unter den mit einer gewissen Resignation zur Seite geschobenen chronischen Entzündungszuständen der Papille und des Opticus doch ein Teil durch Spaltung der Opticushüllen zu bessern ist. Es nimmt dies nicht wunder, wenn man bedenkt, daß das Auge lediglich einen vorgeschobenen Hirnteil darstellt und, wie *Hallermann* und *Hemmer* nachweisen konnten, in über 50% der chronisch rezidivierenden Augenentzündungen auch eine objektiv nachweisbare Beteiligung der Gehirnhäute vorliegt.

Zusammenfassung.

Es wird über Operationen am Canalis opticus, wie sie zuerst *Schloffer* angegeben hat, berichtet. Die erweiterte Indikation zu diesen Eingriffen wird erörtert, die Technik dargestellt, und die Ergebnisse einiger katamnestisch erfaßbarer Fälle werden aufgezeigt.

Literatur.

Arce, J., L'arachnoidite opto-chiasmatique (Syndrom de Balado). Bull. Acad. Méd., Paris *111* (1934), 106. — *Balado, M.*, Behandlung der chir. Affektionen der Gehirnnerven. Sem. méd. I (1932), 1006—1018. Ref. Zbl. Neur. *65* (1933), 45. — *Behr, C.*, Die Veränderungen in der Gegend des knöchernen Kanals beim Turmschädel. Ber. Dtsch. ophthalm. Ges. 308—309 (1934), 50. Zusammenkunft Heidelberg. Zbl. Neur. *76* (1935), 330. — *Elschnig, A.*, Resektion des Canalis opticus bei Turmschädel. Arch. Ophthalm. (D.) *68* (1908), 126. Med. Klin. *20/2* (1924), 1281. — *Endo, F.*, Experimentelle Untersuchungen der Sehnervenveränderungen durch Druck und ihre klinische Bedeutung. Acta Soc. ophthalm. jap. *41* (1937), 1595 bis 1618. Ref. Zbl. Neur. *89* (1938), 575. — *Feld* et *Auvert*, Conclusion à l'étude d'une statistique de 148 cas d'arachnoidite opto-chiasmatique opérés. Rev. Ot. etc. (Fr.) *5* (1947), 315—345. — *Gros* et *Cazaban*, Deux cas de papillite avec intervention. Intérêt de l'ouverture des canaux optiques dans ses formes suraïgues. Rev. neur. *81* (1949), 582. — *Hallermann* und *Hemmer*, Liquor und EEG bei chron. rezidiv. Augenentzündung. Klin. Mbl. Augenhk. *120* (1952), 60—69. — *Hildebrand, O.*, Eine neue Operationsmethode zur Behandlung der durch Turmschädel bedingten Sehnervenatrophie. Arch. klin. Chir. *124* (1923), 199—209. — *Kitahara, S.*, Klinische und systematische Beobachtungen über Sehnervenveränderungen durch Kompressionswirkung. Acta Soc. ophthalm. jap. *40* (1936), 2047. Ref. Zbl. Neur. *86* (1937), 449. — *Marchesani, O.*, Symptomatologie des Nervus opticus (einschließlich Stauungspapille). Hdb. Neur. *Bumke-Foerster,* Bd. IV, 52 (1936), 38—129. Springer, Berlin. — *Morea, R.*, Chirurgische Behandlung der Papillenatrophie. Arch. argent. Neur. *7* (1953), 302—333. Ref. Zbl. Neur. *69* (1934), 36. — *De Mosier, G.*, Rev. méd. Suisse rom. *60* (1940), 1014. — *Paillas, J. E., P. Guillot, J. Duplay* et *J. Cain*, Rev. Ot. etc. (Fr.) *21* (1949), 70. — *Parin, P.*, Opticusatrophie durch Arteriosklerose der Carotis interna. Schweiz. Arch. Neur. *67*, 1 (1951), 139—174. — *Pierguidi, C.*, L'arachnoidite optochiasmatica. Boll. Assoc. Méd. triest. *29* (1938), 70—72. Ref. Zbl. Neur. *92* (1939). — *Puech, P., M. David* et *M. Brun*, Contribution à l'étude des arachnoidites opto-chiasmatiques. Rev. Ot. etc. (Fr.) *11* (1933), 641. — *Riechert, T.*, Diagnose und Therapie der Hirndurchblutungsstörungen. Regensburger Jahrb. f. ärztl. Fortb., Bd. III, 1953/54. — *Röttgen, P.*, Hdb. Chir. *Bier-Braun-Kümmel,* Bd. 2. Joh. Amb. Barth, Leipzig, 1954. — *Rubino, H.*, Riv. ot. ecc. *17* (1940), 389. — *Schloffer, H.*, Zur operativen Behandlung der Sehstörungen beim Turmschädel. Klin. Mbl. Augenhk. *51*, 2 (1913), 1. Erwägungen über die operative Entlastung des intrakraniellen Opticusabschnittes. Med. Klin. I (1934), 421. — *Schmidt, R.*, Über zwei seltene Druckschädigungen am Sehnerven. Klin. Mbl. Augenhk. *123* (1953), 546. — *Siegert, P.*, Die ursächliche Bedeutung einer Verkalkung oder Thrombose der Carotis interna für Funktionsstörungen. Arch. Ophthalm. (D.) *138* (1938), 798—818. — *Taptas, J. N.*, et *Th. Dimopoulos*, Arachnoidites opto-chiasmatiques et Maladie neurovasculaire. Masson et Cie., Paris, 1949. — *Thiel, R.*, Arterielle Durchblutungsstörungen des Sehnerven und der Netzhaut. Dtsch. med. Wschr. *79* (1954), 329 bis 333. — *Vall, D.*, The blood supply of the optic nerve and its dinical significance. Amer. J. of Ophthalm. *31* (1948), 1. — *Voss, O.*, Neurolyse des Nervus opticus. Zbl. Chir. 595 (1942). — *Wanke* s. u. *E. Bues, H. J. Piper* und *H. Wolff*, Keilbeinsyndrom. Chirurg *25* (1954), 193—197. — *Wölfflin, E.*, Klin. Mbl. Augenhk. *99* (1937), 168.

Aus der Neurochirurgischen Abteilung (Leiter: Prof. Dr. *Gerhard Okonek*) der Chirurgischen Universitätsklinik Göttingen (Direktor: Prof. Dr. *Hans Hellner*).

Technik der vegetativen Blockade bei neurochirurgischen Operationen.

Von

K. A. v. Bushe, Göttingen.

Mit 4 Textabbildungen.

Der sogenannte künstliche Winterschlaf oder die vegetative Blockade von *Laborit* und *Hueguenard* ist in den letzten Jahren durch verschiedene Abwandlungen zu einem vollwertigen Narkoseverfahren entwickelt worden. Die Vorzüge dieses Verfahrens sind offensichtlich. Sie sind in mehreren Veröffentlichungen von *Zürn, Pampus, Loew, Lazorthes, Woringer* und auch kürzlich auf dem Anästhesistenkongreß in München gewürdigt worden, so daß eine Wiederholung unnötig erscheint.

In meinem Vortrag möchte ich Ihnen kurz über die Technik berichten, wie sie sich für die Erfordernisse der Neurochirurgie an der Göttinger Klinik bewährt hat. Außerdem sollen Probleme und Schwierigkeiten erörtert werden, die sich im Zuge einer breiteren Anwendung der vegetativen Blockade eingestellt haben. Die Substanzen, die man — in Verbindung mit schwachen Narkoticis — zur Herbeiführung der Narkose verwendet, sind Abkömmlinge aus der Phenothiazinreihe mit einer vielfältigen Wirkungsweise. Sie heben sich aus der Gruppe der übrigen Antihistaminica vor allem durch ihre zentrale Wirkungsweise heraus.

Zur Herstellung der zentral dämpfenden Mischung — des sogenannten lytischen „Cocktails“ — werden die Präparate Padisal, Atosil, Latibon und Megaphen verwendet. (Die unterschiedlichen Angriffspunkte am Nervensystem sind aufgeschlüsselt aus Tab. 1 zu ersehen.) Megaphen besitzt eine stark lytische Wirkung auf sympathische Ganglien und Zentren, so daß es auch als Neuroplegicum bezeichnet wird. Dagegen hat Padisal derartige Wirkungen nicht, wird aber wegen seiner ganglioplegischen, dem Acetylcholin entgegenwirkenden und damit vagolytischen Wirkungen geschätzt. Atosil und Latibon nehmen eine Mittelstellung zwischen diesen beiden Substanzen ein, wobei das letztere in der Neurochirurgie wegen seiner atemanregenden Wirkung nützlich ist. Der zentrale Angriffspunkt der Präparate wird zwischen Stammhirn und Rinde vermutet.

Tabelle 1.

	Zentraler Bereich					
		Stammhirn				Stammhirn-Rinde „pharmakol. Leukotomie“
	sedativ-hypnotisch	antikonvulsiv (extrapyramidal)	antiemet.	temperatursenkend	stoffwechselsenkend	
Padisal	negativ bezw. sehr gering					ohne
Atosil	stark	mittelstark	mittelstark	schwach	schwach	schwach
Dibutil	schwach	stark				ohne
Latibon	mittelstark	stark	mittelstark	mittelstark	mittelstark	schwach
Megaphen	mittelstark	stark	sehr stark	stark	mittelstark	stark

Erläuterung siehe Text. (Mit Genehmigung der Bayer-Werke.)

Eine Anzahl weiterer, sogenannter lytischer — in ihrer Wirkungsweise bei der Blockade aber noch recht unklarer — Substanzen mußten wir wegen wiederholter Unverträglichkeitserscheinungen wieder ausschalten. So beobachteten wir bei der Infusion von Magnesiumsulfat und Sparteinsulfat — nach *Hueguenard* die Mittel des zweiten Tages — schwerwiegende Regulationsstörungen adrenergischer Natur. Gleichzeitig sahen wir eine Beeinträchtigung der Atemtätigkeit. Nachforschungen ergaben, daß dem Sparteinsulfat eine nicht unerhebliche atemlähmende Wirkung zukommt. Damit besteht unseres Erachtens eine absolute Kontraindikation für Sparteinsulfat bei allen intracraniellen Prozessen. Durch Verzicht auf diese Stoffe bei der Blockade ist das Verfahren wesentlich einfacher und übersichtlicher geworden.

In Anlehnung an die Erfahrungen der Bonner Neurochirurgischen Abteilung wurde in der Göttinger Klinik eine etwas modifizierte Technik der vegetativen Blockade entwickelt, die sich im Verlauf eines Jahres bei über 200 Beobachtungen bewährte. Ich darf Ihnen unsere Methodik durch vier Abbildungen veranschaulichen (Abb. 1 bis 4).

Die umstrittene Frage, ob bei der Blockade präoperativ abgekühlt werden soll, können wir auf Grund unserer rein klinischen Erfahrungen dahingehend beantworten, daß eine „aktive“ Unter-

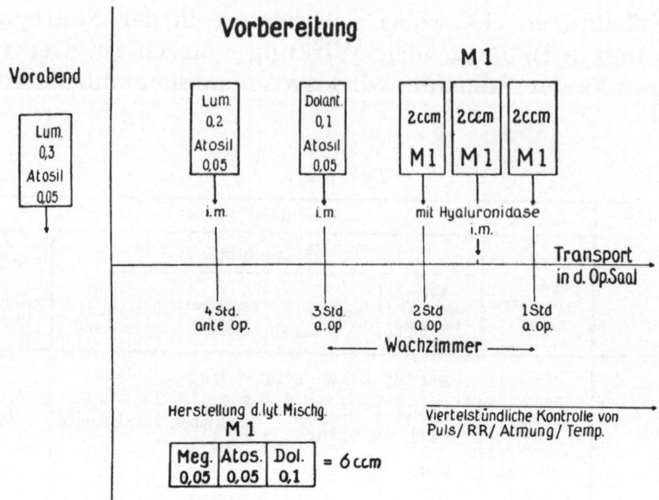

Abb. 1. (Stichwortartige Legende.) Vorbereitung am Vorabend mit Luminal-Atosil. Einleitung der Blockade 4 Stunden vor der Operation mit Luminal-Atosil, Dolantin-Atosil und Mischung M 1. Zeitliche Gabe siehe Kurve. Die Einspritzungen werden ausschließlich intramuskulär mit Hyaluronidase verabreicht, da wir nach intravenöser Injektion trotz stärkerer Verdünnungen mehrfach Thrombophlebitiden beobachtet haben.

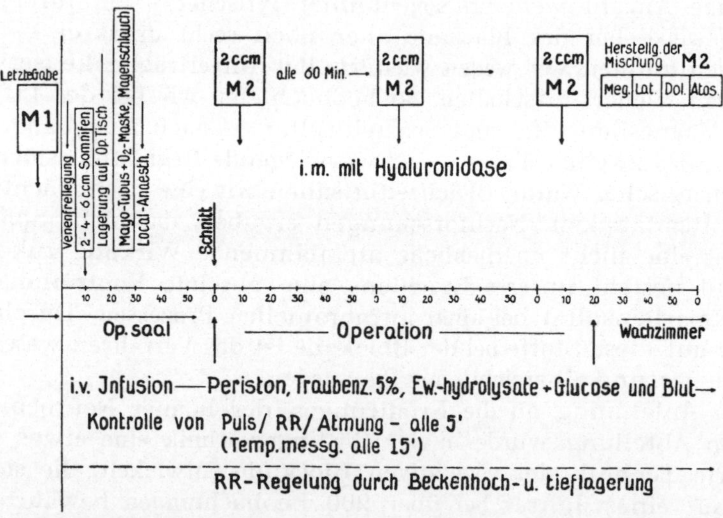

Abb. 2. Nach der letzten Gabe der Mischung M 1 Transport in den Operationssaal. Dort wird die Vene freigelegt und eine Dauertropfinfusion angeschlossen. Intravenöse Injektion von 2 bis 6 ccm Somnifen, bis eine ausreichende Schlaftiefe erreicht ist. Zur Freihaltung der Atemwege wird ein Mayo-Gummitubus eingeführt. Ein intratrachealer Katheter wird nur in Ausnahmefällen, bei zentralen Störungen der Atemtätigkeit, verwendet. Während der Operation wird in dreiviertelstündlichen bis stündlichen Abständen die Mischung M 2 weitergegeben. Herstellung siehe Kurve. Dosierung wie *Hueguenard*.

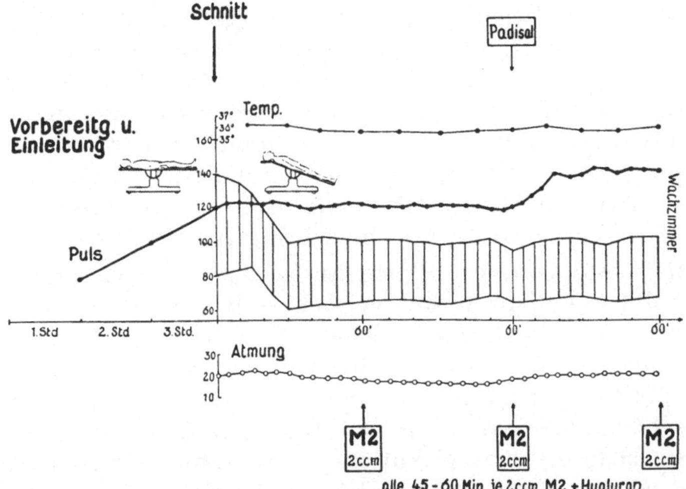

Abb. 3 zeigt die durchschnittlichen Werte von Temperatur, Puls, Blutdruck und Atmung. Die Temperatur bewegt sich gewöhnlich zwischen 36 und 34 Grad. Der Puls steigt auf Werte von durchschnittlich 120 Schlägen in der Minute. Bei einer unter Umständen erforderlichen Gabe von Padisal wird der Puls noch mehr beschleunigt. Der Blutdruck sinkt bei entsprechender Lagerung auf Werte von durchschnittlich 90/60 mm Hg. Eine zusätzliche Blutdrucksenkung mit Methoniumpräparaten oder Arfonad ist nur bei besonderen Indikationen erforderlich. Die Atmung bleibt auch bei größeren Blutverlusten konstant zwischen 16 und 20 Atemzügen in der Minute.

Nachbehandlung

Entweder:
Fortsetzg. d. Blockade mit M2 (evtl. o. Dolantin) M2 M2
1-2 ccm + Hyaluronidase

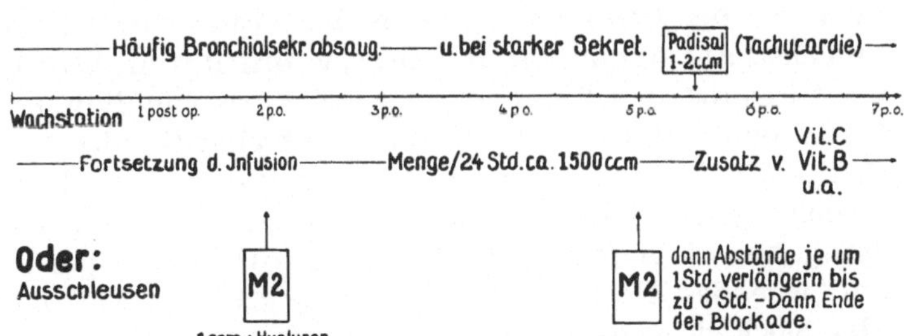

Abb. 4. In der Nachbehandlung kann man nun die Blockade mit der Mischung M 2 fortsetzen, insbesondere bei Prozessen, die eine postoperative Hyperthermie erwarten lassen. Bei Zeichen einer Atemdepression soll das Dolantin aus der Mischung herausgenommen und durch Phenothiazine, wie Padisal ersetzt werden. Erwartet man keine postoperative Reaktion, so kann entsprechend dem Schema ausgeschleust werden, d. h. die Abstände der einzelnen Gaben werden jeweils um eine Stunde verlängert. Nach einem sechsstündigen Abstand werden ke Injektionen mehr gegeben. Bei übermäßiger Bronchialsekretion ist häufiges Absaugen der Sekrete aus dem Rachen, eventuell auch eine Bronchialtoilette, erforderlich. Die Infusion wird, solange die Patienten noch nicht bei Bewußtsein sind, fortgesetzt. Höchstmenge etwa 1500 ccm in 24 Stunden. Der Infusionsflüssigkeit werden Vitamine und Rutinpräparate zugesetzt.

kühlung für die Zwecke der Neurochirurgie im allgemeinen nicht notwendig ist. Postoperativ auftretende zentrale Hyperthermien dagegen können gelegentlich eine Unterkühlung erforderlich machen. Gewöhnlich reicht aber zur Temperatursenkung das Umwickeln der Beine mit feuchten Tüchern aus. Außerdem lassen sich unter der Blockade auftretende Hyperthermien zusätzlich durch geringe Gaben von Antipyreticis, wie Aspirin, Pyramidon, Novalgin und insbesondere von Irgapyrin, günstig beeinflussen.

In der postoperativen Phase ist bei bewußtlosen und bewußtseinsgetrübten Patienten die vermehrte Bronchialsekretion schon immer ein Anlaß zur Sorge gewesen. Ob sich aber die Zahl der tödlichen Lungenkomplikationen bei Schwerkranken dadurch wirklich erhöht hat, läßt sich verständlicherweise nicht sicher entscheiden. Es hatte zunächst nicht den Anschein, daß unter der vegetativen Blockade die Komplikationen von seiten der Atemwege abnehmen würden. *Laborit* und *Hueguenard* führen diese vermehrte Bronchialsekretion auf zu lange fortgesetzte Gaben von Atosil zurück, da es hierdurch zu einer Hyperhistaminämie komme. Systematische Untersuchungen von *Koslowski* an unserer Klinik haben jedoch ergeben, daß es unter Anwendung des lytischen Cocktails — in den oben geschilderten therapeutischen Dosen — zu keiner Veränderung des Bluthistaminspiegels kommt, im Tierversuch unter höherer Dosierung sogar zu einem Absinken des Histaminspiegels. Trotzdem sind wir in letzter Zeit, dem Vorschlag der *Bayer*-Werke folgend, dazu übergegangen, in der Nachbehandlung Atosil aus dem Cocktail herauszunehmen und statt dessen Padisal einzufügen. Wir glauben, damit ein deutliches Nachlassen der Bronchialsekretion beobachten zu können. Welchen Einfluß das Atosil also auf die Bronchialsekretion hat, muß vorerst unbeantwortet bleiben. Auf der anderen Seite gewinnt durch diese Umstellung der Mischung die Blockade eine stärkere vagolytische Komponente, so daß unter anderem eine Tachykardie die Folge ist. Außerdem wird der Stoffwechsel weniger gut gedrosselt, was zu einer Erhöhung des Stickstoffgehaltes im Blut führt. Bei einigen Patienten haben wir postoperativ Reststickstofferhöhungen bis über das Zehnfache des Normalen beobachten können. Ob dafür die Mittel der Blockade verantwortlich zu machen sind oder ob andere Faktoren den Ausschlag geben, kann zur Zeit noch nicht endgültig beantwortet werden. In zwei Fällen konnte jedoch mit Sicherheit eine akute Tubulusschädigung der Nieren — vermutlich infolge Infusion von Periston — als Ursache nachgewiesen werden. Man sollte daher unter den veränderten Ausscheidungsverhältnissen der Blockade die Infusionsflüssigkeit sorgfältig auswählen. Hierbei muß vor der Anwendung der jetzt so oft empfohlenen handelsüblichen 5%igen Traubenzuckerlösungen gewarnt werden. Eine reine 5%ige Traubenzuckerlösung führt unter der Infusion zu einer Erhöhung des intrakraniellen Drucks um fast 80% des Wertes vor der Infusion. Dagegen steigt nach *Fishman* der intrakranielle Druck bei einem Gemisch aus Traubenzucker- und physiologischer Kochsalzlösung nur um 34% des Ausgangswertes.

Sofern nicht Eiweißhydrolysate, Serum oder Blut zur Aufrechterhaltung des intravasalen Milieus erforderlich sind, ist der gemischten Traubenzucker-Kochsalzlösung vor allen anderen Infusionsflüssigkeiten der Vorzug zu geben. Zur Kompensierung einer bereits bestehenden Hirnschwellung aber — gleich welcher Genese — hat sich auch unter der Blockade das *klein*molekulare „Periston N" bewährt. Die Venen werden hiedurch weniger in Mitleidenschaft gezogen als nach der Infusion von hochprozentigen Traubenzuckerlösungen.

Wir sind uns darüber im klaren, daß mit der weiteren Anwendung der vegetativen Blockade noch weitere Fragen und Schwierigkeiten auftauchen werden, die aber hoffentlich durch die Zusammenarbeit zwischen Klinik, Forschung und pharmazeutischer Industrie eine Lösung finden werden. Vielleicht gelingt es hiebei auch, Fragestellungen zur weiteren Erforschung und damit zur therapeutischen Beeinflussung der Hirnschwellung und des Hirnödems zu finden.

Anschrift des Verfassers: Göttingen, Gosslerstraße 10.

Aus der Neurochirurgischen Abteilung (Leiter: Prof. Dr. *Gerhard Okonek*) der Chirurgischen Universitätsklinik Göttingen (Direktor: Prof. Dr. *Hans Hellner*).

Veränderungen der Blutgerinnung in der vegetativen Blockade.

Von

Dr. med. **Wilhelm Marggraf.**

Mit 5 Textabbildungen.

Wie Herr *Bushe* soeben berichtete, führen wir an der Göttinger Neurochirurgischen Abteilung eine abgewandelte Form des künstlichen Winterschlafes durch, die sich in der Hauptsache auf die Verwendung ganglioplegischer Mittel aus der Phenothiazinreihe, in Verbindung mit Barbituraten (Somnifen), stützt. Wir beobachteten nun im postoperativen Verlauf bei solchen Patienten, die vegetativ blockiert worden waren, ein gehäuftes Auftreten von Nachblutungen während und auch nach der Ausschleusung aus der vegetativen Blockade. Das veranlaßte uns, bei unseren Patienten die Gerinnungsfaktoren, und zwar vor, im Verlauf und nach Absetzung der vegetativen Blockade zu untersuchen.

Ehe ich auf unsere Untersuchungsergebnisse eingehe, möchte ich kurz Blutgerinnungsuntersuchungen erwähnen, die schon sehr frühzeitig am winterschlafenden Säugetier durchgeführt worden sind. So fanden *Sulzer* (1774) beim Hamster, *Saissy* (1815), *Valentin* (1857) beim Murmeltier, *Barkow* (1846) und neuerdings *Suomalinen* (1952) beim Igel eine *Verlängerung der Gerinnungszeit* im Winterschlaf. *Suomalinen* und Mitarbeiter (1951 bis 1952) stellten beim winterschlafenden Igel eine *Vermehrung der Ehrlichschen Mastzellen* fest, die von *Wilander* als „Heparinozyten" bezeichnet wurden. *Wilander* fand nämlich im anaphylaktischen Schock, der ja mit einer erheblichen Vasodilatation einhergeht, eine starke Vermehrung des Heparins im venösen Blut. Mikroskopisch sah er eine Ausschüttung der Granula aus den Mastzellen, die sich, wie die Ehrlichschen Mastzellen selbst, mit Toluoidinblau metachromatisch anfärben. *Raths* und *Perlick* untersuchten 1953 das Blut des Hamsters im Winterschlaf. Sie fanden eine *Verlängerung* der Gerinnungszeiten *um das Zwei- bis Dreifache des Wachzustandes.* Die Differenzierung der einzelnen (für uns am wichtigsten erscheinenden) Gerinnungsfaktoren ergab eine Verminderung des Prothrombins, des Faktors V und des Prothrombinkomplexes. Ferner fanden *Raths* und *Perlick* eine Erhöhung der Heparin-Antithrombin-Aktivität, also derjenigen Gerinnungsfaktoren, die als *körpereigene Gerinnungshemmer* aufzufassen sind. Diese Verhältnisse lassen sich auf den Menschen nur bedingt übertragen, weil wir ja weder mit der ausgeprägtesten Form des künstlichen Winterschlafes nach *Laborit*, noch in der abgewandelten Form des künstlichen Winterschlafes

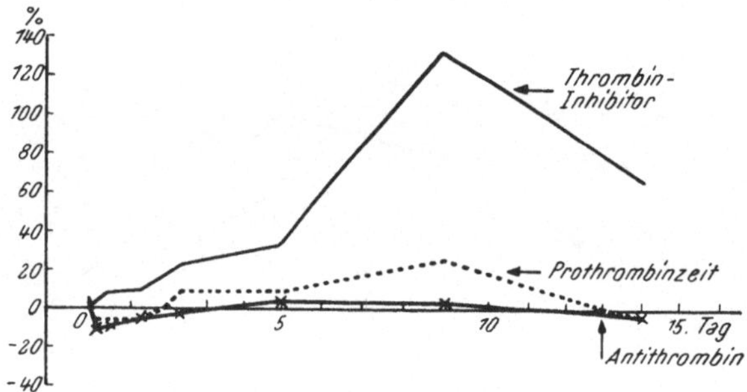

Abb. 1. Veränderungen des Thrombininhibitors, Antithrombins und Prothrombins in vegetativer Blockade nach einer Hirnoperation (in relativen Prozentzahlen vom Ausgangswert — vor der Blockade — gerechnet).

in Form der medikamentösen vegetativen Blockade den physiologischen Winterschlaf der winterschlafenden Tiere vollendet nachahmen können.

Hinsichtlich unserer Untersuchungsergebnisse möchte ich das Verhalten der Gerinnungsfaktoren an einem charakteristischen Einzelfall aus den noch laufenden Untersuchungen demonstrieren. Bisher wurden insgesamt 28 Patienten ausgetestet (Abb. 1).

Man ersieht aus dieser Darstellung eine erhebliche Vermehrung des Thrombininhibitors (um 130% Zunahme vom Ausgangswert, der vor der vegetativen Blockade gewonnen wurde). Der Thrombininhibitor setzt sich aus folgenden Substanzen zusammen: dem körpereigenen Heparin und dem sogenannten Thrombin-Co-Inhibitor (einer Albuminfraktion, nach *Cohn;* der Albuminfraktion X). Diese beiden Substanzen verbinden sich und bilden erst dann das wirksame gerinnungshemmende Agens: nämlich den Thrombininhibitor. Für sich allein ist Heparin im Kreislauf völlig unwirksam, es ist also noch auf den Thrombin-Co-Inhibitorfaktor angewiesen. Das Antithrombin, eine zweite gerinnungshemmende Substanz, weist keine wesentlichen Schwankungen auf. Diese beiden

Gerinnungsfaktoren wurden mit der Methode nach *Witte* und *Dirnberger* nachgewiesen. Die Prothrombinkomponente zeigte sowohl Verringerungen (wie auf dieser Abbildung) als auch Vermehrungen. Bei unseren übrigen ausgetesteten Fällen fanden wir hinsichtlich des Verhaltens des Thrombininhibitors und des Antithrombinfaktors die gleichen Verhältnisse.

In der Abb. 2 sind die Kurven bezüglich der Veränderungen des Thrombininhibitors von 5 Patienten vor und nach der Operation

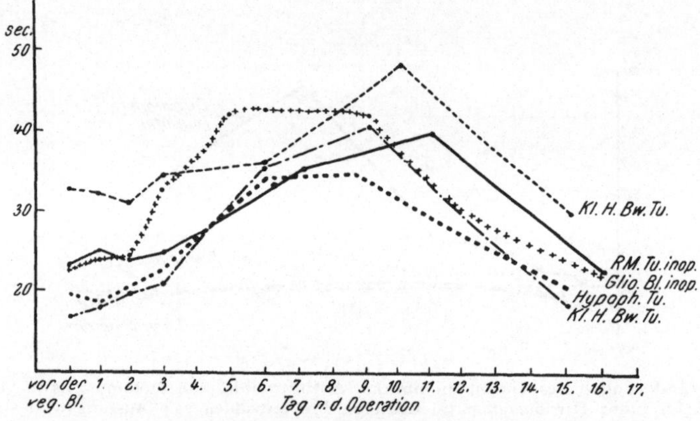

Abb. 2. Veränderungen des Thrombininhibitors bei fünf operierten Kranken in vegetativer Blockade. Gerinnungszeiten in Sekunden.

in vegetativer Blockade aufgezeichnet. Wir sehen hinsichtlich des Thrombininhibitors das gleiche Verhalten wie in der vorigen Abbildung. Der Höhepunkt der Thrombininhibitorvermehrung liegt zwischen dem 8. bis 12. Tag nach der Operation. Um den 17. bis 20. Tag nach der Operation sind die Ausgangswerte wieder erreicht. Der Sitz der Erkrankung bzw. Ort des operativen Eingriffes spielen bei der Beurteilung der Veränderungen obengenannter Faktoren keine wesentliche Rolle. Somit scheint es erwiesen, daß in der vegetativen Blockade beim Menschen körpereigenes Heparin vermehrt — während, aber auch viele Tage nach der vegetativen Blockade — gebildet und in den venösen Kreislauf abgegeben wird. Durch diese vermehrte Heparinbildung werden die — sonst nach Äthervollnarkosen oder auch Lokalanästhesien beobachteten — Vermehrungen der Vorgerinnungsstufen, die ihren Höhepunkt am 6. Tag nach einer Operation in derartigen Anästhesiearten aufweisen, gehemmt. Der Thrombininhibitor wirkt ja nicht nur auf das Thrombin hemmend, d. h. neutralisierend, sondern er greift die Vorgerinnungsfaktoren schon an, wenn aus ihnen noch gar kein Thrombin gebildet ist. Bekanntlich wirkt Heparin auch als Prothrombin- und Thrombokinasehemmer. Ferner besitzt es fibrinolytische Eigenschaften, d. h. es ist in der Lage, gebildete Thromben in ihren Anfangsstadien wieder aufzulösen. Von letzterer Eigenschaft machen wir ja unter anderem erheblichen Gebrauch bei der Thrombosetherapie.

Ein weiterer wichtiger Faktor soll hier noch kurz gestreift werden. Eine Sympathikolyse bewirkt bekanntlich eine Vasodilatation. Bei einer Vasodilatation wird körpereigenes Heparin vermehrt in den venösen Kreislauf abgegeben. Beweise hierfür haben *Koncz* und ich erbracht, indem wir bei einer Segmentausschaltung, wie sie durch eine Peridural- oder Lumbalanästhesie beim Menschen erzeugt werden kann, eine ganz erhebliche Vermehrung von Heparin im venösen Kreislauf der anästhesierten Extremität fanden. Diese Untersuchungen wurden an Endangitikern durchgeführt, bei denen sich zur weiteren Klärung der Diagnose eine Arteriographie der unteren Extremität als notwendig erwies. Gleichzeitig abgenommene Blutproben aus dem arteriellen Blut (Arteria femoralis) ergaben nur eine unwesentliche Heparinvermehrung.

Unter einer vegetativen Blockade kommt es auch zu einer Vasodilatation. Das können wir ja am besten daran feststellen, daß der Blutdruck abfällt und die Pulsfrequenz zunimmt. Manchmal blutet es erheblich im Operationsgebiet, der Patient gerät in einen Präkollaps oder sogar Kollapszustand, wenn wir seinen Kreislauf nicht auf ein optimales Blutvolumen auffüllen. Diese Vasodilatation könnte an sich als eine unerwünschte Nebenwirkung der ganglioplegischen Mittel aufgefaßt werden, sie dürfte in erster Linie dem Megaphen zuzuschreiben sein. Jedoch ist sie dem Neurochirurgen manchmal recht erwünscht. Wir haben den Eindruck, daß Hirnödem und Hirnschwellung unter vegetativer Blockade geringer sind als bei Lokalanästhesie oder anderen gebräuchlichen Anästhesiearten. Außerdem scheint eine Thromboseneigung durch die Hypokoagulabilität des venösen Blutes verringert zu sein.

Postoperativ, insbesondere dann, wenn der Patient schon längst aus der vegetativen Blockade ausgeschleust ist, sind derartige Heparinvermehrungen, wie wir sie nachgewiesen haben, unerwünscht, weil hierdurch Nachblutungen erzeugt werden. Im Tierversuch haben wir nachweisen können, daß dem Megaphen eine entscheidende Bedeutung bei der Heparinausschüttung zukommt. Bei der Ratte sieht man nach Megapheninjektionen eine vermehrte Auswanderung der Granula, die aus den Mastzellen stammen.

Abb. 3 zeigt ein normales Mastzellenpräparat der Ratte (Mesenterium). In Abb. 4 sehen wir ein Auswandern der Granula aus den

Mastzellen in das umliegende Gewebe. Nach Ansicht von *Wilander* und *Jorpes* sondern die Mastzellen körpereigenes Heparin ab. Letz-

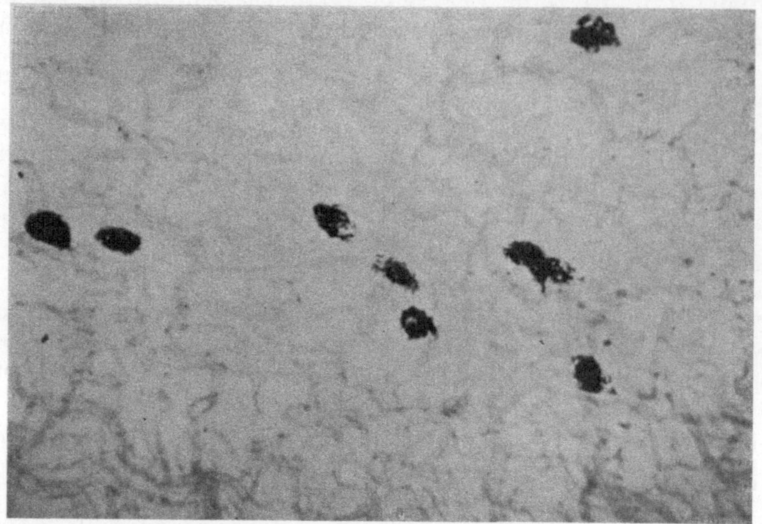

Abb. 3. Normales Mastzellenpräparat der Ratte (Mesenterium).

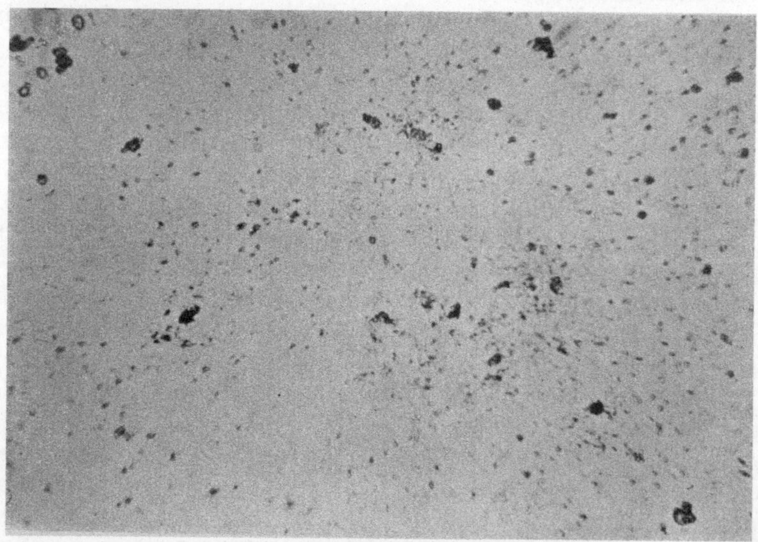

Abb. 4. Verhalten der Mastzellen nach Megapheninjektionen.

tere Abbildung würde demnach beweisen, daß unter Megaphen bei der Ratte Heparin aus den Mastzellen austritt. Bei den Mischungen der vegetativ blockierenden Medikamente dagegen, die ja auch parasympathikolytische Faktoren enthalten (Padisal, Atosil, Dibutil), sieht man solche ausgeprägte Veränderungen nicht.

Aus Abb. 5 (übernommen von der Firma Bayer, Leverkusen) ist zu entnehmen, daß das Megaphen die stärksten sympathikolytischen Eigenschaften der zu den lytischen Mischungen verwendeten ganglioplegischen Substanzen besitzt. Beim Menschen jedoch scheint nach unseren klinischen Erfahrungen in Verbindung mit den Gerinnungszeituntersuchungen die sympathikolytische Komponente —

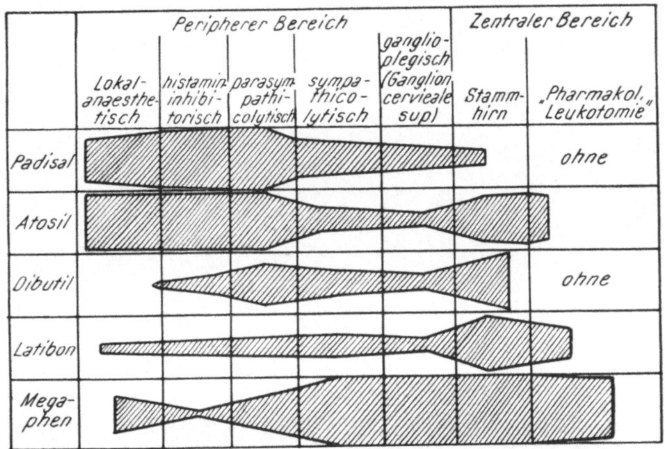

Abb. 5. Wirkungsweisen einiger ganglioplegischer Medikamente. (Abbildung mit Genehmigung der Fa. Bayer, Leverkusen, veröffentlicht.)

durch das Megaphen bedingt — die anderen Faktoren zu überdecken. Wir haben versucht, das vermehrt gebildete Heparin mit seinem Antidot, dem Protaminsulfat (ein Salminpräparat der Firma La Roche) abzubinden, und glauben, uns hier auf einem gangbaren Weg zu befinden.

Zusammenfassend kann aus den vorliegenden Untersuchungen geschlossen werden, daß die vegetative Blockade beim Menschen auch im Hinblick auf intravasale Vorgänge uns vor neue physiologische Probleme stellt, die sowohl dem Theoretiker als auch praktisch tätigen Kliniker wichtig sein dürften. Einer vermehrt auftretenden Heparinausschüttung, im venösen Kreislauf, die bis weit in den postoperativen Verlauf reicht, muß seitens des Klinikers Beachtung geschenkt werden. Diese Heparinvermehrung bewirkt eine verminderte Gerinnungsneigung des Blutes. Diese Hypokoagulationsneigung ist ungünstig im Hinblick auf das häufigere Auftreten von postoperativen Hämatomen. Sie ist anderseits günstig, da dieses vermehrt gebildete körpereigene Heparin eine postoperative Antikoagulantientherapie zur Vermeidung einer Fernthrombose überflüssig macht. Bei sachgemäß durchgeführter, über mehrere Tage verlängerter vegetativer Blockade haben wir nämlich bei unseren bisher 180 operierten Patienten keine Fernthrombose mehr gesehen. Dem Protaminsulfat könnte eine entscheidende Bedeutung zur Neutralisierung des überschüssig gebildeten Heparins zugemessen werden. Doch müssen unsere Untersuchungen in dieser und in anderen Richtungen noch weitergeführt werden.

Neurochirurgische Klinik des R.-K.-Krankenhauses Groningen (Holland).

Operationstechnik für das Glioma cerebri und cerebelli.

Von

F. A. Verbeek.

Sehr geehrter Herr Vorsitzender, sehr geehrte Damen und Herren!

In den letzten 18 Jahren habe ich versucht, 500 Gliompatienten mittels eines operativen Eingriffes zu helfen.

Mit großer Erkenntlichkeit möchte ich an dieser Stelle Herrn Prof. *Walter Dandy* memorieren, dessen Klinik ich meine neurochirurgischen Assistentenjahre verdanke. Prof. *Walter Dandy* hatte nur eine Meinung in Bezug auf die operative Behandlung der intrakraniellen Gliome: viele Male hat dieser große neurochirurgische Meister mir persönlich betont: „Sie sollen die intrakraniellen Gliome möglichst radikal operieren."

Noch immer kann ich mit der größten Verehrung die fabelhafte und erstaunliche Operationstechnik dieses großen Meisters in meine Erinnerung zurückrufen.

In meinen ersten Praxisjahren habe ich auch versucht, diese radikale Gliomexstirpation und Gehirnresektion durchzuführen. Mit einigen Bildern möchte ich dieses Verfahren anschaulich machen. Obwohl es mir in mehreren Fällen gelungen ist, diese sehr radikalen intrakraniellen Eingriffe, diese massiven Gliom- und Gehirnresektionen mit guten Erfolgen durchzuführen, habe ich doch immer nach einer anderen Operationsmethode Ausschau gehalten, wodurch die operativen Gefahren mehr und mehr beschränkt werden könnten. Auch mit einer sehr guten Operationstechnik bleibt eine massive Gliom- und Gehirnresektion gefährlich, weil man in dem intrakraniellen Raum einen gefährlichen Überdruck in wenigen Augenblicken in einen noch gefährlicheren Unterdruck abändert.

Infolge des Tumorwachsens hat das Großhirn monate-, vielleicht jahrelang unter Überdruck funktioniert. Das Großhirn ist dabei weitgehend komprimiert und verschoben worden.

Nach der massiven Tumorresektion wird plötzlich zu viel intrakranieller Raum frei, mit der Folge, daß eine sehr schnelle retrograde Verschiebung des komprimierten Gehirns auftritt und ein sehr gefährliches postoperatives Hirnödem zur Entwicklung kommen kann. Ein tiefer Operationsschock — eine gefährliche Blutdrucksenkung, ein tiefes Koma und ein schnell auftretendes Lungenödem sind die bekannten Folgen.

Seit 18 Jahren habe ich versucht, diese Gefahren zu umgehen. Kurz mitgeteilt ist mein Operationsverfahren für große und weit vorgeschrittene Gliome wie folgt:

Nach der Ventrikulographie und Arteriographie soll für ein weit vorgeschrittenes Großhirngliom erst eine dekompressive Trepanation gemacht werden, genau über dem Gliomgebiet. Nach zwei oder mehreren Wochen kann man dann mit dem Hirnprolaps auch das prolabierende Gliomgewebe exstirpieren.

Falls bei der dekompressiven Trepanation die Dura zu viel gespannt ist und der Liquordruck nicht genügend normalisiert werden kann, soll man die äußere Schicht der Dura entfernen, wodurch die Dura mehr elastisch wird und der Hirnprolaps allmählich und ohne Gefahr auftreten kann.

Das Gliomgebiet wird nun allmählich außerhalb des intrakraniellen Raumes gedrängt und das normale Gehirn wird ohne Schock seine normale intrakranielle Stelle wieder zurückfinden können.

In diesen 18 Jahren habe ich auch versucht zwei Instrumente zu konstruieren, mit welchen die Exstirpation eines Gliomes sehr vereinfacht werden kann: In der linken Hand halte ich einen Gehirnspatel, mit welchem das Gliomgewebe angesaugt werden kann. In der rechten Hand halte ich eine Operationspinzette, mit welcher das angesaugte Gliomgewebe gleichzeitig koaguliert und abgesaugt werden kann. Mit Hilfe dieser zwei Instrumente wird die Gliomexstirpation ein semi-automatisches Verfahren, womit man mit sehr wenig Blutverlust große Mengen Gliomgewebe ruhig und allmählich exstirpieren kann. Im Gegensatz zu den blitzschnellen massiven Gliomresektionen kann man dieses Operationsverfahren jeden Moment unterbrechen, um die weitere Exstirpation später in der zweiten oder vielleicht in der dritten Sitzung zu beendigen.

Bei diesen Hirnoperationen braucht man auffallend wenig Assistenz. Wie gesagt: Das Verfahren ist semi-automatisch, man braucht diese beiden Instrumente nur zum Dirigieren. Die Patienten brauchen während oder nach der Gliomexstirpation nur sehr selten eine Bluttransfusion. Die Gliome, welche frühzeitig diagnostiziert werden konnten und noch keinen gefährlichen intrakraniellen

Überdruck verursacht haben, sollen natürlich in einer Sitzung möglichst radikal exstirpiert werden. Die Kleinhirn-Gliome sollen immer möglichst radikal in einer Sitzung operiert werden, um die Liquorzirkulation wieder herzustellen und den Hydrocephalus — internus — occlusius aufzuheben.

Meine liebste neurochirurgische Arbeit habe ich in meiner Sympathie und Mühe für die Gliompatienten gefunden.

Mit den Erfahrungen dieser ersten 500 Gliomoperationen hoffe ich meinen folgenden Gliompatienten eine bessere Behandlung geben zu können.

Darf ich, sehr geehrte Damen und Herren, dieser eminenten Gesellschaft für Neurochirurgie meinen herzlichen Dank für Ihre Gastfreundschaft aussprechen.

Aus der Bundesstaatlichen Krankenanstalt für Neurochirurgie, Hals-, Nasen-, Ohrenabteilung, Bad Ischl.

Beitrag zur otoneurologischen Diagnostik bei Großhirntumoren.

Von

N. Hibler.

Nach der Feststellung, daß auch heute noch der Beitrag des Otologen zur Lokalisation von Hirntumoren vorwiegend auf die Tumoren der hinteren Schädelgrube, besonders der Kleinhirnbrückenwinkeltumoren beschränkt ist, wird die Möglichkeit einer gewissen Artdiagnose des pathologischen Geschehens in diesem Bereiche in Erinnerung gebracht. Sie gelingt dadurch, daß man bei kurz aufeinanderfolgenden Cochlear-Vestibularbefunden verschiedene Werte erhält, die eine Differenzierung von kompakten Tumoren, Cysten und arachnitischen Veränderungen zuläßt.

Drei Fälle werden erwähnt, die folgende, ziemlich gleichgeartete Krankheitsbilder zeigen: Beginn mit leichten Kopfschmerzen, Schwindel, Ohrensausen mit nachfolgendem unaufhaltsamem Hörabfall. Der Hörverlust ist immer einseitig und führte in einem Fall zur praktischen Taubheit. Dazu lief parallel eine anfänglich kalorische Übererregbarkeit, dann ein Absinken der vestibulären Reaktion. Neurologisch und internerseits wurde keinerlei pathologischer Befund erhoben, ebenso war der ophthalmologische Befund negativ. Eine Probetrepanation ergab im Bereiche des Kleinhirnbrückenwinkels bei sonst völlig normalen Verhältnissen eine enorme Liquorstauung der Lateralzisterne bzw. der Cisterna ponto-medullaris. Nach der Entlastungsoperation stieg das Hörvermögen rasch annähernd bis zur Norm an. Ein Rezidiv wurde bisher nicht beobachtet. Eine exakte Erklärung für dieses Krankheitsbild kann nicht gegeben werden. Wahrscheinlich handelt es sich um eine Kommunikationsstörung, die nach *Spatz* in allen Zisternen vorkommen kann.

Nach einem Hinweis auf die technische Entwicklung der audiometrischen Apparate, die eine genauere Differentialdiagnose vorliegender Hörstörungen zuläßt, wird über 140 Fälle von Hirntumoren berichtet, deren vestibuläre und cochleare Reaktionen untersucht wurden. Davon wichen 69 nicht von der Norm ab. Die übrigen, also zirka 50% zeigten nach Tumorsitz und Art ein unterschiedliches Verhalten.

Eine gewisse Konstanz zeigten die Tumoren des Parietal-, Temporoparietal- und Parietooccipitalhirns. Und zwar in der Art, daß die Hörstörung bei 70% von Tumoren dieser Lokalisation auf Seite des Tumors auftrat, während auf der Gegenseite eine vestibuläre Übererregbarkeit registriert wurde. Ein besonders eindrucksvoller Fall wird näher beschrieben. Als Erklärung dafür wird angenommen, daß der Cochlearis eventuell dabei einer tumor-toxischen Schädigung unterliegt, wie unter anderem für die gegenseitige Hörstörung bei einseitigem Akustikustumor in Erwägung gezogen wird, während der Vestibularis druckempfindlicher ist. Daß der Druck auf der Gegenseite stärker sein kann als auf der Tumorseite wird aus der oft kolossalen Verdrängung des Ventrikelsystems, wie es bei der Ventrikulographie häufig zu sehen ist, geschlossen.

(Erscheint ausführlich im Archiv für Hals-, Nasen-, Ohrenheilkunde.)

Aus der Neurochirurgischen Abteilung (Leiter: Privatdozent Dr. *E. Klar*) der Chirurgischen Universitätsklinik Heidelberg (Direktor: Prof. Dr. *K. H. Bauer*).

Zur Behandlung maligner Hirngeschwülste mit radioaktivem Kobalt.

Von

E. Klar.

Die meisten Neurologen und Neurochirurgen lehnen die operative Behandlung maligner Hirngeschwülste, insbesondere des Glioblastoma multiforme ab und lassen bei geschlossenem Schädel eine Röntgenbestrahlung durchführen. Diese Einstellung rührt von der Erkenntnis her, daß diese Geschwulstart so gut wie nie radikal zu operieren ist und daher der chirurgische Eingriff keine Aussicht auf Heilung bietet.

Wir selbst operieren, wenn es der Zustand des Patienten erlaubt, in jedem Falle, und zwar aus folgenden Gründen:

1. Wir können die Geschwulst verifizieren und durch histologische Untersuchung einklassifizieren.

2. Durch Entfernung des Tumors erstreben wir eine möglichst weitgehende Verkleinerung der Geschwulst. Damit gewinnen wir Raum im Schädelinnern mit nachfolgendem Rückgang der Hirndruckerscheinungen.

3. Durch die Entfernung des Tumors wird Raum geschaffen, um ein Präparat aus radioaktivem Kobalt in die intracerebrale Wundhöhle einzulegen und damit eine beträchtliche Strahlendosis auf die Gewebsbezirke in der unmittelbaren Nähe des Tumors zu applizieren.

Die bisherigen Erfahrungen mit der Strahlenbehandlung bösartiger Hirngeschwülste haben zu der Erkenntnis geführt, daß eine günstige Beeinflussung im Sinne einer Heilung oder einer Lebensverlängerung nur zu erwarten ist, wenn es gelingt, sehr hohe Strahlendosen an den Tumor heranzubringen. Die meisten Autoren halten eine Herddosis von mindestens 5000 r für erforderlich, um eine genügende Wirkung zu erzielen.

Die Forderung nach möglichst hoher Herddosis einerseits und nach weitgehender Schonung des gesunden Hirngewebes anderseits ließen es uns zweckmäßig erscheinen, die strahlentherapeutischen

Maßnahmen nicht nur auf eine Röntgentiefenbestrahlung zu beschränken.

Wenn man eine Hirngeschwulst operativ so weit wie möglich entfernt und anschließend an ihre Stelle ein radioaktives Präparat einlegt, so sind die Voraussetzungen für die Applikation einer hohen Herddosis bei größter Schonung der Umgebung besonders günstig. *E. Sachs* implantiert bei Glioblastoma multiforme nach operativer Tumorentfernung Radonseeds, deren Zahl er im Laufe der Zeit bis auf 40 steigert. Die Aktivität eines derartigen Seeds beträgt 1 mC. Die damit lokal verabreichte Strahlendosis beträgt 5000 bis 6000 r. Allerdings ist die Technik der Implantation schwierig, da die einzelnen Seeds nicht weiter als 1 cm voneinander entfernt sein dürfen, um keine Teile der Höhlenwand unbestrahlt sein zu lassen. Wesentlich einfacher und sicherer erscheint es uns, an Stelle einer Spickung der Wand, das Volumen der Wundhöhle mit einem radioaktiven Präparat auszufüllen. Wenn dieses Präparat so groß ist, daß es das gesamte zur Verfügung stehende Volumen ausfüllt, wird an der Wand eine Dosis erreicht, die auch nach der Tiefe hin der Dosisverteilung einer Spickung entspricht. Als Strahlenquelle hierfür eignen sich allerdings die natürlichen radioaktiven Substanzen nicht, da sie keine ausreichende Anpassung an die verschiedenen Formen der Wundhöhlen erlauben. Seit einigen Jahren stehen aber durch die künstlich-radioaktiven Isotope der Medizin zahlreiche Strahlenquellen zur Verfügung, die in vielen Fällen wesentlich günstigere Möglichkeiten für die Bestrahlungstechnik bieten. Das radioaktive Kobalt Co^{60} erscheint gerade für die Kontaktbestrahlung besonders geeignet. Bei einer relativ langen Halbwertszeit von 5,3 Jahren sendet es eine sehr durchdringende γ-Strahlung; die begleitende β-Strahlung hat nur eine geringe Energie und kann deshalb leicht abgefiltert werden.

Für die intrakavitäre Kontaktbestrahlung hat sich nach langjähriger Erfahrung der *Czerny*-Klinik Heidelberg (Prof. *Becker* und Dr. *Scheer*), mit der wir seit mehreren Jahren zusammenarbeiten, Radiokobalt in Form von Perlen gut bewährt. Die von uns verwendeten Perlen haben einen Durchmesser von 6 mm und eine zentrale Bohrung von 1,5 mm Durchmesser. Da Kobalt ebenso wie Eisen anfällig gegen Korrosion ist, sind sie mit einer galvanisch aufgebrachten Goldschicht von 0,05 mm Stärke überzogen. Dieser Goldüberzug dient zugleich der Abfilterung der therapeutisch unerwünschten β-Strahlung. Je nach Größe der zu bestrahlenden Höhle wird eine geeignete Anzahl solcher Perlen auf einen festen Seiden- oder Nylonfaden aufgezogen. Falls das Volumen der zu bestrahlenden Höhle mit 25 derartigen Perlen nicht ausreichend gefüllt ist, werden inaktive Perlen gleicher Größe und Form aus Plexiglas jeweils im

Wechsel mit aktiven Kobaltperlen auf den Faden aufgezogen. Der Vorteil eines strahlenden Präparates in Form einer schmiegsamen Kette liegt darin, daß es im gestreckten Zustand durch enge Zugänge eingeführt und entfernt werden kann und trotzdem im Innern der Höhle ein größeres Volumen einnimmt.

Kurz etwas zur Technik der Einführung der Perlen in das Tumorbett. In Intubationsnarkose wird in typischer Weise der Hirntumor freigelegt. Nach dessen Darstellung wird in jedem Fall aus einer Probeentnahme ein Schnellschnitt angefertigt und eine histologische Diagnose ermittelt *. Von diesem Ergebnis machen wir die Einlage der radioaktiven Kobaltperlen abhängig. Denn nur wenn Bösartigkeit der Geschwulst festgestellt wird, legen wir die Kobaltperlen ein. Nach weitmöglicher Entfernung des Tumors mit dem elektrischen Messer werden je nach Größe der nunmehr entstehenden Höhle etwa 20 bis 25 Kobaltperlen, meistens mit ebenso vielen Plexiglasperlen in das Tumorbett eingeführt. In typischer Weise wird dann die Dura verschlossen und das freie Ende des Fadens durch einen besonderen kleinen Kreuzschnitt durch die Dura herausgeführt. An der korrespondierenden Stelle der Kalotte wird ein übliches Bohrloch angelegt. Durch einen Haut- und Galeaschlitz über dem Bohrloch wird das Fadenende nach außen geleitet und anschließend die Operation durch typischen Wundverschluß beendet. Nach Applikation der vorher berechneten Dosis werden die Perlen durch Zug am freien Fadenende entfernt, was mühelos gelingt, wenn die Öffnungen in Dura, Kalotte und Weichteilen gut übereinander liegen. Ein Eröffnen von Nähten erwies sich bis jetzt in keinem Falle als notwendig. Fast immer laufen einige Kubikzentimeter seröser Flüssigkeit nach Entfernung der Perlen nach. Nach Instillation von 5000 E. Penicillin in 2 ccm Lösung wird der Haut- und Galeaschnitt durch ein bis zwei durchgreifende Nähte verschlossen. Wir haben bisher niemals einen Infekt von diesem Ausleitungsschnitt her erlebt.

Die erste derartige Applikation von radioaktiven Kobaltperlen führten wir im März 1952 durch. Die Dosierung betrug damals 2000 r, in der folgenden Zeit haben wir sie auf 6000 r gesteigert. Wir erreichen diese Dosis je nach der Anzahl der verwendeten Perlen in 20 bis 24 Stunden. Sowohl das Liegen der Perlenkette wie auch deren Entfernung wird vom Patienten ohne Reaktion vertragen. Der postoperative Verlauf ist auffällig verändert im Vergleich zu operierten Patienten, die nicht mit Radiokobalt behandelt wurden. Meist

* Die Untersuchungen wurden von Herrn Prof. *Randerath* (Direktor des Pathologischen Institutes der Universität Heidelberg) durchgeführt. Für seine wertvolle Unterstützung sei ihm an dieser Stelle bestens gedankt.

sind sie nach 12 Stunden ansprechbar. Der Sopor ist geschwunden und zu keinem Zeitpunkt tritt mehr eine Hirnödemphase auf. Es liegt nahe, das auffallend seltene Auftreten eines Hirnödems mit der streng örtlich hochdosierten Strahlung in einen ursächlichen Zusammenhang zu bringen.

Eine einwandfreie Auswertung unserer Ergebnisse ist bei der Kürze der Beobachtungszeit von etwas mehr als zwei Jahren und der Zahl von 34 Fällen * nicht möglich, aber die mittlere Überlebenszeit, die allgemein bei Glioblastomen mit sechs bis acht Monaten angegeben wird, ist bereits jetzt bei unseren Patienten erheblich überschritten. Bei den ersten zehn Fällen von Glioblastoma multiforme liegt die Operation und Kobaltbehandlung jetzt mehr als ein Jahr zurück. Die mittlere Überlebensdauer betrug bei dieser Gruppe bis Ende Mai 1954 14 Monate. Da von den zehn Patienten heute noch fünf am Leben sind — zwei voll arbeitsfähig —, wird sich die mittlere Überlebensdauer noch weiter erhöhen.

Auf weitere eingehendere statistische Auswertung muß ich jetzt verzichten. Auch wäre einiges über die Gefahren, denen der Operateur und die Assistenten ausgesetzt sind und deren Verhütung zu sagen. Ich muß mich aber darauf beschränken, Ihnen hier lediglich diese Anregung der kombinierten Behandlung mit radioaktivem Kobalt zu geben.

* Bis zur Korrektur (Juli 1955) sind weitere 20 Fälle auf die eben geschilderte Weise behandelt worden mit gleichgutem Ergebnis.

Aus dem Max-Planck-Institut für Hirnforschung, Abteilung für Tumorforschung und experimentelle Pathologie (Leiter: Prof. Dr. *W. Tönnis*) und der Neurochirurgischen Universitätsklinik Köln (Direktor: Prof. Dr. *W. Tönnis*).

Über die Rachendachhypophyse*.

Von

W. Müller.

Die in letzter Zeit aus therapeutischen Gründen von *Olivecrona* und *Tönnis* durchgeführten Hypophysektomien (*Luft* 1953, *Tönnis* 1955) werfen von neuem die Frage auf, ob der Mensch ohne Hypophyse leben kann. Die Ansicht, daß die Simmondsche Kachexie der Ausdruck einer Vorderlappeninsuffizienz sei, ist nach den Untersuchungen verschiedener Autoren (*Sheehan* und *Summers* 1949, *Schüpbach* 1951, *Oberdisse* und *Tönnis* 1953) in dieser Form nicht mehr zutreffend. Wir kennen genügend Fälle, bei denen ein Tumor der Sellaregion die Hypophyse vollständig zum Verschwinden gebracht hatte und die Patienten nicht durch endokrine, sondern durch lokale Symptome zum Arzt geführt worden waren. Tab. 1 berichtet über 6 Patienten, denen mit Röntgenstrahlen die Hypophyse zerstört worden war und die wegen Sehstörungen danach in die Klinik kamen. In keinem Falle war eine Substitutionsbehandlung durchgeführt worden. Die Operation deckte eine

Tabelle 1.

Zeit zwischen Röntgenbestrahlung und Operation	Im Urin	
	Corticoide	17-Keto-Steroide
4 Monate		
10 Monate		
1 Jahr		
2 Jahre	60	90
5 Jahre	60	100
12 Jahre		
15 Jahre	55	30

100 = normal

* Der Vortrag wurde mit Farblichtbildern illustriert.

Arachnitis bei einer völlig leeren Sella auf. Die Bestimmung der Nebennierenrindenhormone bei 3 Fällen davon erbrachte eine nicht mal 50% unter der Norm gelegene Bilanz. Die Erfahrungen an hypophysektomierten Patienten in unserer Klinik ergaben die auffällige Tatsache, daß sich etwa 8 Wochen nach der Operation eine weitere Substitution erübrigte. Bevor man bei diesem Sachverhalt die eingangs erwähnte Frage bejaht, wird man prüfen müssen, ob es nicht einen Ersatz für den ausgefallenen Vorderlappen der Hypophyse gibt, der dessen Funktion übernimmt. Die Frage einer fehlenden Neurohypophyse verliert ihre Aktualität, da sie nach neueren Untersuchungen mehr ein Stapelort als eine Bildungsstätte von Inkreten ist (*Bargmann* 1954). Als Ersatzgewebe für die Adenohypophyse könnte jener als Pars tuberalis oder von *Spatz* (1951) als „proximale Hypophyse" bezeichnete Hypophysenanteil einspringen, der dem Stiel des Organs anliegt und mitunter noch oberhalb des Diaphragma sellae vorhanden sein kann. *Romeis* (1940) überprüfte die diesbezüglichen widerspruchsvollen Literaturangaben und lehnt ein kompensatorisches Einspringen dieses Hypophysenteiles ab. Um so mehr wird die Aufmerksamkeit auf die Rachendachhypophyse gelenkt.

Die Rachendachhypophyse stellt einen Rest der Hypophysenanlage dar, der sich über dem pharyngealen Tonsillen-Drüsenkomplex in der Mittellinie am Ansatz des Vomer an der Unterfläche des Keilbeins findet. Nachdem bereits *Killian* (1888), *Erdheim* (1904), *Arai* (1907) und *Civalleri* (1907) auf dieses Gewebe hingewiesen hatten, wurde in ausgedehnten Untersuchungen das konstante Vorkommen dieses „Organs" beim Menschen von *Haberfeld* (1909) festgestellt, wobei Alter und Geschlecht ohne Bedeutung für die Ausbildung der Rachendachhypophyse sind. In der Folgezeit knüpften mehrere Autoren an die Ergebnisse der *Haberfeld*schen Untersuchungen an und konnten diese in mancher Hinsicht erweitern (*Arena* 1910, *Citelli* 1912, *Pende* 1911, *Tourneux* 1912, *Christeller* 1914, *Ciardullo* 1926, *Melchionna* und *Moore* 1938). Zuletzt wurden die Angaben dieser Untersucher nochmals von *Romeis* nachuntersucht und, soweit sie das normalanatomische Verhalten betreffen, bestätigt.

Die Histologie der Rachendachhypophyse zeigt einen Zellkomplex, der zum größeren Teil aus Haufen von Plattenepithelzellen besteht, zwischen denen chromophobe und undifferenzierte Zellen angetroffen werden, wie sie auch in der Hirnhypophyse vorkommen. Sehr vereinzelt sind auch chromophile Zellen vorhanden. Die Zellzusammensetzung der Rachendachhypophyse entspricht bei einem Embryo von etwa 5 cm SSL einem primitiven Epithel, zur Zeit der

Geburt finden sich neben Plattenepithelzellen undifferenzierte Zellen, und beim Erwachsenen mit intakter Hypophyse läßt sich die Rachendachhypophyse am ehesten mit der Pars tuberalis der Hypophyse cerebri vergleichen (vgl. Tab. 3). Der wenige Millimeter messende Zellstrang liegt in dem Bindegewebe zwischen Periost und den Schleimdrüsen des Pharynx. Über die Gefäßversorgung soll andernorts ausführlich berichtet werden.

Ein völlig anderes Bild bietet die Rachendachhypophyse bei Fehlen der Hirnhypophyse. Neben der überwiegenden Zahl an chromophoben und chromophilen Zellen treten die Plattenepithelzellen vollkommen zurück. Während mit der Hämatein-Erythrosin-Färbung lediglich die typischen chromophilen Zellen gefunden werden, lassen sich mit der PAS-Reaktion zahlreiche positiv reagierende, also nur scheinbar chromophobe Zellen aufdecken, die vielmehr in die Reihe der basophilen, besser der Mucoidzellen gehören (*Herlant* 1950, *Pearse* 1952). Außer dieser Änderung im Feinbau der Rachendachhypophyse läßt sich auch eine Auflockerung des umgebenden Bindegewebes feststellen. Es sprechen unseres Erachtens diese morphologisch faßbaren Anzeichen für eine gesteigerte Funktion der Rachendachhypophyse, falls man ihr normaler Weise überhaupt sekretorische Fähigkeiten zuspricht, was übrigens von *Romeis* verneint wird. Schließt man sich seiner Meinung an, so stellen unsere Befunde einen weiteren Hinweis für die Potenz der Rachendachhypophyse dar. Auf die Möglichkeit einer inkretorischen Tätigkeit unter besonderen Umständen wurde nämlich schon vereinzelt hingewiesen (Tab. 2). In der vorliegenden Mitteilung können wir die

Tabelle 2.

Autor	Krankheit	Befund an der Rachendachhypophyse
Christeller 1914	Akromegalie (eosinoph. Adenom)	Plattenepithel
Christeller 1914	Dystrophia adip. gen. (basoph. Adenom)	Plattenepithel
Christeller 1914	Dystrophia adip. gen. (basoph. Adenom)	Zunahme der eosinoph. Zellen (Hyperfunktion)
Melchionna und Moor (1938)	Kraniopharyngeom	Keine Zeichen für Hypertrophie
Melchionna und Moor (1938)	Morb. Addison (Hypoph. ohne basoph. Zellen	Vakuolisierte basoph. Zellen
Melchionna und Moor (1938)	Hodenteratom	acidophile, granulierte Zellen

bereits früher angezeigten Befunde (*Tönnis* und Mitarbeiter 1954) um 6 weitere Fälle vermehren (Tab. 3)*. Auffälligerweise wies die Rachendachhypophyse des 6 Wochen nach der Hypophysektomie wegen eines Genitalkarzinoms untersuchten Falles auch schon die

Tabelle 3.

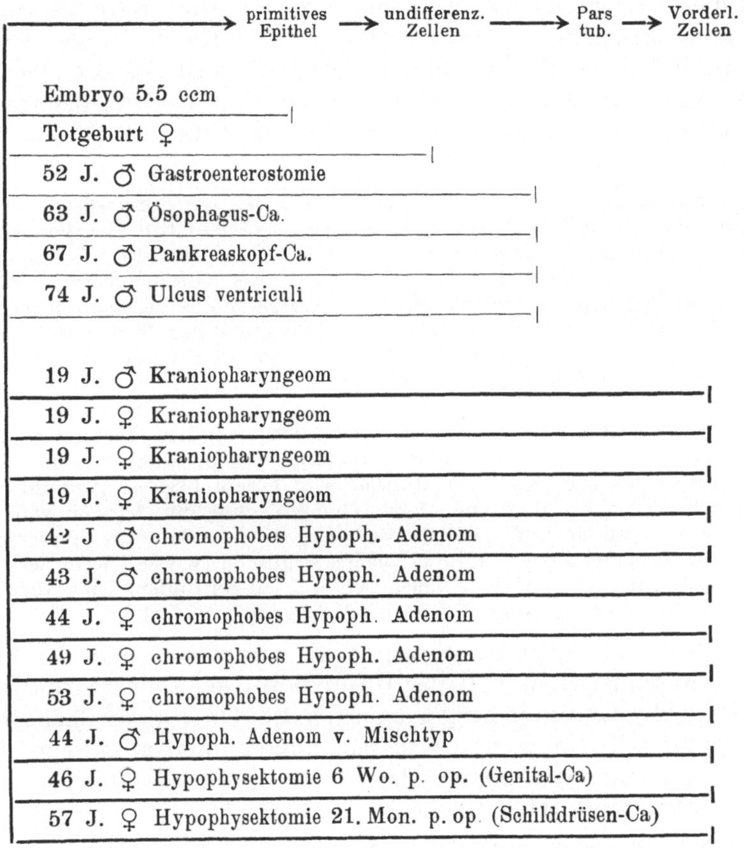

	primitives Epithel	undifferenz. Zellen	Pars tub.	Vorderl. Zellen
Embryo 5.5 ccm	—|			
Totgeburt ♀		—|		
52 J. ♂ Gastroenterostomie			—|	
63 J. ♂ Ösophagus-Ca.			—|	
67 J. ♂ Pankreaskopf-Ca.			—|	
74 J. ♂ Ulcus ventriculi			—|	
19 J. ♂ Kraniopharyngeom				—|
19 J. ♀ Kraniopharyngeom				—|
19 J. ♀ Kraniopharyngeom				—|
19 J. ♀ Kraniopharyngeom				—|
42 J ♂ chromophobes Hypoph. Adenom				—|
43 J. ♂ chromophobes Hypoph. Adenom				—|
44 J. ♀ chromophobes Hypoph. Adenom				—|
49 J. ♀ chromophobes Hypoph. Adenom				—|
53 J. ♀ chromophobes Hypoph. Adenom				—|
44 J. ♂ Hypoph. Adenom v. Mischtyp				—|
46 J. ♀ Hypophysektomie 6 Wo. p. op. (Genital-Ca)				—|
57 J. ♀ Hypophysektomie 21. Mon. p. op. (Schilddrüsen-Ca)				—|

oben geschilderten Anzeichen einer Aktivierung auf. In welchem Ausmaß die Rachendachhypophyse zu einer vikariierenden Leistung befähigt ist, muß vorerst offen bleiben. Zumindest ist sie jedoch in der Lage, ein lebensnotwendiges Mindestmaß inkretorischer Leistung zu vollbringen. Welche Rolle hierbei einer humoralen, neurosekretorischen oder nervösen Beeinflussung durch die vegetativen Zentren des

* Herrn Prof. Dr. *E. Leupold* (Direktor des Pathologischen Institutes der Universität Köln) möchte ich vielmals für seine freundliche Unterstützung danken.

Zwischenhirns zukommt, wie sie für die Hirnhypophyse in zunehmendem Maße herausgestellt wird (vgl. *Bargmann* l. c.), läßt sich noch nicht erkennen.

Die Möglichkeit des exzessiven Wachstums der Rachendachhypophyse wird schon von älteren Autoren bestätigt. *Gruber* beschrieb bereits 1916 ein „Karzinom des pharyngealen Hypophysengewebes". Über ein wahrscheinlich eosinophiles retropharyngeales Adenom berichtete 1918 *Leegaard*. Von *Erdheim* wurde 1926 der seltene Fall einer Akromegalie mitgeteilt, die mit einem eosinophilen Adenom verbunden war, das seinen Ausgang von der Rachendachhypophyse genommen hatte. Wir können diesem Befund einen ähnlichen beifügen.

53jähriger Patient (6210), der sicher seit 2 Jahren, eventuell schon länger (seit 8 Jahren?) an Verschlechterung des Sehvermögens litt. Bitemporale Hemianopsie, sonst keine neurologischen Ausfälle. Krampfanfälle seit $1^1/_2$ Jahren. Röntgenologisch erweiterte Sella. Corticoid Ausscheidung normal, 17-Keto-Steroidausscheidung erniedrigt. Deutliche Wasserretention. Sonst keine endokrinologische Symptomatik. Die Operation deckte einen Tumor auf, der aus der Sella über dem hinteren Rand gequollen war. Er konnte stückweise entfernt werden. Der Eingriff wurde nicht überstanden.

Bei der Autopsie fanden wir einen mandarinengroßen Tumor, der nicht nur die Sella zerstört hatte, sondern kontinuierlich mit dem Rachendach in Zusammenhang stand. Die Rachendachhypophyse hatte zwar noch ihre Strangform, setzte sich aber an ihrer Oberfläche in einem breiten Abschnitt in den Tumor fort. Die histologische Untersuchung deckte ein Adenom von unterschiedlicher Struktur auf. Stellenweise zeigte es den Bau eines regressiv veränderten chromophoben Tumors, andere Regionen wiesen noch Sekretionsphänomene auf. Ganz spärlich ließen sich Mitosen auffinden. Ohne Abgrenzung setzte er sich in das Gewebe der Rachendachhypophyse fort.

Nach diesen Befunden möchten wir annehmen, daß der Tumor seinen Ausgang nicht von der Hirnhypophyse, sondern von Resten der Hypophysenanlage hergenommen hatte. Ob von der Rachendachhypophyse selbst oder von weiterem Anlagematerial zwischen Hirn- und Rachendachhypophyse, also in der Gegend des Ductus craniopharyngeus, muß offen bleiben.

Es sei noch kurz auf die merkwürdige Tatsache verwiesen, daß anscheinend die Rachendachhypophyse nur beim Menschen konstant vorhanden ist. Ihr Vorkommen in der Tierreihe wird sehr unterschiedlich beantwortet (s. *Romeis*). Daß diese Frage aber einer genauen Prüfung unterzogen werden muß, ist von außerordentlicher Bedeutung, wenn man die experimentellen Ergebnisse nach Hypophysektomie richtig deuten will. Somit stellen sich auch der Überprüfung einer vikariierenden Tätigkeit der Rachendachhypophyse noch grundsätzliche Schwierigkeiten in den Weg. Sollten sich jedoch unsere Befunde durch weitere Fälle bestätigen, dann wird man an einer Ersatzfunktion der Rachendachhypophyse nicht mehr zweifeln können. Damit würde nicht nur der therapeutische Wert der Hypophysektomie (*Tönnis* 1955), sondern auch noch manch andere Schlußfolgerung dieses Fragenkomplexes im Zwielicht erscheinen.

Literatur.

Arai, H., Der Inhalt des Canalis craniopharyngeus. Anat. H. *33* (1907), 413. — *Arena, G.*, Ulteriore contributo allo stato presente della questione sull' ipofisi faringea nell' uomo. Arch. ital. Laring. *30* (1910), 4. — *Bargmann, W.*, Das Zwischenhirn-Hypophysensystem. Springer, Berlin-Göttingen-Heidelberg, 1954. — *Christeller,* Die Rachendachhypophyse des Menschen unter normalen und pathologischen Verhältnissen. Virchows Arch. *218* (1914), 185. — *Ciardullo, E.*, Sul significato morfologico dell' ipofisi faringea. Ann. Laring. ecc. *2* (1926), 220. — *Citelli, S.*, Sul significato e sulla evoluzione della ipofisi faringea nell' uomo. Anat. Anz. *41* (1912), 321. — *Civalleri, S.*, Sull'esistenza di una „Ipofisi pharyngea" sull' uomo adulto. Commun. R. Accad. med. Torino. 13. Dez. 1907. — *Erdheim, J.*, Über Hypophysengangsgeschwülste und Hirncholesteatome. Sitzungsber. Akad. Wiss. Wien, Mathem.-naturwiss. Kl. *113* (1904), 537. Pathologie der Hypophysengeschwülste. Erg. Path. *21* (1926), 482, 561. — *Gruber, G. B.*, Karzinom des pharyngealen Hypophysengewebes. Dtsch. mil. ärztl. Z. *1916,* 409. — *Haberfeld, W.*, Rachendachhypophyse, andere Hypophysengangsreste und deren Bedeutung für die Pathologie. Beitr. path. Anat. *46* (1909), 133. — *Herlant, M.*, Application de la réaction de MacManus à l'étude histophysiologique du lobe anterieur de l'hypophyse. Rev. canad. Biol. *9* (1950), 113. — *Killian, G.*, Über die Bursa und Tonsilla pharyngea. Morph. Jb. *14* (1888), 618. — *Leegaard, F.*, Aus Hypophysengewebe bestehender retropharyngealer Tumor. Norsk. Mag. Laegevidensk (Norw.) *78* (1917), 829. — *Luft, R.*, zit. bei *C. Martinez* und *J. J. Bittner.* — *Martinez, C.*, and *J. J. Bittner,* Effect of Ovariectomie, Adrenalectomie and Hypophysectomie on Growth of spontaneous Mammary Tumor in Mice. Proc. Soc. exper. Biol. a. Med. (Am.) *86* (1954), 92. — *Melchionna, R.*, and *Moore,* The pharyngeal pituitary gland. Amer. J. Path. *14* (1938), 763. — *Oberdisse, K.*, und *W. Tönnis,* Pathophysiologie, Klinik und Behandlung der Hypophysenadenome. Erg. inn. Med. *4* (1953), 975. — *Pende, N.*, Die Hypophysis pharyngea, ihre Struktur und ihre pathologische Bedeutung. Beitr. path. Anat. *49* (1911) 437. — *Pearse, A. G. E.*, Observations on the localisation, nature and chemical constitution of some components of the anterior hypophysis. J. Path. *64* (1952), 791—809. The cytochemistry and cytology of the normal anterior hypophysis investigated by the trichome periodic acid-Schiff method. J. Path. *64* (1952), 811—826. — *Romeis, B.*, Hypophyse in Handb. d. mikrosk. Anat. d. Menschen, 3/II. Springer, Berlin, 1940. — *Schüpbach, A.*, zit. nach *K. Oberdisse* und *W. Tönnis.* — *Sheehan, H. L.*, and *Summers,* zit. nach *K. Oberdisse* und *W. Tönnis,* — *Spatz, H.*, Neues über die Verknüpfung von Hypophyse und Hypothalamus. Acta neuroveget. *3,* I (1951). — *Tönnis, W.*, Die Bedeutung der Hypophysektomie für die Krebsbehandlung. Therapiewoche *5* (1955), 306. — *Tönnis, W.*, *W. Müller, F. Oswald* und *H. Brilmayer,* Kann die Rachendachhypophyse eine vikariierende Funktion ausüben? Klin. Wschr. *32* (1954), 912. — *Tourneux, J. P.*, Pédicule hypophysaire et hypophyse pharyngée chez l'homme et chez le chien. J. Anat. et Physiol. norm. et path. *48* (1912), 233.

Anschrift des Verfassers: Dr. med. et phil. nat. *W. Müller,* Max-Planck-Institut für Hirnforschung, Köln-Lindenthal, Lindenburg.

Aus der I. Chirurgischen Universitätsklinik in Wien
(Vorstand: Prof. Dr. *L. Schönbauer*).

Über das Anwendungsgebiet der Hautnarbenexzision bei Hirnverletzten.

Von

Dozent Dr. **K. Huber.**

Unsere Stellungnahme zu dem Problem der Hautnarbenexzision bei Hirnverletzten beruht hauptsächlich auf den Erfahrungen, die wir an einem großen Krankengut an Hirnverletzten im letzten Weltkrieg gemacht haben. Als wir darangingen, an einem größeren Krankengut die Hirnduranarbe wegen posttraumatischer Epilepsie zu entfernen, erlitten wir unter den ersten 10 Fällen einen großen Rückschlag. Es starben nämlich von diesen Fällen 4 postoperativ, und zwar 3 an einer Meningitis und einer im Status epilepticus.

Bei den 3 Fällen kam es zur Infektion an der Operationsstelle. Es hat sich gezeigt, daß durch erhöhten Liquordruck trotz lückenlosem Verschluß der Dura mit Fascia lata die Haut dem Druck nicht standhielt, platzte und dadurch die Eintrittspforte für die Infektion gegeben war.

Auf Grund dieser schlechten Erfahrungen hat *Schönbauer* angegeben und verlangt, daß jeder Hirnduranarbenexzision eine Hautplastik vorausgehen muß. Seit dieser Zeit haben wir dann systematisch die Hautplastik vorgenommen und erst Wochen später, nach Abheilen dieser ersten Operationswunde die Hirnduranarbenexzision angeschlossen. Wir sahen dann niemals mehr eine so schwere Infektion, in vereinzelten Fällen trat eine verzögerte Wundheilung auf.

Wir konnten aber noch eine zweite, sehr interessante Beobachtung machen. Es zeigte sich, daß einige Patienten gar nicht mehr zur zweiten Operation kamen, da die cerebralen Krampfanfälle aufgehört hatten, außerdem trat eine Besserung der übrigen Beschwerden bereits nach der Hautplastik auf. Die Kopfschmerzen wurden besser oder hörten ganz auf, die Leistungsfähigkeit der Patienten steigert sich psychisch und physisch. Wir haben deshalb das Anwendungsgebiet der Hautnarbenexzision erweitert und nicht nur

Patienten operiert, die Anfälle hatten, sondern auch eine Hautplastik bei solchen Patienten vorgenommen, die eine penetrierende Schädel-Hirnverletzung hatten und bei denen sich eine breite Hautnarbe fand und dem Patienten starke Beschwerden machte.

So konnten wir diese Operation an einem Krankengut von über 300 Fällen vornehmen. Die Nachuntersuchung dieser Fälle gestaltet sich nun sehr schwierig. Durch die Ihnen allen bekannten Nachkriegsereignisse konnte ich daher nur versuchen, die in Österreich lebenden Patienten einer Nachuntersuchung zuzuführen. Ich habe nun an 145 Patienten Anfragen gestellt, jedoch nur 70 Antworten bekommen. Ein Teil hat bis heute noch nicht geantwortet und ein Teil der Anfragen kam als unbestellbar zurück. Von diesen 70 Fällen sind in der Zwischenzeit 14 verstorben, davon 2 an einem Unfall (sie waren bis dahin beschwerdefrei), einer an einer Lungentuberkulose, von den übrigen wurde uns mitgeteilt, daß sie an einem Kopfleiden, möglicherweise an einem Spätabszeß zugrunde gegangen sind. Von den übrigen 56 Patienten wurden 44 nur mit Hautnarbenexzision behandelt, bei 12 wurde zusätzlich noch die Hirnduranarbenexzision vorgenommen. Von diesen 12 sind 6 anfallsfrei, 6 haben noch Anfälle, jedoch ist die Zahl der Anfälle geringer geworden. Von den 44 Fällen, die nur mit Hautnarbenexzision behandelt wurden, sind 16 vollkommen beschwerdefrei, darunter sind 3, bei denen allein die Entfernung der Hautnarbe die cerebralen Krampfanfälle zum Verschwinden brachte. Ein Fall mit Anfällen war 8 Jahre nach der Hautnarbenexzision anfallsfrei, seit 3 Jahren hatte er wieder 3 Anfälle. Die anfalls- und beschwerdefreien Patienten sind alle arbeitsfähig. Unter den Fällen, die noch an Anfällen leiden, und bei denen nur eine Hautnarbenexzision vorgenommen wurde, sind einige darunter, die vor der Operation generalisierte Anfälle hatten, jetzt aber nur Jackson-Anfälle haben.

Die Operation bei allen diesen Patienten liegt 9 bis 10 Jahre zurück, es stand uns damals noch kein Elektroencephalograph zur Verfügung. Wir haben die Absicht, diese Patienten einer elektroencephalographischen Untersuchung zu unterziehen und von dem Ergebnis dieser Untersuchung unsere weiteren Maßnahmen abzuleiten.

Wenngleich die Nachuntersuchung nur bei wenigen Patienten möglich war, so glauben wir doch berechtigt zu sein, an dieser Operationsmethode festzuhalten und sie zu empfehlen, da wir bei keinem Patienten eine Verschlechterung gesehen haben. Zum Abschluß erlaube ich mir noch einmal die Vorteile dieses Operationsverfahrens zusammenzufassen:

1. Der operative Eingriff ist nicht groß und mit keinen besonderen Gefahren verbunden.

2. Die Ergebnisse sind zufriedenstellend.

3. Die Operation dient als wichtige Voraussetzung für eine nachfolgende Hirn-Duranarbenexzision, da sie im Bereich des zukünftigen Operationsgebietes gute Hautverhältnisse schafft.

Aus dem Max-Planck-Institut für Hirnforschung Köln, Abteilung für allgemeine Neurologie (Prof. *Zülch*).

Spongioblastome des Thalamus und Mittelhirns.

Von

G. Brugger.

Meine Damen und Herren!

Seit die Hirntumoren von *Bailey, Cushing, Zülch* u. a. in großer Zahl systematisch erfaßt wurden, wissen wir, daß die Geschwülste des Zentralnervensystems gewissen biologischen Gesetzmäßigkeiten unterworfen sind. Jede Geschwulstgruppe bevorzugt ein gewisses Lebensalter, bestimmte Lokalisationen, eine charakteristische Wachstumsgeschwindigkeit, manche ein bestimmtes Geschlecht usw., was sich oft in Besonderheiten des klinischen Bildes widerspiegelt. Die Kenntnis dieser biologischen Daten kann im Einzelfall die Artdiagnose, die Therapie und Prognosestellung sehr erleichtern, ja entscheiden.

Die polaren Spongioblastome, die teilweise auch unter den Bezeichnungen Gliomyxom, Myxosarkom, Oligodendrozytoma fusicellulare und zentrales Neurinom bekannt sind — übrigens nicht zu verwechseln mit dem Spongioblastoma multiforme der älteren Nomenklatur — stellen eine festumschriebene Gruppe dar. Ihr Anteil an den Hirngeschwülsten überhaupt liegt bei 6 bis 7% (Dia 1). Sie sehen hier eine Zusammenstellung von Makrobildern, die die Vorzugsitze der Spongioblastome veranschaulichen. Am häufigsten wachsen sie im Cerebellum als sogenannte Kleinhirnastrozytome; eine weitere Gruppe findet man oberhalb der Chiasmaplatte, dem Chiasma selbst oder dem Fasciculus opticus. Seltener findet man sie im Hypothalamus, an der Außenwand der Seitenventrikel, im Aquädukt, im 4. Ventrikel und im Rückenmark als Stiftgliome.

Wir möchten nun heute Ihre Aufmerksamkeit auf eine neue Gruppe — die der Spongioblastome im Thalamus und Mittelhirn — lenken. Trotzdem wir bisher nur über fünf Fälle verfügen, möchten wir auf Grund deren gemeinsamen Merkmalen an eine Geschwulsteinheit denken.

Dia 2. Besser als jede Beschreibung werden Ihnen die zwei Bilder die anatomischen Verhältnisse bei diesen Tumoren demonstrieren.

Hier handelt es sich um den Fall 3, die anderen Fälle verhalten sich im wesentlichen gleich. Sie sehen an dem Frontalabschnitt in der Gegend des rechten Thalamus bzw. seiner Umgebung eine zystische Geschwulst. Wie der Mittelhirnschnitt zeigt, hat die Geschwulst hauptsächlich die Haube und das Vierhügelgebiet infiltriert. Diese Infiltration steht in direktem Zusammenhang mit der des Thalamus und führt zu einer Auftreibung der durchwachsenen Strukturen, was in diesem Gebiet zum mechanischen Verschluß des Aquäduktes und damit zur Erweiterung der vorgeschalteten Liquorräume führt. Die Hirnkammern können sich allerdings nur dort, wo sie nicht durch den Tumor komprimiert werden, ausweiten. Meist obliteriert der 3. Ventrikel ganz oder teilweise unter Verschiebung nach der gesunden Seite. Auf den gleichseitigen Seitenventrikel wird von unten her ein Druck ausgeübt, der in der Regel dessen Volumen im Bereich der Cella media vermindert, insbesondere dann, wenn, wie in anderen Fällen, die Neubildung etwas weiter nach kranial und lateral, also in die Stammganglien, reicht.

Dia 3. Als Beispiel sehen Sie hier das Ventrikulogramm des Falles 2, in dem sich ein Füllungsdefekt im Bereich der Cella media und des Trigonums darstellt, der sich hinten apfelgroß vorwölbt. Auch das Temporalhorn ist in seinem Anfangsteil von oben her bogenförmig eingeengt. Infolge der mehr oder weniger starken Volumenzunahme des Gehirns kann man die verschiedensten Auswirkungen des Hirndruckes beobachten.

Um Ihnen langwierige Aufzählungen zu ersparen, habe ich die Einzelheiten der klinischen Bilder auf einer Tabelle stichwortartig zusammengestellt. Dia 4. Wie sie erkennen, werden vorwiegend jugendliche Menschen befallen, was ungefähr dem Altersgipfel der Spongioblastome im Mittelhirn entspricht. Die Bevorzugung des männlichen Geschlechtes läßt sich wohl bei der geringen Zahl nicht verwerten. Auffallend war die verhältnismäßig kurze Anamnese, insbesondere bei den jüngsten Patienten, die auch als Erstsymptome vorwiegend Hirndruckerscheinungen boten. Während die älteren mit etwas längerer Vorgeschichte zuerst an Ausfallserscheinungen seitens der langen Bahnen erkrankten. Eine sichere Erklärung für dieses differente Verhalten läßt sich schwer geben, auch nicht durch histologische Untersuchung. Sehr monotone Ergebnisse zeigte der neurologische Befund. Immer standen Hirndruckzeichen — Kopfschmerzen, Erbrechen, Schwindel usw. — und Hemiparesen, zusammen mit Hirnnervenlähmungen, im Vordergrund. Ausgesprochene extrapyramidale Zeichen konnten wir nie beobachten. Auf der Leeraufnahme sah man Auswirkungen eines zum Teil seit längerer Zeit bestehenden Hirndruckes, vermehrte Impressiones digitatae, Erweiterung der Sella, Entkalkung des Dorsums, je einmal eine Atrophie der Pyramidenspitze und eine runde Verschattung im Mittelhirn (Dia 5). Beachten Sie auf diesem Diapositiv den erbsgroßen Kalkschatten in der Medianlinie, der einem Verkalkungsherd im Mittelhirn entspricht. In dem Ventrikulogramm stellten sich der Hydrocephalus in den ersten drei Kammern und in drei Fällen die Kontur der Tumoren, wie das dritte Diapositiv zeigte, dar. Die Angiographie ließ einen raumverdrängenden Prozeß mediobasal erkennen, die sylviische Gruppe war angehoben, in der kapillären Phase erschien das Parietalgebiet gefäßarm.

Natürlich kann die Kennzeichnung der Spongioblastome im Bereiche des Thalamus und des Mittelhirns als eine in ihren Erscheinungen signifikante Gruppe nur unvollständig und vorläufig sein. Immerhin glaubten wir doch auf diese Gruppe hinweisen zu sollen, da als Therapie der Wahl die *Torkildsen*-Drainage in Frage kommt.

Aus der Chirurgischen Universitätsklinik Graz (Vorstand Prof. Dr. *F. Spath*).

Zur Pathogenese der cerebralen Arachnoideacysten.

Von

F. Heppner.

Der wichtigste Motor für die Liquorbewegung im Subarachnoidealraum ist bekanntlich der Puls der Hirnarterien. Die A. basilaris schiebt den Liquor entlang der Brücke nach den basalen Zisternen und die Ausläufer des Circulus arteriosus befördern ihn von hier aus weiter durch die Sylviische Fissur, durch die Cisterna ambiens und entlang des Balkens an die Oberfläche des Großhirns. Dort verteilt er sich mit den Aufästelungen der Piaarterien und wird schließlich durch deren Pulswellen portionsweise in die Virchow-Robinsonschen Räume geschoppt. — Stellt sich auf diesem Weg ein totales Hindernis entgegen, so resultiert ein Hydrocephalus; wird nur ein Seitenarm des Liquorstrombettes eingedämmt, so kann er sich zur Arachnoideacyste ausweiten. 100.000 Pulsschläge pro Tag trommeln gegen das Hindernis und ebenso viele Liquorwellen rennen dagegen an. Die Narbe weicht nicht, sie dehnt sich nur, die Leptomeninx proliferiert, was nachgibt, ist das Hirngewebe — und so arbeiten sich allmählich in dessen Inneres cystische Gebilde, die je nach Region ungewöhnliche Größe erreichen können.

In dieser Weise werden die bekannten Cysten vor dem Foramen Magendii durch die A. cerebelli post. inf., die des Kleinhirnbrückenwinkels durch die A. cerebelli sup. aufgeblasen. Die A. cerebri post. ihrerseits pumpt Cysten auf, die sich sanduhrförmig um den Tentoriumrand blähen. Blockade perivaskulärer Räume über den Konvexitäten führt zur Entstehung jener Gebilde, wie Sie hier eines sehen (Farbphoto 1): Eine gänseeigroße Cyste im parietalen Marklager. Nach Wegnahme ihrer leptomeningealen Wand sah sie so aus (Farbphoto 2). Ursache der örtlichen Liquorblockade war ein olivengroßes Meningeom (Abb. 3), dessen Durafuß hier umschnitten ist. Die von der Mantelkante unter dem Tumor ins Gehirn ziehenden Gefäße sind deutlich zu erkennen.

Besonders groß waren zwei Liquorcysten in dem folgenden Fall (Bild 4), wo sie sich von einem median gelegenen Stirnhirngliom entwickelt hatten. Der die Falx durchwachsende Tumor ist hier angeschlungen und weitgehend ausgelöst. Von seiner Nachbarschaft ausgehend, haben sie fast das gesamte frontale Marklager verdrängt und sich beiderseits bis lateral des Nucleus caudatus ausgedehnt.

Ungewöhnlich ist die Entwicklung von Arachnoideacysten in den Türkensattel hinein, offenbar als Komplikation einer Arachnitis optochiasmatica. Sie sehen hier das Röntgenbild eines solchen Falles. Bei der Operation fand sich an Stelle des Diaphragma sellae sklerotische Arachnoidea, bei deren Inzision sich klare Flüssigkeit aus der Sella entleerte. Diese selbst erwies sich als erweitert und enthielt eine kleine abgeplattete und gegen das Dorsum gedrängte Hypophyse (Abb. 5). Ein weiteres Beispiel ist hier zu sehen (Abb. 6), wo Prof. *Hofer* transethmoidal vorging und einen analogen Befund erhob.

Man darf sagen, daß die Entstehung der cerebralen Arachnoideacysten wert ist, studiert zu werden, da sich hieraus interessante Einblicke in örtliche liquordynamische Verhältnisse und vielleicht auch neuere Deutungen der sogenannten cystischen Astrocytome ergeben mögen. Die Liquorcysten kommen auch intrasellär vor und vermehren die expansiven Prozesse der Hypophysenregion um eine Variante. Dieser letztgenannte Umstand ist kaum bekannt oder wenig beachtet, weshalb ich mir diesen Hinweis erlaubt habe.

Aus der Chirurgischen Universitätsklinik Graz (Vorstand Prof. Dr. *F. Spath*).

Die anticholinerge Behandlung des gedeckten Hirntraumas.

Von

F. L. Jenkner.

Die Behandlung des gedeckten Hirntraumas mit anticholinergen Substanzen ist sehr jungen Datums und geht auf experimentelle Untersuchungen von *Bornstein* und anderen zurück, die im Liquor cerebrospinalis von Hirnverletzten Acetylcholin nachweisen konnten und die im Tierexperiment durch Gaben von Atropin alle durch das Trauma gesetzten Veränderungen günstig beeinflussen konnten. Als erster hat *Ward* Atropin am Menschen mit recht gutem Erfolg angewandt, er konnte allerdings feststellen, daß dieses Mittel nicht die geeignete Substanz für klinische Verwendung ist, da es beim Menschen nicht in geeignet hohen Dosen gegeben werden kann. Der Referent hat daher im physiologischen Laboratorium von *Ward* verschiedene bekannte und auch neue anticholinerge Substanzen auf ihre spezifische Wirkung beim Schädeltrauma untersucht und die so ausgewählten Mittel mit günstiger Wirkung unter EEG-Kontrolle Patienten mit frischen Hirntraumen intravenös verabreicht, um zu sehen, ob die im Experiment am Tiere gewonnenen Erfahrungen auf den Menschen übertragen werden können. Diese Untersuchungen, über die schon an anderer Stelle berichtet wurde, haben Anlaß zu einer klinischen Erprobung der anticholinergen Substanzen gegeben, über deren Ergebnisse hier berichtet werden soll.

Tägliche neurologische Untersuchungen sowie genaue Aufzeichnungen über die subjektiven Beschwerden der Patienten während des Krankenhausaufenthaltes und bei Nachuntersuchungen wurden bei 276 Patienten durchgeführt. Zum Vergleich der Wirkung der Therapie mit anticholinergen Substanzen mit der bisherigen Therapie wurde eine Gruppe von Patienten konventionell behandelt und eine weitere Gruppe von Patienten völlig unbehandelt gelassen. Als anticholinerge Substanzen wurden verwendet: Das Scopolamin, welches aber in 10% der Fälle psychische und auch motorische Unruhe verursachte und deshalb verlassen wurde. Scopodystal, das ist ein Mischpulver einer deutschen Firma, welches auch Scopolamin enthält, doch dessen Nebenwirkung nicht zeigt. Diparcol, ein bekanntes französisches Präparat, das auch in Lizenz von einer deutschen Firma erzeugt wird. Pagitane, ein amerikanisches Präparat, und noch zwei unbenannte Versuchspräparate, die uns hier nicht interessieren sollen.

Tab. 1. *Anzahl der behandelten Fälle.*

Angewandte Therapie	Zahl
Keine	28
Konventionell	36
Scopolamin	29
Scopodystal	37
Diparcol (= Latibon)	59
Pagitane Hydrochlor	28
(1) experimentelles Mittel	30
(2) experimentelles Mittel	29
Insgesamt	276

Es konnte nun folgendes beobachtet werden: die anticholinerg behandelten Patienten verloren, falls eine Commotio cerebri vorlag, die subjektiven Beschwerden bereits nach 2 bis 3 Tagen. Lag eine Contusio cerebri vor, so waren die Patienten in der Mehrzahl der Fälle nach 4 bis 6 Tagen beschwerdefrei. War eine längerdauernde Bewußtlosigkeit vorhanden, so ließ sich diese durch anticholinerge Therapie wesentlich verkürzen, in den meisten Fällen kehrte das Bewußtsein nach einer intravenösen Injektion schlagartig zurück. Auch kann die Bettruhe unter anticholinerger Therapie auf etwa ein Drittel der bei konventioneller Behandlung nötigen herabgesetzt werden, ohne daß irgendwelche subjektiven Beschwerden auftreten oder objektiv eine Verschlechterung feststellbar wäre. Nicht nur bei frischen Schädelhirntraumen, auch beim postcommotionellen Syndrom ist die Wirkung der anticholinergen Substanzen ausgezeichnet. So konnte bei schwersten Verwirrtheitszuständen, die sich bei 3 Patienten im Laufe eines halben bis eines Jahres nach dem Trauma langsam eingestellt hatten, und die zu der Einweisung an die chirurgische Klinik unter der Verdachtsdiagnose eines subduralen Hämatoms führten — nach Ausschluß eines solchen — die Rückbildung der Verwirrtheit unter anticholinerger Therapie innerhalb von einer Woche beobachtet werden. Die Dosierung dieser Heilmittel ist individuell sehr verschieden und abhängig vom Alter des Patienten und der Schwere des Traumas gewesen.

Ein Vergleich der einzelnen anticholinergen Substanzen untereinander zeigte das Diparcol als das Mittel mit bester Wirkung bei schweren und mittelschweren Fällen; Pagitane ist mindestens ebenso wirksam, doch bei uns nicht im Handel erhältlich. Scopodystal (wie auch die Versuchspräparate) sind bei leichteren und leichtesten Traumen von bester Wirksamkeit. Das Scopolamin ist wegen der erwähnten Nebenwirkungen zur Therapie ungeeignet.

Zusammenfassend kann gesagt werden, daß an 276 Personen die klinische Wirkung anticholinerger Substanzen untersucht wurde. Diese Heilmittel haben sich als eine wertvolle Bereicherung der Therapie des gedeckten Hirntraumas erwiesen und eine Erprobung auf breitester Basis erscheint angezeigt.

Aus der Neurologisch-Neurochirurgischen Klinik der Freien Universität Berlin
(Direktor: Prof. Dr. *A. Stender*).

Die operative Indikation bei spinaler Mangeldurchblutung.

Von

W. Bartsch.

Für die Entwicklung der spinalen Mangeldurchblutung mit den neurologischen Ausfällen einer sensiblen und motorischen Querschnittssymptomatologie sind *drei Faktoren* von entscheidender ursächlicher Bedeutung:

1. Eine *anatomische* Variante des Rückenmarkkreislaufs. Diese relativ häufige, anatomische Besonderheit besteht nach den Untersuchungen von *Kadyi* darin, daß nur eine extrem kleine Zahl von größeren Vorderwurzelarterien an der Gefäßversorgung des cervikalen Rückenmarkabschnittes beteiligt ist.

2. Ein *mechanisches* Kausalmoment in Form einer dorsolateralen, dorsomedialen Bandscheibenprotrusion oder reaktiver Knochenveränderungen im Bereich der HWS. Diese Skelettveränderungen können in Höhe der zufließenden Arterie oder Arterien zu einer vegetativ-vasalen Irritation führen und damit zum Ausgangspunkt gefäßreflektorischer Mechanismen werden, die das gesamte spinale Versorgungsgebiet der Vertebralarterien in die Störungen einbeziehen.

Zu einer spinalen Mangeldurchblutung wird es aber erst dann kommen, wenn als

3. Moment eine latente oder klinisch bereits nachweisbare *Kreislaufinsuffizienz* vorliegt, die die Kompensationsfähigkeit des Gefäßsystems am Rückenmark herabsetzt.

Diese pathogenetische Auffassung macht nicht nur die Entstehung einer spinalen Mangeldurchblutung verständlich, sondern sie weist außerdem auf die therapeutischen Möglichkeiten des Leidens hin.

Die *konservative* Behandlung ist auf eine medikamentöse (Hydergin) Beeinflussung der pathologischen Kreislaufverhältnisse am

Rückenmark ausgerichtet, d. h. auf eine Unterbrechung der gefäßreflektorischen Mechanismen bei gleichzeitiger Steigerung der spinalen Durchblutung.

Die Notwendigkeit einer *operativen* Intervention liegt dann vor, wenn die als Irritationsfokus anzusprechende Bandscheibenprotrusion so *mobil* ist, daß sie unter statischer Belastung ständig erneut gefäßreflektorische Störungen erzeugt.

Diese Situation drückt sich klinisch in zwei Beobachtungen aus:

1. Nur beim Vorhandensein einer mobilen, dorsolateralen Bandscheibenprotrusion schildern die Patienten neben dem spinalen Beschwerdekomplex einen absolut therapieresistenten, auf das Areal einer Nervenwurzel begrenzten, radikulären Schmerzzustand im Schulter-Arm-Bereich.

2. Die spinale Symptomatologie kann sich unter medikamentösen Maßnahmen völlig zurückbilden, um jedoch nach der geringsten körperlichen Belastung infolge der mobilen Protrusion stets erneut zu rezidivieren.

Hier ist eine operative Indikation angebracht, indem man entweder die Protrusion entfernt — falls lockeres, entfernbares Bandscheibengewebe überhaupt vorhanden ist — oder die Ligamenta denticulata durchtrennt und damit eine mechanische Entlastung der vasalen und nervalen Elemente unterstützt.

Der operative Eingriff kann aber nur dann erfolgreich sein, wenn die neurologischen Ausfälle noch weitgehend durch funktionelle Störungen und nicht bereits durch massive strukturelle Schäden des Rückenmarkparenchyms bedingt sind. Die Frühdiagnose der spinalen Mangeldurchblutung ist also ausschlaggebend für die operative Indikation.

Aus der Neurochirurgischen Klinik der Universität Freiburg im Breisgau
(Direktor: Prof. Dr. *T. Riechert*).

Reaktionen des hämatopoetischen Systems bei gezielten Hirnoperationen*.

Von

F. Mundinger und **K. L. Scholler.**

Mit 3 Textabbildungen.

Bei stereotaktischen Eingriffen am menschlichen Gehirn wird vielfach als Nebenerscheinung eine sehr eindrucksvolle vegetative Symptomatik beobachtet. So kann es unter anderem zu Erbrechen, kurzdauernden Atem-, Blutdruck- und Pulsschwankungen sowie zu plötzlichen Schweißausbrüchen, insbesondere bei intensiven Reizungen und ausgedehnten Hochfrequenzkoagulationen, kommen. Da nun auch im Blutbild eine vegetative Funktion vorliegen muß, die — wie *F. Hoff* [6] bereits 1928 sagte — zentralnervös reguliert wird, anderseits das Blut — nach *Schilling* [10] — ein absolut regulierter Körperbestandteil wie jedes andere Organ ist, lag es nahe, die Blutzusammensetzung und die morphologischen Veränderungen bei gezielten Eingriffen in den verschiedensten subkortikalen Substraten näher zu untersuchen.

Das bisher vorliegende Schrifttum berichtet über Blutbildverschiebungen durch Geschwülste *(Simmel* [11]*)*, verursacht durch Eingriffe am Liquorsystem (*Ginzberg* und *Heilmeyer* [1a, b]; *Hoff* und *Linhardt* [5, 6]; *Rosenow* [9] u. a.), offene Hirnoperationen *(Kodolny* [7]*)* und besonders durch tierexperimentelle Reizungen und Ausschaltungen der Stammganglien und des Hypothalamus (*Aburaja, Hajashida* [2a, b]; *W. R. Hess* [4], *Wespi* und *Waldvogel* [12, 13]).

Wir haben deshalb bei bisher 28 Patienten die Veränderungen des weißen und roten Blutbildes zum Teil mit Retikulozytenzählung im Abstand von 30 bis 40 Minuten, während und nach stereotaktischen Eingriffen mit dem Zielgerät von *Riechert* und *Wolff*, kontrolliert.

---

* Nach einem Vortrag auf dem Kongreß der Deutschen Gesellschaft für Neurochirurgie, Bad Ischl, 7. bis 11. September 1954.

Es handelte sich hierbei um gezielte Leukotomien (Cingulotomien, Gyrus-rectus-Mark-Koagulation, frontothalamische Unterbrechungen), um Fornicotomien, Thalamotomien und um Hypophysenkoagulationen. Alle Patienten waren in potenzierter Narkose, so daß eine weitgehende Stabilisierung der Blutzusammensetzung zu erwarten war, wie unsere Voruntersuchungen zeigten. Die Rei-

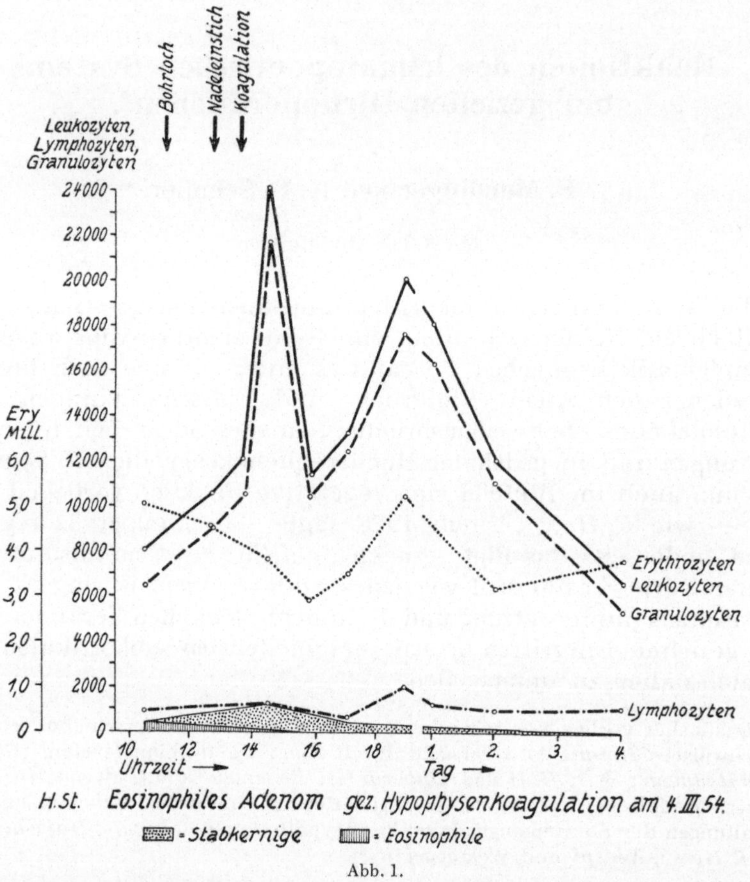

Abb. 1.

zung erfolgte durch Thyratronentladungen, zum Teil bis 100/sec., die Koagulation mit Hochfrequenzströmen.

Bei allen Blutbildkurven fällt nun auf, daß bereits wenige Minuten nach dem Eingriff, sei es am Liquorsystem oder an den Stammganglien z. B., ganz erhebliche morphologische Veränderungen auftreten. Im folgenden seien drei charakteristische Kurvenverläufe herausgegriffen.

In der Kurve 1 kommt es unmittelbar nach der Koagulation zu einer Granulozytose, ein zweiter Anstieg tritt zirka 5 Stunden später auf. Letzterer ist der *Schilling*schen „Heilphase" gleichzusetzen und entspricht auch den Untersuchungen von *Heilmeyer*[3] und *Rombach*[8]. Wir konnten ihn ebenfalls in fast allen unseren Fällen beobachten.

Bei der Kurve 2 zeigt sich zunächst direkt nach der Encephalographie der bekannte Granulozytenanstieg mit relativer Lymphopenie. Auffällig jedoch ist der

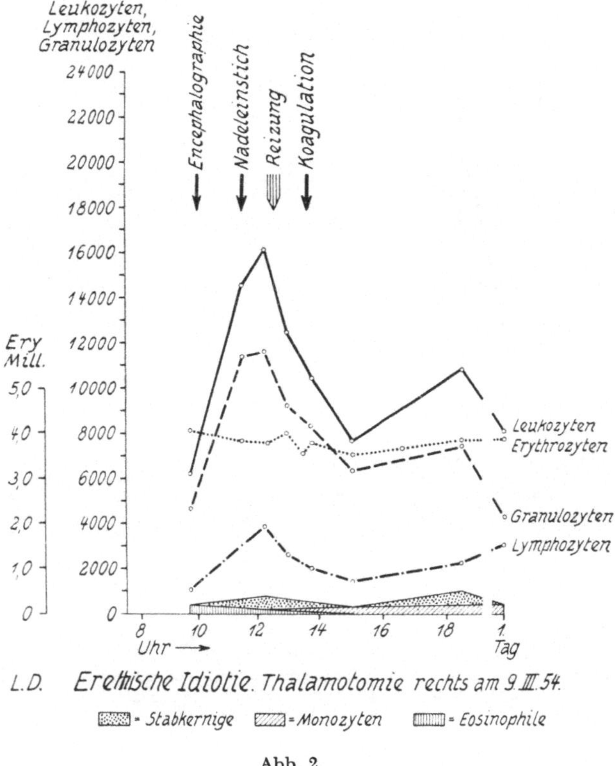

Abb. 2.

nachfolgende Granulozyten- und Lymphozytensturz sowohl unmittelbar nach den Reizungen als auch nach den Koagulationen im Thalamus.

Koagulationen im Fornixschenkel führen wiederum zu einem Abfall der Zellelemente, wie die Kurve 3 veranschaulicht.

In allen 3 Fällen verschwinden die Eosinophilen.

Die morphologischen Änderungen treten also minutiös empfindlich auf, ohne daß zunächst ein Zusammenhang zwischen Eingriffsart, Lokalisation und Reaktionsweise des hämatopoetischen Systems ersichtlich wird. Vergleicht man jedoch die Blutbildveränderungen mit den jeweils vorangegangenen Eingriffen (z. B.

Trepanation, Koagulation usw.), so kann man verschiedene immer wiederkehrende Reaktionsformen unterscheiden, die auf Grund ihrer überwiegenden Häufigkeit den einzelnen Eingriffsarten zugeordnet werden können:

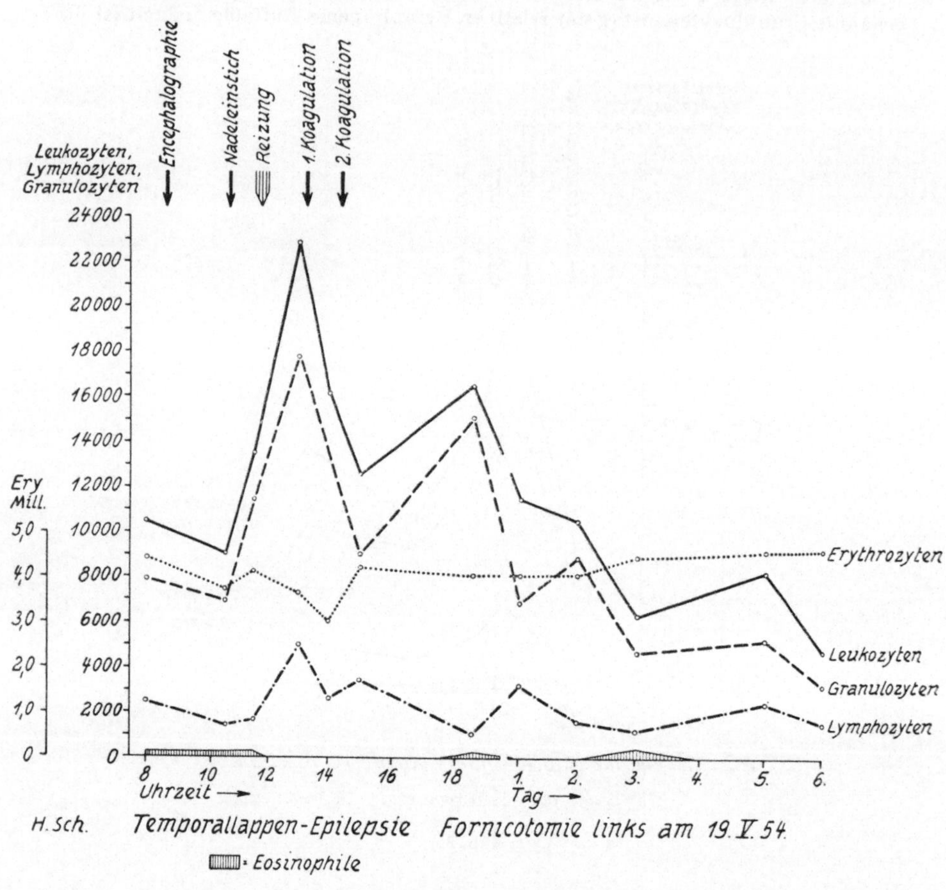

Abb. 3.

Erster Reaktionstyp: Leukozytose der myeloischen Reihe mit relativer oder absoluter Lymphopenie und *Abfall* der Erythrozyten. Er wird vorwiegend nach Anlegen von Trepanationslücken und nach Encephalographien gefunden. Für den Erythrozytenabfall kann der Blutverlust allein nicht zur Erklärung herangezogen werden.

Zweiter Reaktionstyp: Leukozytose der myeloischen Reihe mit relativer oder absoluter Lymphopenie und *Anstieg* der Erythrozyten. Er tritt in unseren Fällen zugleich mit einem Retikulozytenanstieg ausnahmslos nach Hypophysenkoagulationen auf, ferner überwiegend nach Einführen der Zielnadel ins Gehirn.

Dritter Reaktionstyp: Leukopenie mit relativer oder absoluter Lymphopenie und *Abfall* der Erythrozyten. Diese Reaktionsform verteilt sich vorwiegend auf Reizungen und Koagulationen im Thalamus und seiner nächsten Umgebung.

Vierter Reaktionstyp: Leukopenie mit relativer oder absoluter Lymphopenie und *Anstieg* der Erythrozyten. Auch er wird nach Eingriffen an den Stammganglien gefunden.

Aus diesen Beobachtungen können wir vorläufig schließen:

1. Bei allen indirekt und indifferent wirkenden vegetativen Reizen erfolgt eine relativ geordnete Reizbeantwortung von seiten des zentralnervösen Koordinationssystems in Form des ersten und zweiten Reaktionstyps, dies in Parallele zur ersten Phase von *F. Hoff* [5] mit einer Sympathicus-Erregung oder der ergotropen Phase von *W. R. Hess* [4]. Die Unterscheidung zwischen den beiden Reaktionsformen ist durch die Reizintensität und bei den Hypophysenkoagulationen durch die Anzahl und Stärke der Koagulation bedingt.

2. Bei elektrischen oder thermischen Reizen im Thalamus und den benachbarten Substraten kommt es durch die unkontrollierbare Wirkung der Stromschleife und die thermische Durchflutung zu einer unspezifischen Irritation der basalen Kerne mit den abnormen Reaktionsformen des dritten und vierten Reaktionstyps, ohne daß in unseren Fällen lokalisatorische Schlüsse gezogen werden können. Wir deuten den Sturz der Zellelemente gleichsam als eine Alarmreaktion, als Ausdruck eines — wenn auch nur passageren — intensiven Einbruchs in die koordinativen Leistungen der regulatorischen Steuerung der morphologischen Blutzusammensetzung. Dies weist uns darauf hin, daß man mehr als bisher auf eine kontrollierte Reizung und insbesondere auf eine reizfreie Koagulation achten muß, wenn man ernstere vegetative Störungen vermeiden will.

Literatur.

1 a *Ginzberg, R.*, und *L. Heilmeyer*, Die zentralnervöse Regulation des Blutes. Arch. Psychiatr. (D.) *97* (1932), 719—782. — 1 b. *Ginzberg, R.*, und *L. Heilmeyer*, Reticulozyten und die zentralnervöse Regulation des Blutes. Klin. Wschr. *11* (1932), 1991—1992. — 2 a. *Hajashida*, J. Kumamoto med. Soc. (Jap.) *11* (1935). — 2 b. *Hajashida*, J. Kumamoto med. Soc. (Jap.) *12* (1936). — 3. *Heilmeyer, L.*, Die Leukozytenregulation. Handb. inn. Med. II. Springer, Göttingen, 1942, 361 bis 379. — 4. *Hess, W. R.*, Das Zwischenhirn und die Regulation von Kreislauf und Atmung. Thieme, Stuttgart, 1938, 1—127. — 5. *Hoff, F.*, Klinische Probleme der vegetativen Regulation und der Neuropathologie. Thieme, Stuttgart, 1952, 1—40. — 6. *Hoff, F.*, und *v. Linhardt*, Über die zentralnervöse Regulation des Blutes (III). Z. exper. Med. *63* (1928), 277—297. — 7. *Kodolny, J.*, J. Labor. a. clin. Med. (Am.) *14* (1929). — 8. *Rombach, O.*, Blutbildveränderungen bei neurochirurgischen Eingriffen. Inaug.-Diss., Freiburg, 1950, 1—78. — 9. *Rosenow, G.*, zit. n. *G. Dennecke*, Gibt es ein hämopoetisches Zentrum im Gehirn? Münch. med.

Wschr. *83* (1936), 636—639. — 10. *Schilling, V.*, Diskussionsbemerkung. Verh. Kongr. inn. Med. *38* (1926), 170. — 11. *Simmel, R.*, Über das striäre Blutsyndrom bei einem Fall von schwerer Chorea minor. Münch. med. Wschr. *78* (1931), 660—661. — 12. *Wespi, H.*, Blutbefunde bei Zwischenhirnreizung. Fol. haemat. (D.) *68* (1944), 176—182. — 13. *Wespi, H.*, und *H. Waldvogel*, Beeinflussung des Blutbildes durch herdförmige Elektrokoagulation im Hypothalamus. Helvet. med. Acta *14* (1947), 490—501.

Aus der Neurochirurgischen Klinik der Universität Köln (Prof. Dr. *W. Tönnis*) und dem Max-Planck-Institut für Hirnforschung, Abteilung für Tumorforschung und experimentelle Pathologie (Prof. Dr. *W. Tönnis*).

Die Bedeutung der Serienangiographie für die Artdiagnose der Großhirngeschwülste.

Von

W. Tönnis.

Mit 13 Textabbildungen.

Die bisher im Schrifttum niedergelegten Ergebnisse der angiographischen Diagnostik der Großhirngeschwülste betreffen vorwiegend rein morphologische Feststellungen, d. h. sie erstrecken sich auf die Beobachtung von Verlagerungen von Arterien und Venen sowie pathologisch-anatomischen Veränderungen an den Tumorgefäßen. Daneben finden wir zahlreiche Einzelbeobachtungen funktioneller Phänomene in vielen Arbeiten, z. B. bei *Hemmingson, Krayenbühl, Lima, Schurr* und *Wickbom* u. a. Da eine systematische Bearbeitung dieser Einzelbeobachtungen an einem größeren Krankengut bisher fehlt, so erschien es verlockend, die kreislaufpathologischen Erkenntnisse, die wir an Hand von 1500 Serienangiographien bisher gewinnen konnten, einmal auf ihren differentialdiagnostischen Wert zu prüfen. Insbesondere sollen hierbei der Tumorkreislauf und der Hirnkreislauf gesondert betrachtet werden, um ihre gegenseitigen Beziehungen in ihrer Bedeutung für die Diagnostik einmal klar herauszustellen.

Gehen wir von einer kurzen Überlegung aus, welcher Art wohl diese pathophysiologischen Kreislaufphänomene sein könnten, so bietet sich als Modellfall sofort an: *das arteriovenöse Angiom.* Seit der Monographie mit *Bergstrand* und *Olivecrona* ist uns das eigentümliche Verhalten des Angiomkreislaufes zum Hirnkreislauf bekannt. Auf die Ähnlichkeit dieser Verhältnisse mit denen beim Glioblastoma multiforme wurde 1936 hingewiesen. In diesen beiden Beobachtungen sind schon die wesentlichsten kreislaufpathologischen Feststellungen enthalten.

1. Tumorkreislauf und Hirnkreislauf *ohne* intrakranielle Drucksteigerung (Angiom) und

2. Tumorkreislauf und Hirnkreislauf *mit* intrakranieller Drucksteigerung (Glioblastom).

Ich habe versucht — nach entsprechenden Diskussionen mit unserem Kölner Physiologen *Max Schneider* — diese verschiedenen Möglichkeiten gegenseitiger Störungen in einem Schema verständlich zu machen (siehe Abb. 1).

Im Bereich der A. cer. ant. ist ein normaler Gefäßabschnitt mit Arterien, Arteriolen, Präkapillaren, Kapillaren, Venolen, Venen und Sinus angenommen worden. Betrachten wir nun die Mittelwerte, so finden wir durch den vorgeschalteten peripheren Widerstand der Präkapillaren und Kapillaren einen Druckabfall von 90 auf 10 mm Hg. Schalten wir im Strömungsbereich der A. cer. med. nun ein arteriovenöses Angiom ein, so finden wir hier andere Verhältnisse. Bekanntlich vermissen wir in dieser Gefäßmißbildung den peripheren Gefäßabschnitt, da Fisteln das arterielle Blut direkt in das venöse System gelangen lassen. Damit fällt auch der periphere Widerstand weg, und die Durchströmungsmenge wird vergrößert. *Shenkin, Spitz, Grant* und *Kety* fanden mit der von *Kety* und *Schmidt* angegebenen gasanalytischen Methode der Hirndurchblutungsmessung an zwei Fällen von arteriovenösem Angiom eine Steigerung der Hirndurchblutung auf das Dreifache. *Bernsmeier* und *Gänshirt* haben diese Tatsache an einem größeren Krankengut der *Bodechtel*schen und unserer Klinik bestätigt.

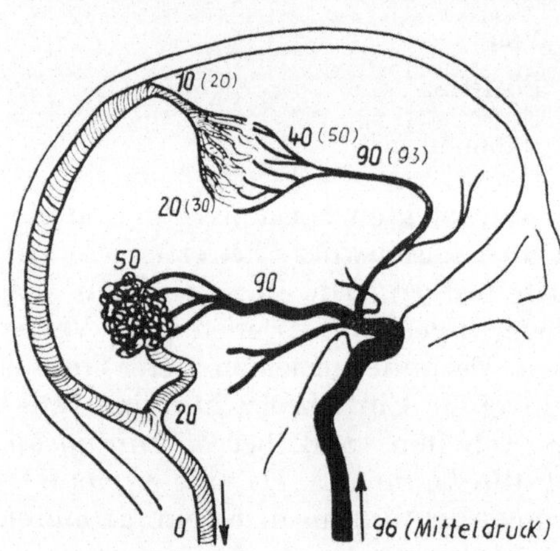

Abb. 1. Schema der Hirndurchblutung bei verschiedenen intracerebralen Prozessen. Nähere Angaben im Text.

Wie nun die serienangiographischen Beobachtungen gezeigt haben, bezieht sich diese raschere Durchblutung aber nur auf das Angiom und nicht auf das Gesamthirn.

Wie steht es nun mit dem Einfluß der intrakraniellen Drucksteigerung? Auch da kann uns das Angiom als Modellfall dienen. In zwei unserer Fälle fand *Gänshirt* bei der *Kety*schen Hirndurchblutungsbestimmung eine verminderte Durchblutung. In beiden Fällen zeigte die Serienangiographie die gewohnte raschere Durchblutung des Angioms. In beiden Fällen zeigte die Stauungspapille wie die Verlagerung der A. cer. ant. nach der Gegenseite die intrakranielle Drucksteigerung an. Die Operation ergab eine ausgedehnte Hirnblutung. Erinnern wir uns der Tatsache, daß der gesteigerte intrakranielle Druck sich ja nur auf das Kapillar- und Venengebiet auswirken kann, da die Arterien wegen des erhöhten Innendruckes und der Wandspannung einer solchen Einwirkung widerstehen können, so ist es ohne weiteres verständlich, daß der beim Angiom erhöhte Venendruck einer Beeinflussung unzugänglich bleibt und damit die gewohnte raschere Durchblutung des Angioms trotz des gesteigerten intrakraniellen Druckes erhalten bleibt.

Hiermit haben wir die wesentlichen Möglichkeiten eines abweichenden Verhaltens zwischen Tumor- und Hirnkreislauf dargestellt. Es fragt sich nun, in welcher Weise sich die einzelnen Geschwulstarten im Angiogramm darstellen und ob sie durch ein unterschiedliches zirkulatorisches Verhalten voneinander abgrenzbar sind.

Zur Serienangiographie benutzten wir das von *Bergerhoff* konstruierte Gerät, das bei diesen mit *Schiefer* und *Udvarhelyi* durchgeführten Untersuchungen seine Feuerprobe bestanden hat. *Bergerhoff* wird zur Technik selber noch zu Worte kommen. Ich darf diese Fragen deshalb hier außer acht lassen und mich allein auf die diagnostische Seite beschränken.

Glioblastoma multiforme.

Für die Artdiagnose des Glioblastoms wurden seit 1936 seine pathologischen Gefäßstrukturen benutzt. Tab. 1 gibt eine Übersicht der Schrifttumsangaben. Unsere eigenen Untersuchungen stützen sich auf 327 Glioblastomfälle mit 118 Gefäßdarstellungen. Das Schrifttum enthält zahlreiche Einteilungen der Glioblastome, die im Grunde alle die gleichen Gesichtspunkte herausstellen (*Lima*, *Lorenz*, *Busch* und *Christensen*, *Wickbom*, *Milletti* u. a.). Wir haben uns mit einer etwas vereinfachten Einteilung begnügt, die einmal die *angiomatösen* Fälle umfaßt, dann die Fälle mit einer *diffusen* Darstellung des Tumors und eine dritte Gruppe *ohne Darstellung* von Tumorgefäßen (Tab. 1).

Auf die interessante Parallele zwischen angiographischem und histologischem Befund wird nachher Herr *Walter* noch besonders eingehen. Sie würde uns im Augenblick zu sehr vom eigentlichen Thema abbringen!

Die Besonderheiten des Tumorkreislaufes sind beim angiomatösen Typ des Glioblastoms denen des arteriovenösen Angioms außerordentlich ähnlich.

Tab. 1. *Arteriographische Artdiagnose des multiformen Glioblastoms (nach Angaben in der Literatur).*

Autor	Jahr	Anzahl arteriogr. unters. Glioblastome	Diagnose Glioblastom in %	Diagnose Maligner Tumor in %	Bemerkungen
Hemmingson	1939	36	64	86	—
Lorenz*	1940	45	53,3	—	—
Engeset	1944	18	78	—	—
Busch	1947	74	ca. 30	—	ca. 64% bei angionekrotischem Typ
List und Hodges	1947	55	40	—	—
Wickbom	1948	167	41	55	in 70% Tumorgefäße nachweisbar
Green und Arana	1948	28	78,5	—	—
Torkildsen	1949	55	ca. 70	—	—
Milletti*	1950	72	52,7	—	—
Philippides	1953	85	50–70	—	Arteriogramm mit Thorotrast
			20	—	Arteriogramm mit Perabrodil
			48	—	Serienangiogramm
Wickbom	1953	243	ca. 48	—	Typ I, II, III

* Krankengut der Neurochirurgischen Universitätsklinik Berlin (Prof. Tönnis).

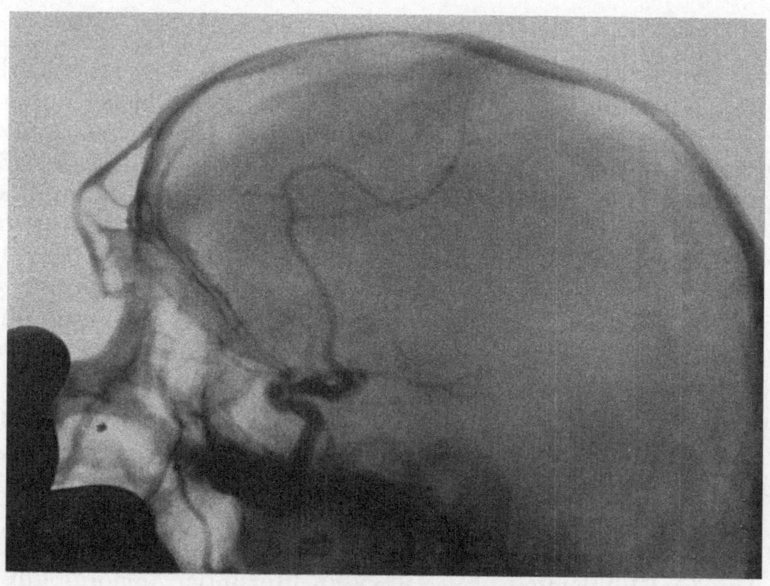

Abb. 2 a.

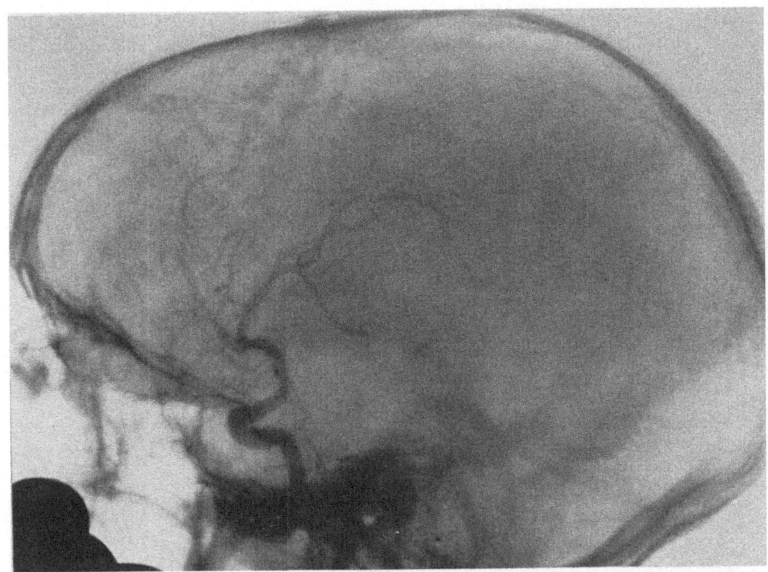

Abb. 2 b.

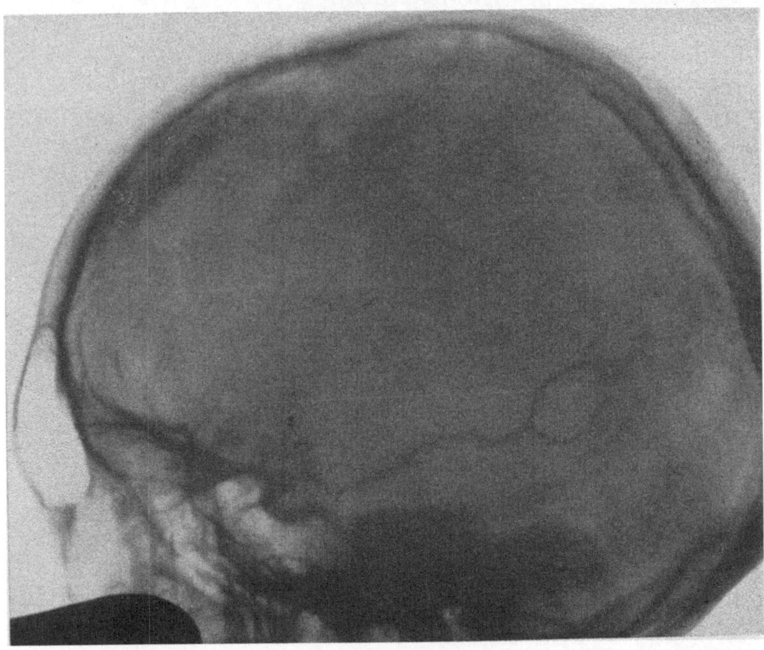

Abb. 2 c.

Abb. 2. Vorzeitige Füllung und Hypertrophie der zum Glioblastom ziehenden Gefäße. Abb. 2 a: A. cer. ant. (Glioblastom links paramedian). Abb. 2 b: A. cer. med. Glioblastom rechts temp.). Abb. 2 c: A. cer. post. (Glioblastom rechts okzip.).

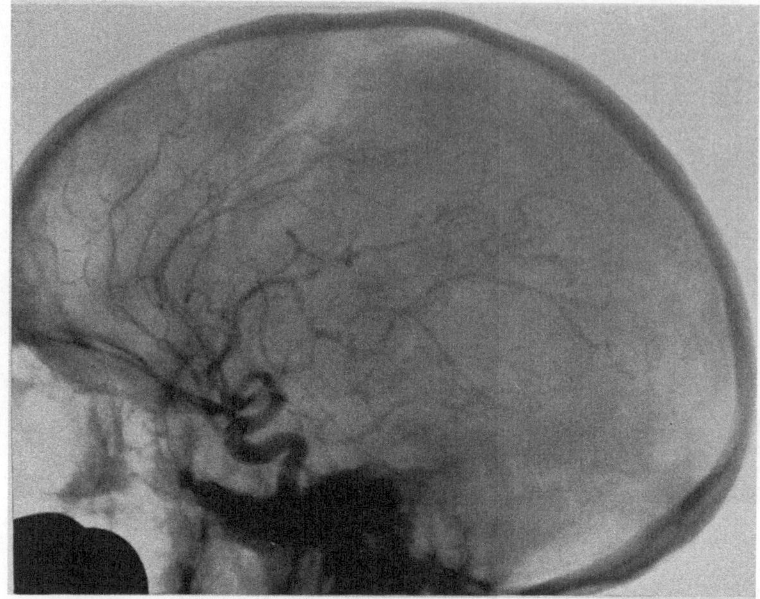

Abb. 3 a. Bild 1.

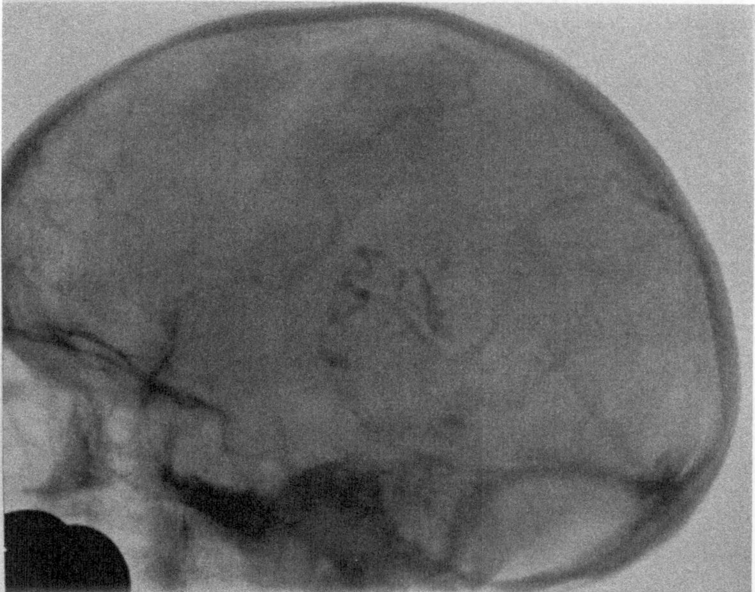

Abb. 3 c. Bild 3.

Abb. 3. Glioblastoma multiforme rechts temporo-okzipital bei einer 53jährigen Frau. Hyper- arteriovenösen Fisteln in der Tumorperipherie. Noch während der arteriellen Phase sind meh- nur noch restliche

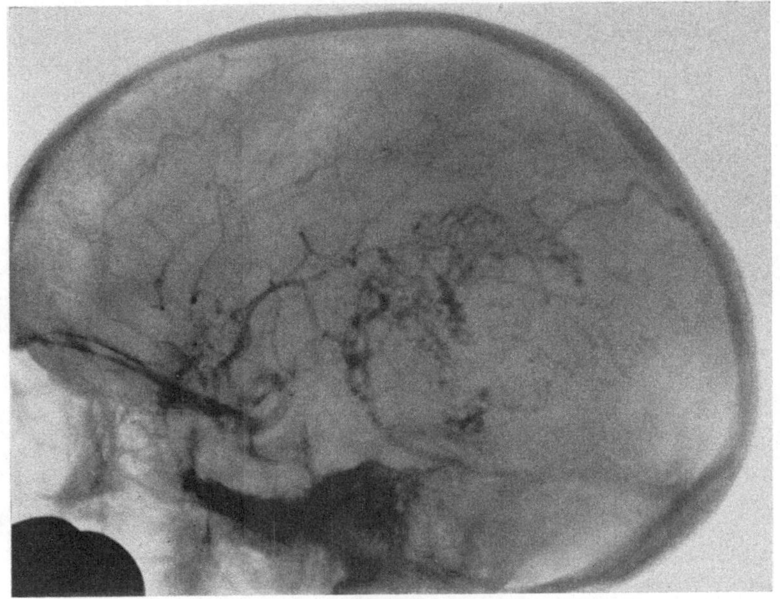

Abb. 3 b. Bild 2.

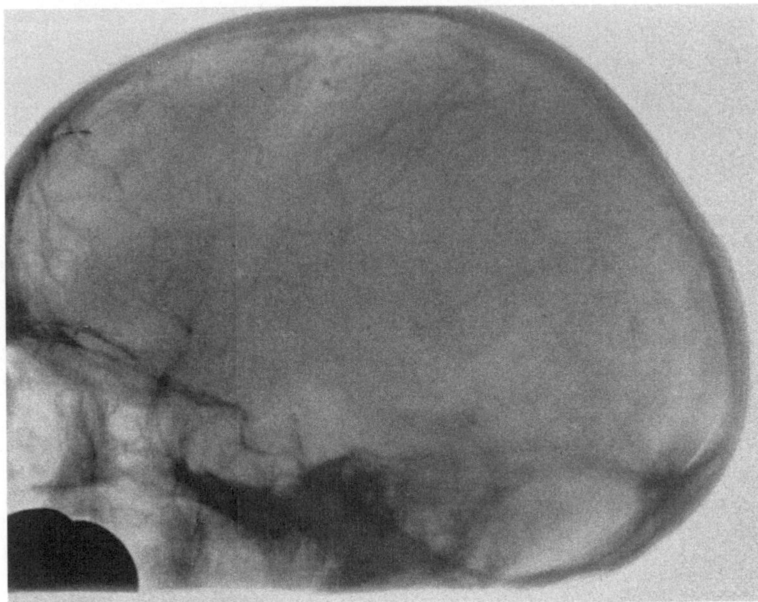

Abb. 3 d. Bild 4.

trophie der zum Tumor ziehenden A. cer. med. Anordnung der pathologischen Gefäße und rere aus dem Tumorgebiet abführende Venen dargestellt (2. Bild). Zu Beginn der venösen Phase Tumoranfärbung.

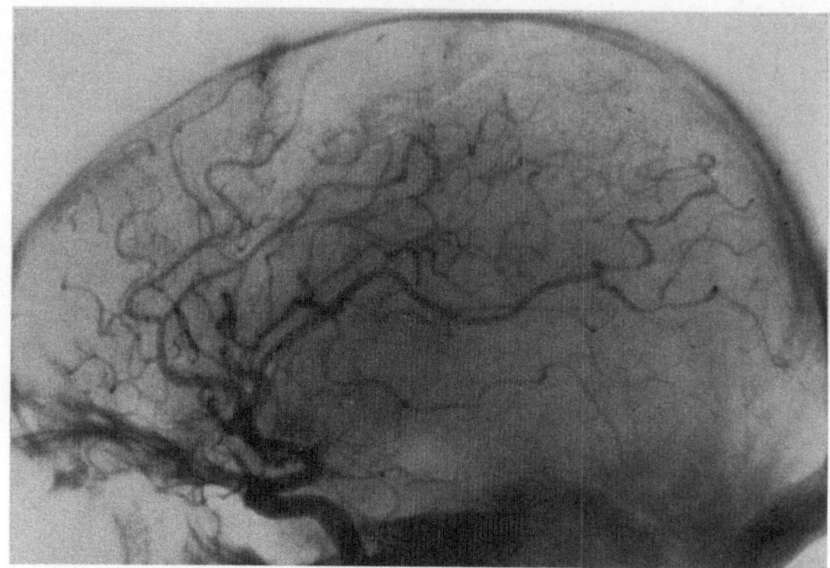

Abb. 4 a.

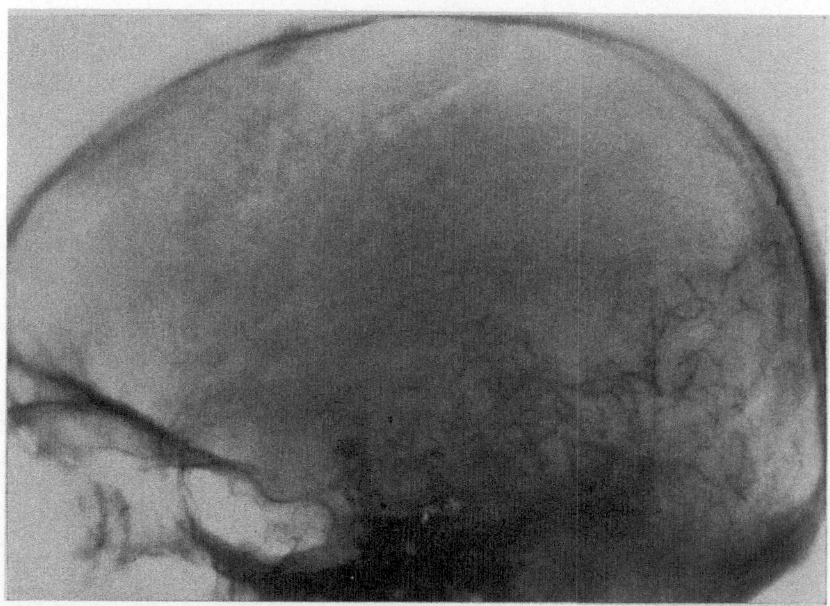

Abb. 4 b.

Abb. 4. Glioblastom im Schläfen- und Hinterhauptslappen. Bei Arteriographie der A. carotis keine Darstellung der A. cer. post. Verlagerung der Sylviischen Gefäßgruppe. Erst bei Füllung der A. vertebralis werden spezifische Tumorgefäße und arteriovenöse Fisteln sichtbar.

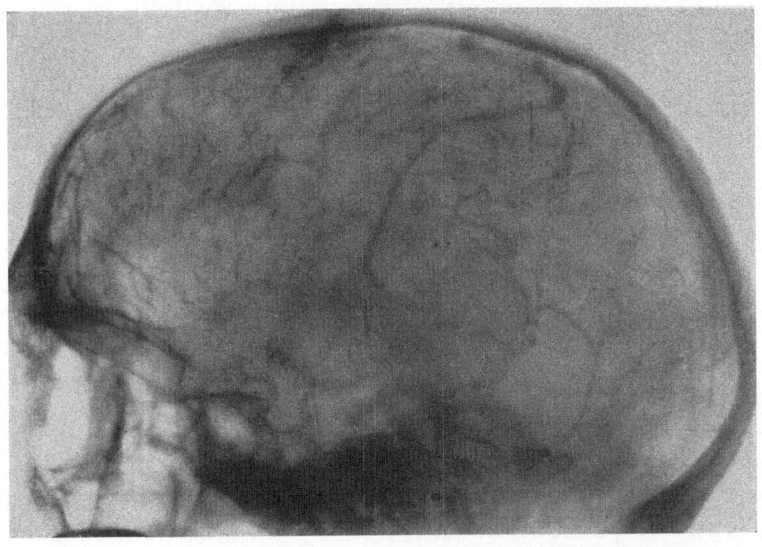

Abb. 5. Angiogramm eines 67jährigen Mannes. Ausgedehntes Glioblastoma multiforme (Gruppe II). Rechts temporale feinfleckige bis diffuse Anfärbung der Geschwulst. In der kapillaren Phase des Gesamthirns finden sich aus dem Tumorgebiet abführende Venen.

1. Vorzeitige Darstellung des arteriellen Zuflusses.
2. Hypertrophie der zuführenden Arterienzweige.
3. Vorzeitige Venendarstellung als Ausdruck des beschleunigten Durchflusses.

Differentialdiagnostisch wichtig erscheint die Beobachtung, daß sich der angiomatöse Teil stets von der äußeren Begrenzung des Tumors her füllt, im Gegensatz vor allem zu den Meningeomen, auf die wir später zu sprechen kommen werden. Erwähnenswert ist ferner noch als Kuriosität die Füllung des angiomatösen Tumors aus benachbarten Gefäßgebieten. Bekannt ist sie bei der Lokalisation parasagittal. Hier ist öfter als man anzunehmen geneigt sein möchte eine Füllung von der anderen A. cer. ant., via A. comm. ant. möglich. Seltener scheint die Füllung eines occipito-temporalen angiomatösen Glioblastoms von der A. vertebralis via A. basilaris und A. cer. post. zu sein (siehe Abb. 4).

Unsere zweite Gruppe der Glioblastome, die nur eine Darstellung des Tumors, nicht aber den angiomatösen Aufbau erkennen läßt, zeigt neben der Kontrastdarstellung immer auch die vorzeitige Venenfüllung, d. h. die raschere Durchblutung des Tumors. Diese Tatsache wird sich uns später bei den gutartigen Oligodendrogliomen und Astrozytomen als differentialdiagnostisch entscheidend wichtiges Merkmal herausstellen.

Bei der dritten Gruppe, bei der wir jede Tumordarstellung vermissen, können wir lediglich aus dem jetzt darzustellenden abwegigen Verhalten des Hirnkreislaufes gewisse Rückschlüsse ziehen!

Wie verhält sich nun der Tumorkreislauf zum Hirnkreislauf?

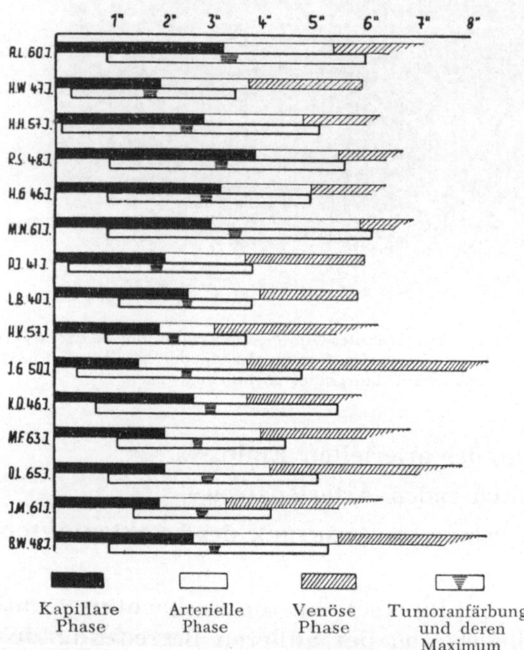

Abb. 6. Beziehungen zwischen Kreislaufzeit des Tumors und der des Gesamthirns bei 15 Glioblastomen (Gruppe I).

Als erstes stellen wir fest, daß in den ersten beiden Gruppen sicher der Durchfluß des Kontrastmittels durch den Tumor sich innerhalb der arteriellen Phase des Gesamtkreislaufes abspielt. Mit Eintritt der kapillaren Phase ist die Darstellung des Tumors in der Mehrzahl der Fälle verschwunden. Seltener sehen wir noch einige abführende Venen in der kapillaren oder frühvenösen Phase dargestellt. *Das Maximum der Tumordarstellung liegt in der arteriellen Phase. Aber auch der Hirnkreislauf erscheint deutlich verändert. Die kapillare Phase ist ebenso wie die venöse in der Regel stark verlängert.* In einer schematischen Darstellung würden sich folgende Verhältnisse ergeben (siehe Abb. 8).

Nach 5,4", dem Zeitpunkt des beendeten Durchflusses, haben die Normalfälle die zweite venöse Phase durchlaufen, während sämtliche Glioblastome noch in der kapillaren bis ersten venösen Phase stecken, also eine sehr auffällige Verlangsamung der Hirndurchblutung erkennen lassen. Diese gilt für alle drei Gruppen, also auch für die dritte ohne Darstellung des Tumors. Diese verlängerte Gesamthirndurchblutung wird sich wiederum als ein wesentliches differentialdiagnostisches Merkmal beim Vergleich mit allen anderen Geschwülsten herausstellen. Auf einige sehr seltene Ausnahmen wird Herr *Schiefer* später noch eingehen (Tab. 2).

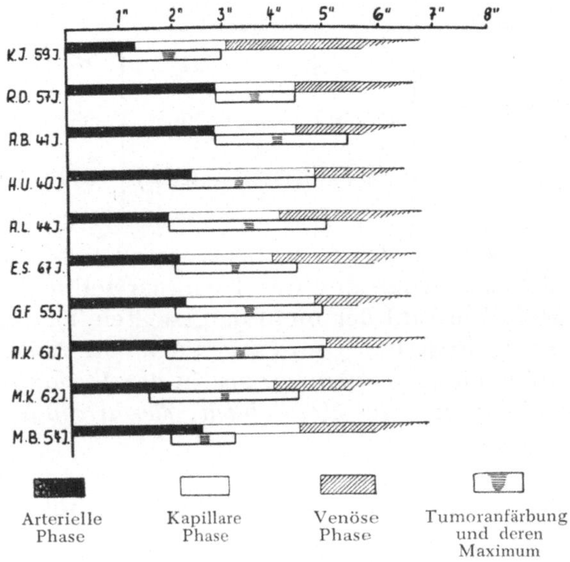

Abb. 7. Beziehungen zwischen Kreislaufzeit des Tumors und der des Gesamthirns bei 10 Glioblastomen (Gruppe II).

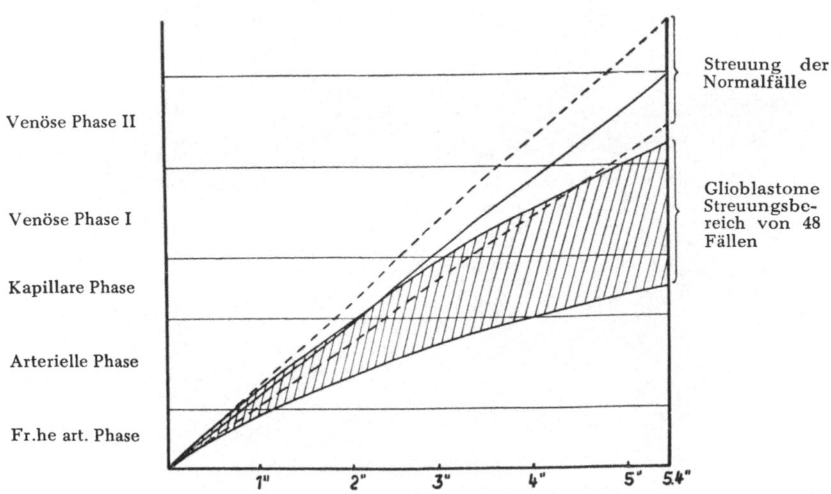

Abb. 8. Schema über die Zirkulationszeit des Gesamthirns bei Glioblastomen. Nähere Angaben im Text.

Tab. 2. *Beziehungen zwischen Technik, Kontrastmittel und Darstellung des Tumors bei 118 arteriographierten Glioblastomfällen.*

	Gruppe I (Path. Gefäße a. v. Fisteln)	Gruppe II (Tumoranfärb. versch. Art)	Gruppe I u. II	Gruppe III (Keine Anfärb.)
Arteriographie mit Thorotrast	12 (45,4%)	3 (11%)	15 (57%)	11 (42,5%)
Arteriographie mit Perabrodil	17 (40,5%)	8 (19%)	25 (59%)	17 (40,5%)
Serienangiographie mit Perabrodil M	24 (48%)	14 (28%)	38 (76%)	12 (24%)

Betrachten wir nun das Ergebnis unserer Glioblastomdiagnostik, so ergibt sich eine Steigerung der Tumordarstellung von 57% bzw. 59% auf 76%. Die Zahl der nicht dargestellten Tumoren verringert sich von 42,5% bzw. 40,5% auf 24%. *Wie wir aber sahen, bieten auch die Fälle dieser letzten Gruppe in der Verlängerung der Gesamthirnzirkulation eine Möglichkeit, sie artdiagnostisch einzugliedern.*

Astrozytome und Oligodendrogliome.

Nur in etwa einem Drittel der Fälle wird bei den gutartigen Gliomen eine Darstellung des Tumors beobachtet (Tab. 3). Im Gegensatz

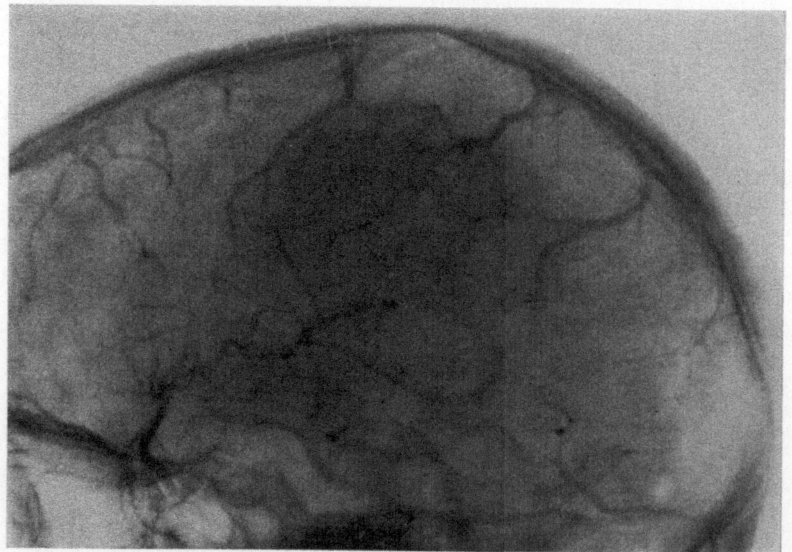

Abb. 9. Oligodendrogliom rechts parietal. Darstellung des Tumors in der frühen venösen Phase.

zu den Glioblastomen erscheint nun aber hier bei den gutartigen Gliomen der Tumor erst frühestens in der kapillaren Phase, seine

Tab. 3. *Häufigkeit der Tumoranfärbung bei Astrozytomen und Oligodendrogliomen.*

Tumorart	Anzahl der angiographisch untersucht. Fälle	Keine Tumordarstellung	Darstellung spez. Tumorgefäße	Tumoranfärbung
Astrozytome	50 (17)	39 (12)	11 (5)	22% (29,5%)
Oligodendrogliome	73 (23)	60 (15)	13 (8)	17,8% (34,7%)

In Klammern ( ) die serienangiographisch untersuchten Fälle

kontrastreiche Darstellung sogar erst in der venösen Phase. Und weiter vermissen wir gegenüber dem malignen Glioblastom die vorzeitige Venendarstellung im Tumorbereich und die erheblich verzögerte Gesamthirndurchblutung.

Meningeome.

Ein völlig abweichendes Verhalten von den bisherigen Beobachtungen an den Angiomen und Gliomen zeigen im Serienangiogramm nun aber die Meningeome. Die Kontrastdarstellung beginnt in der arteriellen Phase schon ziemlich früh. *Als erstes erscheint ein kapillares Netz im Zentrum des Tumors.* Seine Darstellung nimmt von Phase zu Phase zu. Sie wird immer homogener. Schließlich ist seine scharf hervortretende Begrenzung von abführenden Venen umgeben. Im Gegensatz zu allen anderen Geschwülsten überdauert die Tumordarstellung alle Kreislaufphasen, wobei die Kreislaufzeit des Gesamthirns nicht wesentlich verlängert ist.

Tab. 4. *Beziehungen zwischen Technik, Kontrastmittel und Darstellung des Tumors bei 150 arteriographierten Meningeomfällen.*

	Tumoranfärbung			Keine Tumoranfärbung	
	homogen (pathognomonisch)	atypisch fleck- bezw netzförmig	atypisch a v. Fisteln Mikroaneurysmen etc.	nur typische Randgef.	nur lokale Verdrängung
Arteriographie mit Thorotrast	4 (10,8%)	10 (27%)	3 (8,1%)	6 (16,3%)	14 (37,8%)
Arteriographie mit Perabrodil	10 (12,9%)	17 (22,2%)	6 (7,7%)	8 (10,3%)	36 (46,9%)
Serienangiographie mit Perabrodil M	14 (38,8%)	1 (2,8%)	—	5 (13,8%)	16 (44,6%)
	28 (18,5%)	28 (18,5%)	9 (6,0%)	19 (12,5%)	66 (44,5%)

Dieses Verhalten entspricht dem anatomischen Aufbau, wie ihn *Almeida Lima* in einem Schema dargestellt hat. Im Gegensatz zu

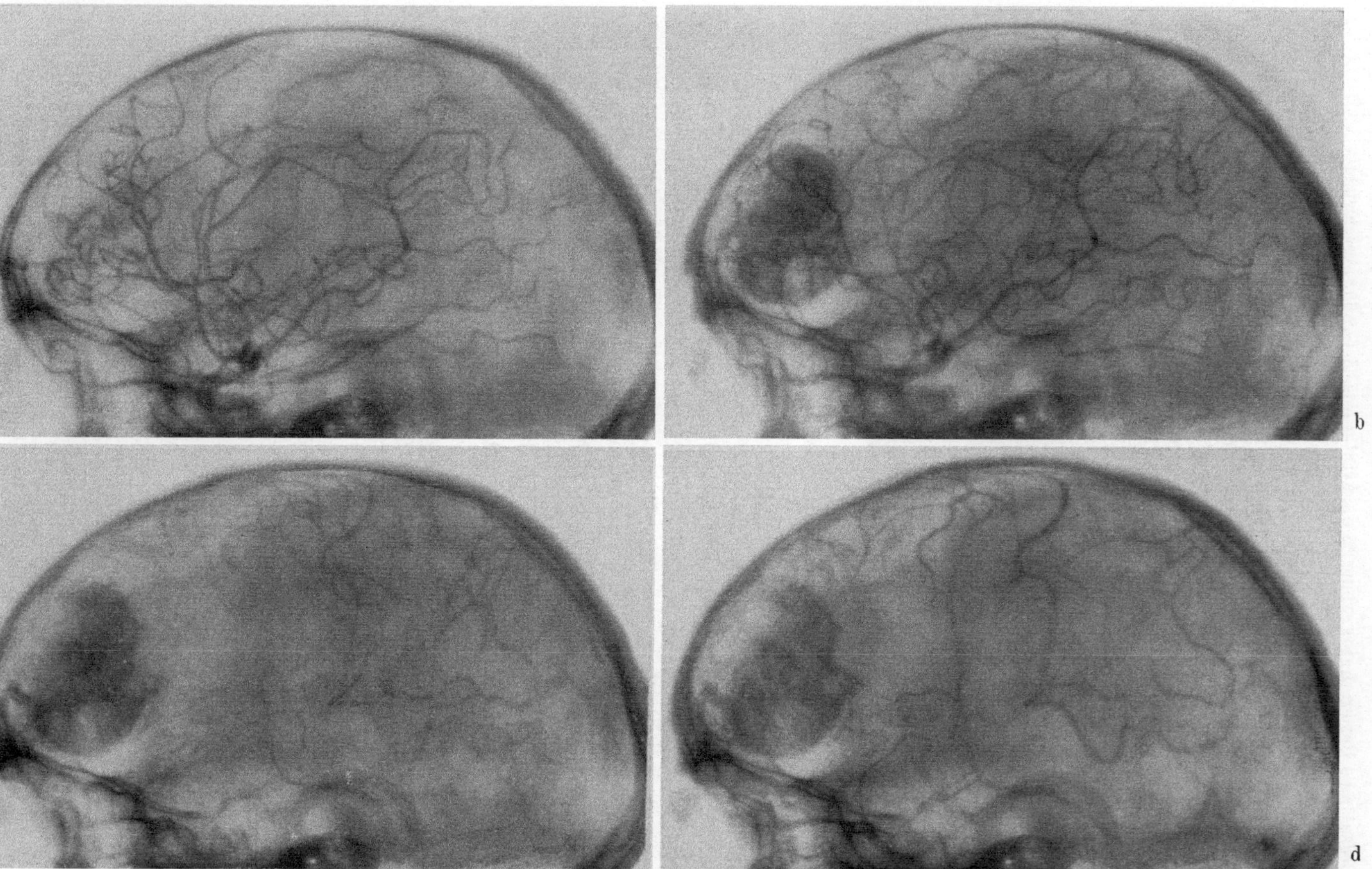

Abb. 10. Endotheliomartiges Meningeom rechts frontal. Auf dem ersten Bild (a) ist eine netzförmige zentrale Anfärbung zu erkennen. In der späten arteriellen Phase (b) wird der Tumor bereits in seiner ganzen Ausdehnung sichtbar. Die venösen Phasen (c, d) lassen eine Zunahme der homogenen Kontrastmitteldarstellung und die venösen Abflüsse erkennen.

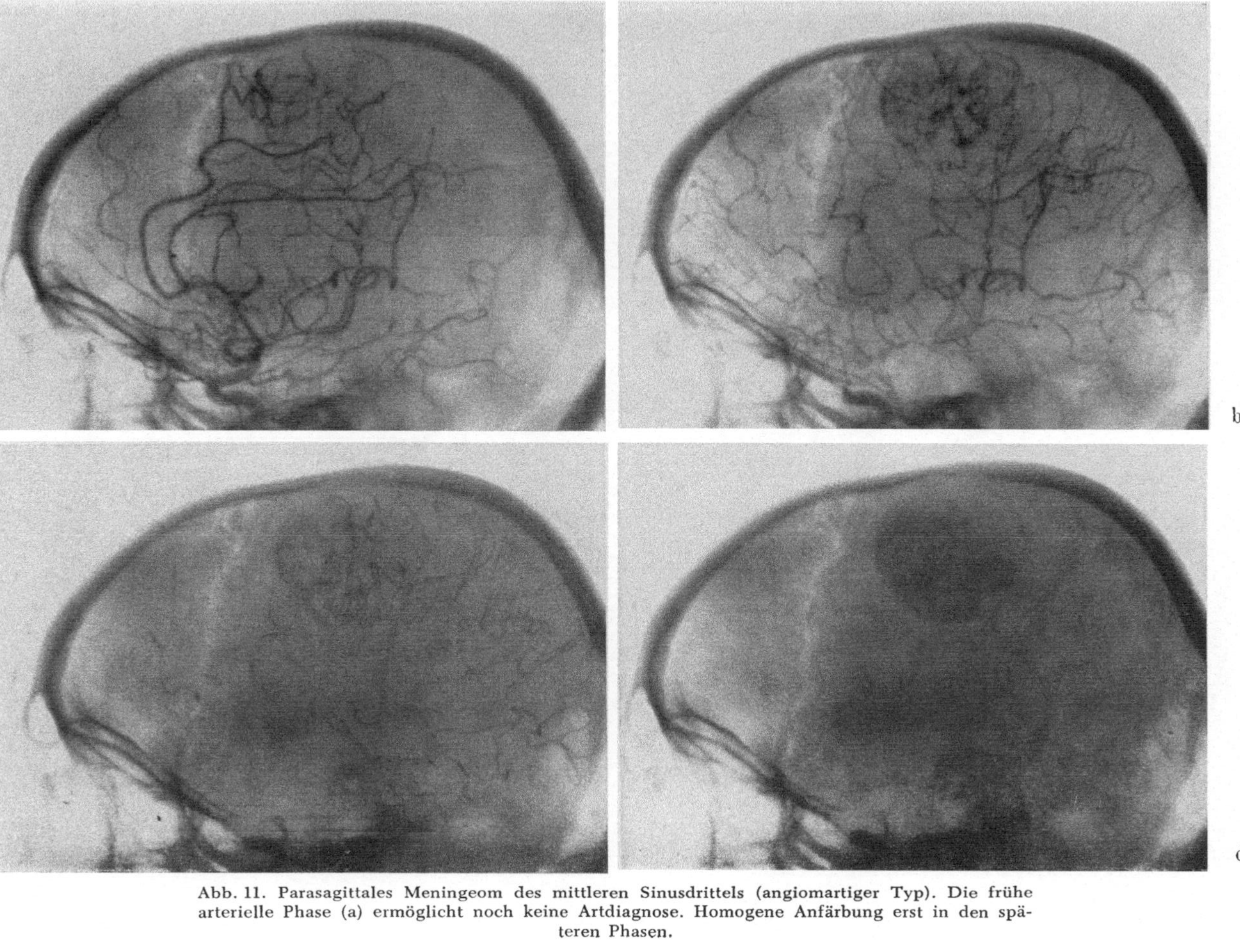

Abb. 11. Parasagittales Meningeom des mittleren Sinusdrittels (angiomartiger Typ). Die frühe arterielle Phase (a) ermöglicht noch keine Artdiagnose. Homogene Anfärbung erst in den späteren Phasen.

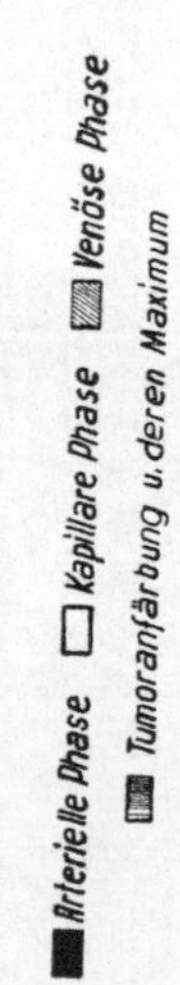

Abb. 12. Beziehung zwischen Tumor- und Gesamthirnzirkulation bei 15 Meningeomfällen.

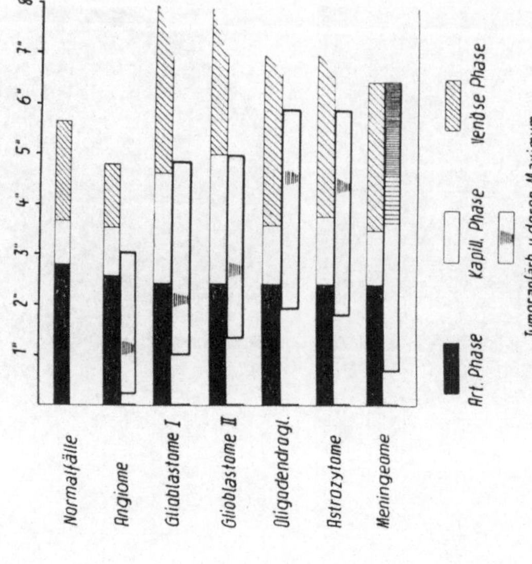

Abb. 13. Beziehung zwischen Tumor und Gesamthirnzirkulation.

den Angiomen und Glioblastomen finden wir keine Kurzschlußfisteln zwischen arteriellem und venösem Gebiet, sondern ein normales Kapillargebiet. *So ist der Durchfluß durch den Tumor gegenüber der Norm eher verzögert.*

Eine besondere Beachtung verdienen in diesem Zusammenhang die sogenannten *angioblastischen Meningeome.* Solange wir ihnen nur in einem arteriographischen Bilde begegneten, war oftmals die Differentialdiagnose zwischen Glioblastom, Sarkom oder Metastase sehr schwierig, wenn nicht gar unmöglich. Im Serienangiogramm sehen wir sie aber trotz des anfänglich vieldeutigen ersten arteriographischen Bildes denselben Verlauf nehmen wie die übrigen Meningeome. In der kapillaren und erst recht in der venösen Phase lassen sie sich durch nichts mehr von den übrigen Meningeomen unterscheiden.

Damit wäre meine Aufgabe erfüllt. Herr *Schiefer* wird Ihnen nun an einigen Beispielen noch einige Besonderheiten darstellen. Ich habe versucht, eine Reihe von kreislaufpathologischen Einzelbeobachtungen des Schrifttums und andere, bisher weniger beachtete Kreislaufstörungen durch eine systematische Bearbeitung unseres Krankengutes auf ihren differentialdiagnostischen Wert zu prüfen (siehe Abb. 13).

Ich glaube, *das Ergebnis unserer Untersuchungen läßt den Wert der Serienangiographie eindeutig erkennen.* Je mehr wir neben den bisher bekannten morphologischen Veränderungen auch den kreislaufpathologischen Eigentümlichkeiten der verschiedenen Tumorarten unsere Aufmerksamkeit zuwenden, um so größer wird der differentialdiagnostische Gewinn sein!

Literatur.

1. *Bergerhoff, W.*, Funktionelle Hirn-Angiographie in 2 Ebenen mit automatischer Apparatur. Röntgenbl. *6* (1952), 261. — 2. *Bergstrand, H.*, *H. Olivecrona* und *W. Tönnis,* Gefäßmißbildungen und Gefäßgeschwülste des Gehirns Thieme, Leipzig, 1936. — 3. *Bernsmeier, A.*, und *K. Siemons,* Hirndruck und Hirndurchblutung. Klin. Wschr. *31* (1953), 166—169. — 4. *Busch, E.*, und *E. Christensen,* The three types of glioblastoma. J. Neurosurg. *4* (1947), 200—220. — 5. *Engeset, A.*, Cerebral angiography with perabrodil (carotis angiography). Fabritius, Oslo, 1944, 207. — 6. *Gänshirt, H.*, Hirndurchblutungsmessungen beim Tumor cerebri. Verh. dtsch. Ges. Kreisl.forsch. *19* (1953). — 7. *Gänshirt, H.*, und *W. Schiefer,* Zur Kreislaufpathologie des art.-ven. Hirnangioms und des multiformen Glioblastoms. Dtsch. Z. Nervenhk. *172* (1954), 58—80. — 8. *Green, J. R.*, and *R. Arana,* Cerebral angiography: clinical evaluation based on 107 cases. Amer. J. Roentgenol. *59* (1948), 617—650. — 9. *Grote, W.*, Über Artdiagnose und Lokalisation der Glioblastome im Serienbild. Zbl. Neurochir. *14*, 3 (1954), 160—168. — 10. *Hemmingson, H.*, Arteriographic diagnosis of malignant glioma. Acta radiol. (Schwd.) *20* (1939), 499—519. — 11. *Hemmingson, H.*, Cerebral angiography. Nord. med. *9* (1941), 948—954. — 12. *Krayenbühl, H.*, und *R. Rich-*

ter, Die zerebrale Angiographie. G. Thieme, Stuttgart, 1952. — 13. *Lima, A.,* A propos de la circulation des méningiomes. Rev. neur. (Fr.) *65* (1936), 1412 bis 1414. — 14. *Lima, A.,* Cerebral angiography. Oxford Univ. Press, London, 1950. — 15. *Lorenz, R.,* Differentialdiagnose der arteriographisch darstellbaren intrakraniellen Geschwülste: Glioblastom, Meningeom, Sarkom. Zbl. Neurochir. 5 (1940), 30—59. — 16. *Milletti, M.,* Die Differentialdiagnose der Gehirngeschwülste durch die Arteriographie. Acta Neurochir. Suppl. I., Springer, Wien, 1950. — 17. *Moniz, E.,* Die cerebrale Arteriographie und Phlebographie. Berlin, Springer, 1940. — 18. *Philippides, D., B. Montrieul* und *R. Steimle,* The value of cerebral angiography using iodide substances in the diagnosis of glioblastoma. Acta Neurochir. *3* (1953), 231—240. — 19. *Schiefer, W., Fj. Rausch* und *G. Udvarhelyi,* Zur Röntgendiagnostik intracerebraler Metastasen. Fschr. Röntgenstr., im Druck. — 20. *Schiefer, W.,* und *W. Tönnis,* Serienangiographische Untersuchungen als Ergänzung zur Hirndurchblutungsmessung nach Kety. Zbl. Neurochir. *14,* 1/2 (1954), 88—95. — 21. *Schiefer, W., W. Tönnis* und *G. Udvarhelyi,* Das Glioblastoma multiforme im Serienangiogramm. Acta Neurochir. *IV,* 1 (1954), 76—105. — 22. *Schiefer, W., W. Tönnis* und *G. Udvarhelyi,* Die Artdiagnose des Meningeoms im Gefäßbild (unter besonderer Berücksichtigung der Serienangiographie). Dtsch. Z. Nervenhk. *172* (1955), 436—456. — 23. *Schiefer, W., W. Tönnis* und *G. Udvarhelyi,* Die benignen Gliome im Serienbild (Astrozytome und Oligodendrogliome) Zbl. Neurochir., im Druck. — 24. *Schurr, P. H.,* und *J. Wickbom,* Rapid Serial Angiography: Further Experience. J. Neurol. Neurosurg. Psychiatr. *15* (1952), 110—118. — 25. *Shenkin, H. A., E. B. Spitz, F. C. Grant* and *S. S. Kety,* Physiological studies on arteriovenous anomalies of the brain. Arch. Neurol. (Am.) *62*/3 (1949), 371—373. — 26. *Tönnis, W.,* Eigenartige Befunde im Arteriogramm von Patienten mit Glioblastoma multiforme. Brit. Neur. Surg. 1937, Ref. Zbl. Neurochir. *2* (1937), 266. — 27. *Tönnis, W.,* Die Bedeutung der Angiographie cerebrale für die Indikationsstellung zur Operation von Hirngeschwülsten. Lisboa Med. *14* (1937), 773—780. — 28. *Tönnis, W.,* Anzeigestellung zur Arteriographie und Ventrikulographie bei raumbeengenden intrakraniellen Prozessen. Dtsch. med. Wschr. *65* (1939), 246—249. — 29. *Tönnis, W.,* Aussprache zur Mitteilung von *Häussler.* 63. Tag. Dtsch. Ges. Chir., Ref. Arch. klin. Chir. *196* (1939), 41. — 30. *Tönnis, W.,* Aussprache zur Mitteilung von Mack. 63. Tag. Dtsch. Ges. Chir., Ref. Arch. klin. Chir. *196* (1939), 41. — 31. *Tönnis, W.,* Neuere Möglichkeiten der Artdiagnose bei Hirngeschwülsten. Allg. Z. Psychiatr. *102* (1941), 138—140. — 32. *Tönnis, W.,* Die Chirurgie des Gehirns und seiner Häute in „Die Chirurgie" von *Kirschner-Nordmann,* Urban & Schwarzenberg, Wien, 1948. — 33. *Tönnis, W.,* und *A. Asenjo,* Die Diagnose des Glioblastoma multiforme mit Hilfe der Arteriographie. Ein neuer Versuch der Behandlung dieser Geschwülste. Rev. Med. Chile *66* (1938), 1093—1103. — 34. *Tönnis, W.,* und *W. Schiefer,* Die Bedeutung der Serienangiographie für die Artdiagnose der Hirngeschwülste. Fschr. Röntgenstr. *81,* 5 (1954), 616—628. — 35. *Torkildsen, A.,* Carotid angiography with special reference to the diagnosis of cerebral gliomas. Acta psychiatr. (Dän.) Suppl. *55* (1949), 168, Kopenhagen. — 36. *Udvarhelyi, G. B., W. Walter* und *W. Schiefer,* Die Gefäßstruktur des Glioblastoma multiforme in angiographischer und histologischer Darstellung. Acta neurochir. *IV,* 2 (1955), 109—127. — 37. *Wickbom, I.,* Cerebral angiography; comparative study; preliminary report. Acta psychiatr. (Dän.) Suppl. *46* (1947), 337—352. — 38. *Wickbom, I.,* Angiography of the carotid artery; a study of its value in the tumour diagnosis, especially in comparation with pneumography. Acta radiol. (Suppl. *72* (1948), 90—141. — 39. *Wickbom, I.,* Angiography determination of tumour pathology. Acta radiol. *40,* 6 (1953), 529—546.

Aus der Neurochirurgischen Abteilung der Chirurgischen Universitätsklinik Bonn (Leiter: Prof. Dr. *P. Röttgen*).

Fünfjährige Erfahrungen über angiographische Untersuchungen bei Hirntumoren.

Von

W. Grote.

Mit 18 Textabbildungen.

Vor fünf Jahren begannen wir in Zusammenarbeit mit dem Röntgeninstitut von Herrn Prof. *Janker* mit der cerebralen Angiographie. Wir stellten zunächst Bilderserien mit je sechs Aufnahmen her, wobei der Bildabstand 1,3 Sekunden betrug. Der Transport der 24/30 großen Filmkassetten wurde manuell durchgeführt. Die Apparatur wurde wiederholt verbessert (ich darf auf die Veröffentlichungen von *Janker* und *Kuss* verweisen) und heute steht uns ein Rollfilmseriengerät zur direkten Angiographie zur Verfügung, das bis zu sechs Aufnahmen in einer Sekunde in einer oder zwei Ebenen gestattet. Die Filmgröße beträgt 30/30.

Ziel der Bilderserien mit schneller Bildfolge ist, den Hirnkreislauf möglichst kontinuierlich zu erfassen. Nur dadurch ist es erst möglich, cerebrale Durchblutungsstörungen der verschiedensten Genese röntgenologisch exakt darzustellen und zu beurteilen.

Das dankbarste Gebiet für die cerebrale Angiographie ist zur Zeit noch, außer den Gefäßmißbildungen im Sinne eines Angioms bzw. eines Aneurysmas, die Darstellung der Großhirntumoren. Einmal ist es möglich, Genaueres als beim einfachen Arteriogramm über die Lokalisation raumfordernder Großhirnprozesse auszusagen und zum anderen kann die Artdiagnose vor der Operation eher gesichert werden. Am erfreulichsten waren die Ergebnisse bei Glioblastom- und Meningeomträgern, was in den Arbeiten von *Grote* näher erläutert wird.

Bei den Glioblastomen konnte aus dem einfachen Arteriogramm in etwa 50 bis 60% der Fälle durch den Nachweis der bekannten arterio-venösen Fisteln die richtige Artdiagnose vor der Operation gestellt werden. Prof. *Tönnis* wies bereits schon früher darauf hin, daß wohl sicherlich in allen Fällen solche vorhanden seien, wobei

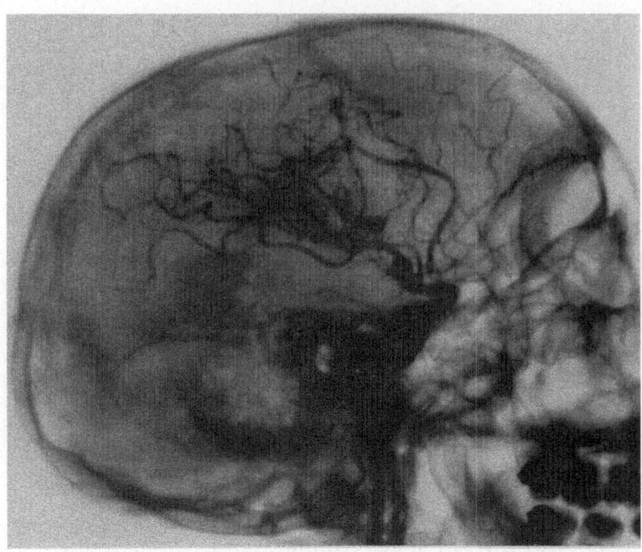

Abb. 1.

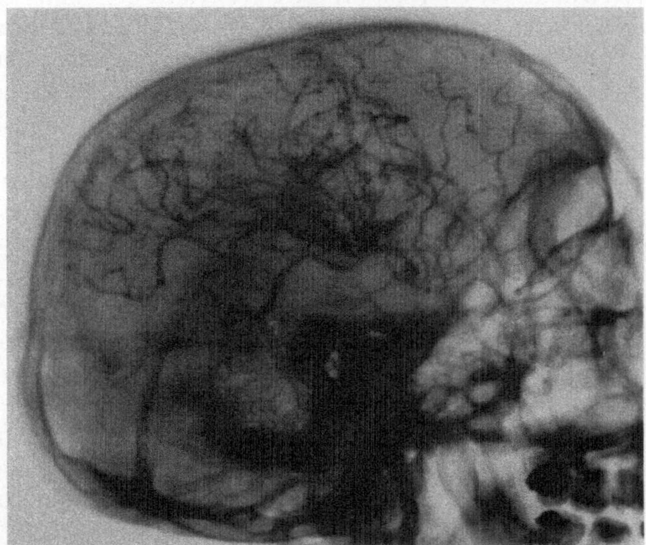

Abb. 2.

es lediglich nicht gelänge, sie nachzuweisen, wobei das Einzelarteriogramm bei angeblichem Nichtvorhandensein der Fisteln ein-

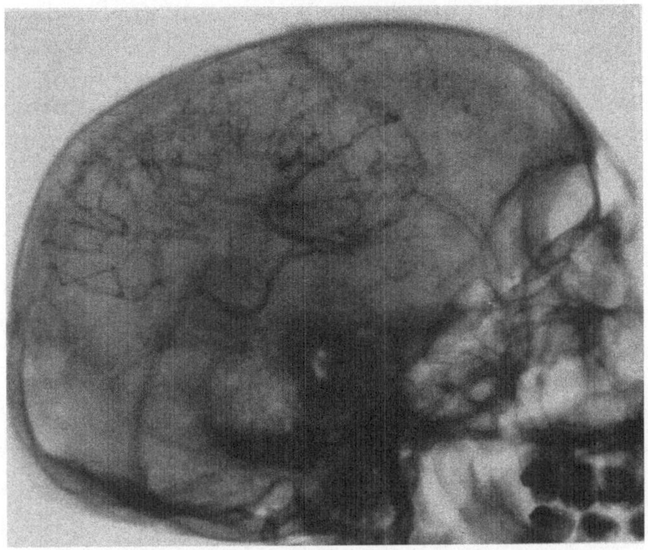

Abb. 3.

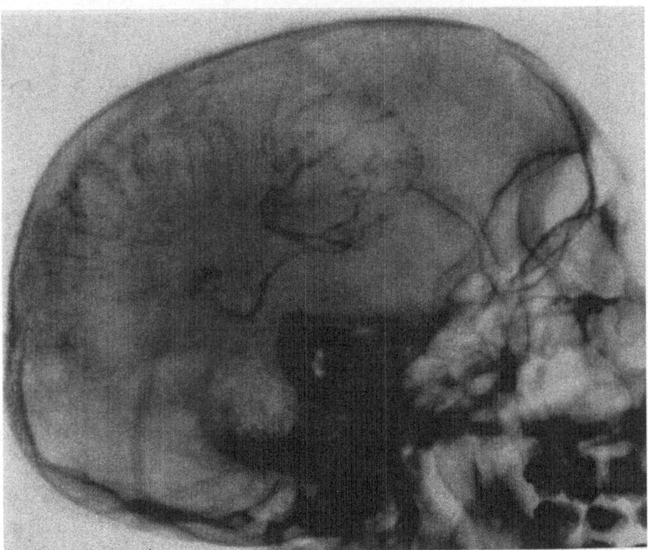

Abb. 4.

fach in einer ungünstigen Phase geschossen sei. Wir konnten nun bislang bei allen Glioblastomträgern, bei denen wir eine Serienangiographie ausführten, die richtige Artdiagnose des Tumors stellen. In allen Fällen waren außer nur schwer einzuordnenden Gefäßneubildungen vor allem immer in irgendeiner Form arteriovenöse Kurzschlüsse nachzuweisen. Außerdem sahen wir auch fast immer eine zur genauen Lokalisation ausreichende Tumoranfär-

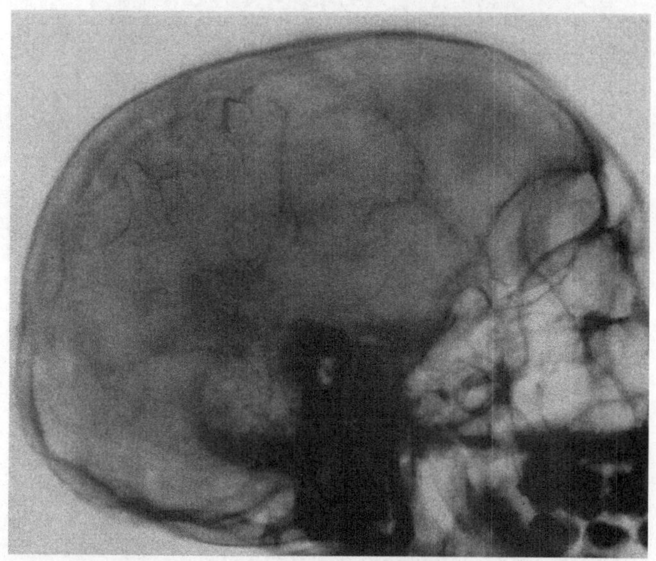

Abb. 5.

Abb. 1 bis 5 (3, 5, 7, 8 und 9 Sekunden nach Beginn der Injektion).
Die Abbildungen zeigen ein rechts frontal bzw. präzentral sitzendes Glioblastom. Bereits während der arteriellen Phase ist die ungefähre Ausdehnung der Geschwulst auszumachen. Man erkennt zahlreiche kaliberschwankende Gefäßneubildungen und Blutseen. Vor allem aber sieht man bereits auf dem zweiten Bild, 5 Sekunden nach Beginn der Injektion, während der arteriellen Kreislaufphase eine große abführende Vene, die sich in den Sinus ergießt. Der arterio-venöse Kurzschluß ist damit leicht zu demonstrieren. Gegen Ende der kapillären und während der venösen Phase ist die Tumorrandzone deutlich angefärbt und damit die Geschwulst genau zu lokalisieren. Auch hier sieht man zum Teil bizarre, kaliberschwankende Gefäßneubildungen.

bung, die zur Beurteilung der Operabilität genügte und eine Luftfüllung erübrigte.

Daß arterio-venöse Kurzschlüsse bzw. Fisteln nicht unbedingt als pathognomonisch für das Vorliegen eines Glioblastoms anzusehen sind, wurde im Schrifttum bereits wiederholt erwähnt. Wir sahen sie bislang noch bei einem einfachen und einem sarkomatös entarteten Meningeom.

Bereits *Lima* befaßte sich eingehend mit der Blutversorgung der Meningeome und seine hiezu gemachten Angaben sind in der Folge-

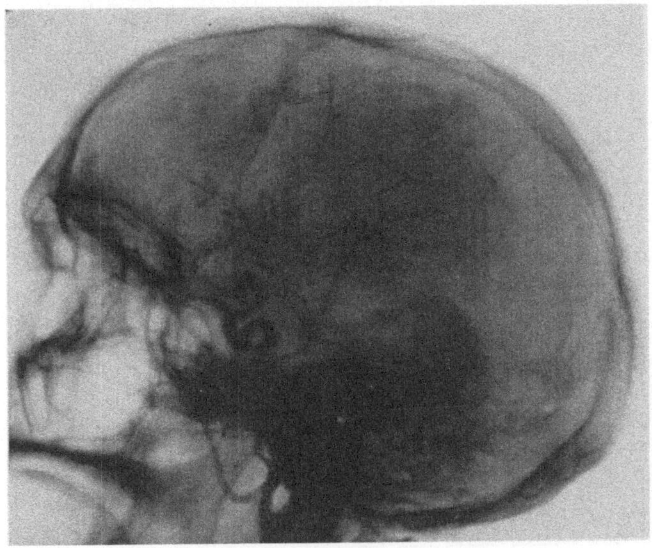

Abb. 6.

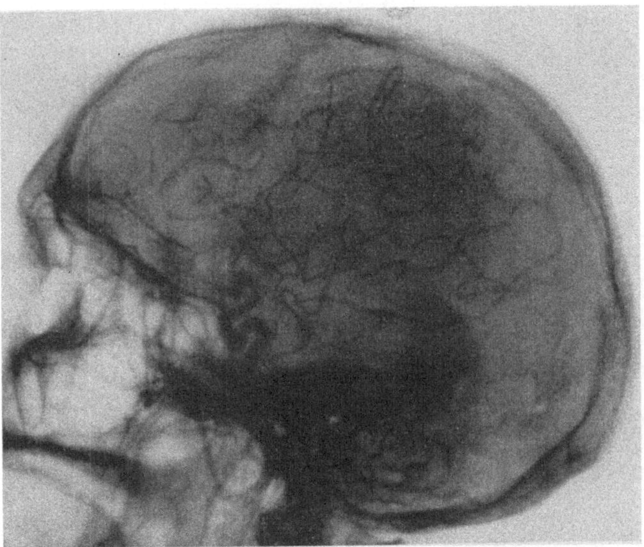

Abb. 7.

zeit im großen und ganzen immer wieder bestätigt und als Grundlage für die Diagnosestellung ausgewertet worden. Gerade bei den

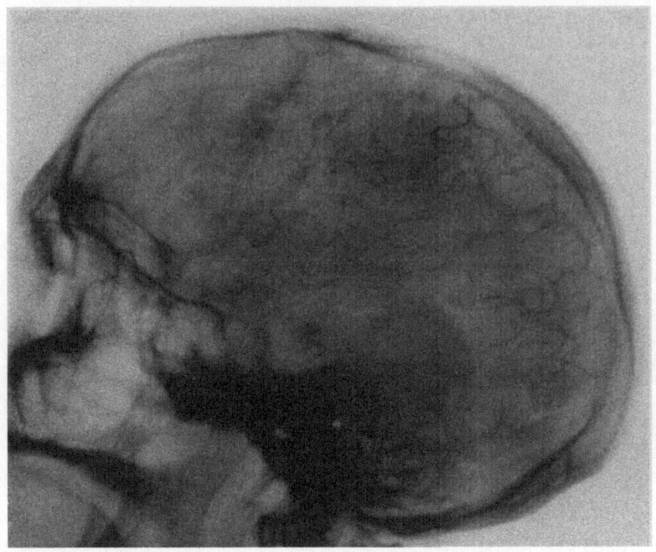

Abb. 8.

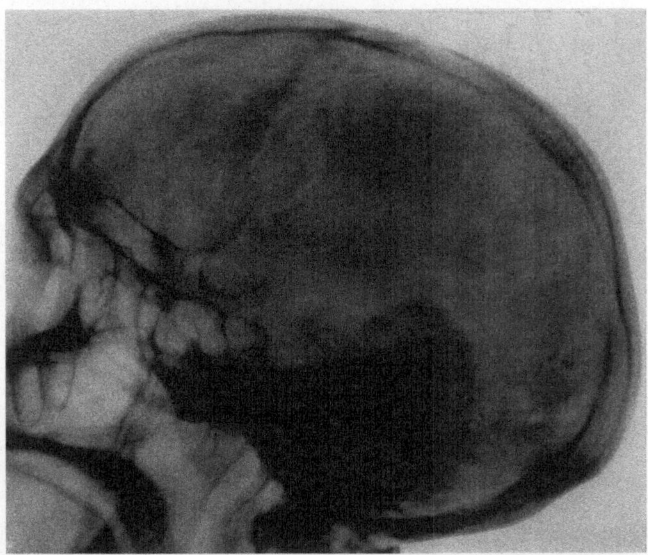

Abb. 9.

Meningeomen erwies sich bei uns eine größere Bilderserie als besonders wertvoll, da sich der Tumor vielfach erst in den späteren

Kreislaufphasen anfärbte und damit auch eine genauere Lokalisation zuließ. Wir konnten bei den Meningeomträgern die richtige Artdiagnose allein aus der Angiographieserie in etwa 80% stellen. Bei dem Rest der Fälle färbte sich die Geschwulst nicht an und zeigte auch keinerlei Gefäßneubildungen.

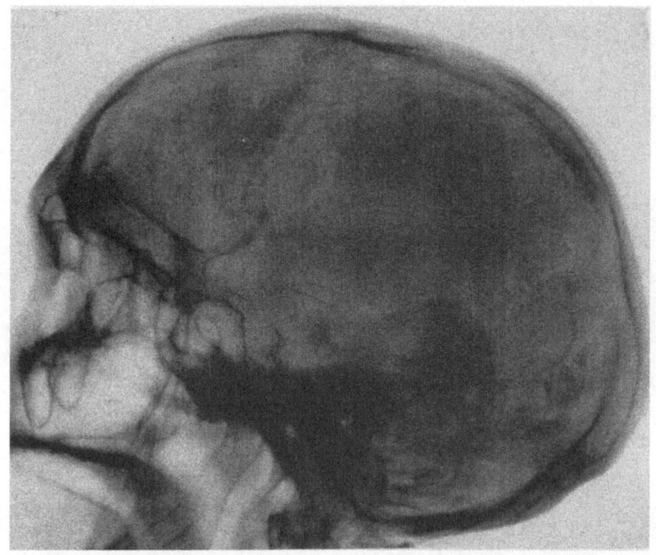

Abb. 10.

Abb. 6 bis 10 (4, 5, 6, 7 und 8 Sekunden nach Beginn der Injektion).

Dies sind die Bilder eines links über der Zentralregion sitzenden Meningeoms. Auf dem Leerbild ist außer einem auffallend breiten Sinus sphenoparietalis und weiten Diploekanälen im Okzipitalbereich am Knochen sonst kein von der Norm abweichender Befund zu erheben. Während der arteriellen Phase sind vielleicht einige zarte Gefäßneubildungen im Zentroparietalbereich zu erkennen. Gegen Ende der arteriellen Phase zeigt sich zentro-parietal eine umgrenzte Tumoranfärbung, die bis in die venöse Phase hinein bestehen bleibt. Auch hier zeigte sich die Verlangsamung der Durchströmungsgeschwindigkeit in der Hemisphäre, denn 9 Sekunden nach Beginn der Injektion waren erst mit Sicherheit venöse Gefäße zu erkennen.

Bei sämtlichen anderen Großhirngeschwülsten war die Artdiagnose weniger erfolgreich. Wegen der Kürze der Zeit kann darauf leider nicht näher eingegangen werden.

Verwiesen sei an dieser Stelle noch auf die Beurteilung des Kollateralkreislaufes bei Gefäßverschlüssen, insbesondere bei den Carotisverschlüssen. Dies ist exakt nur möglich durch die Serienangiographie, wie es in den Arbeiten von Prof. *Röttgen* und *Grote* dargelegt wurde.

Bei Vorliegen eines Einzelbildes der arteriellen Phase ist es oft recht schwierig bzw. unmöglich, zwischen Gefäßneubildungen eines

Tumors und denen eines Angioms sicher zu unterscheiden und in allen diesen Fällen ist die Serienangiographie unerläßlich. Das Verschwinden des Kontrastmittels mit der arteriellen Phase aus den

Die folgenden Bilderserien zeigen ein Angiom und ein supraclinoidales Aneurysma und sollen noch einmal kurz demonstrieren, wie hier das Kontrastmittel mit der arteriellen Kreislaufphase aus den Gefäßmißbildungen verschwindet.

Abb. 11. Abb. 12.

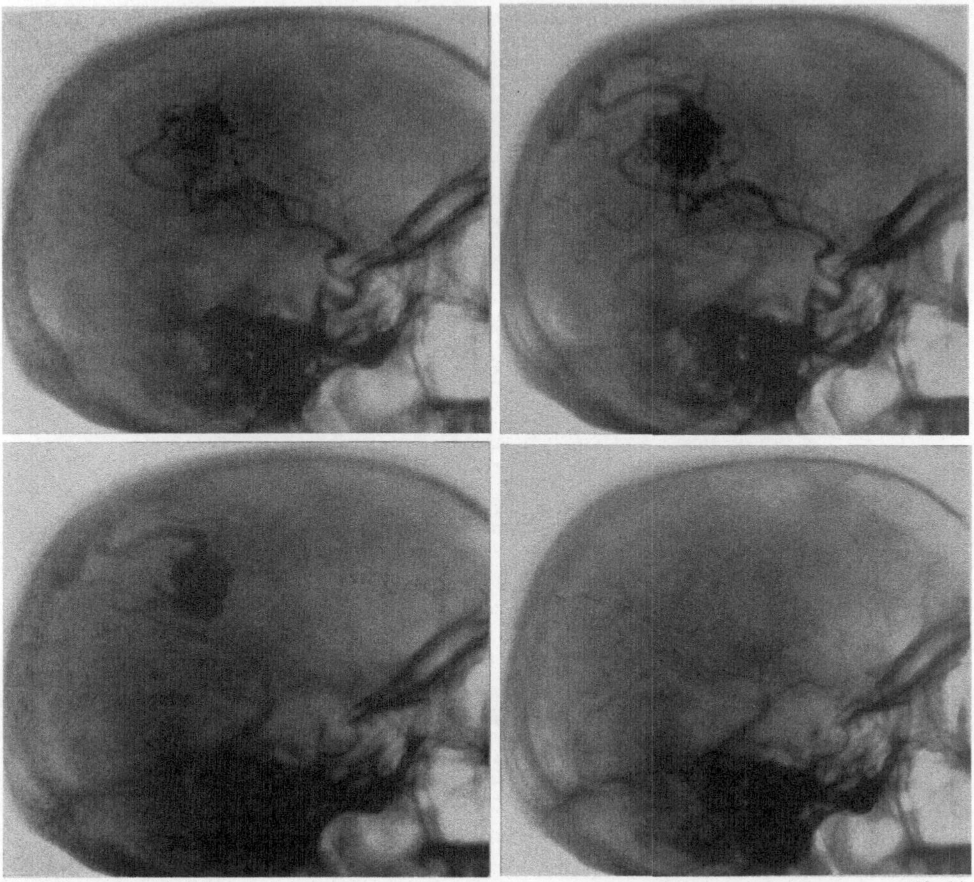

Abb. 13. Abb. 14.

Abb. 11 bis 14 (2,6, 3,9, 5,2, 6,3 Sekunden nach Beginn der Injektion).

strittigen Gefäßbezirken läßt mit Sicherheit die Diagnose: Angiom bzw. Aneurysma, stellen, was Prof. *Röttgen* bereits auf dem Neurologen- und Neurochirurgenkongreß 1952 durch eine Bilderserie demonstrierte.

Es scheint uns noch besonders wichtig, darauf hinzuweisen, daß Gefäßneubildungen oder eine Anfärbung eines Tumors vielfach nur auf einem Bild irgendeiner Kreislaufphase zu sehen war. Für die allgemeine klinische Diagnostik dürfte ein Bild jeder Kreislaufphase genügen, aber für eine erschöpfende Antwort zur Frage der Artdiagnose und genauen Lokalisation raumfordernder Großhirnprozesse und Gefäßmißbildungen ist eine größere Angiographieserie mit kurzem Bildabstand sicher unerläßlich.

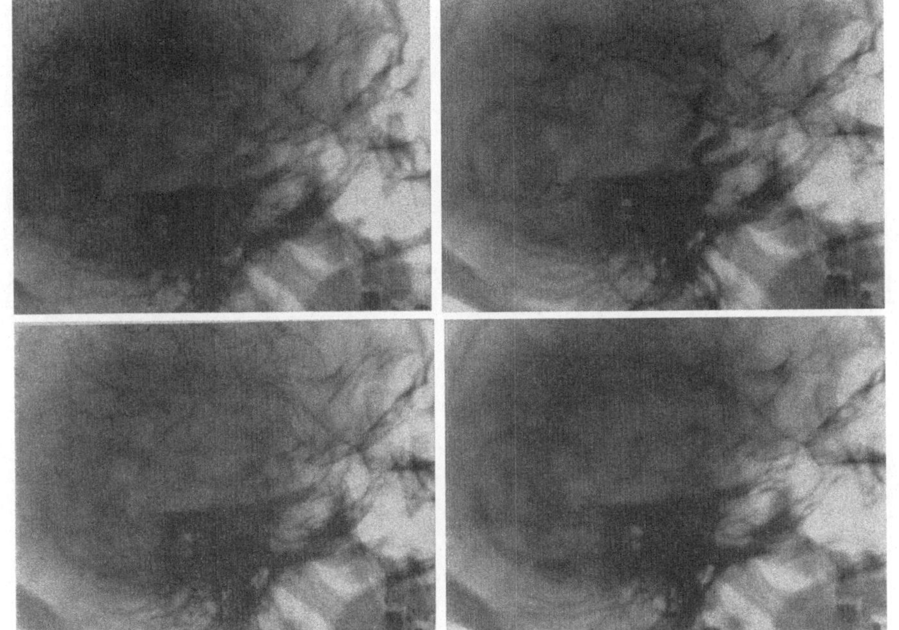

Abb. 15. Abb. 16. Abb. 17. Abb. 18.

Abb. 15 bis 18 (1,3, 2,6, 3,9, 5,2 Sekunden nach Beginn der Injektion).

Die Bilder, die Ihnen jetzt noch demonstriert werden sollen, sind Angiographieserien entnommen, die bei einem Bildabstand von einer Sekunde geschossen wurden. Wir machen im allgemeinen acht bis zehn Bilder mit einem Bildabstand von einer Sekunde, falls notwendig, wird der Bildabstand weiter verkürzt.

Literatur.

Grote, Über den Collateralkreislauf bei Carotisverschlüssen. Ärztl. Wschr. *26* (1954), 611—617. Über die Artdiagnose und Lokalisation der Glioblastome im Serienbild. Zbl. Neurochir. *3* (1954), 160—168. Die Meninigeome im Serienbild. Zbl. Neurochir. (im Druck). — *Janker,* Ein neues Rollfilmseriengerät für Röntgenaufnahmen im Format 30 × 30 cm. Röntgen-Blätter *3* (1951), 132—138. Die Röntgenuntersuchung in einer und zwei Ebenen mittels Serien-Rollfilm- Kasetten für schnelle Bildfolge. Röntgen-Blätter *6* (1952), 247—261. — *Kuss*, Zur Röntgentechnik der cerebralen Angiographie. Röntgen-Blätter *3* (1951), 121—131. Zur Pathophysiologie cerebraler Gefäßmißbildungen an Hand serienangiographischer Beobachtungen. Dtsch. Z. Chir. *274* (1953), 378—387. — *Moniz*, Die cerebrale Arterieographie und Phlebographie. J. Springer, Berlin. — *Röttgen*, Die Röntgendiagnostik cerebraler Durchblutungsstörungen. Nauheim. Fortbild.lehrg. *18* (1952), 26—38. Ref. Über Gefäßmißbildungen. Neurologen- u. Neurochirurgen-Kongreß, Hamburg, 1952. — *Tönnis*, Mitteldeutscher Chirurgenkongreß in Magdeburg, 1936, ref. bl. Neurochir. *2* (1937), 226.

Aus der Nervenklinik Graz (Suppl.-Vorstand: Dozent Dr. *H. Bertha*).

Zur Gefäßmorphologie bei Hirntumoren.

Von

H. Bertha, Graz.

Mit 7 Textabbildungen.

Die Untersuchung der Morphologie der Tumorgefäße bei Hirngeschwülsten gestattet uns die Gefäßverhältnisse darzustellen und offenbart einen Einblick einer auffallenden Mannigfaltigkeit von Bildungen. Meine bisherigen Untersuchungen sowie die Arbeiten von *Putnam, Sahs* und *Alexander, Wilke,* zeigen, daß die Tumoren ein pathologisches Gefäßwachstum aufweisen und zeigen weiters, daß bei der Tumorerkrankung im Gehirn neben der Wachstumsstörung auch eine Kreislaufstörung des Gehirnes eine Rolle spielt, welche ein erweitertes Verständnis der Hirntumorerkrankung eröffnet. Durch die Bedeutung der Serienangiographie ist dieses Problem viel weiter in den klinischen Bereich gerückt, sowohl in diagnostischer Hinsicht, als auch in unserer Einstellung zur gesamten, über die operative Behandlung hinausgehenden Therapie.

Damit gewinnt die *„Pathoangioarchitektonik der Hirntumoren"*, wie ich diesen morphologischen Zweig nennen möchte, auch an klinischem Interesse und einen praktischen Sinn. Meine Untersuchungen wurden angeregt, teils durch die Arbeiten von *R. A. Pfeiffer* über die Angioarchitektonik und durch die Untersuchung von *Goldmann,* der 1911 am Impfcarcinom kapilläre Schlingenbildungen, Blutgefäßneubildungen sowie pathologische Gefäßsprossungen nachweisen konnte und seine Beobachtungen in einer außerordentlich sauberen Arbeit niedergelegt hat.

Für die Problematik, die sich aus der Morphologie der Gefäße ergibt und ihre Auswirkungen auf den Kreislauf des Gehirnes bei dieser Erkrankung erscheint eine allgemeine Betrachtung über denselben unerläßlich. Ich habe versucht, die Verhältnisse schematisch in einem entworfenen Hirnkreislaufschema darzustellen (Abb. 1).

Der gesamte Hirnkreislauf spielt sich zwischen dem Circulus arteriosus Willis als zuleitendem Gefäßgebilde und dem Zusammenfluß der Hirnsinus (Torcular Herophili) als ableitendes System ab. Er gliedert sich nach *R. A. Pfeiffer* in einen sogenannten derivativen, einen regulativen, einen nutritiven Kreislaufabschnitt, welch letzterer im präkapillären und kapillären Gebiet gelegen ist. Im präkapillären Abschnitt der auf der arteriellen Seite liegenden Gebiete erfolgt die Transudation der ernährenden Flüssigkeit aus dem Blutstrom in das innere Milieu des Gehirnes, im Kapillargebiet der Gasaustausch und in der abfließenden postkapillären Venule die Rückresorption von Stoffwechselprodukten *(Sepp)*. Diesem nutritiven Abschnitt vor- und nachgeschaltet sind regulative Einrichtungen an den Gehirngefäßen. Die ganze Hirndurchblutung ist bestimmt einer-

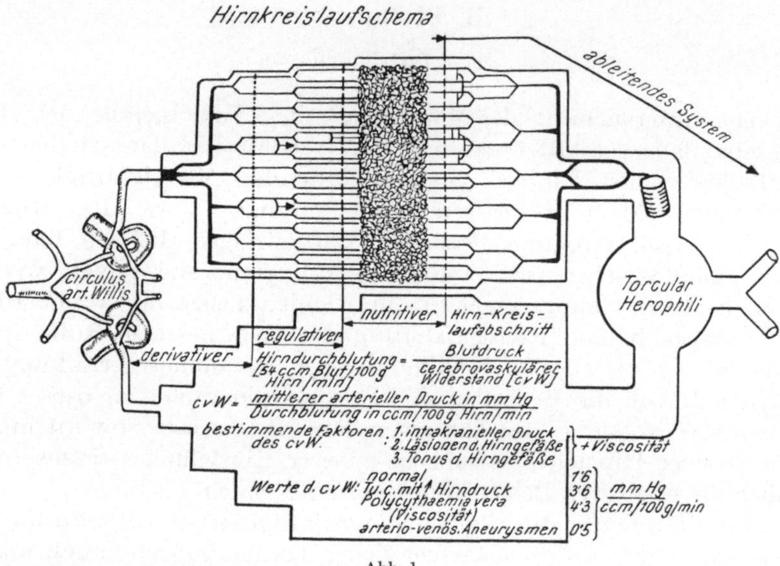

Abb. 1.

seits durch den Blutdruck, anderseits durch den sogenannten cerebrovaskulären Widerstand und beträgt 54 ccm Blut pro 100 g Hirn pro Minute. Diese Widerstandsgröße wird ihrerseits bestimmt aus der Hirndurchblutungsgröße (nach *Schmidt* und *Ketty*) und Blutdruck und ist demnach eine meßbare Größe. Sie ist aber, was vor allem wichtig ist, von verschiedenen bestimmenden Faktoren abhängig und bei gesteigertem Hirndruck erheblich erhöht, bei pathologischen Gefäßbildungen hingegen, wie z. B. beim arteriovenösem Aneurysma erheblich erniedrigt, welche Tatsache für die abschließende Betrachtung des pathologischen Hirnkreislaufes beim Tumor cerebri von besonderer Wichtigkeit ist.

Das gesamte morphologische Bild der Hirngefäße ist gekennzeichnet durch eine feinst ausgewogene Harmonie des Aufbaues, der das regulierte Zusammenspiel der Blutverteilung und die geordnete

Funktion garantiert. Die morphologische Darstellung des Gefäßnetzes zeigt uns eine Architektonik, die uns aus der meisterhaften Darstellung *R. A. Pfeiffers* in ihrer Einmaligkeit erschlossen wurde und uns einen tiefen Einblick in den Aufbau des Organischen gewährt. In dieses komplizierte Gefäßgerüst des Gehirnes bricht nun das pathologische Wachstum des blastomatös wuchernden Gewebes ein. Die feine Angiostruktur wird durch die destruierenden Wachstumstendenzen der Geschwulstzellen beeinflußt und außerdem finden wir, daß das Gefäßsystem seinerseits auch in seiner Morphologie verändert wird. Es entstehen pathologische Gefäßbildungen. Bei der engen Beziehung besonders der astrozytären Glia scheint es der Fall zu sein, daß von pathologischen Gliaelementen auch pathologische Wachstumseinflüsse erfolgen. Die Gefäßbildungen, die so entstehen, sind von Tumor zu Tumor verschieden und zeigen manchmal einen Charakter, wie wir ihn bei Gefäßen im diencephalen hypophysären Übergangsgebiet beobachten können, möglicherweise spielen auch humorale Faktoren eine Rolle.

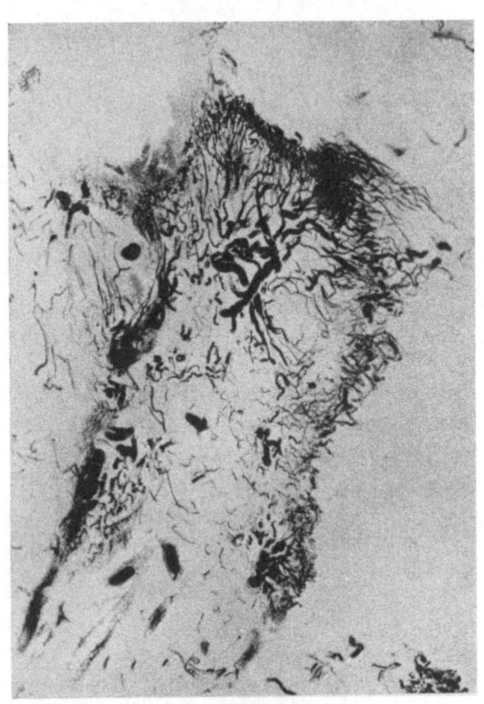

Abb. 2. Luxurierende Gefäßbildungen in einem subkortikal gelegenen Glioblastoma microcellulare der linken Centroparietalgegend. Bildvergrößerung 25fach.

Wie aus angiographischen Befunden hervorgeht, zeichnet sich der Tumor in einer bestimmten Phase des Kontrastmitteldurchtrittes teils durch auffallende Gefäßbildungen, teils als diffuser Schatten ab und es erhebt sich die Frage, was hier abgebildet wird. Aus den gefäßmorphologischen Untersuchungen geht hervor, daß bei den verschiedenen Tumoren großkalibrige Hauptgefäße und ein dichtes Netz kleiner bis kleinster Gefäßchen vorhanden sind, die bei den einzelnen Formen verschiedenartigste Bildungen zeigen. Es kommen dichte luxurierend wachsende Gefäßbüschel vor, wie z. B. in Abb. 2

bei Glioblastomen, welche speziell am Rande von Nekrosen ein exzessives Gefäßwachstum zeigen. Neben solchen Gefäßbildern finden sich aber auch besondere Auffälligkeiten an den Tumorgefäßen, wie

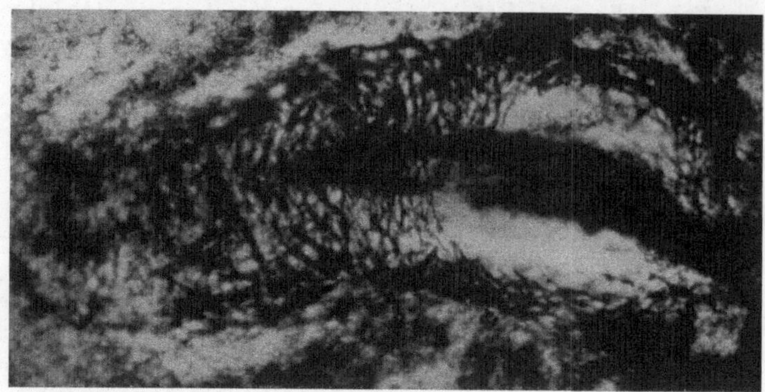

Abb. 3. Proliferierende Capillarisation beim Glioblastom des linken Schläfenlappens. Bildvergrößerung 35fach.

z. B. zirkumvasale Kapillarisationen, welche ebenfalls den Ausdruck einer gesteigerten mesenchymalen Wachstumspotenz darstellen. *R. A. Pfeiffer* hat in seinem Buch über die Lymphströmungen im inneren

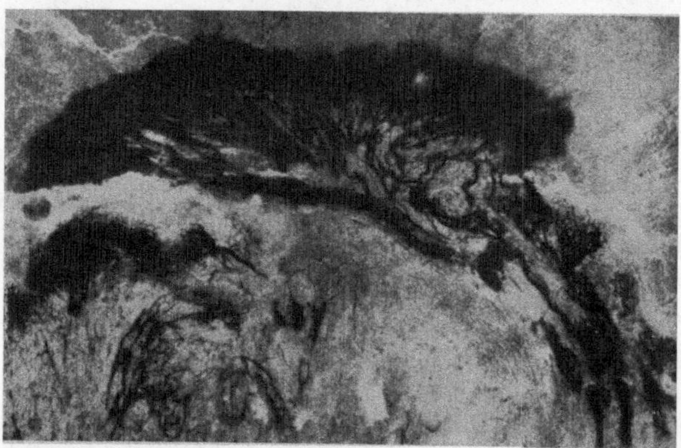

Abb. 4. Mistelförmige Gefäßwucherung beim Glioblastoma multiforme. Bildvergrößerung 30fach.

Milieu des Gehirnes auf den zirkumvasalen Raum der Hirngefäße hingewiesen, der an sich kapillarfrei ist, hier aber von einem dichten proliferierenden Kapillarnetz umschlossen ist (Abb. 3). In anderen Fällen zeichnen sich im Gefäßbild besondere Bildungen ab, die teils den Eindruck wild wuchernder Verästelungen, etwa ähnlich wie die

Mistelbildungen im Baumgeäste erscheinen, und das dysharmonisch parasitäre Wachstum des Gefäßbindegewebes zeigen (Abb. 4).

Von besonderem Interesse sind die Glomerulusbildungen in gewissen Gliomformen, auf die *H. J. Scherer* hingewiesen hat und sie sogenannten angioplastischen Bildungen zuordnet (Abb. 5). Die Bildung solcher Kapillarknäuel sind wohl der Ausdruck eines eigenen Wachstums, das über den Rahmen reaktiver Vorgänge hinausgeht

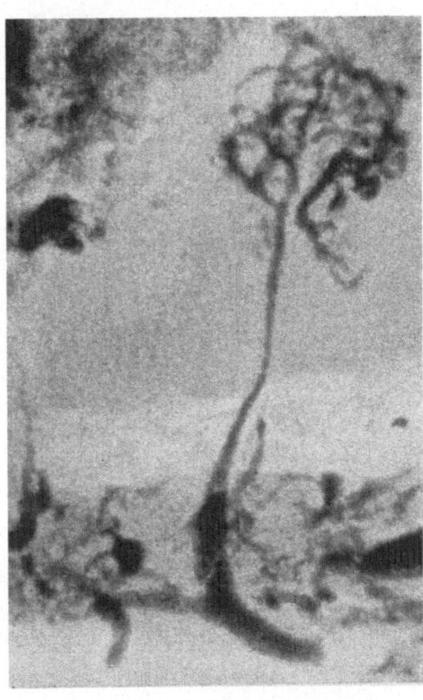

Abb. 5. Glomerulusbildung bei einem angioblastischen Gliom der linken Parieto-Okzipitalgegend. Bildvergrößerung 40fach.

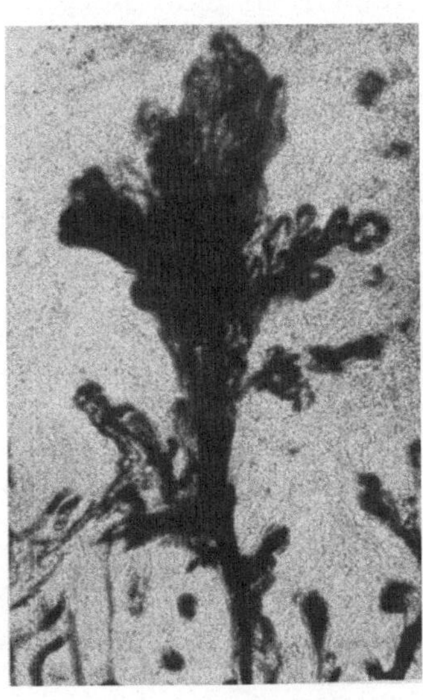

Abb. 6. Gefäßwucherung bei einer cerebralen Carcinommetastase. (Ca recti). Bildvergrößerung 140fach.

und möglicherweise durch zelluläre Formanten der Tumorzellen selbst zu erklären sind. Vergegenwärtigt man sich die Besonderheit der astrozytären Elemente der Tumorrandzone, so besteht meines Erachtens nach durchaus die Möglichkeit einer Wechselwirkung zellulärer und mesodermaler Bildungen, so daß es zu solchen pathologischen Blutgefäßneubildungen kommen kann.

Bei der Untersuchung von metastatischen Geschwülsten ergibt sich die interessante Tatsache, daß diese Tumoren ihr eigenes Gefäßbild, das sie auch außerhalb des Gehirnes darbieten, beibehalten und wie z. B. Abb. 6 zeigt, papillomatöse Gefäßsprossungen auftreten, wenn der Primärtumor diese Formen zeigt. Es handelt sich bei dem abgebildeten Gefäßbild um eine fontänenartige Gefäßsprossung einer cerebralen Metastase eines Rectumcarcinoms.

Die gezeigten Gefäßbilder von Hirntumoren sprechen dafür, daß der Tumor nicht nur ein rein zytologisches pathologisches Wachstum zeigt, sondern daß das Gefäßbindegewebe ebenfalls autonom wuchert und demnach gemäß der Definition von *Borst* einer autonom wachsenden Gewebsmasse entspricht. Die gezeigten Verschiedenheiten der Gefäßbildungen, die, wie in weiteren Publikationen dargetan werden wird, zeigen eine außerordentliche Mannigfaltigkeit und auch eine Verschiedenheit, die die Vermutung nahelegen, daß auch rein gefäßmorphologisch faßbare Artunterschiede be-

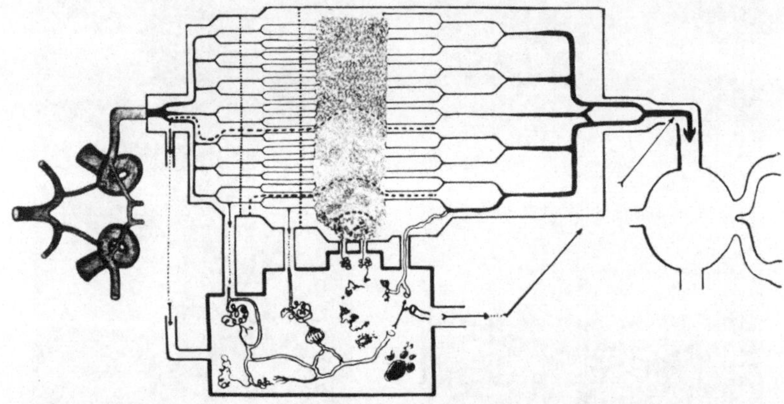

Abb. 7. Schema des gestörten Hirnkreislaufes. Nebenschluß der cerebralen Strombahn durch den Tumor.

stehen. Diese Möglichkeit läßt aber hoffen, daß bei entsprechender Gegenüberstellung von angiographischem Befund und pathoangioarchitektonischem Bild auch die Artdiagnose durch die Arteriographie im Bereich der Möglichkeit liegt. Besonders durch die Serienangiographie werden viel mehr Details erfaßt, und für diese Befunde erscheint das Gefäßbild der einzelnen Tumorarten nach meiner Auffassung von entscheidender Bedeutung. Die Tumorgefäße selbst sind aber Gebilde einer unvollkommenen Bauart und zeigen niemals die Differenziertheit normaler Gefäße. Vielfach finden wir Teleangiektasien, Erweiterungen der Gefäßlumina, die oft das Bild schlaffer Schläuche darbieten; besonders lassen sich diese Verhältnisse am Ganzschnitt durch das Gehirn zeigen, worauf ich bereits hingewiesen habe. Die amorphe Struktur des Tumorgefäßes im Vergleich zum normalen Gefäßbaum läßt aber auch darauf schließen, daß die intercerebralen Regulationsmechanismen, welche im Hirngefäßbaum vorhanden sind, beim Tumorgefäß fehlen. Das Tumorgefäß gleicht infolgedessen einem widerstandslosen Nebenschluß der cerebralen Strombahn. Diese Tatsache ist auch von wesentlicher Rückwirkung auf den gesamten Hirnkreislauf, so daß der Tumor als Störenfried in der gesamten Strombahn auftritt. Wie im beiliegenden Schema angedeutet, ist die Rückwirkung auf den Hirnkreislauf davon abhängig, welche der drei Kreislaufabschnitte im Sinne *Pfeiffers* von dieser Kreislaufstörung betroffen sind (Abb. 7). Solange nur der nutritive Abschnitt von Tumorgefäßen irritiert wird, werden die Symptome nur lokaler Art sein und sich nicht auf den allgemeinen Hirnkreislauf auswirken. Je weiter das störende Gebilde jedoch mit seinen pathologischen Gefäßen in das Gebiet der regulativen und derivativen Abschnitte sich auswirkt, desto größer werden die nachbarschaftlichen Kreislaufstörungen ins Gewicht fallen und schließlich den allgemeinen Hirnkreislauf beeinträchtigen. Zieht man hiebei noch in Rechnung, daß die amorphen, nicht regulierten Gefäße des Tumors gleichsam ein erweitertes widerstandsloses Strombett darbieten und im Sinne von Querverbindungen von *Tönnis* wirken, so ergeben sich mit Bezug auf die Verhältnisse des cerebrovaskulären Widerstandes, daß der Tumor einer arteriovenösen Kurzverbindung ähnlich ist, d. h. einen wesentlich herabgesetzten Strömungswiderstand darbietet. Er saugt gleichsam die Hirnblutmasse ab und setzt die Durchblutung des Nachbarschaftsgebietes herab. Steigt nun weiterhin der cerebrovaskuläre Widerstand im anderen Gehirn an, so wirkt der Tumor als Nebenschluß und es kommt zu schweren Hirndurchblutungsstörungen. Der Tumor ist somit pathophysiologisch gesehen ein vaskuläres Problem. Diese Betrachtung eröffnet neue Gesichtspunkte auch für die Therapie, auf die einzugehen den Rahmen dieser Darstellung weit überschreiten würde. Nur soviel kann gesagt werden, daß nicht nur die Symptomatik unter diesen Gesichtspunkten ein anderes Bild bekommt, sondern auch das ganze Geschehen im Krankheitsverlauf.

Für die Symptomatik kann gesagt werden, daß das Herdsymptom nur ein Teil der Rückwirkungen des Tumors auf die cerebrale Funktion darstellt, die Nachbarschaftssymptome teils durch das Verhalten der Gefäße am Rande und in unmittelbarer Nachbarschaft des Tumors mitbedingt werden, die Einwirkungen auf tumorferne Gebiete bereits durch die Kreislaufstörungen hervorgerufen werden und damit für die Ausbildung von Fernsymptomen die pathophysiologische Grundlage liefern. Durch die Nebenschlußwirkung kommt es aber außerdem noch zum Einfluß auf die gesamte cerebrale Blutzirkulation. Diese Verhältnisse erklären auch das Wechselvolle und Undurchsichtige der neurologischen Symptomatik.

Die Betrachtung der Morphologie der Gefäßbildungen eröffnet damit aber auch einen neuen Gesichtspunkt für die Pathophysiologie der gesamten Tumorerkrankung und läßt uns dieselbe als ein Problem der Hirndurchblutung erscheinen. Grundsätzlich wird die Tumorerkrankung solange im Bereich der biologischen Kompensationsmöglichkeiten des Organismus liegen, als derselbe noch regulatorische Reserven genügend hat, um die gestörte Funktion auszugleichen. In dem Moment, wo der Hirndruck den Widerstand soweit erhöht, daß dies nicht mehr der Fall ist, muß es zu katastrophalen Auswirkungen auf die Durchblutung kommen und damit zu schwerster Funktionsbeeinträchtigung. Auch die Lehre vom kompensierten und dekompensierten Hirndruck gewinnt unter der Betrachtung des Hirnkreislaufes ein neues Bild, für das in der Morphologie der Gefäßbildungen eine Grundlage gesehen werden kann.

Aber nicht nur rein pathophysiologisch, sondern rein hinsichtlich der Art der tumorösen Gewebsmasse ist die Pathoangioarchitektonik ein Feld, das noch weitgehender Bearbeitung harrt. Die Bilder der Gefäße zeigen eine nicht zu überbietende Mannigfaltigkeit und zeigen mit ihren bizarren und grotesken Bildungen, daß hier noch weitere Untersuchungen notwendig sind. Durch die Forschungen von *R. A. Pfeiffer* ist die Angioarchitektonik ein neuer Zweig der Hirnforschung geworden. So wie sie neue Gesichtspunkte in die Anatomie des Zentralorganes gebracht hat, besteht die Möglichkeit, daß auch die Pathoangioarchitektonik der Hirntumoren neue Gesichtspunkte in die pathologische Anatomie dieser Bildungen bringen kann.

Zusammenfassend kann gesagt werden, daß die Morphologie der Gefäßbildungen 1. unsere Betrachtungen über die Art der Hirngeschwülste erweitert, 2. die Pathophysiologie beim Hirntumor in ihrer Erkenntnis bereichert und 3. auch für die Klinik verwertbare Ergebnisse zu geben vermag.

Sie ist als Forschungsrichtung eine Ergänzungsmethode der morphologischen Tumorpathologie.

Literatur.

1. *Alexander, L.,* and *T. J. Putnam,* Pathologic Alterations of Cerebral Vascular Patterns. Proc. Assoc. Res. nerv. a. ment. Dis (Am.) *18* (1938), 471. — 2. *Bertha, H.,* Beitrag zur Morphologie der Gefäßverteilung bei Hirntumoren. Z. Neur. *167* (1939). — 3. *Bertha, H.,* Morphologische Studien der Gefäße bei einem sogenannten „apoplektischen Gliom" (Borst), Z. Neur. *169* (1940). — 4. *Campbell, A. C. P., L. Alexander* and *T. J. Putnam,* Vascular Pattern in Various Lesions of the Human Central Nervous System. Bull. Neur. a. Psychiatr. *39* (1938), 1150. — 5. *Pfeiffer, R. A.,* Die Angioarchitektonik der Großhirnrinde. Berlin, 1928. Grundlegende Untersuchungen über die Angioarchitektonik des menschlichen

Gehirns. Berlin, 1930; J. Psychol u. Neur. *42* (1931), 1. Kreislauf und Hirntuberkulose. Untersuchungen zur Pathoangioarchitektonik der entzündlichen Hirnkrankheiten. Dresden, 1935. Anostom. d. Hirngefäße. J. Psychol. u. Neur. *42* (1931). Lymphströmungen im inneren Milieu des Gehirnes. Leipzig, 1951. — 6. *Sahs, A. L.*, and *L. Alexander,* Vascular Pattern of Certain intracranial Neoplasms. Arch. Neur. (Am.) *42* (1939), 44. — 7. *Scherer, H. J.*, Gliomstudien I—III. Virchows Arch. *294* (1935), 790—794, 795—822, 823—861. — 8. *Sepp, E.*, Dynamik der Blutzirkulation im Gehirn. Springer, Berlin, 1928. — 9. *Wilke, G.*, Zur Angioarchitektonik der gliomatösen Hirngeschwülste. Arch. Psychiatr. *116* (1943), 658—720. — 10. *Zülch, K. J.*, Die Gefäßversorgung der Gliome. Zbl. Neur. *167* (1939), 585—601.

Aus der Neurochirurgischen Klinik der Universität Köln (Prof. Dr. *W. Tönnis*) und dem Max-Planck-Institut für Hirnforschung, Abteilung für Tumorforschung und experimentelle Pathologie (Prof. Dr. *W. Tönnis*).

Grenzfälle in der serienangiographischen Artdiagnostik.

Von

W. Schiefer und **G. Udvarhelyi.**

Mit 6 Textabbildungen.

Die Verschiedenartigkeit tumoreigener Gefäße ermöglicht im allgemeinen die Artdiagnose der Hirngeschwülste aus dem Arteriogramm. Man stößt trotzdem häufiger auf Schwierigkeiten bei der Abgrenzung der einzelnen Tumorarten untereinander, worauf im Nachfolgenden eingegangen werden soll.

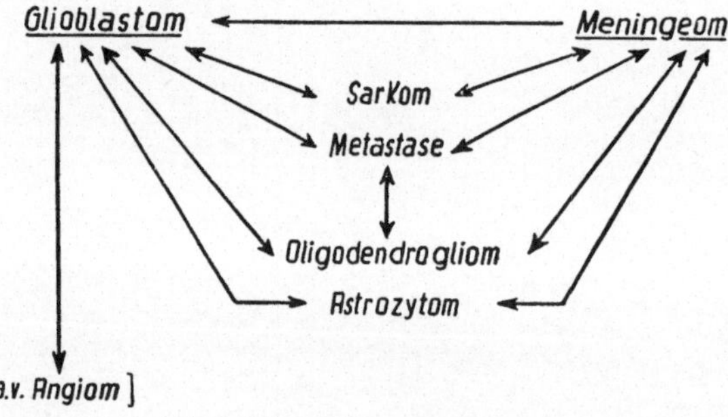

Abb. 1. Gefäßmorphologische Beziehungen der einzelnen Tumorarten.

Der Gefäßmorphologie entsprechend sind zwei große Gruppen zu unterscheiden: die *Glioblastome* und die *Meningeome*. Aber schon zwischen diesen Gruppen kann es differentialdiagnostische Schwierigkeiten geben, wenn die in den frühen Phasen des Kontrastmitteldurchflusses angefertigten Einzelbilder des Meningeoms denen des Glioblastoms gleichen. Alle übrigen Tumorgruppen haben mehr oder weniger Ähnlichkeit mit einer der genannten Tumorarten (siehe Abb. 1). Das Gefäßbild einzelner *Sarkome* kann dem des Glioblastoms ähneln; die Blutversorgung über die A. carotis externa weist wieder mehr auf ein Meningeom hin. Etwa ein Drittel aller *Metastasen* mit eigener Gefäßdarstellung läßt eine dem Meningeom ähnliche homogene Anfärbung erkennen. In fast der Hälfte kommen dagegen Bilder zustande, die mit denen des Glioblastoms zu verwechseln sind. Auf die Gefäßbilder des *Oligodendroglioms* und des *Astrocytoms* ist weiter unten einzugehen.

Eigentlich nicht hierher zu gehören scheint das *arteriovenöse Angiom*. Trotz der genetischen und biologischen Unterschiede sind aber Verwechslungen mit dem Glioblastom im Arteriogramm nicht ausgeschlossen. Insbesondere dann, wenn beim Angiom mit einer

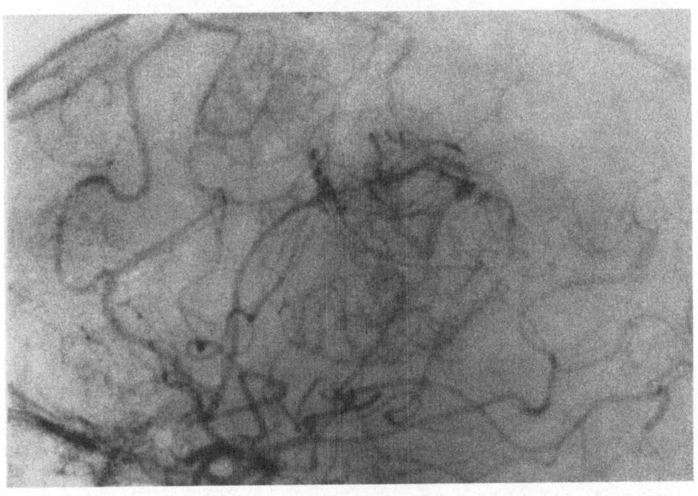

Abb. 2 a.

ausgedehnten intracerebralen Blutung eine Massenverschiebung im Gefäßbild sichtbar wird, der Hirndruck ähnlich wie bei einem Tumor eine Zirkulationsverlangsamung des Gesamthirns bewirkt und auch die Fremdgasanalyse nach Kety und Schmidt eine Verminderung der Hirndurchblutung erkennen läßt, kann die präoperative Artdiagnose auf erhebliche Schwierigkeiten stoßen (Demonstration der Gefäßbilder eines solchen Falles).

Abb. 2 zeigt die Gefäßbilder eines *Glioblastoms,* eines *Meningeoms* und einer *Metastase*. Mit hinreichender Sicherheit läßt hier das einzelne arteriographische Zufallsbild weder eine Art- noch Malignitätseinteilung zu. Eine Unterscheidung wird hier erst mit Hilfe der Serienangiographie möglich, wobei die Aufklärung der zeitlichen Beziehungen von Tumorzirkulation zur Gesamthirnzirkulation von Bedeutung ist.

Das gleiche kann für Fälle mit einer *homogenen Tumoranfärbung* gelten. Abb. 3 zeigt oben ein Keilbeinflügelmeningeom. In

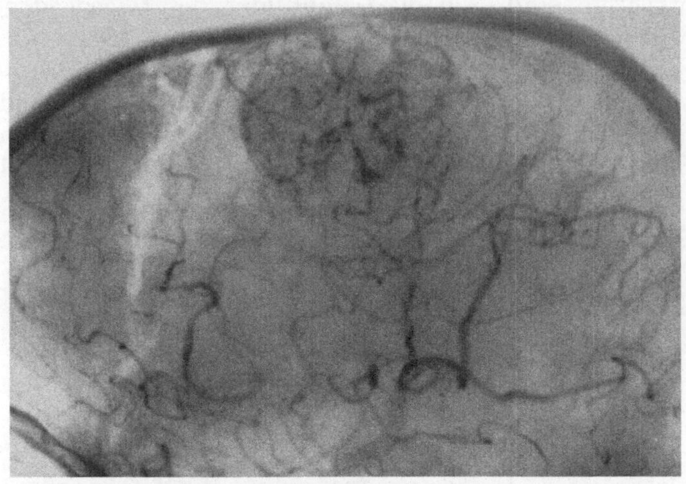

Abb. 2 b.

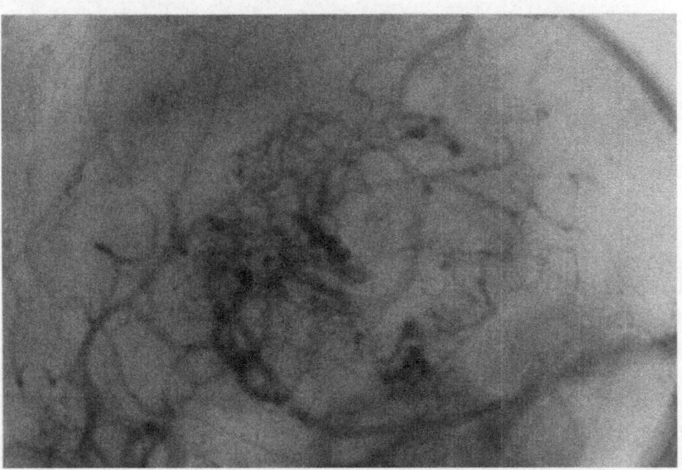

Abb. 2 c.

Abb. 2. Differentialdiagnostische Schwierigkeiten im Arteriogramm. 2 a: Metastase. 2 b: Meningeom. 2 c: Glioblastom.

der hier abgebildeten späten arteriellen Phase erkennt man erst den Beginn einer homogenen Tumoranfärbung, die an Intensität

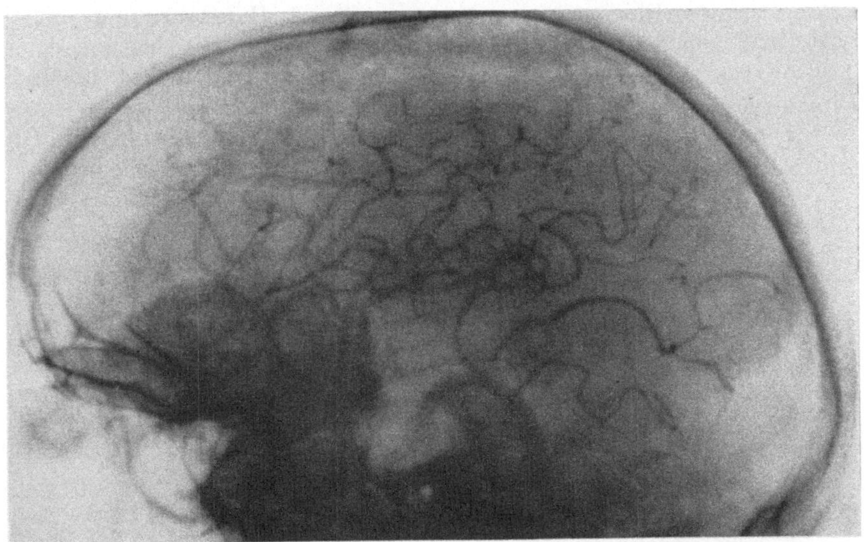

Abb. 3 a.

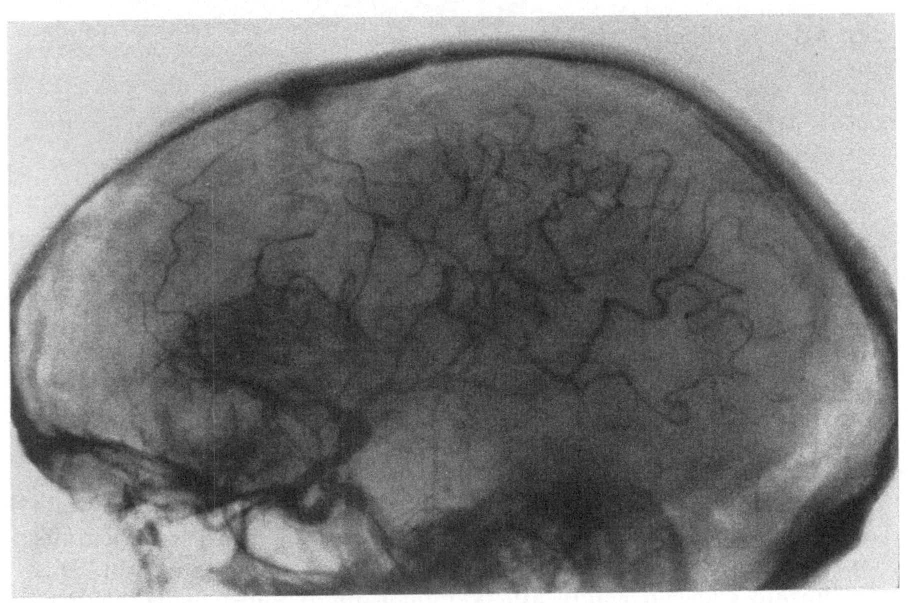

Abb. 3 b.

Abb. 3. Homogene Tumoranfärbung. Oben: Keilbeinflügelmeningeom. Unten: Oligodendrogliom in der Fissura Sylvii.

in den venösen Phasen immer mehr zunimmt. Bei dem unten dargestellten Oligodendrogliom in der Fissura Sylvii hat dagegen der Tumor das Maximum seiner Anfärbung erreicht; in den späten Phasen kommt er nicht mehr so deutlich zur Darstellung.

Im allgemeinen lassen die Angiogramme des *Oligodendroglioms* wie auch des *Astrocytoms* nur beschränkt artdiagnostische Rück-

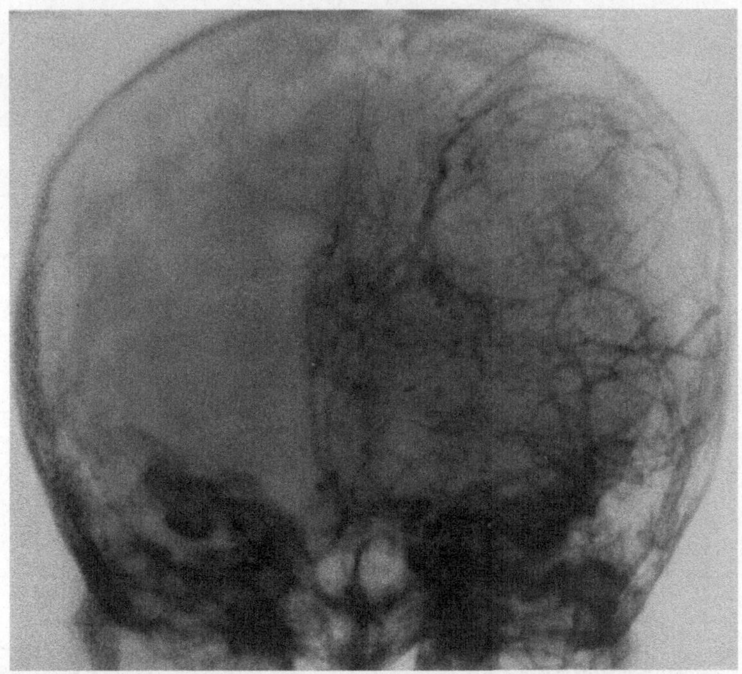

Abb. 4. Angiogramm eines maligne entarteten Oligodendroglioms. Nähere Angaben im Text.

schlüsse zu. Auch bei Durchführung serienangiographischer Untersuchungen findet sich nur in rund einem Drittel der Fälle eine Tumoranfärbung, wobei diese aber oft schon einen Hinweis für eine maligne Entartung des Tumors gibt. So zeigt Abb. 4 das Angiogramm eines 16jährigen Mädchens, das seit 9 Jahren über cerebrale Anfälle klagte. Die Veränderungen am Knochen wiesen ebenfalls auf einen schon länger bestehenden gutartigen Prozeß hin. Das Gefäßbild dagegen zeigte alle Veränderungen eines malignen Prozesses. Diesen Widerspruch klärte das histologische Bild: Es handelte sich um ein Oligodendrogliom, das jetzt Zeichen einer malignen Entartung aufwies. Unter Berücksichtigung der Vorgeschichte, des angiographischen und histologischen Befundes hat es sich demnach um ein primär gutartiges Oligodendrogliom gehandelt, das dann später maligne entartete.

Auch der in Abb. 2 unten dargestellte Tumor erwies sich histologisch als rasch wachsendes malignes Oligodendrogliom (starke Zellpolymorphie, atypische Mitosen, zahlreiche sinusoid erweiterte Gefäße, Zystenbildungen und Nekrosen). Als weiteres Beispiel wird das Angiogramm eines 51jährigen Mannes mit einem

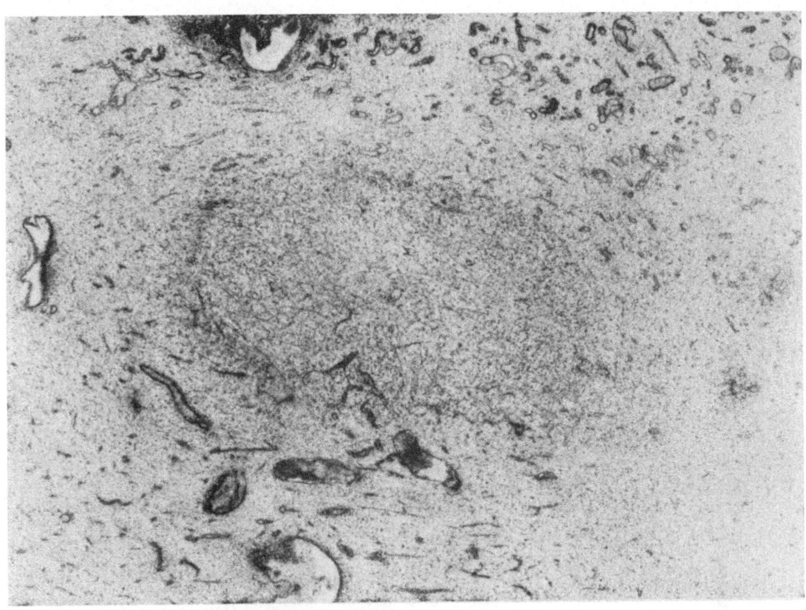

Abb. 5. Ausbildung weitgestellter sinusoider Gefäße in der Umgebung einer erbsgroßen Metastase. Fall 461, Kresyl-Violett, 15,5mal vergrößert. (Aus Zülch in „Die Chirurgie" von *Kirschner-Nordmann*, Bd. III, Urban & Schwarzenberg, 1948.)

Oligodendrogliom im Schläfenlappen demonstriert. Eine pathologische Vaskularisation ließ sich angiographisch im Tumorbereich zunächst nicht finden. $1^1/_2$ Jahre nach der Exstirpation des Tumors wurde der Patient mit Hirndruckerscheinungen wieder aufgenommen. Nun zeigte sich im Gefäßbild das Rezidiv mit einer pinselstrichartigen Anfärbung und einzelnen Blutseen sowie Mikroaneurysmen, die vorher nicht zu beobachten waren.

Die genannten differentialdiagnostischen Schwierigkeiten veranlassen zu der Überlegung, welche Bedeutung überhaupt die sogenannten Malignitätszeichen im Arteriogramm, also Blutseen, granuläre Schatten, arteriovenöse Fisteln, große sinusoid erweiterte und korkzieherartig gewundene Gefäße haben. Lassen sie eine arteriographische Spezifizierung der Tumorarten untereinander überhaupt zu? Ist eine pathologische Vaskularisation unter allen Umständen beweisend für die Malignität eines Prozesses?

Hierzu muß man zunächst feststellen, daß es sich bei diesen Veränderungen mit großer Wahrscheinlichkeit um eine mehr oder weniger unspezifische Reaktion der Blutgefäße in der Tumorumgebung handelt, wie sie sich nicht nur im Gehirn, sondern etwa auch bei Tumoren der Extremitäten usw. findet. In Abb. 5 sieht man

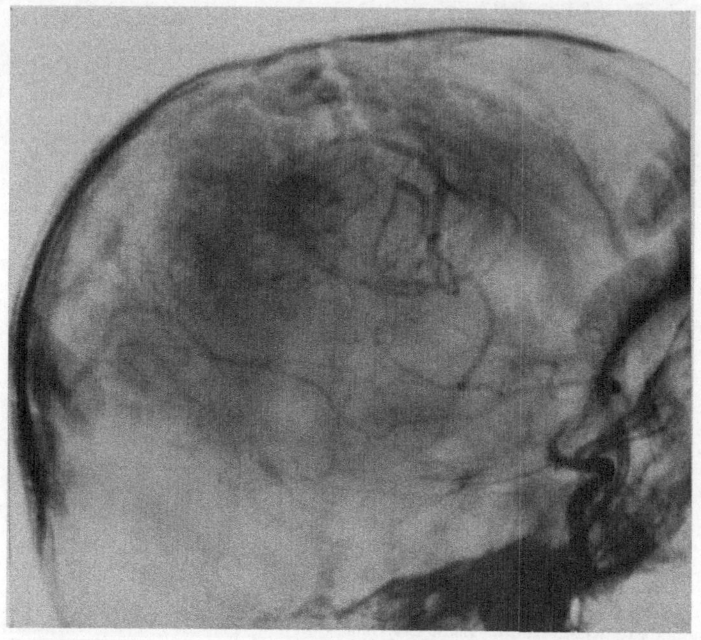

Abb. 6. Gefäßreiches Spongioblastom. Nähere Angaben siehe im Text.

die Ausbildung weitgestellter, sinusoider Gefäße um eine bei der Autopsie zufällig entdeckte Metastase. Sie stellen die Frühform der später arteriographisch nachweisbaren Gefäße dar. In der Mitte des Präparates sieht man die Geschwülste und in den noch nicht vom Tumor, sondern erst von den Auswirkungen seines pathologischen Stoffwechsels erreichten Hirnteilen die Reaktion mit erweiterten und veränderten Gefäßen.

Die arteriographisch nachweisbaren pathologischen Gefäße würden nun, wenn auch keine Artdiagnose, so doch zumindest die biologische Wertigkeit der Geschwulst erkennen lassen, wenn es nicht hier auch wieder Ausnahmen gäbe.

Abb. 6 zeigt ein Arteriogramm aus dem Jahre 1938. Ein damals zehnjähriges Mädchen hatte schon seit Jahren über migräneartige Kopfschmerzen geklagt. Drei Monate vor der Aufnahme erkrankte es mit zunehmenden Hirndruckerscheinungen und Parese der rechten Körperseite. Die großen Gefäßschlingen und die Blutseen hatten damals an ein arteriovenöses Angiom oder ein angioblastisches Gliom denken lassen. Bei der Operation wurde ein handtellergroßer, außerordentlich blutreicher Tumor total entfernt. Rasche Besserung der paretischen Erscheinungen, einmalige Röntgennachbestrahlung. Trotz des offensichtlich auf einen malignen Tumor hinweisenden Gefäßbildes haben wir jetzt, 15 Jahre nach dem Eingriff, wieder einen Bericht der Patientin erhalten, welche verheiratet ist, ihrem Beruf nachgeht und keine Anzeichen für ein Tumorrezidiv bietet.

Die erneute histologische Untersuchung des damaligen Materials ergibt einen Tumor mittleren Zellreichtums mit vereinzelten Mitosen. Isomorphe, meist spindelige, in langen Zügen angeordnete Zellen. Dabei große Bänder von gewucherten Gefäßen entlang von Nekrosen. Das histologische Bild läßt am ehesten an ein Spongioblastom denken. Es finden sich somit weder nach dem *histologischen Befund* noch nach dem *biologischen Verhalten* Anzeichen für eine Malignität, die nach dem Arteriogramm zu vermuten war.

Wir müssen also feststellen, daß ein Teil der Tumoren, die differentialdiagnostische Schwierigkeiten bereiten, durch serienangiographische Untersuchungen weiter geklärt werden kann, worauf eben Herr Prof. *Tönnis* hinwies. Daneben gibt es eine pathologische Vaskularisation bei primär gutartigen, aber später maligne entarteten Geschwülsten.

Bei einer letzten Gruppe *zeigen sich die jedenfalls bisher noch bestehenden Grenzen* sowohl der angiographischen wie histologischen Klassifikation, da aus dem Gefäßbild kein Rückschluß auf die biologische Wertigkeit zu ziehen ist.

Der Vortrag „Die Gefäßstruktur des Glioblastoma multiforme in angiographischer und histologischer Darstellung“ von *W. Walter*, *W. Schiefer* und *G. B. Udvarhelyi* wurde bereits in den Acta Neurochirurgica, Band IV, Heft 2, 1955, S. 109 bis 127, veröffentlicht.

Aus der Neurochirurgischen Universitätsklinik Zürich
(Direktor: Prof. Dr. *H. Krayenbühl*).

Die Bedeutung der Angiographie für die Diagnose der cerebralen Thrombophlebitis.

Von

H. Krayenbühl.

Die cerebrale Thrombophlebitis ist nach unseren Erfahrungen der letzten Jahre eine nicht allzu seltene, schwere Erkrankung des Zentralnervensystems, welche in differentialdiagnostischer Beziehung für den Hirnchirurgen recht bedeutsam ist, hauptsächlich im Hinblick auf die Abklärung gegenüber dem Gehirnabszeß. Obwohl die Trias: Kopfschmerzen, besonders einseitig, epileptiforme Anfälle und progressive Hemiparese für das Vorliegen einer cerebralen Thrombophlebitis außerordentlich charakteristisch ist, wird die Diagnose im allgemeinen äußerst selten gestellt. Dies ist bemerkenswert, bestehen doch schon seit Jahren ausgezeichnete klinische Studien, besonders namhafter englischer Neurologen, wie *Charles Symonds* und *Purdon Martin,* welche die Diagnostik weitgehend geklärt haben. Aber auch im deutschen Schrifttum hat *v. Hösslin* bereits 1904 die charakteristische Form der Thrombophlebitis im Puerperium beschrieben, ohne jedoch einen besonderen Anklang gefunden zu haben. Es ist das Verdienst von *Symonds,* auf die Form des otitischen Hydrocephalus als Folgeerscheinung cerebraler venöser Thrombosen bei Mittelohreiterung hingewiesen zu haben, und gelegentlich sind Mitteilungen in der neurochirurgischen Literatur über Operationsbefunde bei Thrombophlebitis erfolgt, wie von *Davis* und *Guillaume.* Sehr wahrscheinlich konnten auch Sie gelegentlich einen Operationsbefund erheben, wie er für eine Thrombophlebitis charakteristisch ist, nämlich hochgradiges, mehr oder weniger umschriebenes Ödem eines Hirnbezirkes, punktförmige Blutungen in umschriebenen Rindenbezirken mit dunklen, auf Palpation sich derb anfühlenden Venen, welche von einem feinen gelblichen Saum im Sinn einer Begleitmeningitis umgeben sind. Hinzu kommt nicht allzu selten eine mehr oder weniger massive, subkortikale Blutung im Sinn einer Stauungsblutung.

Die Interpretation dieses Operationsbefundes ist gewöhnlich einfach und es ist davor zu warnen, die Resektion der thrombosierten Vene vorzunehmen, wie dies seinerzeit von *Guillaume* empfohlen worden ist. Nach unserer Erfahrung führen solche Eingriffe meistens zur Katastrophe.

Die Frühdiagnose solcher Zustände ist heute wichtig, weil eine intensive antibiotische Therapie, eventuell in Verbindung mit Antikoagulantien die Krankheit relativ rasch und ohne Residuen zur Abheilung bringen kann. Die Erkrankung verläuft foudroyant, der Liquor steht unter hohem Druck, Zellzahl und Gesamteiweiß sind erhöht. Die Blutkörperchensenkungsreaktion ist außerordentlich erhöht. Wenn auch die Durchführung des Heparintoleranztestes, die Vermehrung des Prothrombins und des Faktors V Hinweise auf einen thrombotischen Prozeß abgeben können, so bleibt die Diagnose doch oft ungewiß. Das Studium der einschlägigen Fälle der Literatur ergibt denn auch, daß in der überwiegenden Mehrzahl der Fälle die Diagnose erst im Verlaufe der Krankheit gestellt worden ist und infolgedessen durch Ausbleiben einer frühzeitigen adäquaten Therapie die Krankheit nicht allzu selten ein letales Ende gefunden hat. Um zu einer Frühdiagnose zu kommen, wurde schon 1934 von *Frenckner* die Venosinographie angegeben. Mit einer direkten Punktion des Längsblutleiters und Injektion von Perabrodil hat er den thrombotischen Verschluß nachweisen können, eine Untersuchungsmethode, welche kürzlich von *Ray, Dombar* und *Dotter* übernommen worden ist. Nach unseren Erfahrungen schließt aber diese Methode nicht unbeträchtliche Gefahren in sich, indem wir in einem Fall eine Ausbreitung des thrombotischen Prozesses auf weitere cerebrale Venen im Anschluß an die Injektion feststellen konnten.

An Hand eines Krankengutes von 36 Fällen haben wir versucht, mit Hilfe der cerebralen Angiographie zu einer Frühdiagnose zu gelangen; Fälle von Sinus-cavernosus-Thrombose und otitischem Hydrocephalus wurden von der angiographischen Untersuchung ausgeschlossen, da die klinische Diagnose hier keine Schwierigkeiten bereitete. Da die Fälle von postpuerperaler cerebraler Thrombophlebitis in Anbetracht ihrer Häufigkeit an weitaus erster Stelle stehen, soll eine einschlägige Beobachtung kurz mitgeteilt werden.

Als angiographische Untersuchungstechnik wurde die in unserer Klinik geübte Routinestereoskopie mit 3 seitlichen Aufnahmen in Abständen von je 2 Sekunden und 2 ap-Aufnahmen im Intervall von 3 bis 4 Sekunden angewendet. Ein Serienangiograph stand uns leider nicht zur Verfügung.

Eine 29jährige Patientin erkrankte 11 Tage nach einer normalen Geburt an sehr heftigen Kopfschmerzen, wird zusehends somnolent und es entwickelt sich eine Lähmung der rechten Hand. 3 Tage später setzen Aphasie und mehrere Jacksonsche Anfälle in der rechten Gesichtshälfte und im rechten Arm ein und in tiefem Koma wird die Patientin eingeliefert. Die Kranke ist komatös, es besteht eine schlaffe Lähmung des rechten Armes, ein rechtsseitiger Babinski, der Liquordruck ist erhöht auf 320 mm, der Liquor ist leicht blutig und das Gesamteiweiß auf 52,8 mg% erhöht. Die Temperatur beträgt 38,6° und die Blutsenkungsgeschwindigkeit ist auf 60/70 mm erhöht. Im linksseitigen Angiogramm erkennt man in der arteriellen Phase eine leichte Abwärtsverdrängung der Sylviischen Gefäße, in der kapillären Phase sind nur wenige Kapillaren dargestellt, sie erreichen nicht die Oberfläche und ein Phlebogramm ist überhaupt nicht zur Darstellung gekommen. In der ap-Aufnahme ist die Verlagerung der linken Arteria cerebralis anterior nach rechts auffallend. Trotz intensiver Verabreichung von Antibiotika und Antikoagulaitien kommt die Kranke am folgenden Tage ad exitum. Bei der Autopsie findet sich eine ausgedehnte Thrombose des Sinus sagittalis sup., beider Sinus transversi, des Sinus petrosus sup. und inf. beiderseits, sämtlicher Brückenvenen, eine Thrombose der linken Vena jugularis sowie eine hämorrhagische Infarzierung des linken Stirnhirns, eine Purpura cerebri und Hirnödem.

Dies ist der klassische Verlauf einer postpuerperalen Thrombophlebitis, wie wir ihn in einer Reihe ähnlicher Fälle gesehen haben. Ein ähnliches Angiogramm findet sich bei der folgenden 37jährigen Patientin, indem bei einer normalen arteriellen Phase in der arteriovenösen Phase die Kapillaren nicht bis zur Konvexität reichen und ein Phlebogramm überhaupt nicht zustande gekommen ist. In der arteriellen Phase der ap-Aufnahme zeigt sich eine scheinbare Tumoranfärbung, so daß irrtümlicherweise ein Abszeß diagnostiziert worden ist. Die Operation ergab eine charakteristische lokalisierte Thrombophlebitis, welche nach einer ausgiebigen subtemporalen Dekompression und antibiotischen Behandlung rasch abheilte. Ein ähnliches Angiogramm findet sich bei einem 50jährigen Mann mit schwerer, tödlich verlaufender cerebraler Thrombophlebitis nach einer linksseitigen Oberarmfraktur. In der arteriellen Phase weist die Verlagerung der Sylviischen Gefäße auf eine Raumverdrängung im Bereich des Schläfenlappens, währenddem in der arterio-venösen Phase die korkzieherartigen Gefäße die Peripherie nicht erreichen. Ein Phlebogramm ist nicht zustande gekommen. In der arteriellen Phase der ap-Aufnahme ist ebenfalls die Raumverdrängung im rechten Schläfenlappen zu sehen. Die Autopsie ergab eine Thrombose praktisch aller Hirnsinus, der Brückenvenen und eine hämorrhagische Infarzierung des rechten Schläfenlappens.

Diese drei Fälle repräsentieren eine Krankheitsgruppe, bei welcher angiographisch nur die arterielle und arterio-venöse Phase zur Darstellung gelangen. In der arterio-venösen Phase erreichen die Gefäße bei stereoskopischer Betrachtung nicht die Hirnoberfläche und ein Phlebogramm kommt überhaupt nicht zustande.

Eine zweite Gruppe ist dadurch charakterisiert, daß ein Phlebogramm wohl zustande kommt, daß im allgemeinen aber nur einige aszendierende oder deszendierende Venen, gelegentlich auch die Labbésche Vene und die Vena cerebralis interna zur Darstellung gelangen. Eine Sinusfüllung kommt aber auch hier nicht zustande nach einem Zeitablauf von 6 bis 8 Sekunden.

Dies zeigen die beiden folgenden Beispiele: Bei der 39jährigen Patientin, welche 9 Tage nach einer normalen Geburt eine schwere rechtsseitige Jacksonsche Epilepsie mit progressiver Hemiplegie bekam, zeigen sich bei einer normalen arteriellen Phase in der arterio-venösen Phase schlecht dargestellte Kapillaren und in der venösen Phase nur angedeutet wenige kortikale und vor allem basale Venen. Die Sinus selbst kommen nicht zur Darstellung. Ähnlich verhält es sich bei einer 23jährigen Patientin mit einer cerebralen Thrombophlebitis nach Sinusitis maxillaris sinistra. Bei einem normalen Angiogramm findet sich nach einer gut dargestellten arterio-venösen Phase im Phlebogramm lediglich die Darstellung vereinzelter basaler Venen. Die antibiotische Behandlung brachte die Erkrankung rasch zur Abheilung.

In dieser zweiten Gruppe gelangen also gewisse Venen zur Darstellung, der Längsblutleiter jedoch nicht. Wir können somit den Schluß ziehen, daß die venöse Zirkulation hochgradig verlangsamt ist und daß der venöse Abfluß vor allem in Richtung der Hirnbasis, also zum Sinus transversus und cavernosus erfolgt. Solche Angiogramme sind von prognostischer Bedeutung. Sie ergeben, daß die Blutzirkulation pathologisch verändert ist, daß aber der noch bestehende venöse Abfluß zur Schädelbasis als ein prognostisch günstiges Omen anzusehen ist.

Trotz der bestehenden krankhaften thrombotischen Bereitschaft konnten wir in unserem Krankengut keine Verschlimmerung des Leidens durch die perkutane cerebrale Angiographie beobachten. Dieser diagnostische Eingriff erscheint uns im Frühstadium der Erkrankung indiziert, da nur durch eine frühzeitig einsetzende antibiotische Therapie in Verbindung mit Antikoagulantien dieses sehr ernste zerebrale Leiden sich meistern läßt.

Aus der Neurochirurgischen Abteilung des Maggiore Krankenhauses und dem „C. Cavina“ Neurochirurgischen Institute in Bologna, Italien (Leiter: Dr. *M. Milletti*).

Die Thrombose der Arteria carotis.

Von

Mario Milletti.

In den letzten Jahren hat das Problem der Thrombose der Carotis durch die Einführung der Arteriographie ein neues Gepräge angenommen. Bis vor wenigen Jahren war es angebracht, nein, sogar notwendig, klinische Fälle ausführlich zu beschreiben und sie sorgfältig zu analysieren. Heute sind die in der Literatur beschriebenen Fälle recht zahlreich und die Arbeiten der letzten Jahre haben einen vielmehr synthetischen als analytischen Charakter.

Die ausführlich beschriebenen Fälle, die ich bis heute habe sammeln können, sind 450; in ungefähr 100 weiteren Fällen war es nicht möglich, genaue Elemente zusammenzubringen, insofern sie von den jeweiligen Verfassern im Block, ohne Analyse der einzelnen Fälle, veröffentlicht worden waren. Zu diesen 450 Fällen sind 21 eigene Beobachtungen hinzuzufügen, und es ist die Prüfung dieses so gesammelten und klassifizierten Materials, das dieser Arbeit zugrunde liegt.

Eine prozentuale Analyse dieses Materials in Bezug auf Alter, Geschlecht und Läsionsseite der Patienten ist wie folgt:

1. Die am häufigsten befallene Altersstufe ist zwischen 45 und 55 Jahren.
2. 17% der Kranken besteht aus Frauen, 83% aus Männern.
3. Die am häufigsten betroffene Seite ist unbedingt die linke mit einem Prozentsatz von 64% für die linke und 36% für die rechte Seite.

Aber die Probleme, die unsere Aufmerksamkeit am meisten anziehen, sind die klinischen Probleme. Vor allem verdient eine Tatsache unsere Beachtung: Es ist von vielen Verfassern hervorgehoben worden, und ich unter ihnen, daß die Krankheit in dem Zeitpunkt, der gewöhnlich der Unterkunft im Krankenhaus vorangeht, von schwankendem Verlauf mit Perioden von Steigerungen und Abschwächungen charakterisiert ist, und am Ende kommt eine Periode, die zur Unterbringung im Krankenhaus führt.

In einer geringeren Anzahl von Fällen handelt es sich um ein plötzlich sich einstellendes klinisches Bild.

Die Analyse des klinischen Vorganges eines so reichen Krankenmaterials führt zu einer Abänderung dieses Gesichtspunktes.

Das Material ist in 5 Klassen eingeteilt worden, und zwar:

1. Kranke, bei denen das klinische Bild plötzlich mit einer Episode nach Art eines Schlaganfalls bei vollem Wohlbefinden einsetzt.

2. Kranke mit gering voranmeldenden Zeichen, die meistens nicht gebührend bewertet werden bis zu dem Augenblick, in dem eine Episode wie diejenige einsetzt, denen Kranke der vorerwähnten Gruppe unterliegen: d. h. einem Schlaganfall.

3. Fortschreitender Verlauf des klinischen Bildes mit geringen Symptomen, der dann langsam im Laufe von Wochen oder Monaten zu einem ausgeprägten klinischen Bilde führt.

4. Ein klinisches Bild, das von schwankendem Verlauf mit akuten, rasch endenden Episoden gekennzeichnet ist, die eine Dauer von Minuten oder Stunden haben und voneinander durch Perioden von Wohlbefinden unterbrochen sind. Diese Perioden werden im allgemeinen immer kürzer, bis ein akuter Zustand einsetzt, oder bis sich die Nachlassungsperioden verkürzen mit Entstehung eines bleibenden klinischen Bildes.

5. Von dieser Gruppe sind die Fälle von traumatischer Thrombose zu trennen.

Ich glaube also, daß der folgende Punkt festzulegen ist:

Zum Unterschied von dem, was man liest und glaubt, zeigt sich die Thrombose der Carotis öfter mit einer akuten Episode von Schlaganfall als mit einem mehr oder weniger langsamen, allmählichen oder nachlassenden Verlauf.

Auf diese Tatsache haben kürzlich *Gurdjian* und *Webster* (1951) die Aufmerksamkeit gelenkt, indem sie über 30 Fälle berichten, in denen der Anfang des klinischen Bildes von einem Ictus gekennzeichnet war.

Wenn wir das gesammelte Material analytisch studieren, sehen wir, daß es möglich ist, 4 Gruppen von Kranken mit einem klinischen, wohlbestimmten Bild aufzustellen:

1. Kranke, die eine Amaurose auf einem Auge mit Pupillenatrophie und kontrolateraler Hemiplegie aufweisen, oder Kranke, die über vorübergehende Episoden von einseitiger Amaurose mit darauffolgender kontrolateraler Hemiplegie geklagt haben.

2. Kranke mit einer Hemiparese von veränderlicher Heftigkeit, aber meistens ernster Natur, vorwiegend am Arm, d. h. eine Hemiplegie kortikalen Ursprungs, entweder mit oder ohne Aphasie.

3. Kranke mit einem klinischen Bild ohne jegliche Pyramidenzeichen, oder aber bei denen die leichten Pyramidenzeichen in zweiter Linie in Frage kommen, um Symptomen den Platz einzuräumen, die ihrer Intensität wegen die Aufmerksamkeit des Arztes auf sich lenken, hauptsächlich ophthalmologische Symptome.

4. Kranke, in denen die Thrombose der Carotis einen praktisch asymptomatischen Verlauf nimmt.

Diese letzte Gruppe umfaßt einen minimalen und unbedeutenden Prozentsatz von Kranken, unter denen sich jedoch einige Fälle zur Diskussion eignen.

Zur ersten Gruppe gehören 12% der gesammelten Fälle. Von diesen haben 5% ein okulo-pyramidales klinisches Syndrom gezeigt, während 7% der übrigen Fälle nur mehr oder weniger häufige Episoden von vorübergehender Amaurose gezeigt haben, worauf eine Hemiplegie folgte. Es ist eine feststehende Tatsache, daß diese Episoden nur ein Prodromalzeichen darstellen und sich nicht mehr wiederholen, sobald sich die Hemiplegie eingestellt hat.

Es ist dies die Gruppe von Kranken, in denen die Diagnose von Thrombose der Carotis mit guter Aussicht auf Erfolg gestellt werden kann. In der Tat, mit Ausschließung einer Läsion der Orbitalhöhle oder der Sehbahnen, kann nur ein Thrombus, der sich, von unten aufsteigend, gewöhnlich bis zur Gabelung der Carotis erstreckt, eine optische Atrophie wegen Thrombose der Arteria centralis retinae verursachen.

Diese Vereinigung einer Amaurose wegen optischer Atrophie mit einer kontrolateralen Hemiplegie ist verhältnismäßig selten. Demzufolge muß man annehmen, daß in der Mehrzahl der Kranken ein Ausgleich durch die wohlbekannten Anastomosen mit der Carotis externa erfolgt, ein Ausgleich, der bei den amaurotischen Kranken nicht vorhanden ist.

Die dritte Gruppe ist diejenige, die die größte Krankenzahl umfaßt: es sind diejenigen Patienten, die ein Bild veränderlicher Intensität darstellen: von einer wohl mäßigen, jedoch augenscheinlichen Hemiparese bis zu einer vollständigen, vorwiegend am Arm und im Gesicht bestehenden Hemiplegie. Es ist dieses die Gruppe, die die größte Schwierigkeit vom diagnostischen Standpunkt aus bietet. Es ist manchmal absolut unmöglich, über eine Diagnose von Hemiplegie durch Thrombose der cerebralen Gefäße hinauszugelangen. Manchmal, in Fällen mit akutem Anfang, ist es auch unmöglich, zu einer Diagnose über die Art der Hemiplegie zu kommen, d. h., ob sie von einer Thrombose oder vielmehr von Blutungen herrührt. Anderseits umfaßt diese Gruppe den höchsten Prozentsatz von Patienten. In der zusammengestellten Statistik zeigten in der Tat 64% der Kranken eine Läsion der linken Carotis und das Pyramidenbild dieser Patienten offenbarte das folgende Verhalten:

1. Ausschließliche Beteiligung der Pyramidenbahnen 18%.
2. Aphasie als einziges Symptom 6%.
3. Hemiparese bzw. Hemiplegie mit Aphasie 76%.

Von den Kranken, die einen Verschluß der rechten Carotis hatten, zeigten 85% pyramidale Symptome.

Wenn der Arzt über die Möglichkeit unterrichtet ist, daß ein Kranker des oben beschriebenen Typus eine Thrombose der Carotis infolge seiner Hemiplegie haben kann, wird er versuchen, eine weitere Bestätigung seiner Diagnose mittels einem Komplex von Untersuchungen zu erreichen. Diese sind:

1. Betastung der Carotis am Hals.
2. Betastung der inneren Carotis in der Pharynx.
3. Aufsuchung einer eventuellen Hypertrophie der äußeren Carotisäste.
4. Aufsuchung einer Anisokorie mit erweiterter Pupille auf der Seite der Läsion.
5. Feststellung des Netzhautdruckes. Studium der Dynamometrie der Zentralarterie der Retina.

Wenn wir den Wert dieser einzelnen Untersuchungen prüfen, sehen wir, daß die Palpation der Carotis am Hals die Untersuchung ist, die nur dann Zuverlässigkeit gibt, wenn eine Thrombose der Carotis communis vorhanden ist.

Eine Thrombose der inneren Carotis mit einer durchfließenden Carotis communis und externa gibt selten sichere Unterschiede zwischen beiden Seiten am Hals.

Einen größeren Wert hat die Palpation der inneren Carotis in dem Cavum pharingeum. Hier läuft das Gefäß isoliert und das Vorhandensein einer Pulsierung hängt ausschließlich von der inneren Carotis ab, so wie der Mangel einer Pulsation den fehlenden Kreislauf im Gebiet der inneren Carotis voraussetzt.

Die Anisokorie ist ein Zeichen, auf das ich schon im Jahre 1946 die Aufmerksamkeit lenkte, indem ich sie als abhängig von den sympathischen Bahnen der Gefäßwände deutete.

Dieses Zeichen, das in vielen Fällen von cerebraler vaskulärer Pathologie vorhanden ist, führt den Arzt öfters dazu, an einen endokraniellen raumbeengenden Prozeß zu denken, wenngleich auf vaskulärer Grundlage, als vielmehr an eine Läsion der Carotisblutzufuhr.

In unserer Erfahrung ist die Technik, die die sichersten Ergebnisse gebracht hat, die Untersuchung des Betragens des Netzhautdruckes, besonders des systolischen Druckes.

Vor einigen Jahren schlug ich eine Technik vor, um die Werte des Druckes in der zentralen Arterie der Netzhaut zu benutzen und Elemente zu gewinnen, um die Blutzufuhr der homolateralen Carotis zu beurteilen. Diese Technik kann wie folgt zusammengefaßt werden:

Für den Augenarzt ist das Studium des diastolischen Netzhautdruckes als Ausdruck eines rein vaskulären Phänomens und Anzeiger des besonderen Zustandes der vaskulären Wand von großer Wichtigkeit. Augenärzte messen gewöhnlich nicht den systolischen Netzhautdruck, sondern beschränken sich auf die Messung des diastolischen Druckes und jedesmal, wenn sie vom arteriellen Netzhautdruck sprechen, meinen sie den diastolischen Druck. Der systolische Netzhautdruck ist hingegen der Ausdruck eines rein mechanischen Faktors. Mit anderen Worten: wenn wir bei jungen Leuten die Carotis am Hals komprimieren und diese Kompression ein paar Minuten aufrecht erhalten, so können wir ein besonderes Verhalten der diastolischen und systolischen Werte des Netzhautdruckes beobachten, und zwar wie folgt:

a) die systolischen Werte vermindern sich in den meisten Fällen um ungefähr 50%; selten ist die Verminderung geringer, manchmal ist sie größer;

b) auch die diastolischen Werte vermindern sich, manchmal bis 50% oder mehr, so daß eine Messung nicht mehr möglich ist.

Wenn wir die Carotis unter Kompression halten und den Druck in Abständen von je 30 Sekunden drei- bis viermal messen, sehen wir ein eigentümliches Verhalten, und zwar:

a) der systolische Druck setzt sich endgültig auf Werte, die ungefähr der Hälfte der normalen entsprechen, fest;

b) der diastolische Druck, auf welches Niveau er auch nach der Kompression der Carotis gesunken sein mag, steigt schnell wieder und erreicht, abgesehen von seltenen Ausnahmen, die normalen oder fast normalen Werte. Dieses besondere Verhalten habe ich an 60 gesunden Fällen bestätigen können.

Die theoretischen Grundlagen für die Erkennung einer fehlenden Blutzufuhr in einer Carotis können so festgelegt werden:

1. Niedrigere Werte des systolischen Netzhautdruckes auf der beschädigten Seite. Es können jedoch auch auf beiden Seiten die Werte des diastolischen Netzhautdruckes gleich sein.

2. Die vor und während der Kompression der geschlossenen Carotis am Hals erfolgten Messungen dürfen keine Unterschiede in den Werten des systolischen Netzhautdruckes aufweisen.

Die Kompression der einzigen freien Carotis, die zu einer Herabsetzung der Pression der Arteria centralis retinae auf beiden Seiten führt, ist von uns unterlassen worden, sei es, weil sich die beiden oben beschriebenen Untersuchungen stets als ausreichend erwiesen haben, um zu einer Diagnose zu gelangen, sei es, weil wir es nicht für angebracht erachten, eine solche Prüfung bei diesen Kranken vorzunehmen, bei denen das gesamte vaskuläre System so beschädigt ist, daß man zu einer gefährlichen Anoxyhämie des Gehirns gelangen kann.

Der Ausdruck dieser Anoxyhämie ist der Zustand der sogenannten „cerebralen Eklipse“, der durch Bewußtlosigkeit, Liphotimie usw. gekennzeichnet ist.

Aus diesem Grunde halten wir es nicht für angebracht, den Patienten als Routine einer von *Paillas* ähnlich vorgeschlagenen Untersuchung zu unterwerfen (ihm ist der Name „cerebrale Eklipse“ zuzuschreiben). Außerdem ist zu beachten, daß, abgesehen von der obengenannten Gefahr, die Möglichkeit einer kollateralen Kreislaufbildung so verschiedenartig ist, daß man von dieser Prüfung nur eine beschränkte Zuverlässigkeit erhalten kann.

Diese Technik, die im Jahre 1946 veröffentlicht und damals von 4 Fällen dokumentiert wurde, hat zahlreiche Bestätigungen, aber auch einige Widerlegungen gehabt.

Der Literatur aus letzter Zeit habe ich entnommen, daß diese Technik von zahlreichen Verfassern angewandt worden ist, und sie ist auch in Fällen von Unterbindung der Carotis kontrolliert worden. Heute ist es mir möglich gewesen, in der Literatur Fälle zu sammeln, in denen die Messung des systolischen Netzhautdruckes ausgeführt worden war. Darunter sind 4 Fälle, die nicht die von mir gemachte Beobachtung bestätigen würden; 65 dagegen würden sie bestätigen.

Die Fälle, die nicht eine Bestätigung meiner Beobachtungen bringen, würden eine Erörterung verdienen, denn sie eignen sich zur Kritik. Die einzige zu machende Bemerkung ist, daß alle Fälle verschiedenen Verfassern gehören, und daß ein Fall in derselben Arbeit an zwei verschiedenen Stellen mit verschiedenen Bewertungen aufgeführt ist.

Neben diesen negativen Daten gibt es 65 Fälle in der Literatur (die meinen inbegriffen), in denen die Beobachtung des Verhaltens des systolischen Netzhautdruckes eine völlige Bestätigung findet.

Der Unterschied in den Werten des systolischen Netzhautdruckes zwischen der gesunden Seite und derjenigen mit ausgeschaltetem Carotiskreislauf ist unter der Form des Herabsetzungsprozentsatzes kalkuliert worden.

Die Arbeit von *Thomas* und *Petrohelos,* die eine der maßgebendsten Bestätigungen der vorerwähnten Technik ist, schließt in dem Sinne, daß der diastolische Netzhautdruck denselben Veränderungen unterliegt wie der systolische: eine Behauptung, die ich nicht geneigt wäre zu unterschreiben.

Weitere Bestätigungen sind von *Schneider* und *Lemmen,* von *Poblete* und *Steimmle,* von *Calmettes* und Mitarbeitern, von *Philippides, Lobstein, Wegelin, Fontaine* und *Dany, Paillas* und *Bonnal, Maspes* und *Fasano, Tartarini* und *Davini* usw. alle aus dem Jahre 1953 gekommen.

Vom anatomisch-pathologischen Standpunkt aus ist es angebracht anzugeben, welches der bevorzugte Sitz des Thrombus ist und in jedem Fall die Häufigkeit festzulegen, mit der sich der Thrombus in den verschiedenen Stellen zeigt.

Spärlich sind in der Literatur die Notizen über die histologische Natur der Läsionen. Es ist die übereinstimmende Meinung, daß die histologische Untersuchung der thrombosierten Gefäßstrecken nur selten zur Artbestimmung der Läsion führt. Das histologische Studium unseres Materials wird der Gegenstand einer weiteren Arbeit werden. Das wichtigste Datum, das zu einer Diagnose über die Natur unterrichten kann, ist das gleichzeitige oder folgende Erscheinen eines Bildes von Thromboangiitis obliterante in einer anderen Körperstelle, meistens in den unteren Gliedmaßen.

Dieses Symptom ist in einem meiner Kranken vorhanden gewesen und in einer bescheidenen Anzahl von Fällen in der Literatur. Jedenfalls ist es schwer, eine Idee des wirklich gleichzeitigen Bestehens der beiden Bilder zu haben. Es ist höchstens möglich, eine Idee der Gleichzeitigkeit des Bildes im Augenblick des Eintretens des Kranken ins Krankenhaus zu gewinnen.

Das ophthalmologische Bild dieser Patienten kann verschiedene Symptome zeigen, und zwar:

1. Homolaterale Blindheit (oder vorübergehende Amaurose) und kontrolaterale Hemiplegie. Der Prozentsatz von Kranken mit dieser Symptomatologie ist gering. *Fischer* hat auf diese symptomatologische Vereinigung gedrungen, indem er auf der Tatsache bestand, daß die vorübergehenden Episoden von Amaurose aufhören, sobald die Hemiplegie einsetzt. Das beruht auf dem erhöhten kollateralen Kreislauf durch die äußere Carotis. Es muß betont werden, daß die Arteria ophthalmica allein für die Durchblutung des infraorbitalen

Teiles des Sehnervs sorgt, und in der Tat ist in Erblindungsfällen das ophthalmoskopische Bild jenem einer Thrombose der Arteria centralis retinae ähnlich.

Jedenfalls ist die Durchblutung der Retinae erspart, auch wenn der Thrombus am Anfang die Arteria ophthalmica interessiert, d. h. ehe die Äste, die den Kollateralkreislauf mit der Externa erlauben, einmünden.

Übrigens führt die Unterbindung der Ophthalmica nahe ihres Ausgangspunktes nur selten zur Erblindung.

Es ist leichter, aber nicht unbedingt notwendig, daß man Erblindung in Fällen von Thrombose der inneren und äußeren Arterie hat. In nur einem unserer zwei solcher Fälle hat man eine Verminderung der Sehkraft gehabt, aber keine Erblindung.

Die homolaterale Amaurose verbindet sich selten mit dem Verlust des gegenüberliegenden Temporalquadranten; dann ist eine Atrophie des homolateralen Sehnervs vorhanden, während der kontrolaterale normal bleibt.

2. Die Hemianopsie ist das am häufigsten auftretende Augensymptom, das unter der Form einer homonymen Hemianopsie auftritt oder weniger häufig unter andersartigen Hemianopsieformen.

Die wahrscheinlichste Hypothese ist, daß es sich um einen Mangel an Durchblutung im Gebiet der optischen Radiationen handelt, die ihr Blut von der Arteria cerebri media erhalten.

3. Die Anisokorie ist von verschiedenen Verfassern beschrieben und verschiedenartig in ihrem photogenetischen Mechanismus gedeutet worden.

Die von mir im Jahre 1946 vorgeschlagene Erklärung, daß es sich um ein Belasten der sympathischen Fibern der Gefäßwände handle, ist von verschiedenen Verfassern wieder aufgenommen und zusammen mit anderen Hypothesen übernommen worden, darunter die Beteiligung der sympathischen Kette selbst.

4. Die Störungen des muskulären Gleichgewichtes sind sehr selten und von keinem diagnostischen Wert.

Wenn wir also die bisher angegebenen Daten zusammenfassen wollen, würde ich sagen:

a) Bei einem Kranken, der sich mit einer Hemiplegie verbunden mit einer kontrolateralen Amaurose vorstellt, ist die Diagnose einer Carotisthrombose die wahrscheinlichste.

b) bei allen anderen Kranken mit einer Hemiplegie, sei sie ein isoliertes Symptom, sei sie zusammen mit anderen, wie Aphasie, homonymer Hemianopsie, Kopfschmerz usw., kann die Diagnose der Carotisthrombose zusammen mit jener von Thrombose eines

Astes der Carotis selbst oder mit jener von intracerebraler Blutung ausgesprochen werden. Aber es wird schwer sein, sichere klinische Zeichen zu finden, die es erlauben, sich für eine Diagnose der Thrombose der Carotis zu entscheiden. Auch das beschriebene schwankende Fortschreiten der Krankheit, dem ich und andere Verfasser in den ersten Arbeiten einen Wert zuschrieben, hat in Wirklichkeit wenig Bedeutung. Die von mir beobachteten Fälle von Thrombose der Arteria cerebri media haben ein Betragen gezeigt, das bis vor wenigen Jahren als typisch für eine Thrombose der Carotis angenommen wurde.

Zur klinischen Diagnose, und darunter verstehe ich eine Diagnose vor der Arteriographie, kann man nur mit zwei einfachen Untersuchungen gelangen, d. h. Abtastung der Carotis in der Pharynxgrube und mit dem Studium des systolischen Netzhautdruckes.

Da diese Mitteilung eine klinische Richtung hat, will ich nicht auf das arteriographische Bild eingehen, nur möchte ich sagen, daß die Arteriographie mit großer Sorgfalt und möglicherweise mit geöffneter Technik ausgeführt werden soll.

Ein gewisses Interesse hat die arteriographische Darstellung einer Thrombose, die von der Interna ausgehend zu der Communis und Externa fortschreitet. In der Mehrzahl der Fälle hat die Arteria communicans anterior die größte Bedeutung für die kollaterale Kreislaufentwicklung. In einem Fall von beiderseitiger Thrombose der Carotis hat die Arteriographie der Vertebralis die Durchblutung beider Hemisphären durch die Arteriae communicantes posteriores gezeigt.

Das elektroencephalographische Studium hat nichts Neues erbracht, das die Diagnose hätte erleichtern können.

Unter 21 Fällen hatten wir zwei Ableben: einmal bei einer Frau, bei der ich eine Anastomose der Carotis communis mit Vena jugularis versuchte; das zweite Mal bei einer Frau, die nach Resektion des Trigonum ein Bild von schwerer aufsteigender und rasch zum Tode führender Thrombose zeigte.

Dieses sind die klinischen Ergebnisse, die nach der Beurteilung der von mir persönlich beobachteten 21 Fälle von Thrombose der Carotis und der 450 in der Literatur gesammelten Fälle erreicht worden sind.

Aus der Neurochirurgischen Abteilung (Leiter: Priv.-Doz. Dr. *J. Gerlach*) und der Röntgenabteilung (Leiter: Dr. *G. Viehweger*) der Chirurgischen Universitätsklinik Würzburg (Direktor: Prof. Dr. *W. Wachsmuth*).

Die Abhängigkeit des Angiogrammes der Hirngefäße von der Strahlen-Projektion.

Von

J. Gerlach und **G. Viehweger.**

Mit 8 Textabbildungen.

Die Fortschritte, die auf dem Gebiete der cerebralen Angiographie in den letzten Jahren erzielt wurden, sind auf dem Neurochirurgen-Kongreß in Bad Ischl eindrucksvoll zutage getreten. Zu einem solchen Zeitpunkt der Entwicklung einer Methode erscheint eine Besinnung auf die Grundlagen angebracht. Für die Technik der Injektion, die Beschaffenheit des Kontrastmittels und die Physiologie und Pathophysiologie der intrakraniellen Zirkulation ist dies während des Kongresses auch geschehen. Eine wesentliche Grundlage des Verfahrens, die Abhängigkeit des Angiogrammes der Hirngefäße von der Strahlenprojektion blieb bisher jedoch unberücksichtigt. Selbstverständlich unterliegt dieses Angiogramm wie jedes Röntgenbild ihren Gesetzen. Man hat dies auch seit Einführung der Angiographie durch standardisierte Aufnahmeverfahren mit festgelegter Einstellung von Röntgenröhre, Schädel und Film berücksichtigt. Man hat ferner schon frühzeitig die stereoskopische Darstellung der Gefäße herangezogen. Abweichungen von den Standardeinstellungen kommen auf Grund unvermeidbarer kleiner Mängel aber mehr oder weniger häufig auch jetzt noch vor und werden zur Darstellung von Besonderheiten nicht selten willkürlich vorgenommen. Jeder, der Angiogramme beurteilt, hat gelegentlich die Auswirkungen einer nicht vorgesehenen Projektion zu berücksichtigen, etwa bei einer Seitendrehung des Schädels auf einer Sagittalaufnahme, die eine Seitenverlagerung der A. cerebri anterior vortäuschen oder verbergen kann. Bei der fortschreitenden Differenzierung in der Beurteilung der Gefäßbilder und ihrer Einzelheiten spielen auch kleine Unterschiede der Strahlenprojektion für die Beurteilung eine Rolle und man macht von atypischen Projektionen häufiger Gebrauch.

Wir haben im Schrifttum nur spärliche Mitteilungen über die Projektionsabhängigkeit des Angiogrammes der Hirngefäße und keine umfassende systematische Untersuchung darüber gefunden. Das Studium der Projektionseffekte ist dadurch erschwert, daß das Angiogramm beim Lebenden innerhalb weniger Sekunden angefertigt werden muß und daß man im Einzelfalle dabei die Einstellung des Schädels und die Strahlenprojektion nicht ändert. Besser geeignet zu einem solchen Studium ist daher ein Leichenmaterial bei postmortaler Gefäßfüllung. Außerdem kann man die Einwirkung

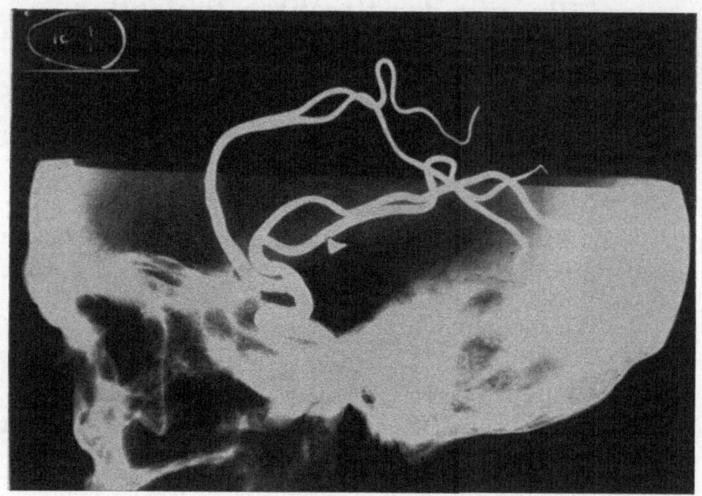

Abb. 1. Modell des Gefäßbaumes in der Schädelbasis. Marke = Zentralstrahl. Übliche Bitemporalaufnahme.

der Projektion auf das Angiogramm an einem Modell studieren. Wir haben diesen Weg gewählt und haben auf Grund einer größeren Reihe von Angiogrammen und auf Grund der anatomischen Verhältnisse ein Modell der Carotis interna mit ihren größeren intrakraniellen Ästen aus Blei hergestellt und entsprechend den natürlichen Verhältnissen in eine Schädelbasis eingepaßt. Gegenüber der Leiche bietet dieses Modell den Vorzug, daß man es mit dem Schädel in jeder Richtung leicht frei bewegen kann und daß man auch Projektionen untersuchen kann, die am Menschen ohne Abtrennung des Kopfes schlecht erreicht werden können.

Die Darstellung des Gefäßbaumes hängt ab von der Einstellung und Richtung des Zentralstrahles, im Hinblick auf die Gefäße und den Film; eine Änderung dieser Faktoren tritt ein durch Bewegungen der Röntgenröhre, des Filmes und des Schädels. Bei unseren Untersuchungen haben wir den Film und die Röhre fixiert und haben die verschiedenen Projektionsrichtungen durch Bewegungen des Schädels erzeugt. Wir haben Aufnahmen in überwiegend sagittalem und überwiegend bitemporalem Strahlengang durchgeführt. Dabei haben wir systematisch bei gleicher Röhreneinstellung den Schädel um die drei Hauptachsen des Raumes gedreht. Die Drehung um eine Achse senkrecht zum Film führt bei senkrechter Strahlenprojektion nicht zu Änderungen des Angiogrammes, so daß wir jeweils nur die Drehung um zwei Achsen zu berücksichtigen haben. Bei den Sagittalaufnahmen führt die Drehung um die Längsachse des Schädels bzw. des Körpers schon bei geringem Drehungswinkel zu Änderungen der Symmetrie zwischen rechts und links, die so augenfällig sind, daß sie, wie schon eingangs erwähnt, kaum einem Betrachter entgehen. Ihre Auswirkungen sind so bekannt, daß wir darauf nicht einzugehen brauchen.

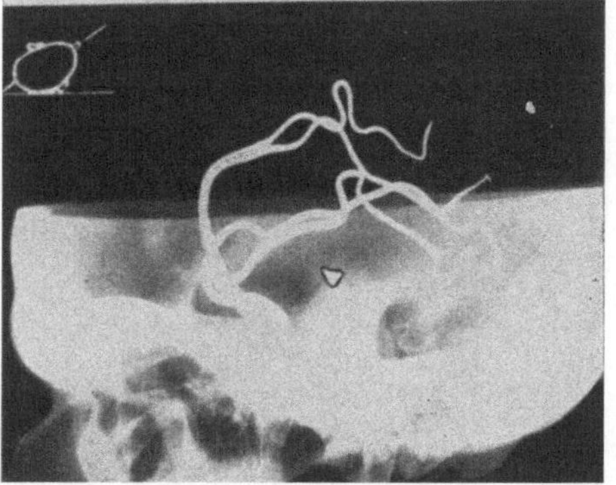

Abb. 2. Wie Abb. 1. Bitemporalaufnahme, Schädel um die Längsachse des Körpers gedreht, bei a) Stirn filmnahe, bei b) Hinterhaupt filmnahe.

Das erste Bild zeigt eine Aufnahme des Modells im Schädel bitemporal in der üblichen Strahlenprojektion, wobei die Marke die Lage des Zentralstrahles angibt.

Auf dem zweiten Bild ist eine Drehung des Schädels um die Längsachse des Körpers vorgenommen worden, wobei einmal das Gesicht dem Film angenähert wurde und zweitens das Hinterhaupt filmnahe liegt. Es verschiebt sich dabei die Projektion der Mediagefäße im Hinblick auf den Anfangsteil der Anterior und es verändert sich auch der Abstand der beiden Gefäßgruppen, der sich bei der Aufnahme mit Drehung des Gesichtes zum Film vergrößert. Hingewiesen sei auch auf die Änderung der Form des Syphons.

Bei der Abb. 3 erfolgt die Drehung um eine fronto-occipitale Achse, wobei einmal der Scheitel dem Film genähert wird und 2. die Basis. Bei Annäherung der Basis an den Film kommt es zu einer Hochprojektion der Sylviischen Gruppe, die nahe an die Anterior herantritt; bei Annäherung des Scheitels an den Film vergrößert sich der Abstand zwischen den Gefäßgruppen. Wir haben mehrfach Fehldiagnosen an von auswärts mitgegebenen Angiogrammen erlebt, die auf diesen Projektionseffekt zurückzuführen waren. Sie lassen sich leicht vermeiden, wenn man gleichzeitig auf die Form des Carotissyphons achtet. Der Syphon ist bei der Fehlprojektion scheinbar komprimiert, beim Schläfenlappentumor wenigstens im Vorderabschnitt meist geöffnet. Umgekehrt ist bei der scheinbaren Herabdrängung der Sylviischen Gruppe der Syphon geöffnet, bei der wirklichen meistens komprimiert.

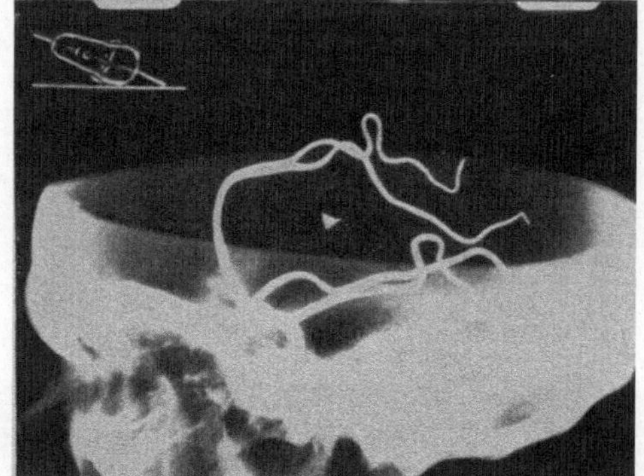

Abb. 3. Wie Abb. 1. Bitemporalaufnahme, Schädel um eine Frontookzipitalachse gedreht, bei a) Annäherung der Basis, bei b) des Scheitels an den Film.

Abb. 4 zeigt die gleichen Auswirkungen der Projektion wie Abb. 3. Der Unterschied besteht darin, daß die Modellgefäße hier im Schädel auf der filmabgewandten Seite liegen. Die Unterschiede im Gefäßbild bei verschiedener Strahlenrichtung sind hier bei dem gegebenen Röhrenabstand beträchtliche.

Das nächste Bild zeigt die Auswirkungen einer Drehung um eine bitemporale Achse bei sagittalem Strahlengang. Oben sieht man die Standardeinstellung, unten bei Anziehen des Kinns auf die Brust und bei Nackenhaltung des Kopfes. Abgesehen von der verschiedenen Darstellung der Sylviischen Gruppe ändert sich auch die Syphonform. Deutlicher als am Modell läßt sich dies an einem Beispiel zeigen, in dem wir am Lebenden bei einem basalen Tumor das sagittale Angiogramm dreimal in drei verschiedenen Projektionsrichtungen ausgeführt haben. Hierbei sieht man, daß die Syphon-

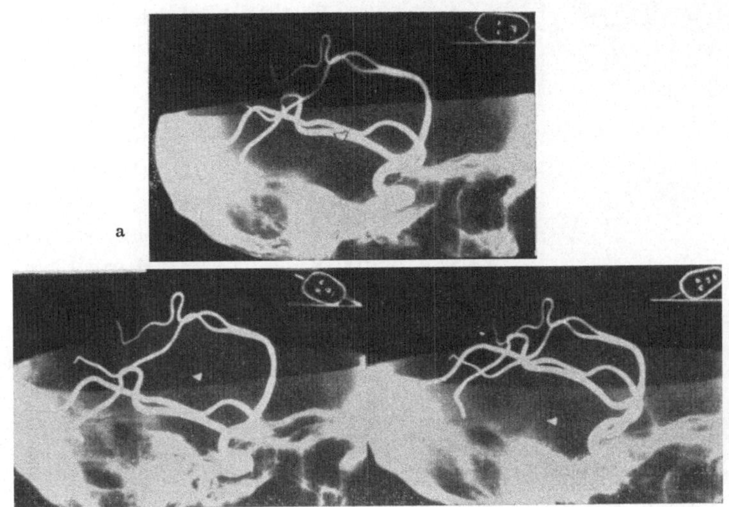

Abb. 4. Wie Abb. 1. In die Basis eingelegter Gefäßbaum film*fern*. a) übliche Bitemporalaufnahme zum Vergleich. b) Drehung des Schädels um fronto-okzipitale Achse, Basis filmnahe, c) ditto, Scheitel filmnahe.

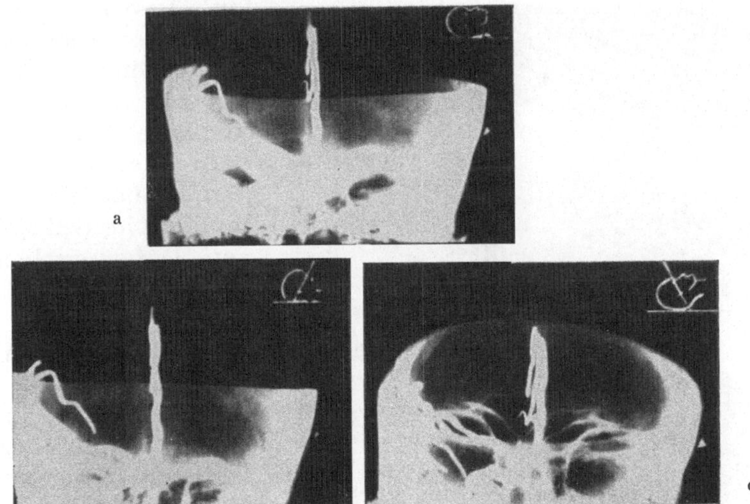

Abb. 5. Wie Abb. 1. Sagittalaufnahmen, a) übliche Einstellung, b) Schädel um eine bitemporale Achse gedreht, Basis dem Film angenähert, c) ditto, Scheitel dem Film angenähert.

form sich mit der Projektionsrichtung ändert und daß man bei der Beurteilung der Form der Carotisgabel auf die Strahlenprojektion,

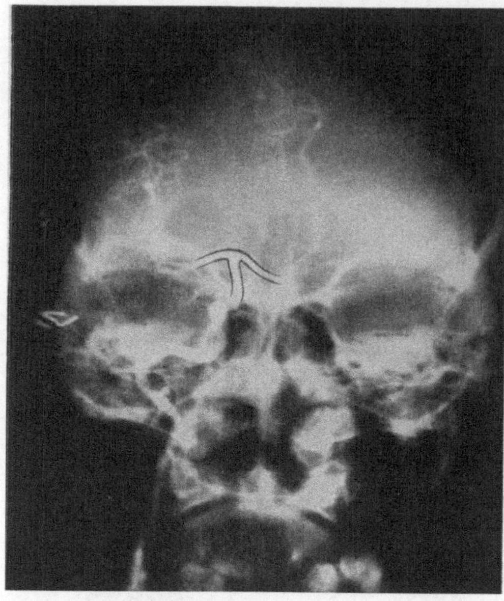

Abb. 6. Angiogramm bei basalem Tumor, sagittaler Strahlengang, Mittelstellung.

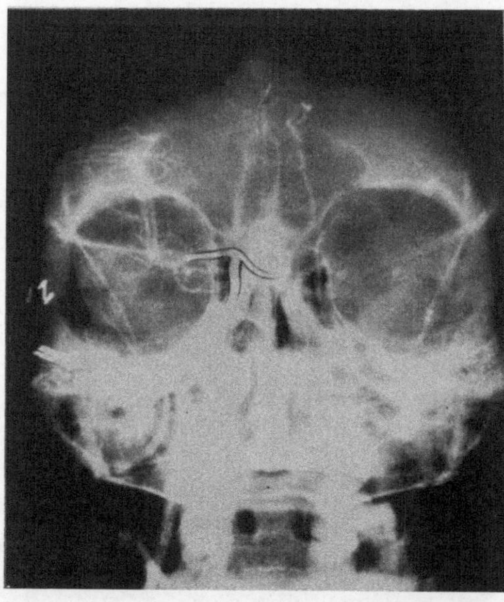

Abb. 7. Wie Abb. 6. Schädel um eine bitemporale Achse gedreht, Scheitel dem Film genähert.

die gerade bei den Sagittalaufnahmen nicht so streng beachtet wird, Rücksicht zu nehmen hat. Es besteht im vorliegenden Fall ein pilzförmiger Syphon als Ausdruck einer Verquellung der Basalzisternen, wie er von *Fischer-Brügge* beschrieben worden ist.

Aus Mangel an Zeit verzichten wir auf die Demonstration weiterer Beispiele, die wir unserem Material entnommen haben. Es wird aber jedem Leser leicht fallen, aus seinen eigenen Angiogrammen Beispiele herauszusuchen.

Die eben geschilderten Auswirkungen der Projektion gelten selbstverständlich nicht nur für die großen Gefäße und ihre Hauptäste, sondern auch für die kleinen Zweige und für pathologische Gefäßbildungen. Daher erschien zunächst das systematische Studium wichtig. Wir wurden in unseren Bemühungen bestärkt durch Kenntnisnahme einer im Druck befindlichen Arbeit von *Hauge* aus der Neurochirurgischen Universitätsklinik in Oslo. Hier wird für das Vertebralisangiogramm eine Untersuchung der Auswirkungen der Strahlenprojektion an Leichenmaterial vorgenommen. Für die Vertebralisangiographie wird das systematische Studium der Auswirkungen der Projektion eine noch größere Bedeutung gewinnen als für die Carotisdarstellung. Für die Vertebralis haben sich, vor allem bei den Sagittalaufnahmen, noch keine festen und allgemein üblichen Projektionen herausgebildet. Die zahlreichen Krümmungen im Gefäßverlauf, die oft große Gefäßdichte, der enge Raum der hinteren

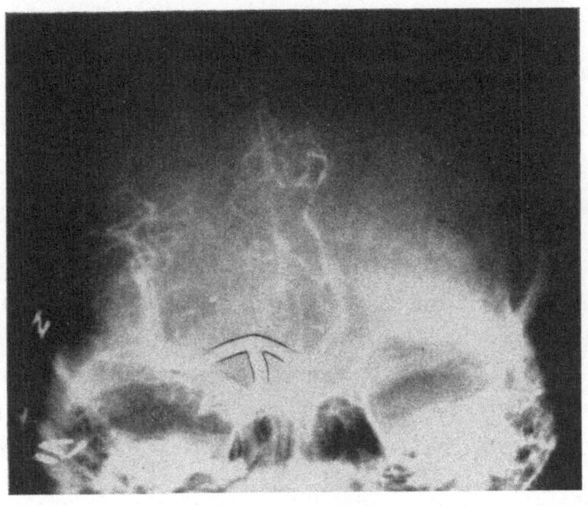

Abb. 8. Wie Abb. 7. Basis dem Film genähert.

Schädelgrube und die störende Wirkung von Schädelstrukturen lassen eine geeignete Projektion besonders wichtig erscheinen und es wird erforderlich sein, durch Voruntersuchung für den jeweiligen Zweck die beste Strahlenrichtung zu finden.

Unsere Mitteilung soll dazu anregen, die Auswirkungen der Strahlenprojektion auf die Carotisangiographie noch mehr als bisher zu berücksichtigen und auch die Vertebralisangiographie in dieser Hinsicht unter normalen und pathologischen Verhältnissen eingehend systematisch zu studieren.

Psychiatrisch-neurologische Universitätsklinik Wien (Vorstand: Prof. *Hans Hoff*).

Das Angiogramm bei den Mittellinientumoren des Gehirns.

Von

E. M. Klausberger.

Mit 14 Textabbildungen.

Die basalen raumverdrängenden Prozesse der Mittellinie erlauben es häufig nicht, bei der Vielgestaltigkeit der klinisch-neurologischen Symptome, eine Lokaldiagnose ohne Kontrastmitteluntersuchung zu stellen. Entgegen der Meinung *Wickboms,* daß die Luftfüllung die verläßlichere Darstellungsmethode dieser Prozesse sei, haben *Krayenbühl, Lorenz* und *Tönnis* mehrere Fälle publiziert, wo die Bedeutung der Serienangiographie bei diesen Veränderungen unterstrichen wird.

Die demonstrierten Bilder von einem Olfactoriusmeningeom, einer Stammganglienmetastase, einem Sellasarkom, Pinealoblastom, Thalamusgliom, einem Aneurysma der A. basilaris und einem Cholesteatom des Tentoriumschlitzes sollten die Anschauung unterstreichen, daß das Serienangiogramm durch die Änderung des Gefäßverlaufes den raumverdrängenden Prozeß und dessen Ausdehnung ebenfalls zur Darstellung bringt.

Auffallend ist dabei, daß oft nur *ein* Bild den pathologischen Prozeß aufzeigt. Dem Phlebogramm kommt dabei besondere Bedeutung zu.

Deshalb müssen auch sämtliche Bilder des Serienangiogramms technisch gut sein.

Triurol, Lundbeck, ermöglichte uns durch die gute Kontraststärke bei geringer Konzentration und geringer Kontrastmittelmenge die notwendigen Untersuchungen (Carotis und Vertebralisangiographie) komplikationslos durchzuführen und den pathologischen Prozeß zu diagnostizieren.

Nun ist eine direkte Tumoranfärbung in diesem Bereich selten. *Wickbom* folgerte daher weiter, daß die Luftfüllung eine verläßlichere Methode darstellt. Dagegen haben vor allem *Krayenbühl, Lorenz* und *Tönnis* in letzter Zeit durch die Veröffentlichung mehrerer Fälle von raumverdrängenden Prozessen der basalen Mittellinie in überzeugender Weise die Bedeutung der „Serienangiographie“ zum Nachweis dieser Veränderungen betont.

Die nun zur Demonstration gelangenden Bilder sollten diese Ansicht unterstreichen. Aus dem Material der neuro-röntgenologischen Abteilung der Psychiatrischen Universitätsklinik Wien wurden die Aufnahmen nach folgenden Gesichtspunkten ausgewählt:

I. Sollte der Nachweis erbracht werden, daß die raumverdrängenden Prozesse von der Olfaktoriusrinne bis in den Bereich der hinteren Schädelgrube durch die Serienangiographie ebenfalls lokalisiert werden können.

Fall 1.

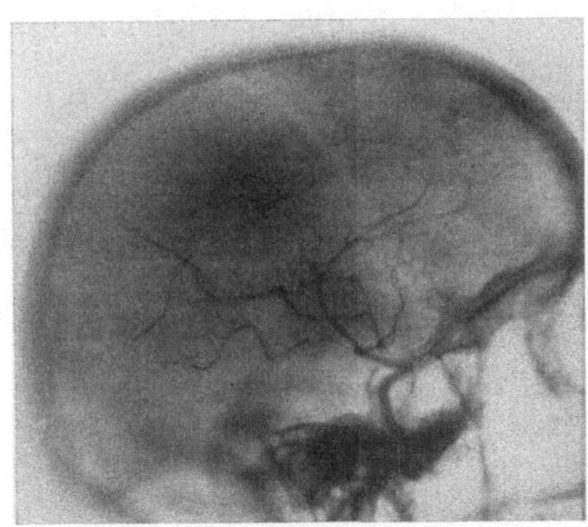

Abb. 1.

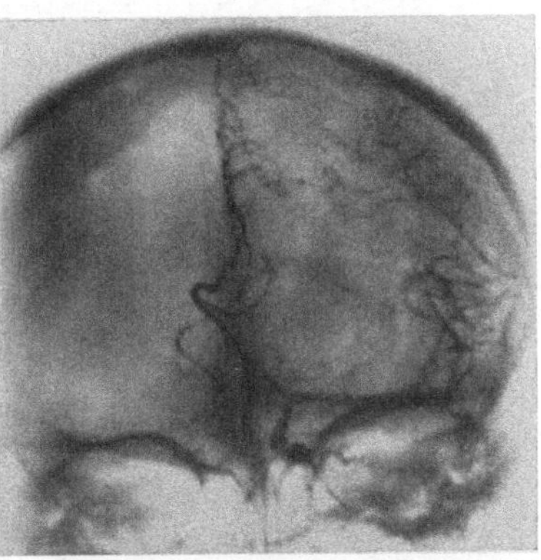

Abb. 2.

Zu Abb. 1. J. H. Ausbiegung und Verdrängung der supraklinoidealen Siphonschlinge und der A. cerebri ant. bei Olfaktorius-Meningeom.

Zu Abb. 2. J. H. Hochdrängung, Spannung und Seitenverlagerung der A. cerebri ant. bei Olfaktorius-Meningeom.

II. Die Lokalisation gelingt in der Mehrzahl der Fälle durch die Feststellung einer Änderung des Gefäßverlaufes, seltener durch die Tumoranfärbung.

III. Der Untersucher muß auf Grund der klinischen Symptomatik versuchen, die zutreffende Indikation zur Carotis- oder Vertebralisangiographie zu stellen und über genügend Erfahrung verfügen, um oft aus nur *einem Bild* des Serienangiogramms die Diagnose zu stellen.

1. J. H., 48 Jahre (Abb. 1, 2):

Vorgeschichte: Seit einem Jahr fronto-parietale Kopfschmerzen rechts. In letzter Zeit Erbrechen.

Fall 2.

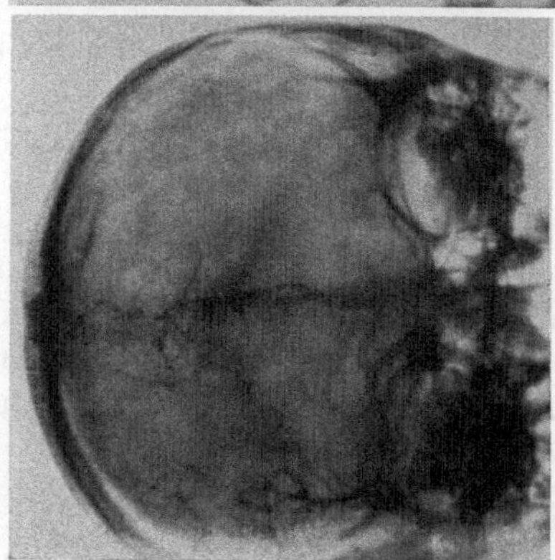

Abb. 3.

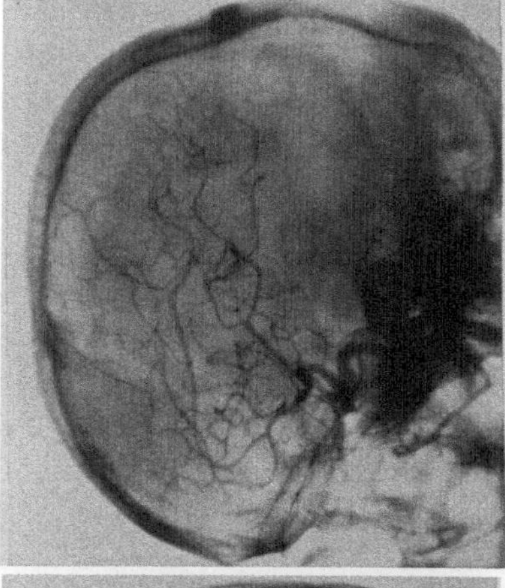

Abb. 4.

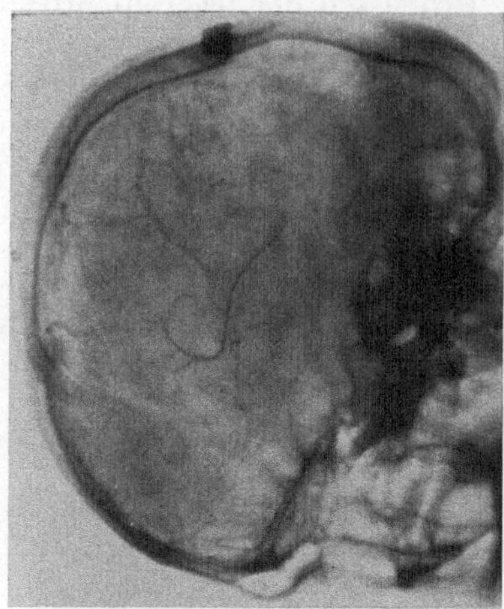

Abb. 5.

Zu Abb. 3. A. J. Die A. cerebri ant. verläuft ohne Seitenverlagerung bei Stammganglien-Metastase.
Zu Abb. 4. A. J. Die A. cerebri med. ist im vorderen Stammdrittel gestreckt bei Stammganglien-Metastase.
Zu Abb. 5. A. J. Die V. septi pellucidi ist nicht gefüllt, die V. thalamo striata aufgerichtet und gespannt bei Stammganglien-Metastase.

Befund: Somnolent, verlangsamt, antriebslos. Keine Geruchsstörung. Strabismus convergens. Spastische Zeichen an der linken oberen und unteren Gliedmaße mit Pyramidenzeichen. Primäre Opticusatrophie rechts. Liquor o. B.

Carotisangiogramm: Die A. cerebri ant. ist nach links durchgedrückt, der basale Anteil des Gefäßes beschreibt einen großen Bogen nach rückwärts oben.

Die A. cerebri med. geht etwas weiter rückwärts ab, verläuft gewinkelt.

Das Phlebogramm zeigt keine auffallenden Anfärbungen im Tumorbereich. Der Agulus venosus ist nach rückwärts gestellt.

Diagnose: Größerer raumverdrängender Prozeß der Olfaktoriusrinne, mehr nach recht und rückwärts reichend, aber auch nach links übergreifend.

Operation: Mehr nach rechts rückwärts reichendes Meningeom der Olfaktoriusrinne.

Obwohl in diesem Bereich die Meningeome häufig angefärbt sind, konnte trotz späterer Phlebogramme hier keine Anfärbung beobachtet werden.

Die Ausdehnung des Prozesses nach rückwärts konnte im Verhältnis zur Größe des Prozesses, aus der geringeren Verlagerung der A. cerebri ant. und der Rückwärtsverdrängung des Angulus venosus diagnostiziert werden.

2. A. J., 46 Jahre (Abb. 3, 4, 5):

Vorgeschichte: Seit 27 Jahren wegen eines Lungenleidens Paraffinplombe über dem rechten Oberlappen. Seit einem halben Jahr Schwindelzustände, Kopfschmerzen, kurzdauernde Lähmung der rechten Seite. In letzter Zeit zunehmende Somnolenz.

Befund: Nackensteifigkeit, Stauungspapillen, Babinski links, zunehmende Somnolenz.

Carotisangiogramm: Keine wesentliche Verlagerung der A. cerebri ant., die A. cerebri med. ist im mittleren Stammdrittel gestreckt und etwas mehr aufgerichtet.

Das Phlebogramm zeigt die V. septi pellucidi nicht gefüllt. Die V. thalamostriata ist deutlich aufgerichtet, bogig nach aufwärts gespannt.

Diagnose: Stammganglientumor links.

Obduktion: Große Metastase der Stammganglien links.

3. W. M., 38 Jahre:

Vorgeschichte: Kopfschmerzen mit Brechreiz, Doppelbilder, Ohrensausen, Abnahme des Sehvermögens, Schwindelzustände.

Befund: Hyposmie links, temporale Abblassung rechts, linke Papille in toto abgeblaßt. Gesichtsfeldeinschränkung von unten rechts; die ganze temporale Gesichtsfeldhälfte fehlt links. Liquor o. B.

Röntgen: Fissura orbitalis sup. rechts weiter als links. Usur und Destruktion der Sella.

Carotisangiogramm: Die Syphonschlingen sind deutlich gespreizt, besonders die supraclinoideale Schlinge nach aufwärts verlagert. Die A. cerebri ant. ist vor allem im basalen Anteil angehoben, nach oben rückwärts verlagert, etwas nach links durchgedrückt.

Die A. cerebri med. weist einen angehobenen Abgang auf.

Das Phlebogramm zeigt den Angulus venosus nach aufwärts verlagert.

Operation: Sarkom mit Zerstörung der Proc. clin. ant. und der Sella. Das Tumorgewebe hatte die Dura durchwachsen, den N. opticus eingescheidet und wuchs nach suprasellar weiter.

Das Angiogramm hatte in diesem Fall vor allem die Ausdehnung des Tumors nach lateral und suprasellar angezeigt und damit einen wesentlichen Beitrag zur Lokalisation der Veränderung ergeben.

4. B. A., 18 Jahre (Abb. 6, 7, 8):

Vorgeschichte: Kopfschmerzen im linken Schläfenbereich, Brechreiz, Doppelbilder, Gleichgewichtsstörungen; rasche Zunahme dieser Beschwerden, so daß bald Arbeitsunfähigkeit eintrat. Schlafbedürfnis auffallend vermehrt.

Befund: Nackensteifigkeit, Stauungspapillen, konzentrische Gesichtsfeldeinschränkung beiderseits, Blickparese nach aufwärts und Convergenzstörungen. Babinski beiderseits, Romberg nach rechts positiv.

Carotisangiogramm: Die A. cerebri ant. ist nicht seitenverlagert. Die A. cerebri med. ist etwas steiler verlaufend, entsprechend einem Hydrocephalus int.

Das Phlebogramm zeigt den hinteren Anteil der V. cerebri interna pathologisch gestreckt, mit einer deutlichen Distanz über der Glandula pinealis verlaufend. Die V. magna Galeni ist nicht gefüllt.

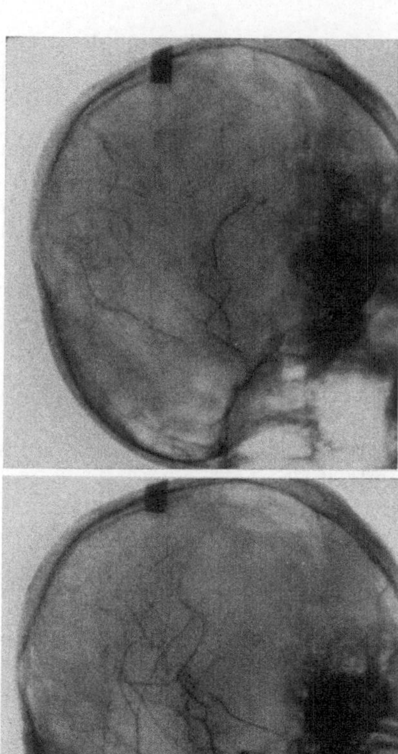

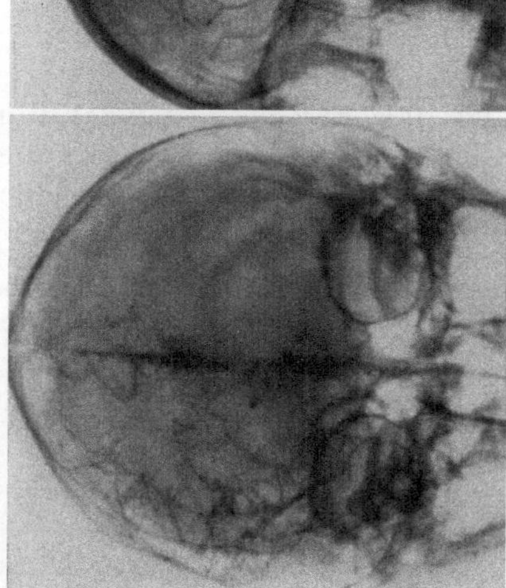

Fall 4.

Abb. 6. Abb. 7. Abb. 8.

Zu Abb. 6. B. A. Die A. cerebri ant. weist keine Seitenverlagerung auf (Pinealoblastom).

Zu Abb. 7. B. A. Die A. cerebri med. verläuft etwas steiler nach rückwärts aufwärts (Pinealoblastom).

Zu Abb. 8. B. A. Die V. cerebri int. ist nach rückwärts zu gestreckt, zeigt gegen die Glandula pinealis eine größere Distanz; die V. magna Galeni ist nicht gefüllt, bei Pinealoblastom.

Diagnose: Die Veränderungen der tiefen medianen Venen sprechen für einen raumverdrängenden Prozeß im vorderen, oberen Mittelhirnbereich.

Ventrikulographie: Der hintere Anteil des 3. Ventrikels und das obere Drittel vom Aquädukt sind gefüllt, zeigen eine Erweiterung dieser Abschnitte und vor allem auch hier eine pathologische Erweiterung der Distanz des Aquäduktdaches von der Glandula pinealis.

Obduktion: Pinealoblastom.

Das Phlebogramm stellte eindeutig die Lokalisation des pathologischen Prozesses dar und illustrierte die Ausdehnung des Tumors nach oben. Das Ventrikulogramm, das ich der Chirurgischen Universitätsklinik Prof. *Schönbauer* verdanke, vervollständigte die Tumorkontur nach basal zu.

5. F. E., 17 Jahre (Abb. 9, 10, 11):

Vorgeschichte: Seit zwei Monaten heftige Hinterkopfschmerzen, gußweises Erbrechen, Lähmungserscheinungen an der linken oberen und linken unteren Gliedmaße. Manchmal weiße Funken vor den Augen.

Befund: Stauungspapillen, Abweichen der Zunge nach links, Kraftherabsetzung der linken Gliedmaßen, Babinski links.

Carotisangiogramm: Gespannte Gefäße. Die A. cerebri med. rechts ist etwas nach vorne oben verdrängt. Die A. cerebri ant. zeigt keine Seitenverdrängung.

Vertebralisangiogramm: Die A. chorioidea post. ist nach rückwärts verdrängt und verläuft dann steil aufwärts. Kleine pathologische Gefäßschlingen im rückwärtigen Thalamusbereich ergaben den Verdacht auf ein Gliom dieses Bereiches.

Das Ventrikulogramm bestätigte die Diagnose eines großen raumverdrängenden Prozesses im 3. Ventrikel und Thalamusbereich rechts.

6. P. J., 61 Jahre (Abbildung 12):

Vorgeschichte: Nach einer Aufregung plötzliches Auftreten von Kopfschmerzen, die anhaltend bestehen blieben.

Befund: Ptose links und Erweiterung der Pupille links mit Lichtstarre.

Vertebralisangiogramm: Es kam ein erbsengroßes Aneurysma zur Darstellung, das von der A. basilaris ausgeht und nach links reicht. Zwei zueinander senkrechte Aufnahmen lassen erkennen, daß der Aneurysmasack gestielt ist, zwischen A. cerebellaris sup. und A. cerebri post. abgeht und sich nach links ausdehnt.

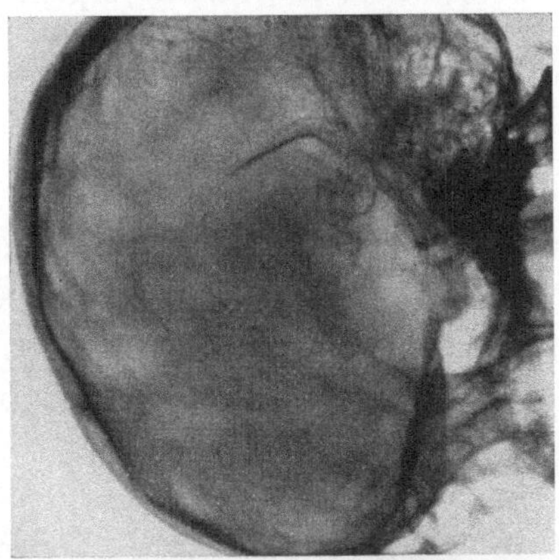

Abb. 11.

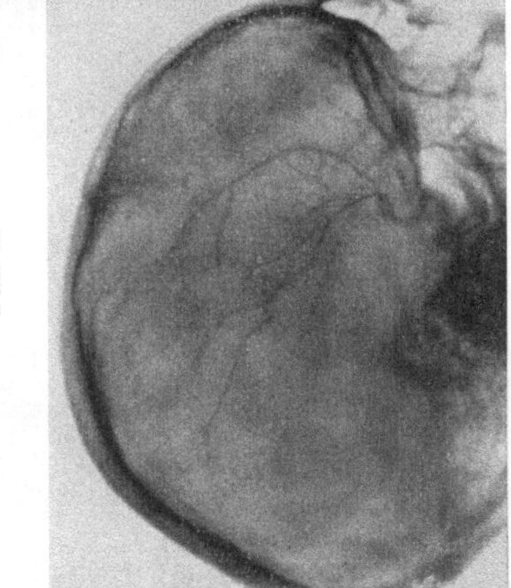

Abb. 10.

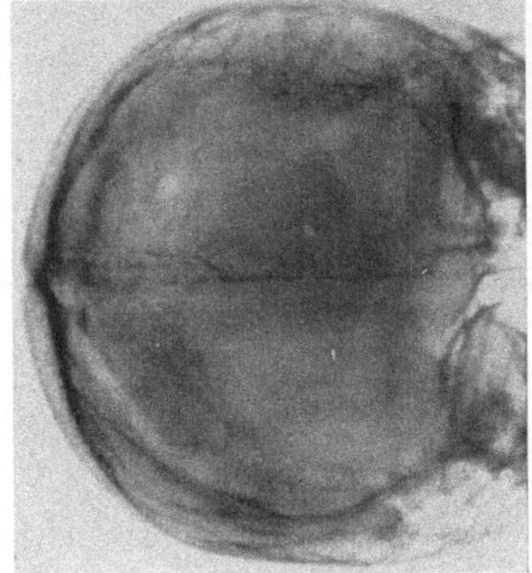

Abb. 9.

Fall 5.

Zu Abb. 9. F. E. Hydrocephalus ohne Verlagerung der A. cerebri ant. (Tumor des 3. V. und Thalamus rechts).

Zu Abb. 10. F. E. Die A. cerebri med. rechts ist etwas nach vorne oben verdrängt. (Tumor des 3. V. und Thalamus rechts).

Zu Abb. 11. F. E. Die A. chorioidea post. rechts ist nach rückwärts verdrängt und verläuft steil aufwärts. Pathologische Gefäße im rückwärtigen Thalamusbereich bei Gliom des Thalamus rechts.

Bei nur vereinzelten Mittelhirnsymptomen muß auch, wie der gezeigte Fall beweist, an Gefäßprozesse gedacht werden. Dabei können Aneurysmen an der Basis einerseits durch Beeinträchtigung

Fall 6.

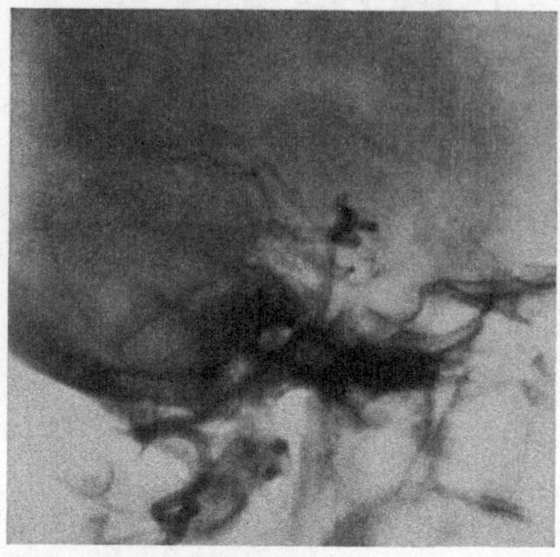

Abb. 12. P. J. Vertebralisangiogramm zeigt Aneurysma der A. basilaris links.

Fall 9.

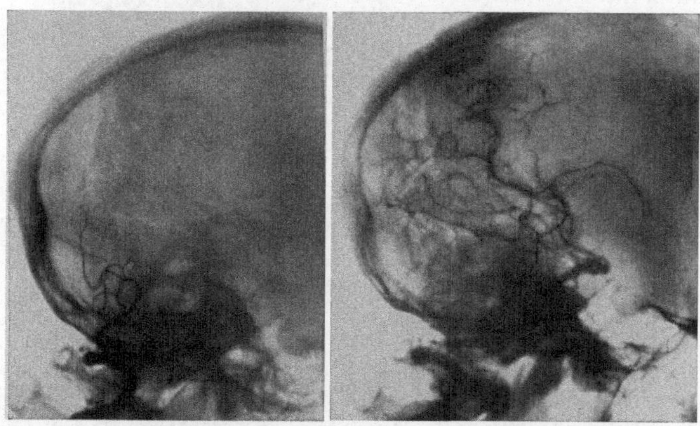

Abb. 13. Abb. 14.

Zu Abb. 13. H. A. Vertebralisangiogramm mit pathologischen Schlingen der A. cerebelli inf.
Zu Abb. 14. H. A. Aufwärtsverlagerung der A. cerebri post. und A. cerebelli sup. Nußgroße Anfärbung in der Gegend der Brücke bei Cysticercustraube rechts basal.

der Zirkulation in den perforierenden Ästen, anderseits durch Einnischung in das Hirngewebe die Mittelhirnsymptomatik verursachen.

7. N. A., 31 Jahre:

Vorgeschichte: Schmerzen im Nacken, verschwommenes Sehen, Hörverminderung links, Kraftherabsetzung in beiden Armen und Beinen.

Befund: Stauungspapille beiderseits, Nystagmus beiderseits, Convergenzschwäche, Hörverminderung links. Kraftherabsetzung an den oberen und unteren Gliedmaßen. Reflexe links gesteigert, Babinski beiderseits positiv. Deutliche cerebellare Symptomatik links.

Schädelröntgen: Zeichen endocranieller Drucksteigerung.

Vertebralisangiogramm: Die A. basilaris ist im kranialen Abschnitt deutlich gegen den Clivus gepreßt. Der Abgang der A. cerebri post. ist nicht auffallend aufgerichtet. Hingegen ist die A. cerebri post. beiderseits im Abschnitt des Tentoriumschlitzes auffallend gespannt und in der diagonalen Aufnahme ist die Distanz der beiden Gefäße erweitert. Auch die A. cerebellaris sup. zeigt an den vorderen Ästen eine deutliche Spannung.

Diagnose: Auf Grund des Vertebralisangiogramms wurde ein raumverdrängender Prozeß im Bereich des Tentoriumschlitzes angenommen.

Operation: Die Freilegung ergab ein Cholesteatom am Übergang von der mittleren zur hinteren Schädelgrube.

8. A. T., 63 Jahre:

Vorgeschichte: Seit zwei Jahren Gleichgewichtsstörungen, Sprachstörungen, Verwirrtheit.

Befund: Convergenzschwäche, zentraler Facialisausfall rechts, cerebellare Störungen.

Vertebralisangiogramm: Die A. basilaris ist gegen den Clivus gedrückt, die A. cerebri post. beiderseits nach oben verdrängt, dabei nach kranial mehr konvex durchgebogen.

Die A. cerebellaris sup. beiderseits ließ eine ähnlich vermehrte Durchbiegung nach oben im Wurmbereich erkennen, wobei in diesem Sektor pathologische Gefäßschlingen nachzuweisen waren.

Diagnose: Diese Bilder sprachen für einen raumverdrängenden Prozeß im Bereich des Kleinhirnwurmes. Die Form der pathologischen Gefäße wies mehr auf ein Gliom hin.

Operation: Es wurde ein Astrozytom II des Kleinhirnwurmes festgestellt.

9. H. A., 46 Jahre (Abb. 13, 14):

Vorgeschichte: Seit zwei Jahren klagte der Patient über Hinterkopfschmerzen, Sausen im rechten Ohr, Schwindelzustände, verschwommenes Sehen, Gefühllosigkeit im linken Fuß.

Befund: Hyperästhesie im ganzen Trigeminusgebiet rechts, Facialisschwäche rechts, Hörverminderung rechts, Fallneigung nach rückwärts.

Vertebralisangiogramm: Die erste Aufnahme zeigte nur eine Füllung der Atlasschlinge und der A. cerebelli inf. Diese verlief steil gestreckt aufwärts und beschrieb dann eine Schlinge nach rückwärts. Ein späteres Bild hingegen zeigte die ganze A. basilaris, A. cerebri post., A. cerebelli sup. und A. chorioidea post. gut gefüllt.

Die A. cerebelli sup. und A. cerebri post. waren nach kranial durchgebogen, in ihrer Gesamtheit nach aufwärts verlagert. Auffallend war außerdem eine nußgroße Anfärbung, etwa der Brücke entsprechend.

Operation: Eine nußgroße Cysticercustraube rechts basal vom Hirnstamm gelegen wurde entfernt.

Zusammenfassung.

Sämtliche Operationen wurden von der Chirurgischen Universitätsklinik Prof. *Schönbauer* durchgeführt und ich erlaube mir, für das Überlassen der Befunde zu danken.

Das wechselnde klinische Bild bei den mitgeteilten Fällen ergibt an Hand der neurologisch-psychiatrischen Symptome allein meistens nur ungenügende Lokalisationsmöglichkeiten.

Manchmal ist daher eine Carotis- und Vertebralisangiographie erforderlich. Nur wenn diese Untersuchungsmethoden weitgehend komplikationslos sind, können wir dem Patienten eine zweimalige Kontrastmittelfüllung zumuten. Die perkutane Durchführung der Eingriffe und ein unschädliches Kontrastmittel mit entsprechender Kontraststärke erlauben uns, im Einzelfall auch diese beiden Untersuchungen durchzuführen. *Triurol,* ein neues Lundbeck-Präparat, vereinigt eine intensive Kontraststärke, schon bei geringer Kontrastmittelmenge, mit einem antiallergischen Faktor. Bei diesen Voraussetzungen verliefen die Durchuntersuchungen bisher schonend und, wie die demonstrierten Bilder zeigten, in den einzelnen Phasen in ausreichender Kontraststärke.

Die technische Güte des einzelnen Bildes ist nun gerade bei den basalen Prozessen der Mittellinie von Bedeutung, da hier oft *ein* Bild der Serie den Tumor manifestiert.

Aus der Röntgenabteilung (Leiter: Priv.-Doz. Dr. *K. Decker*) der Nervenklinik der Universität München (Direktor: Prof. Dr. *K. Kolle*).

Die diagnostische Leistung der Vertebralisangiographie.

Von

K. Decker.

Mit 7 Textabbildungen

Nach Überwindung der ersten technischen Schwierigkeiten mit der perkutanen und operativen Vertebralisangiographie entstanden neue Probleme bei der Auswertung der Röntgenbilder.

Die Diagnose von Geschwülsten im Vertebralisgebiet ist ähnlich wie im Carotisgebiet aus der Verlagerung von großen Arterien und durch Darstellung der Eigengefäße der Geschwulst möglich. Die Hauptgefäße verlaufen aber an der Oberfläche des Gehirns und beteiligen sich an den Lageveränderungen bei Volumenzunahme einzelner Hirnabschnitte nur gering. Die Tonsilleneinklemmung am Foramen magnum beeinträchtigt die hintere untere Kleinhirnarterie und möglicherweise die Endabschnitte der A. vertebralis, der supratentorielle Druckkonus des Kleinhirns die A. cerebri post. Die Unterscheidung dieser oft geringfügigen Arterienverschiebungen gegenüber Varianten im Verlauf der Gefäße ist zudem noch schwierig. *Sjögren* (1953) versuchte demgegenüber die Seitverlagerung des Endverlaufes der A. cerebelli inf. post. als diagnostisch bedeutsam herauszustellen. *Hauge* (1954) erläutert den Verlauf dieser Arterie mit einer kaudalen und kranialen Schlinge als untere und obere Begrenzung der Tonsille. *Decker* (1953) versucht durch Anwendung eines Durchschnittsbildes die Kranialverlagerung der hinteren Hirnarterie diagnostisch auszuwerten. Alle diese Autoren nehmen Bezug auf *Ecker* (1951), der sich mit Varianten der genannten Gefäße befaßt hatte.

Die Anfärbung von Tumorgefäßen im Vertebralisgebiet konnte nicht so häufig erwartet werden wie im Carotisgebiet. Glioblastome, die die Mehrzahl der Gefäßanfärbungen im Carotisbereich stellen, kommen im Kleinhirn praktisch nicht vor. Astrocytome und Medulloblastome zeigen beide im histologischen Bild kaum Geschwulstgefäße. Für die Hämangioblastome (Angioreticolome, Lindau-Tumoren) stellt aber schon *Lindgren* in einer früheren Arbeit (1950) charakteristische Zeichen heraus. *Olsson* (1953) zeigt die Häufigkeit dieser Gefäßanfärbung. In 6 von 7 cerebellaren Hämangioblastomen fand sich eine dichte knotenförmige Gefäßanfärbung bzw. eine reichlich vaskularisierte Cystenwand. Auch für Akustikustumoren konnte *Olsson* (1953) in 9 von 14 Fällen eine Gefäßzeichnung erkennen. Es fanden sich feine bogenförmige Randgefäße, die die Geschwulst umgaben, oder ein unregelmäßiges Gefäßnetz, das über die ganze Geschwulst verteilt war. Für Meningeome der hinteren Schädelgrube beschreiben *Umbach* (1951) und *Radner* (1951) mehrere, allerdings uncharakteristische Befunde.

Auch bei Gefäßerkrankungen wurden bald typische, aber anscheinend nicht häufige Befunde am Vertebralisangiogramm erkannt. Ein Aneurysma an der Teilungsstelle der A. basilaris hatte *Krayenbühl* schon vor der Einführung der routinemäßigen Vertebralisangiographie 1941 beobachten können. Ähnliche Bilder finden sich auch bei *Sugar* (1951) und *Stern* (1954). Einen Gefäßverschluß der A. vertebralis beobachtete *Riechert* (1952). *Krayenbühl* kann 1954 eine Beobachtung eines Verschlusses der hinteren unteren Kleinhirnarterie mit klinischem Ausfallsbild durch einen autoptischen Befund belegen. *Hauge* (1954) und *Decker* und *Holzer* (1954) gehen auf die Ausweitung des Versorgungsgebietes der A. vertebralis bei Verschlüssen im Carotiskreislauf ein. Trotz dieser Beobachtungen ist aber wegen der häufigen Variationen der Gefäße und der vielfachen Zufälligkeiten bei der Kontrastmittelinjektion noch immer Zurückhaltung bei der Annahme eines Gefäßverschlusses im Vertebralisgebiet anzuraten. Für arteriosklerotische Veränderungen an der A. basilaris bringen *Greitz* und *Löfstedt* (1954) recht einprägsame Bilder.

Neben Einzelbeobachtungen liegen aber auch bereits Berichte über größere Untersuchungsserien vor. *Sjögren* (Serafimerlasarettet Stockholm) berichtet 1953 über 250 Fälle, *Olsson* (Universitätskliniken Lund) 1953 über 240 Fälle, *Hauge* (Riks Hospitalet Oslo) 1954 ebenfalls über 200 Fälle. Die eigene Zusammenstellung umfaßt die Angiogramme der A. vertebralis der Jahre 1949 bis 1954, nämlich 323 Fälle.

Da die Besprechung unserer Beobachtungen nur einzelne Gruppen berücksichtigt, scheint es zweckmäßig, eine kurze Gliederung unseres Untersuchungsgutes vorwegzunehmen. Die Entwicklung der Vertebralisangiographie und ihr Verhalten zu den übrigen neuroradiologischen Untersuchungen gibt am besten die nachfolgende Tabelle wieder.

Tab. 1. *Überblick über neuroradiologische Untersuchungsmethoden an der Universitäts-Nervenklinik München.*

	1951	1953	1954
Vertebralis-Angiographien	48	67	82
Carotis-Angiographien	1104	1560	1162
Encephalographien	1005	1178	1005
Ventrikulographien	55	33	31

Unser gesamtes Beobachtungsgut enthält eine Reihe von verifizierten Raumbeschränkungen, die ebenfalls in einer Übersicht wiedergegeben werden.

Tab. 2. *Verifizierte Raumbeschränkungen im Vertebralisangiogramm.*

Supratentoriell	**60**	Infratentoriell	**85**
Großhirnhemisphäre	11	Pons	17
Zentrale Hirnabschnitte, einschl. hinterer Teil des 3. Ventrikels	18	Akustikus	17
Multiple Metastasen (davon mit Bevorzugung des Kleinhirns 11)	31	Sonstige Extracer.	9
		Kleinhirn und 4. Ventrikel	**42**
		Hämangioblastom	9
		Astrocytom	16
		Medulloblastom	7
		Sonstige	10

Zu dieser Gruppe kommen noch 12 Kranke, bei denen Verschlüsse im Bereich des Ventrikelsystems vorgelegen hatten, die zu einer Ventrikelerweiterung geführt hatten. Diese Befunde sind vorwiegend durch eine Ventrikulographie bestätigt. Weiter liegen Beobachtungen an 2 Halsmarktumoren und 6 Geschwülsten des Nasenrachenraums vor, die die Schädelbasis zum Teil penetriert hatten. Die Besprechung der vaskulären Läsionen erfolgt weiter unten.

Vor Eingehen auf die einzelnen Krankheitsgruppen verdient noch festgehalten zu werden, daß Komplikationen nach der Untersuchung außergewöhnlich selten waren. Dies mag damit zusammenhängen, daß es vermieden wird, unter allen Umständen eine Darstellung der A. vertebralis zu erreichen. Mehrfache Punktionen unterbleiben daher. Auch wird die Untersuchung, von wenigen Ausnahmen abgesehen, immer in örtlicher Betäubung durchgeführt.

Es kamen keine neurologischen Ausfallserscheinungen, wie sie öfters beschrieben sind, zur Beobachtung. Lediglich mehrere Patienten klagten wenige Tage über Wurzelschmerzen und bei einem Kranken war drei Wochen nach der Angiographie die Spaltung eines retropharyngealen Abszesses notwendig. Die Ausheilung erfolgte aber ohne Komplikation und Schaden.

Einen Überblick über sämtliche Beobachtungen zu geben, überschreitet die Möglichkeit einer kurzen Mitteilung. Wir beschränken uns daher auf die Erörterungen einzelner, praktisch wichtiger Fragen. Im einzelnen wollen wir die Diagnostik der Kleinhirntumoren ohne Gefäßzeichnung besprechen und anschließend kurz auf typische Gefäßanfärbungen in der hinteren Schädelgrube eingehen. Eine weitere Frage ist, wie weit das Vertebralisangiogramm die klinisch notwendige Unterscheidung unterstützt, ob ein extracerebraler oder ein intracerebraler Tumor in der hinteren Schädelgrube vorliegt. Zum Schluß wird auf einzelne Probleme bei Gefäßerkrankungen und Gefäßverschlüssen der hinteren Schädelgrube eingegangen.

Die Verlagerungserscheinungen bei Kleinhirngeschwülsten bedingen zunächst eine Anpressung der A. basilaris an den Clivus. Weitere Veränderungen sind an der hinteren Hirnarterie zu erwarten, die dem Tentoriumloch unmittelbar anliegt und bei Massenverlagerung von Bestandteilen der hinteren Schädelgrube in den supratentoriellen Raum mitgenommen wird. Gleichzeitig können Verlagerungserscheinungen auch an der oberen Kleinhirnarterie gesehen werden, da unter normalen Umständen diese Gefäße eng dem oberen Kleinhirnpol anliegen und Veränderungen dieses Hirnabschnittes mitmachen. Enge Nachbarschaft hat weiter die hintere untere Kleinhirnarterie zu den Tonsillen. Hier ist es nun bekannt, daß es bei jeder Raumbeschränkung der hinteren Schädelgrube und zum Teil auch bei Raumbeschränkungen im supratentoriellen Raum zu Verlagerungserscheinungen im Tonsillenbereich kommt. Entsprechend können sich einzelne Schlingen der genannten Arterie in den Spinalkanal bewegen. Man wird jedoch die Massenverlagerung in der hinteren Schädelgrube nicht allein als isolierte Verdrängungserscheinungen an den Ausweichmöglichkeiten der hinteren Schädelgrube betrachten dürfen, sondern wird den gesamten intrakraniellen Raum hier mitberücksichtigen müssen. Daß die Seitenventrikel und der 3. Ventrikel sich erweitern und eine Formveränderung erfahren, ist seit langer Zeit bekannt. Daß aber sogar eine Anhebung der hinteren Abschnitte des 3. Ventrikels in einem Teil der Fälle mit infratentorieller Raumbeschränkung erfolgt, sind neuere Beobachtungen (*Castellano* und *Ruggiero*). Aber auch das Kleinhirnzelt kann dem infratentoriellen Druck nachgeben und sich, wie *Fischgold* dargelegt hat, nach kranial zu ausweiten. So kommt es zu einer Reihe von Umwandlungen, die über die direkten Verlagerungserscheinungen hinausgehen und zu weiteren anatomischen Veränderungen führen. Dies scheint nach unseren Beobachtungen vor allem auch für die Medulla oblongata der Fall zu sein. Es verlagert sich nämlich sehr häufig der Abgang der hinteren unteren Kleinhirnarterie allgemein weiter zum Foramen magnum, so daß man die Einpressung am Foramen magnum eher nicht als alleinige Tonsillenverquellung, sondern als Verlagerung von Kleinhirnteilen und von Medullaabschnitten in den Spinalkanal ansprechen müßte.

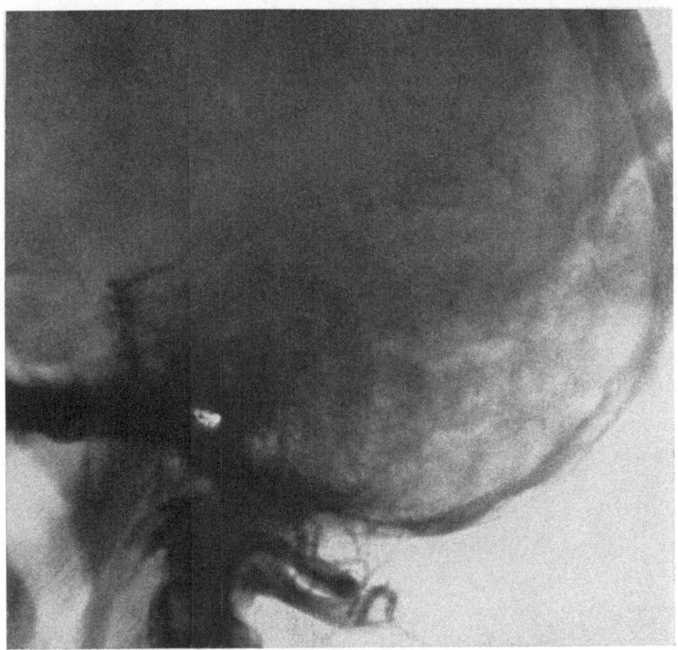

Abb. 1 a.

Das Röntgenbild kann einen Teil dieser Verlagerungserscheinungen recht deutlich erfassen lassen. Wir wählen einen Fall aus, in dem eine Röntgenuntersuchung kurz vor der Operation eines großen cystischen Kleinhirnastrocytoms vorliegt und bei dem zwei Jahre nach der Operation eine Kontrollangiographie stattfand. Zum Zeitpunkt dieser Nachangiographie bestand kein Anhalt für ein Rezidiv. Der Vergleich der Bilder der Abb. 1 zeigt als erstes, daß auf dem Leerbild bereits deutliche Rückbildungserscheinungen an der Drucksella vorliegen. Weiter sind auffallende Veränderungen an der A. basilaris festzustellen. Dieses Gefäß ist nicht mehr dem Clivus angepreßt und entfernt sich im oberen Abschnitt deutlich von den knöchernen Abschnitten der

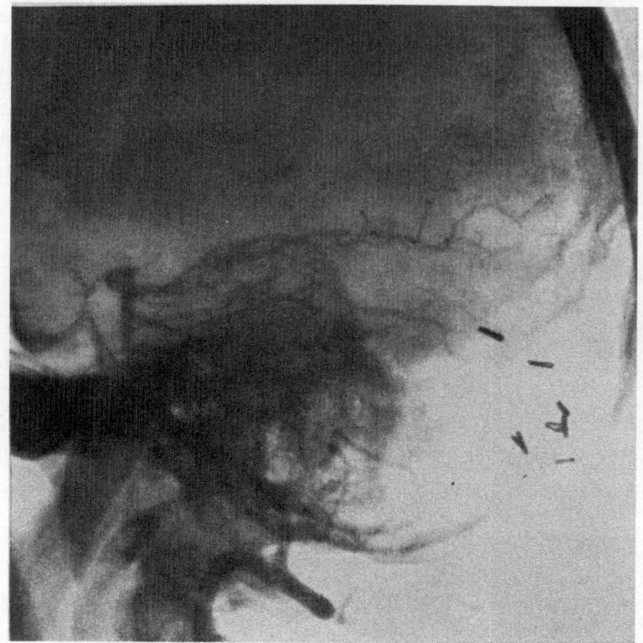

Abb. 1 b.

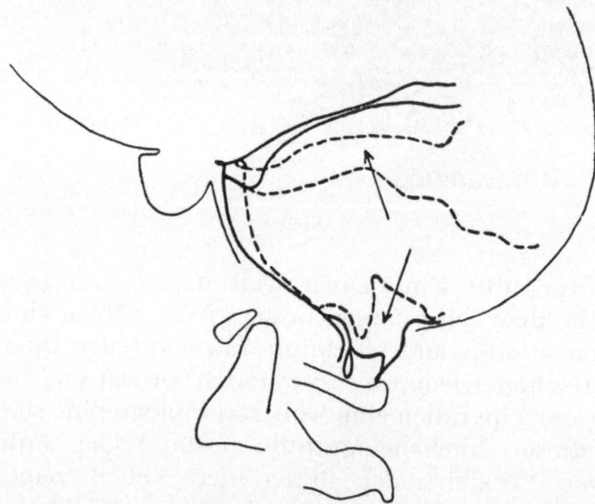

Abb. 1 c.

Abb. 1. Cystisches Astrocytom des Kleinhirns. a Vertebralisangiographie vom Februar 1953 mit erheblichen Verlagerungserscheinungen der Gefäße der hinteren Schädelgrube. b Vertebralisangiographie vom Januar 1955 ohne jede Verlagerungserscheinung. c Pause aus beiden Angiogrammen, um die Verlagerung der Gefäße und die Verlagerungsrichtung der einzelnen Hirnabschnitte zu zeigen.

Schädelbasis. Auch die Teilungsstelle der A. basilaris in die beiden hinteren Hirnarterien ist wieder in ihrem normalen Winkel sichtbar geworden und läßt den stumpfen Winkel der Teilungsstelle vermissen. Auch der gestreckte Verlauf der hinteren Hirnarterie, vor allem in der Umgebung der Hirnschenkel, hat sich zurückgebildet. Veränderungen sind auch an der oberen Kleinhirnarterie zu erkennen. Die Aufrichtung des Gefäßes und die Auszeichnung eines stark nach kranial verlagerten oberen Kleinhirnpols fehlt und das Gefäßsystem zeigt einen regelmäßigen Verlauf ohne größere Spannungserscheinungen.

Auch am Foramen magnum sind Rückbildungsvorgänge an der Gefäßverlagerung zu erkennen. Zunächst einmal liegt der intrakranielle erste Abschnitt der A. vertebralis, der der Medulla oblongata vorne und seitlich anliegt, wieder über dem Niveau des Hinterhauptloches, während er bei den ersten Aufnahmen dieses fast nach kaudal zu überschritten hat. Die Winkelbildung dieses Verlaufsabschnittes mit dem austretenden Gefäß über dem Atlas ist somit deutlicher geworden und nähert sich mehr dem rechten Winkel. Sehr klar sind die Rückbildungserscheinungen an der A. cerebelli inf. post. Die beiden Schlingen sind wieder gut zu erkennen, während sie in den ersten Aufnahmen sämtliche weit im Spinalkanal zwischen dem Atlas und dem Hinterhauptloch zu beobachten waren. Eine Skizze (Abb. 1 c), die aus der Überprojektion der einzelnen Aufnahmen der Abb. 1 a und 1 b gewonnen wurde, läßt die Veränderung durch Verlagerungserscheinungen deutlich und übersichtlich erkennen. Die eingezeichneten Pfeile belegen die Richtung der Massenverschiebung im Bereich der hinteren Schädelgrube durch einen substanzeigenen Kleinhirntumor. Zweck der Skizze ist es, zu zeigen, daß nicht Verlagerungserscheinungen einzelner Hirnabschnitte stattfinden, sondern daß ein Umbau der gesamten räumlichen Anordnung der anatomischen Bestandteile der hinteren Schädelgrube erfolgt und seinen Ausdruck im Vertebralisangiogramm findet.

Nun weisen keineswegs die Mehrzahl der Kleinhirngeschwülste ohne Gefäßanfärbung diese deutlichen Verlagerungserscheinungen auf. Ein Beispiel kann mehr zeigen als viele Erörterungen. Es handelt sich um einen 14jährigen Jungen mit einem Medulloblastom des Kleinhirns (Abb. 2). Hier ist im Vertebralisangiogramm wohl die hintere Hirnarterie etwas gestreckter als durchschnittlich und in ihrem peripedunkulären Abschnitt, dem Raum um die Hirnschenkel, eine relative Geradstellung zu bemerken. Wir sehen aber keine sichere Veränderung an der oberen Kleinhirnarterie. Der erste intrakranielle Abschnitt der A. vertebralis liegt etwas außerhalb des Hinter-

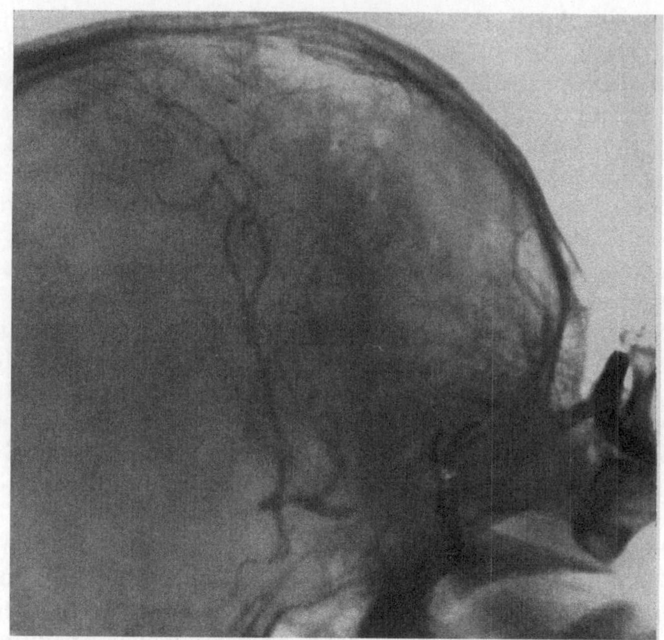

Abb. 2 b.

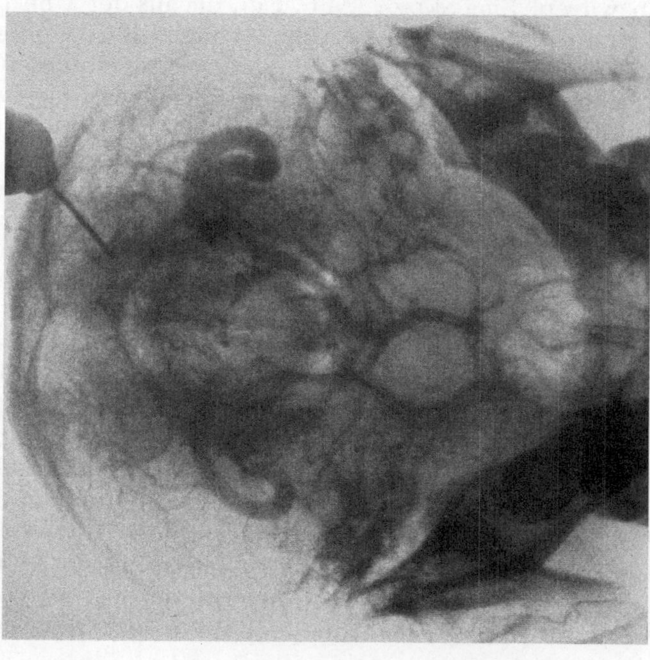

Abb. 2 a.

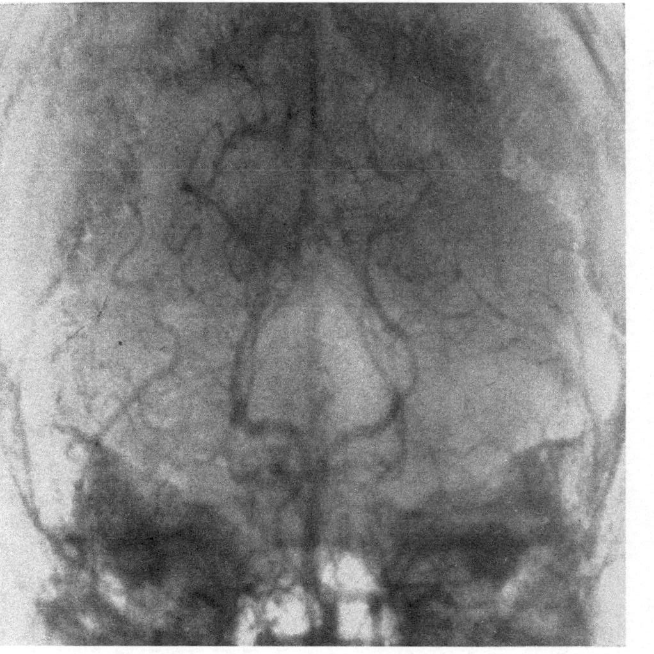

Abb. 2 c.

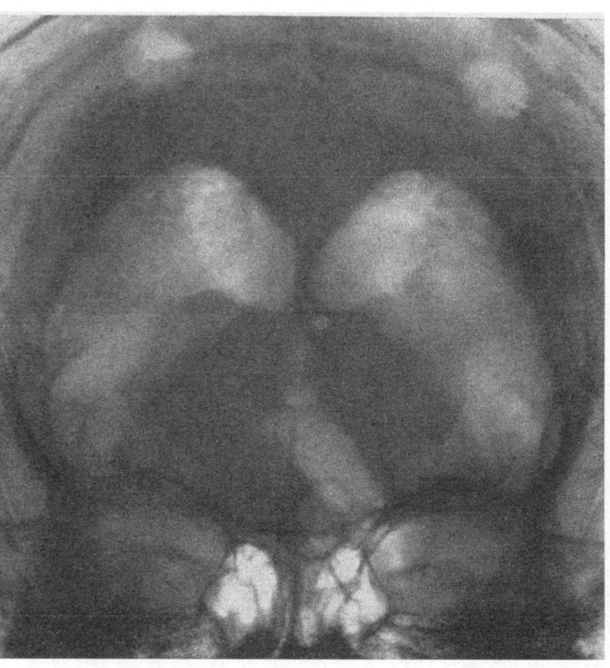

Abb. 2 d.

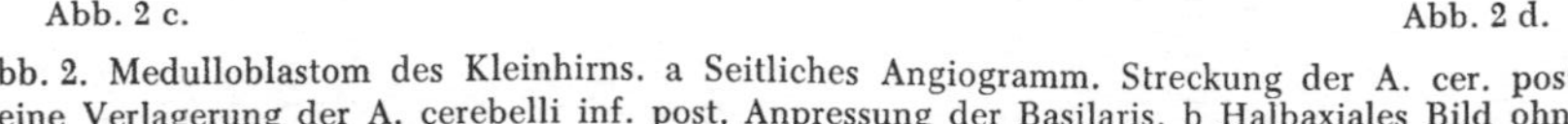

Abb. 2. Medulloblastom des Kleinhirns. a Seitliches Angiogramm. Streckung der A. cer. post. Keine Verlagerung der A. cerebelli inf. post. Anpressung der Basilaris. b Halbaxiales Bild ohne sichere Gefäßverlagerung weder an den großen Arterien noch den Kleinhirnarterien. c Auch das Axialbild zeigt keine Verlagerungserscheinungen an den großen Gefäßen. d Ventrikulogramm. Seitenverlagerung des 4. Ventrikels mit Füllungsdefekt nach rechts.

hauptloches, die A. cerebelli inf. post. ist aber in keiner Weise verändert und zeigt die Tonsillenbegrenzung an unauffälliger Stelle. Auch in den Vorderbildern und dem Basisbild ist eine Verlagerung an der hinteren unteren Kleinhirnarterie nicht zu erkennen. Im Basisbild ist die Auseinanderdrängung des Posteriorabganges, eine Spannung an der Teilung der Basilaris in dieser Hirnarterie in keiner Weise deutlich und ebenso ist die hintere untere Kleinhirnarterie mittelständig. Überraschend zeigt aber das Ventrikulogramm einen erheblichen linksseitig gelegenen Befund an dem 4. Ventrikel, der diesen sowohl nach der Seite wie auch nach kranial zu verlagert hat.

Wie häufig kann man nun aus einer entsprechenden Gefäßverlagerung die sichere Diagnose eines Kleinhirntumors stellen, wenn keinerlei Vaskularisationserscheinungen vorhanden sind? In einer früheren Publikation (*Decker,* 1953) glaubten wir, daß etwa ein Fünftel dieser Fälle ohne Ventrikulographie operiert werden könnte. Die weitere Erfahrung hat allerdings gezeigt, daß diese Auffassung etwas zu optimistisch war. Im ganzen glauben wir heute, daß die Gefäßverlagerungen allein nur in ganz seltenen Fällen deutlich genug sind, um eine sichere Lokaldiagnose einer Kleinhirngeschwulst zu geben. Man sieht in den Röntgenbildern viele Einzelheiten und kann nur aus dem Vorhandensein mehrerer diagnostischer Momente diese Diagnose stellen. Aber *ein* sicher beweisendes Zeichen für das Vorhandensein einer Kleinhirngeschwulst, das eine sichere Diagnose ermöglichen würde, fehlt leider in allen diesen Fällen. So sind wir wieder vorsichtiger geworden und glauben, daß die Darstellung der inneren Liquorräume nur mehr ganz selten zur Diagnose eines Kleinhirntumors zu umgehen ist, wenn dieser im Vertebralisangiogramm keine Gefäßanfärbung zeigt.

Die nächste Gruppe sind die Geschwülste mit typischen Gefäßanfärbungen im Kleinhirn. Es handelt sich in erster Linie um Hämangioblastome und Akustikustumoren. Für letztere Geschwülste gilt aber bereits wie für Meningeome, daß diese vorwiegend aus Verlagerungen der großen Hirnarterien der hinteren Schädelgrube diagnostiziert werden müssen. Dies soll noch im nächsten Kapitel besprochen werden. Hinzu kommen noch als kleine Gruppe die metastatischen Tumoren des Kleinhirns, die im höheren Lebensalter sich gern in dieser Lokalisation finden.

Unter unseren 9 Patienten mit Hämangioblastomen hatten praktisch sämtliche Patienten ein sehr gleichförmiges Bild. Man konnte den erheblichen Tumorknoten als gleichförmige Gefäßanfärbung erkennen. Andere Gefäßbefunde, wie vaskularisierte Cystenwände o. dgl. sind nicht in unseren Beobachtungen enthalten. Vom praktischen Gesichtspunkt aus ist es vielleicht wichtig, daß drei unserer Patienten zur Nachuntersuchung wegen eines Rezidivs nach einem operierten Hämangioblastom kamen. Wie bereits *Lindgren* ausgeführt hat, scheint diese Kontrolle auf Rezidive oder auf bestehengebliebene Tumorknoten eine der wichtigsten Indikationen der Vertebralisangiographie überhaupt zu sein. Es mag überraschen, daß praktisch sämtliche unserer Hämangioblastome einen positiven Be-

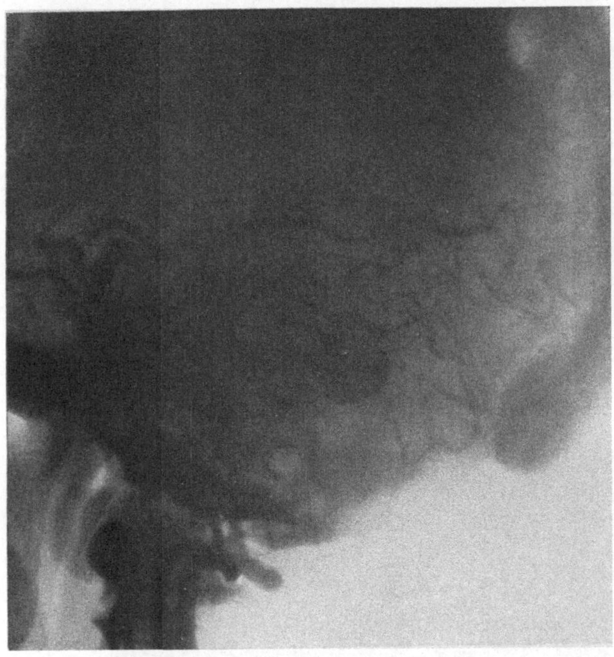

Abb. 3 a.

fund hatten, nachdem doch *Olsson* und *Hauge* wenigstens einzelne negative Resultate berichten. Dies dürfte aber dadurch erklärt werden, daß bei einer Reihe von cystischen Kleinhirntumoren nicht eine eingehende histologische Untersuchung stattfand. Die Abb. 3 zeigt einen entsprechenden Geschwulstknoten.

Von den Hämangioblastomen der Kleinhirnhemisphäre sind die Hämangiome des Bodens des 4. Ventrikels zu unterscheiden. Sie haben vor allem vom praktischen Gesichtspunkt aus Bedeutung, da sie, einer Zusammenstellung von *Walker* und Mitarbeiter folgend, eine hohe Operationsmortalität haben und die Operation selten über eine Biopsie hinauskommt. In einem Fall, der nicht histologisch bestätigt ist, glaubten wir ein Hämangioblastom des 4. Ven-

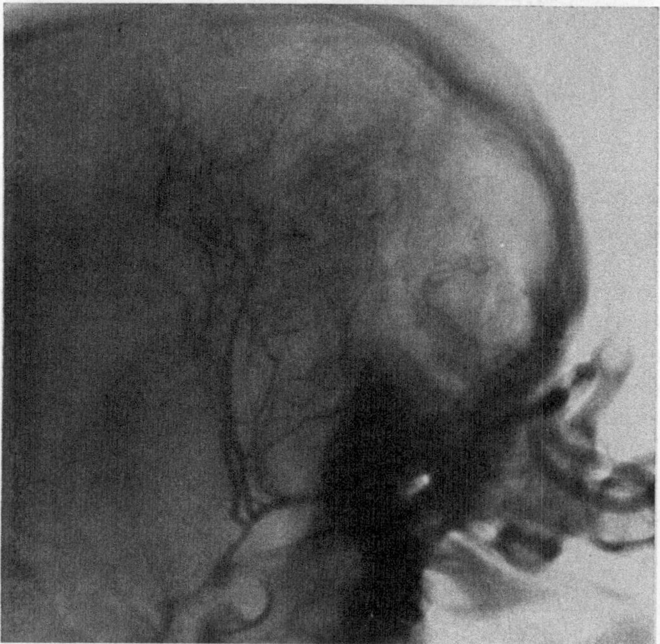

Abb. 3 b.

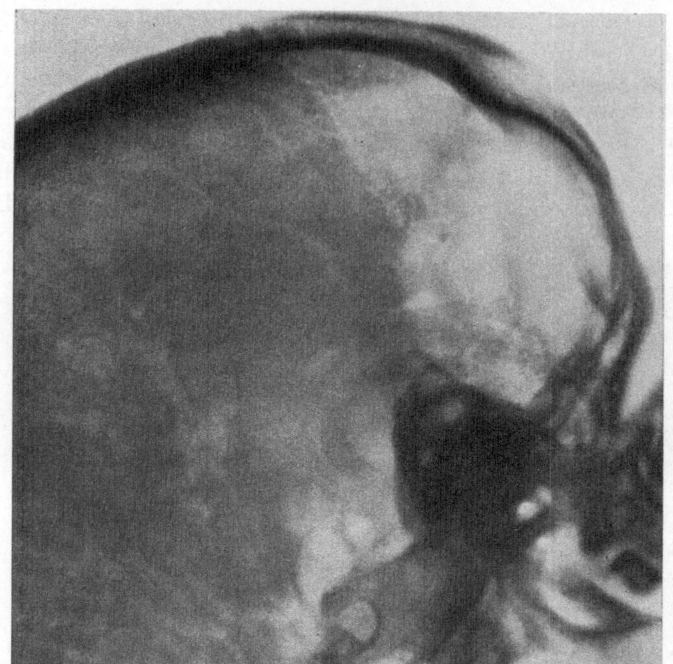

Abb. 3 c.

Abb. 3. Hämangioblastome. a Typischer knotenförmiger Geschwulstbefund als Rezidiv nach Kleinhirnoperation. b Kleine Anfärbung einer nicht verifizierten Geschwulst, wahrscheinlich im Boden des 4. Ventrikels. c Encephalogramm nach *Lindgren*. Es zeigt sich ein deutlich verlagerter Rest des 4. Ventrikels, der der Geschwulstanfärbung der Abb. 3 b entspricht.

trikels diagnostizieren zu können. Man erkennt unmittelbar über dem Foramen magnum eine halbkreisförmige Gefäßanfärbung, die dem Versorgungsgebiet der hinteren unteren Kleinhirnarterie entspricht. Im Encephalogramm nach der *Lindgren*schen Methode ist vom 4. Ventrikel nur ein stark nach dorsal verlagerter Abschnitt zu erkennen. Diese Kranke wurde unter der vermutlichen Annahme eines Hämangioblastoms des 4. Ventrikels strahlenbehandelt und

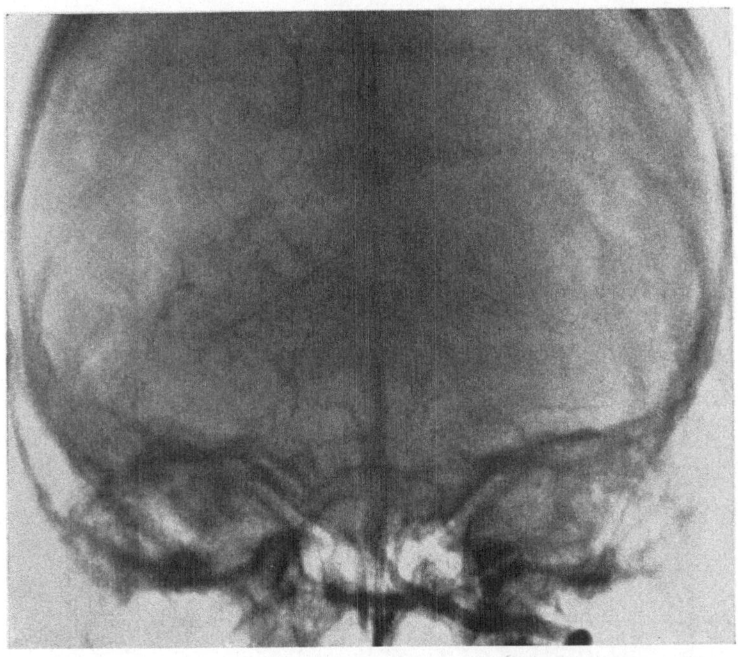

Abb. 4. Akustikusneurinom. In der halbaxialen Aufnahme ist eine fleckenförmige Gefäßanfärbung entsprechend dem linken Kleinhirnbrückenwinkel zu erkennen. Die A. cer. post. und die A. cereb. sup. auf der Tumorseite ist nicht zu erkennen.

ist heute, $2^1/_2$ Jahre nach der Behandlung, beschwerdefrei. Eine gekreuzte Hemiparese, die bei der Behandlungsübernahme bestand, hat sich fast spurlos zurückgebildet.

Unter den Akustikusneurinomen finden sich zwei Möglichkeiten von Gefäßanfärbungen. Es kann zu Verlagerungserscheinungen an den Gefäßen der Kleinhirnoberfläche kommen und diese können als feine zusammengedrängte Gefäße in der Umgebung des Tumors gewissermaßen als seine Begrenzung erscheinen. Es wäre aber auch an Gefäße der Tumorkapsel zu denken. Ein einziger Fall der Zusammenstellung von *Olsson* hatte ein eigentliches Gefäßnetz der

Geschwulst geboten. Es war ein feines Netzwerk, das über der ganzen Geschwulst ausgeprägt war. Eine ähnliche Beobachtung belegt unsere Abb. 4. Bei guter Vertebralisfüllung hatte sich die gleichseitige A. cerebri post. kaum dargestellt, im Kleinhirnbrückenwinkel war aber ein fleckiges Gefäßnetz von größerer Ausdehnung gut zu erkennen.

Unter unseren sehr häufig beobachteten Metastasen (20 generalisierte Tumorknoten und 11 vorwiegend im Kleinhirn gelegene

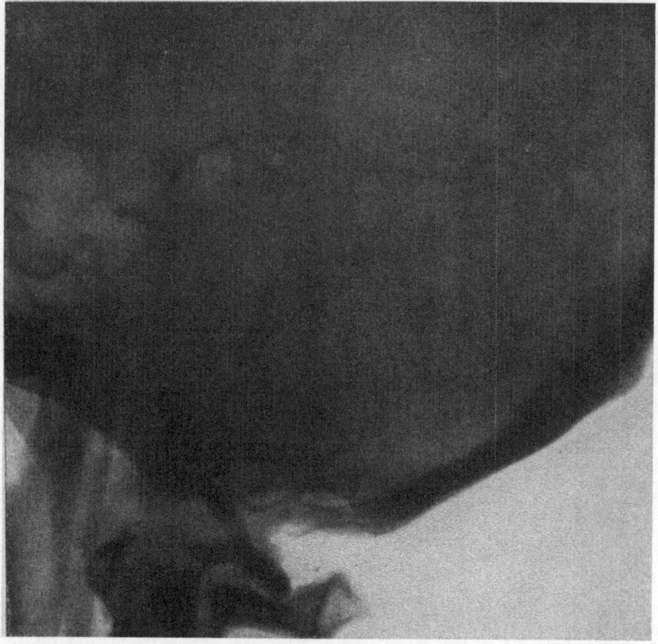

Abb. 5 a.

Metastasen) ist bemerkenswert, daß nur ein einziger Fall im Kleinhirnbereich eine Anfärbung allerdings völlig uncharakteristischer Art gezeigt hatte. Im okzipitalen Versorgungsbereich der hinteren Hirnarterie fanden wir in drei Fällen sehr klare Geschwulstanfärbungen, die sich nur durch die Vertebralisangiographie darstellen ließen.

Gefäßanfärbungen von infratentoriellen Meningeomen haben wir nur in einem Falle gesehen. Hier fand sich in den Aufnahmen der 3. bis 5. Sekunde eine fast kleinapfelgroße, scharf begrenzte diffuse Gefäßanfärbung, die sicher als Meningeom, das nur teilweise exzidiert werden konnte, sich verifizieren ließ.

Eine weitere bedeutende Frage, die vom Neuroradiologen beantwortet werden muß, ist, ob in bestimmten Fällen eine Entscheidung möglich ist, die für den intracerebralen und extracerebralen Sitz einer Geschwulst der hinteren Schädelgrube spricht. Es handelt sich um die Unterscheidung einer Ponsgeschwulst oder eines Akustikustumors, die in klinischen Fällen auch unter Heranziehung sämtlicher Leeraufnahmen oft erhebliche Schwierigkeiten macht.

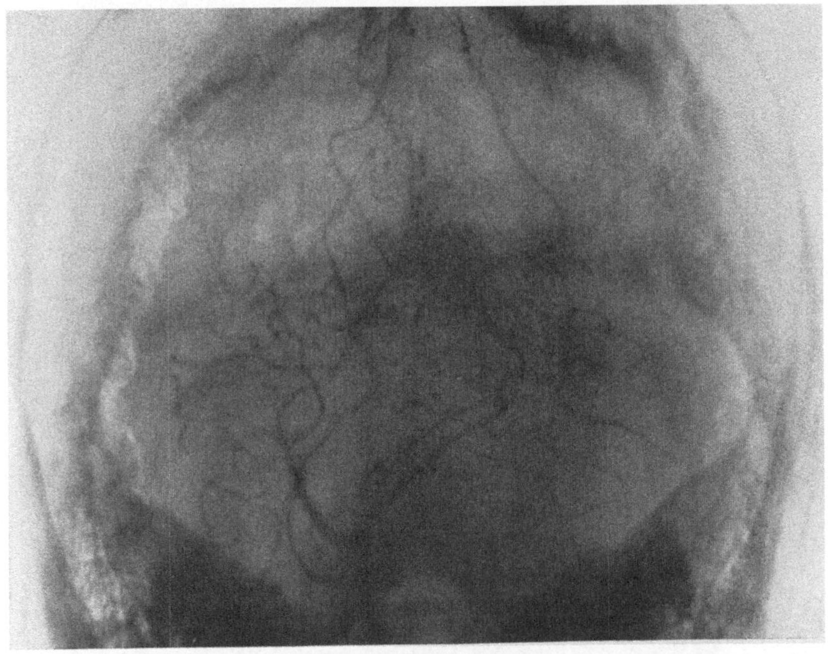

Abb. 5 b.

Abb. 5. Ponsgeschwulst, operativ verifiziert. a Im Seitenbild reicht die A. basilaris nicht an den Clivus heran. Erhebliche Höhendifferenz der hinteren Hirnarterien. b Die Seitenverlagerung der A. basilaris und die Differenz im Verlauf der hinteren Hirnarterie und der oberen Kleinhirnarterie ist deutlich.

Auch wäre es gut, wenn man für seltenere Geschwülste der hinteren Schädelgrube, etwa Meningeome an atypischen Stellen, Anhaltspunkte aus der Röntgenuntersuchung gewinnen könnte.

Unser eigenes Material ist zur Beanwortung dieser Frage in einer Richtung beschränkt. Es enthält nur eine geringe Anzahl infratentorieller verifizierter Meningeome und keine Chordome oder Chondrome und keine Cholesteatome des Kleinhirnbrückenwinkels.

Die Ponsgeschwülste in unserem Material sind mit 17 Fällen reichlich vertreten. Zehn davon sind durch Autopsie oder Opera-

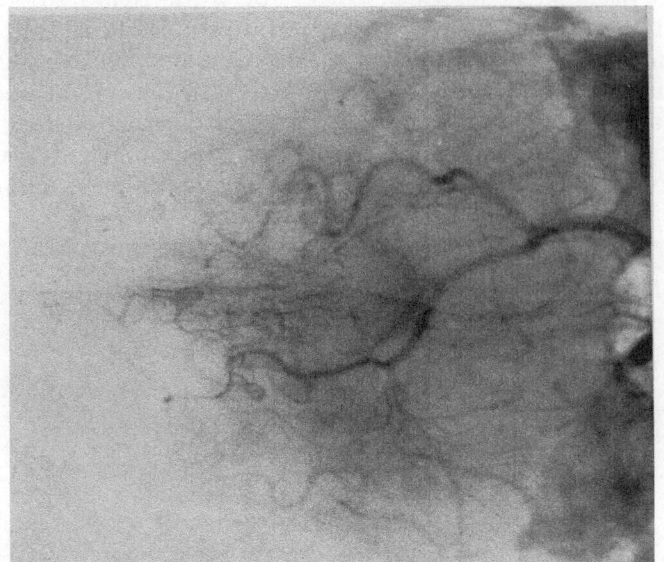

Abb. 6 b.

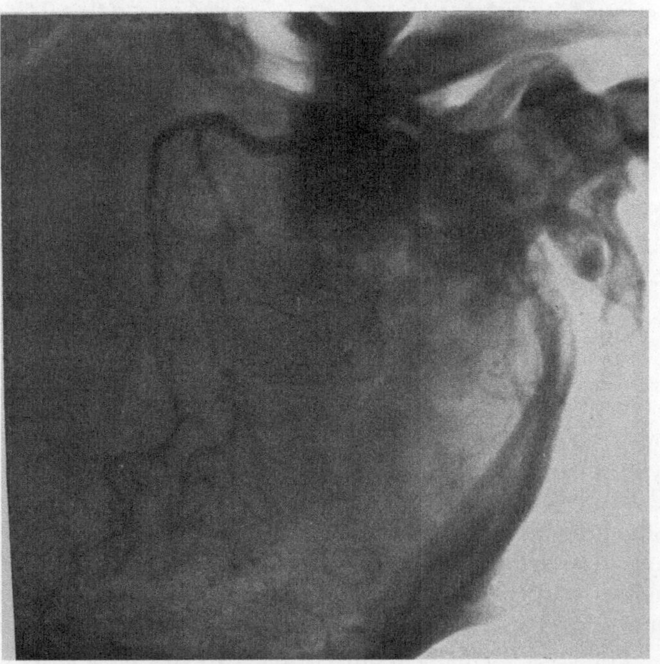

Abb. 6 a.

tion belegt, während bei sieben die ventrikulographische Diagnose genügend sicher schien, um Irrtumsmöglichkeiten auszuschließen. Die Gefäßbilder dieser Geschwülste waren uneinheitlich. Etwa die Hälfte sind symmetrisch und zeigen eine Ausweitung oder etwas Spannung an dem Verlauf der hinteren Hirnarterie. Wenige zeigen

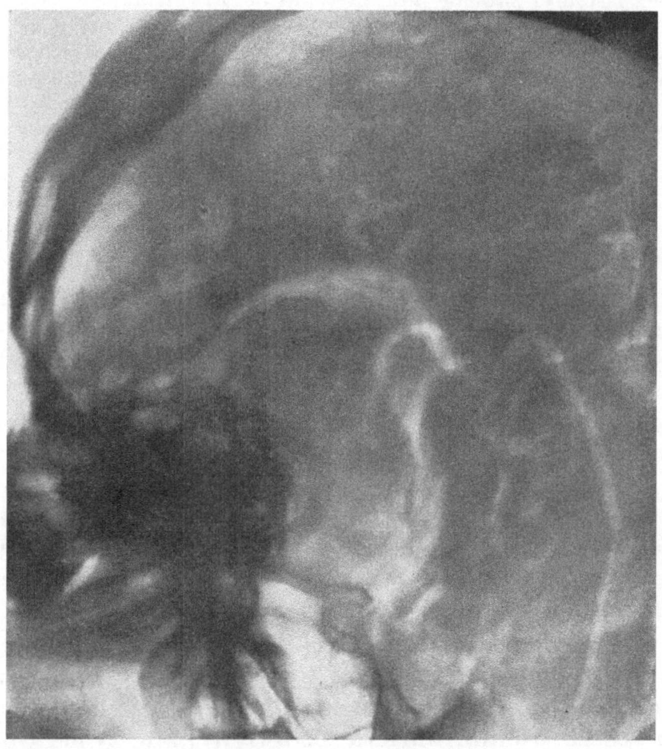

Abb. 6 c.

Abb. 6. Meningeom am Clivus, verifiziert. a Im Seitenbild erreicht auch hier die A. basilaris nicht den Clivus. Ebenfalls erhebliche Differenz in der Höhe der hinteren Hirnarterie. Eigenartige Knickbildung der oberen Kleinhirnarterie. Kreisförmige Auszeichnung eines Geschwulstpoles. b Im Halbaxialbild ebenfalls deutliche Seitenverlagerung der A. basilaris und des ersten Verlaufsabschnittes der hinteren Hirnarterie. c Encephalographie nach *Lindgren:* Es dringt kein Kontrastgas in das Ventrikelsystem ein. Vielmehr zeichnet es die Subarachnoidealräume entlang der Geschwulst in übersichtlicher Weise aus. Die Gefäßkontur der Abb. 6 a entspricht genau dem hinteren Geschwulstpol des Encephalogramms.

eine stärkere Höhendifferenz im Verlauf der beiden hinteren Hirnarterien. Ein Fall zeigte eine erhebliche Verlagerung der A. basilaris und der abgehenden Hirnarterie. Sie schien für die extracerebrale Genese zu sprechen. Die Operation zeigte jedoch eindeutig eine Auftreibung der Pons bei einem intracerebralen Tumor (Abb. 5 a und b).

Das Vertebralisangiogramm eines weiteren Falles ist dem gezeigten Falle fast ähnlich. Lediglich eine gewisse Auszeichnung von Tumorgefäßen scheint zu erkennen zu sein. Dieser Fall war neurologisch schwierig zu erklären (Abb. 6).

Es handelte sich um einen Patienten mit einer Raumbeschränkung, die im Anfang lediglich über Monate hin psychotische Erscheinungen hervorgerufen hatte, die zu einer Schockbehandlung geführt hatten. Erst mit dem Auftreten von Veränderungen im neurologischen Befund entschloß man sich zur neuroradiologischen Durchuntersuchung. Zunächst zeigte das Vertebralisangiogramm nach der Carotisangiographie den Befund einer Verlagerung der A. vertebralis und einer Hochdrängung der A. cerebri post., wobei gleichzeitig kreisförmig angeordnete Begrenzungsgefäße einer Geschwulst auffielen. Die angeschlossene lumbale Encephalographie nach der *Lindgren*schen Methode zeigte eine große Geschwulst, die breitbasig, aber unsymmetrisch dem Clivus aufsaß. Entsprechend konnte bei der Operation ein Clivusmeningeom nach technischen Schwierigkeiten entfernt werden.

Man wird also auch für die Diagnose der verschiedenen Geschwülste der hinteren Schädelgrube allein aus dem Vertebralisangiogramm eine gewisse Vorsicht walten lassen müssen. Wir konnten zeigen, daß in wenigen Fällen von Ponstumoren Befunde vorkommen, die für eine extracerebrale Geschwulstlokalisation sprechen und nicht von Meningeomen des Kleinhirnbrückenwinkels oder des Clivus zu unterscheiden sind. Eine Wertung zwischen Encephalographie oder Vertebralisarteriographie wird man nicht versuchen sollen. Beide Methoden sind gemeinsam anzuwenden, um jene Sicherheit der Diagnose zu erreichen, die für den jeweiligen Fall verlangt wird.

Eine Stellungnahme ist noch zur Frage der Gefäßverlagerungen bei Akustikustumoren notwendig. Wir gehen mit *Olsson* einig, daß unter unseren 16 Akustikustumoren die Gefäßverlagerung vorwiegend die obere Kleinhirnarterie betroffen hatte. Eine Überkreuzung, einseitig, des Verlaufs dieser Arterie mit dem Verlauf der hinteren Hirnarterie scheint gewisse Bedeutung zu haben. Auch die einseitige Hochstellung der A. cerebelli sup., die ja meist den oberen Geschwulstpol des Akustikustumors umkreist, ist diagnostisch bedeutungsvoll. Sicher ist das Vertebralisangiogramm für unklare Befunde eines Kleinhirnbrückenwinkelsyndroms eine sehr wertvolle Hilfe bei dessen artdiagnostischer Aufgliederung.

Eine abschließende Besprechung verdienen noch die Gefäßerkrankungen der hinteren Schädelgrube. Es interessieren hier die Gruppen der sackförmigen Aneurysmen der Arterien, der arteriovenösen Hämangiome, der Gefäßerkrankungen, die mit Wandveränderungen einhergehen und schließlich die besondere Gruppe der Gefäßverschlüsse.

Die Zahl der bislang beobachteten Aneurysmen ist relativ gering. Diese Seltenheit ist erstaunlich, wenn man allgemein pathologische Statistiken übersieht. Die bekannte Zusammenstellung von *McDonald* und *Korb* gibt für blutende und nichtblutende Aneurysmen etwa 20% an, die am System der A. vertebralis und A. basilaris ihren Ursprung hatten. Eine Übersicht von *Hamby* verzeichnet 16% der Lokalisation an den Arterien der hinteren Schädelgrube. Wenn man weiter die Gefäße der hinteren Verbindungsarterie außer acht läßt, sinkt diese Zahl aber auf knapp 8%. Dies dürfte etwa den Beobachtungen der klinischen Praxis gerecht werden. Man sucht häufig bei Subarachnoidealblutungen, deren Ursache im beiderseitigen Carotisangiogramm auch unter Anwendung spezieller Einstellungen nicht gefunden werden kann, die Blutungsquelle im Bereich der A. vertebralis. Unsere wenigen eigenen Aneurysmenfälle sind autoptisch nicht verifiziert. Nach dem Röntgenbild zu urteilen, waren sie an Ästen der hinteren Hirnarterie gelegen. Sie führen aber in erster Linie zu einem neurologischen Befund und Subarachnoidealblutungen ohne neurologischen Befund konnten wir nicht beobachten.

Unter den arteriovenösen Hämangiomen waren von unseren 17 untersuchten Fällen nur 7 im Bereich der hinteren Schädelgrube gelegen. Es handelte sich zum Teil um große Hämangiome, zum Teil aber auch nur um kleine, jedoch deutlich erweiterte Gefäße, die auch zwischen Hinterhauptloch und Atlas sitzen konnten. Durch pathologisch-anatomische Untersuchung ist nur einer dieser Fälle verifiziert. Für andere liegen Operationsbefunde als annähernder Beleg vor. Die weiteren Untersuchungen wurden zum Teil bei temporalen oder okzipitalen Hämangiomen der Großhirnhemisphäre durchgeführt, die sich schon vom Carotiskreislauf aus mit Kontrast gefüllt hatten.

Gefäßverschlüsse im Bereich der A. vertebralis, A. basilaris und A. cerebri post. scheinen selten zu sein. Wie in einer früheren Arbeit bereits ausgeführt, muß man zur Diagnose entsprechender Veränderungen neben einer Angiographie des benachbarten oder der benachbarten Gefäßbezirke zum Ausschluß von Versorgungsvarianten auch über Serienangiographien verfügen, um nicht einem Irrtum zum Opfer zu fallen. Empfehlenswert ist weiter, auch die Lage der Injektionsnadel in der A. vertebralis am Halse mit abzubilden. Ähnlich wie in der A. carotis führt nämlich auch in diesem Gebiet eine Injektion des Kontrastmittels neben das Gefäß zu einer Blockade des Blutstroms und zu abnormen Gefäßbildern (*Decker*, 1955). *Riechert* hat einen Verschluß der A. vertebralis im oberen Teil der Halswirbelsäule veröffentlicht. Auch *Krayenbühl* hat meh-

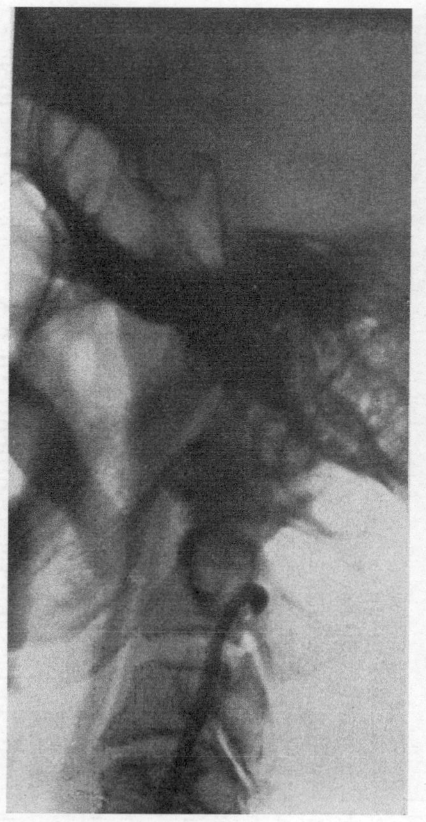

Abb. 7 a.

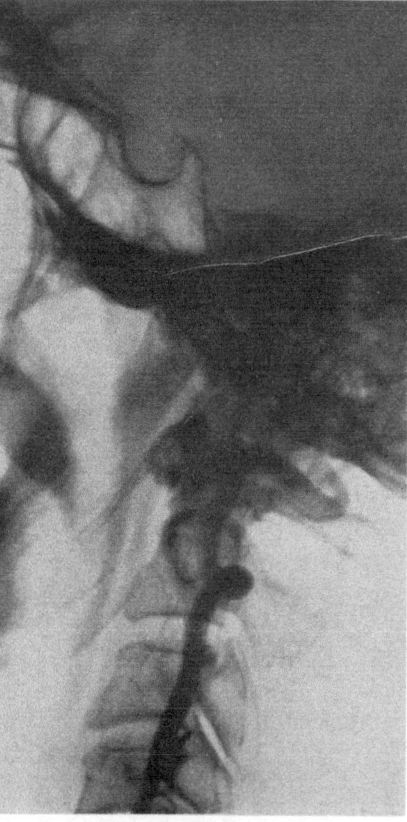

Abb. 7 b.

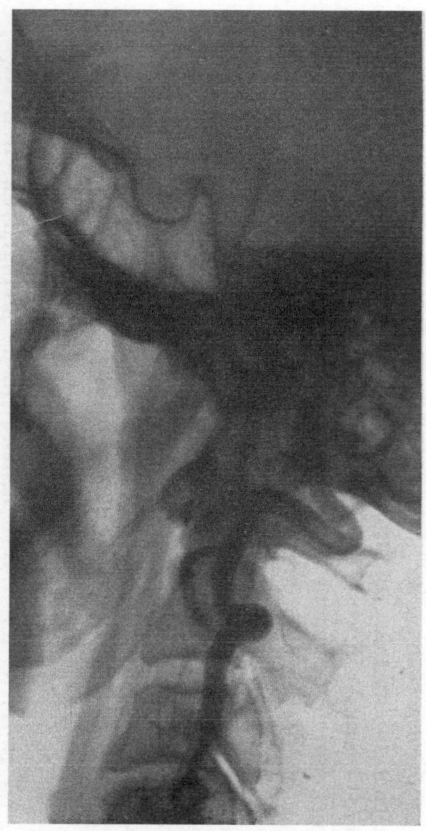

Abb. 7 c.

Abb. 7. Kein Gefäßverschluß der A. vertebralis. Die Abbildungen sind in der 1., 3. und 5. Sekunde nach der Kontrastinjektion exponiert. Die Kontrastmittelsäule in der A. vertebralis dringt langsam nach intrakraniell vor. Es liegen keine Wandveränderungen und keine Verschlüsse an bestimmten Gefäßabschnitten vor.

rere Fälle von Gefäßveränderungen an der hinteren unteren Kleinhirnarterie beschrieben, die in einem Falle durch Autopsie belegt werden konnten. *Milletti* bespricht einen Fall eines Verschlusses der hinteren Hirnarterie und *v. d. Zwan* zeigt an Carotisangiogrammen den Verdacht einer Vertebralthrombose auf. Dem Autor scheint jedenfalls bei der Annahme von Gefäßverschlüssen im Strombereich der hinteren Hirnarterie Vorsicht am Platze zu sein. Technische Fehler führen sehr leicht zur Annahme eines Gefäßverschlusses. Hiefür kann etwa eine langsame Injektion des Kontrastmittels verantwortlich sein oder auch eine schlechte Lage der Injektionsnadel, die es nicht erlaubt, daß das gesamte Kontrastmittel in das Arteriensystem verabreicht wird. Die drei Phasen der Abb. 7 mögen jedenfalls diesen Standpunkt unterstreichen und zur Vorsicht in ähnlichen Fällen mahnen.

Wenn wir nun das Ergebnis der Vertebralisangiographie überschauen, dann ist es nach Ansicht des Autors nicht sehr befriedigend. Es erreicht keineswegs die diagnostische Bedeutung, die die Carotisarteriographie gewonnen hat. Während die Carotisangiographie im Lauf ihrer Entwicklung der letzten Jahre durch getrennte Darstellung der Externa- und Internagefäße auch bei perkutaner Injektion und durch die Anwendung der Serienangiographie immer neue Gebiete der Diagnose erschlossen hat, so entsteht eher der Eindruck, daß die Vertebralisangiographie nur für bestimmte ausgewählte Fälle diagnostische Resultate zu geben imstande ist. Leider ist es nun nicht vorauszusagen, in welchem bestimmten Fall man ein gutes Ergebnis und eine neue Diagnose erhalten kann. Man wird also immer in einer Anzahl von unklaren Fällen diese Untersuchung durchführen müssen und wird leider damit auch in einer großen Anzahl von Fällen nicht sehr wertvolle diagnostische Ergebnisse erhalten können.

Bedeutend erscheint die Vertebralisangiographie aber für einzelne okzipitale Tumoren, die in dieser Arbeit nicht berücksichtigt wurden. Weiter kann die Vertebralisangiographie sehr viel zur Erkennung der Angioblastome des Kleinhirns beitragen, die ein bestimmtes Gefäßbild haben. Auch für manche Fälle von unklaren Geschwülsten der hinteren Schädelgrube, speziell des Kleinhirnbrückenwinkels, ist die Vertebralisangiographie eine aufschlußreiche Untersuchungsmethode. Dazu kommt, daß bei einzelnen Akustikustumoren die Vertebralisangiographie den pathologisch-anatomischen Befund klären kann. Man wird jedoch hier bedenken müssen, daß bei einem großen Teil dieser Fälle die klinische Untersuchung allein in Verbindung mit einer sorgfältigen Anamnese und guten Leeraufnahmen, vielleicht in Vergrößerungstechnik, ebenfalls schon

Erhebliches zur Diagnose leiste. Die Geschwülste des Kleinhirns, die keine Gefäßanfärbung zeigen, scheinen auch bei massiven Lageveränderungen der Arterien nur schwer diagnostisch erfaßt werden zu können.

Unter den Gefäßerkrankungen ist meiner Ansicht nach die diagnostische Ausbeute noch geringer. Aneurysmen der A. basilaris oder der A. cerebri post. als Blutungsquellen einer Subarachnoidealblutung scheinen Zufallsbefunde von einer Wahrscheinlichkeit unter 10% zu sein. Ähnlich sind auch die Trefferchancen für arteriovenöse Hämangiome in der hinteren Schädelgrube.

Dieser Standpunkt hat für die klinische Tätigkeit so weit geführt, daß in keinem Falle der Versuch unternommen wird, die A. vertebralis mehrfach zu punktieren. Gelingt die Punktion und die Kontrastmittelinjektion ohne Schwierigkeiten, dann wird sie durchgeführt. Sie wird aber, da die diagnostischen Ergebnisse wenigstens nach unserem heutigen Wissensstand nicht sehr groß sind, unter keinen Umständen durch eine Reihe von Versuchen oder durch Belästigung des Kranken erzwungen. Es ist sehr selten geworden, daß wir an einen nicht geglückten perkutanen Punktionsversuch der A. vertebralis die Gefäßkatheterisierung anschließen. Wir nehmen lieber die diagnostische Leistung der Ventrikulographie oder der Encephalographie nach der *Lindgren*schen Methode in Anspruch.

Zusammenfassung.

Es wird ein Material von 323 Vertebralisangiogrammen nach diagnostischen Gesichtspunkten durchgesehen. Bedeutung wird auf die Diagnose von Kleinhirngeschwülsten ohne Gefäßanfärbung, auf die verschiedenartigen Gefäßanfärbungen, auf die Diagnose von extra- und intracerebralen Raumbeschränkungen der hinteren Schädelgrube gelegt. Abschließend werden auch einzelne Befunde bei Gefäßerkrankungen der hinteren Schädelgrube erwähnt.

Literatur.

Columella, F., L'angiografia dell'arteria vertebrale e il suo valore diagnostico. Chirurgia *1952*, 185. — *Columella, F.*, L'angiografia del sistema vertebro-basilare. Chirurgia 7 (1952), 1. — *Decker, K.*, The displacement of the posterior cerebral artery in vertebral angiograms. Acta radiol. (Schwd.) *40* (1953), 91—95. — *Decker, K.*, und *E. Holzer*, Gefäßverschlüsse im Carotis- und Vertebralisangiogramm. Röntgenfortschritte *80* (1954), 565. — *McDonald, C. A.*, and *M. Korb*, Intracranial aneurysms. Arch. Neur. (Am.) *42* (1939), 298. — *Ecker, A.*, The normal cerebral angiogram. Springfield, 1951. — *Fischgold, H.*, *M. David*, *J. Talairach* and *P. Brégeat*, Direct opacifying injections into the venous system of the head. Acta radiol. (Schwd.) *40* (1953), 128—138. — *Greitz, T.*, and *S. Löfstedt*, The relationship between the third ventricle and the basilar artery. Acta radiol. (Schwd.) *42* (1954), 1. — *Hamby, W. B.*, Intracranial Aneurysms. Springfield, 1952. —

Hauge, T., Catheter Vertebral Angiography. Acta radiol. (Schwd.), Suppl. 109, Stockholm, 1954. — *Hoare, R. D.*, Arteriovenous aneurysm of the posterior fossa. Acta radiol. (Schwd.) *40* (1953), 96. — *Krayenbühl, H.*, Das Hirnaneurysma. Schweiz. Arch. Neur. *47* (1941), 155. — *Krayenbühl, H.*, L'aspect angiographique de la thrombose de l'artère cérébelleuse inférieure postérieure dans le syndrome dit de *Wallenberg*. Acta neurochir. *1* (1955), 45. — *Lindgren, E.*, Percutaneous angiography of the vertebral artery. Acta radiol. (Schwd.) *33* (1950), 389—404. — *Milletti, M.*, Angiographic demonstration of an isolated thrombosis of the posterior cerebral artery. Acta neurochir. *III* (1953), 301—305. — *Olsson, O.*, Vertebral angiography in the diagnosis of acoustic nerve tumours. Acta radiol. (Schwd.) *39* (1953), 265—272. — *Olsson, O.*, Vertebral angiography in cerebellar hemangiome. Acta radiol. *40* (1953), 9—16. — *Olsson, O.*, Vertebral Angiography. Acta radiol. (Schwd.) *40* (1953), 103—107. — *Radner, St.*, Vertebral angiography by catheterization. Acta radiol. (Schwd.), Suppl. 87 (1951). — *Riechert, T.*, Über arteriographisch nachgewiesene Verschlüsse der A. vertebralis. Arch. Psychiatr. (D.) *188* (1952), 126—130. — *Ruggiero, G.*, and *F. Castellano*, The pneumographic aspect of the angioreticuloma (Hemangioblastoma) of the cerebellum. Acta radiol. (Schwd.) *42* (1954), 451. — *Sjögren, S. E.*, Percutaneous vertebral angiography. Acta radiol. (Schwd.) *40* (1953), 113—127. — *Sugar, O.*, Pathological anatomy and angiography of intracranial vascular anomalies. J. Neurosurg. *8* (1951), 3—22. — *Sugar, O.*, Angiography in diagnosis of tumors of the posterior fossa. Arch. Neur. (Am.) *65* (1951), 405—406. — *Stern, E.*, Basilar artery anevrysm. Amer. J. Roentgenol. *71* (1954), 428. — *Walker, A. E.*, *H. C. Johnson* and *K. M. Browne*, Hemangiomas of the fourth ventricle. J. Neuropath. exper. Neur. *XI* (1952), 102. — *v. d. Zwan, A. D.*, Angiographic diagnosis of the vertebral artery thrombosis. J. Neur. Neurosurg. a. Psych. *17* (1954), 189.

Aus der Psychiatrisch-neurologischen Universitätsklinik Wien
(Vorstand: Prof. Dr. *Hans Hoff*).

Tumorrezidive im Angiogramm.

Von

K. Gloning.

Mit 12 Textabbildungen.

Die Beurteilung des Angiogramms eines rezidivierenden Hirntumors ist bedeutend schwieriger als das bei einer erstmals auftretenden Hirngeschwulst. Der Grund ist darin zu suchen, daß sich beim Tumorrezidiv der neuerlich wachsende Prozeß in einem Gewebe abspielt, in dem es infolge der vorhergegangenen Operation zu Schrumpfungen und Verziehungen gekommen ist. Diese beiden Komponenten, die Schrumpfung und die neuerliche Expansion, wirken auf die Hirngefäße in verschiedenen, oft sogar in entgegengesetzten Richtungen. Deutliche Gefäßverlagerungen, die bei einer erstmalig auftretenden Hirngeschwulst die Diagnose im Angiogramm einfach gestalten können, fehlen öfters beim Rezidiv, da sich hier alte Schrumpfungen infolge der Operation und neuerliche Expansion des Tumors in ihrer Wirkung auf das Hirngefäßsystem aufheben können. Das gleiche kann beim Rezidivtumor auch für die pathologische Spannung und Streckung von Gefäßen, die man oft beim erstmals auftretenden Tumor im Angiogramm sieht, gelten. Auch diese kann beim Rezidiv durch die in verschiedenen Richtungen wirkenden Komponenten der Verziehung und neuen Expansion aufgehoben werden.

Um diese Wirkungen des rezidivierenden Hirntumors auf das Angiogramm zu zeigen, seien anfangs einige typische Fälle mit den Röntgenbildern angeführt:

Fall 1: L. Emil, 50 Jahre.

Im September 1951 Operation eines etwa marillengroßen Meningeoms der Olfaktoriusrinne der linken Seite. Der Patient war anschließend beschwerdefrei, hatte keine Anfälle. Im November 1952 wurde er in einem plötzlich aufgetretenen Status epilepticus an die hiesige Klinik eingeliefert. Die Angiographie der linken Carotis zeigte folgendes (Abb. 1 und 2).

Die A. cerebri ant. im Anfangsteil bogig auf die Gegenseite verlagert und etwas nach oben gedrückt. Gleich im Beginn dieses Gefäßes einige scharfe, winkelige, bizarre Schlingen. Die A. cerebri

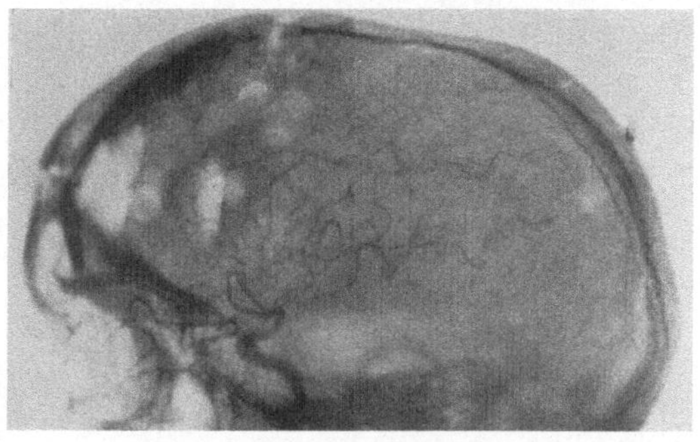

Abb. 1.

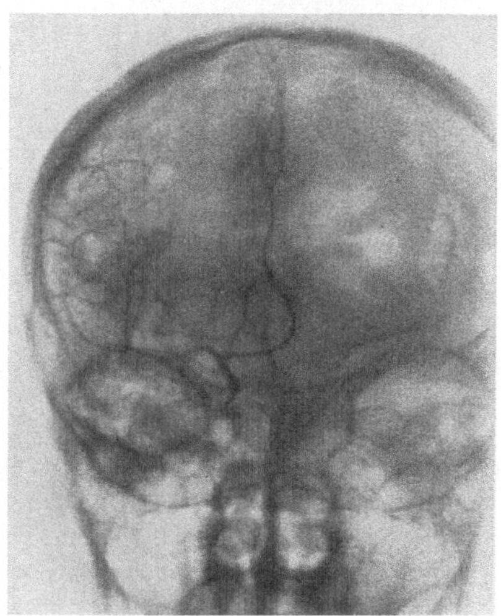

Abb. 2.

Abb. 1 und 2. L. Emil, 50 Jahre. Rezidiv eines Meningeoms der Olfaktoriusrinne links, Angiogramm der linken Carotis 14 Monate nach der ersten Operation: A. cerebri ant. im Anfangsteil bogig auf die Gegenseite verlagert und nach oben gedrängt. Knapp nach ihrem Abgang von der Carotis int. einige scharfe, bizarre Schlingen.

media unauffällig. Im Phlebogramm frontal basal einige pathologische Venen.

Das Angiogramm sprach damit eindeutig für ein Rezidiv. Bei der kurze Zeit später an der I. Chirurgischen Universitätsklinik (Vorstand Prof. Dr. *L. Schönbauer*) durchgeführten Operation konnte ein gut kleinapfelgroßes Rezidiv des Meningeoms radikal entfernt werden. Patient ist (August 1954) bei laufenden Kontrollen beschwerdefrei.

Fall 2: G. Marie, 40 Jahre.

Im Februar 1948 Operation eines kleinmandarinengroßen, sehr derben Meningeoms des großen Keilbeinflügels auf der rechten Seite. Anfangs war die Patientin beschwerdefrei, dann traten im Frühjahr 1952 große epileptische Anfälle auf. Sie wurde deshalb im Mai 1953 an der Klinik aufgenommen. Die Angiographie (Carotis rechts) zeigte hier (Abb. 3 bis 5).

Keine Darstellung der A. cerebri ant. Der Carotissiphon etwas aufgeklappt. Die A. cerebri media im Stammteil angehoben, im rückwärtigen Abschnitt mit zahlreichen, scharfen und bizarren Schlingen verlaufend. Die temporalen Äste der A. cerebri media etwas gespannt und temporal einige pathologische Gefäße.

Die Operation an der I. Chirurgischen Universitätsklinik zeigte ein etwa marillengroßes Rezidiv, das breitbasig auf dem großen Keilbeinflügel aufsaß und nicht mehr radikal entfernt werden konnte.

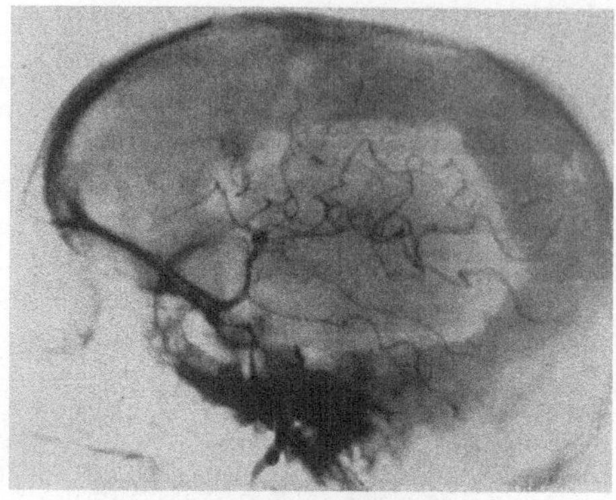

Abb. 3.

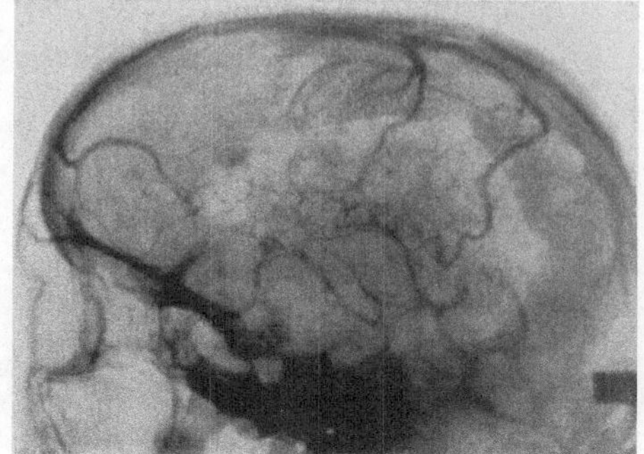

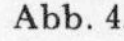

Abb. 4.

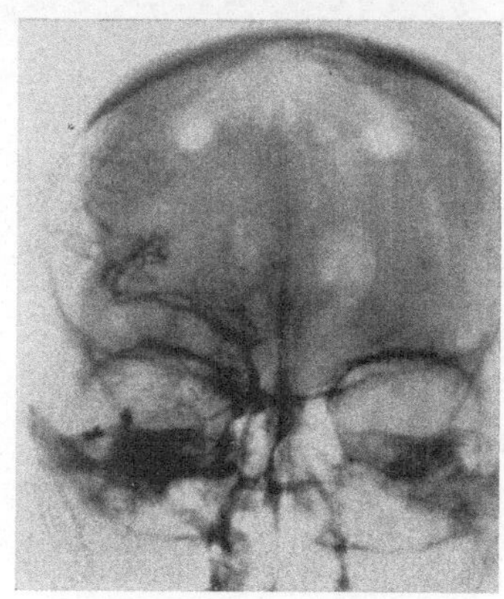

Abb. 5.

Abb. 3 bis 5. G. Marie, 40 Jahre. Rezidiv eines Meningeoms des rechten großen Keilbeinflügels. Angiogramm der rechten Carotis, $5^1/_4$ Jahre nach der ersten Operation: Keine Darstellung der A. cerebri ant. Die A. cerebri media im Stammteil angehoben, im rückwärtigen Abschnitt in zahlreichen bizarren Schlingen verlaufend. Die temporalen Mediaäste etwas gespannt. Hier einige pathologische Gefäße.

Abb. 6 und 7. K. Richard, 49 Jahre. Rezidiv eines Meningeoms der linken Sylvischen Furche. Angiogramm der linken Carotis, $4^3/_4$ Jahre nach der ersten Operation. Carotissyphon etwas komprimiert. A. cerebri ant. bogig nach rechts verdrängt. A. cerebri media etwas nach aufwärts verlagert, schon im Stammteil in bizarren Schlingen verlaufend. Die parietalen und teilweise auch die temporalen Mediaäste zeigen ebenfalls bizarre Schlängelung. Temporoparietal einige pathologische Gefäße.

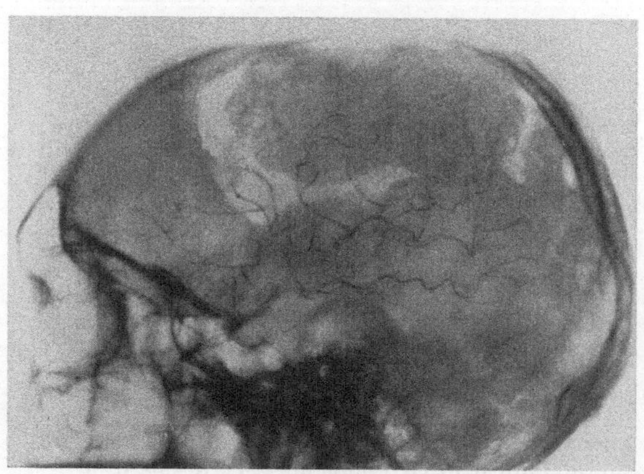

Abb. 6.

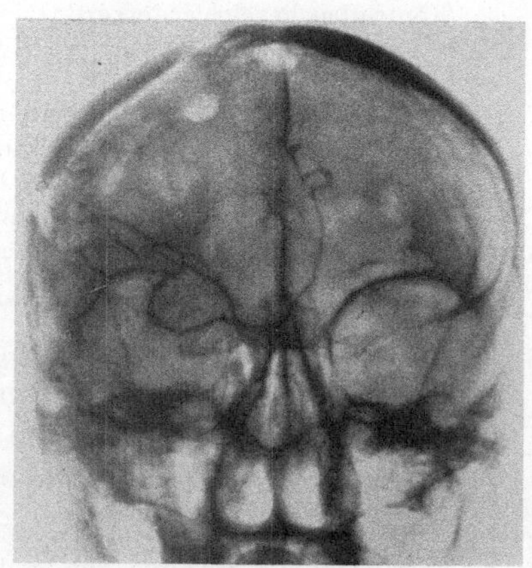

Abb. 7.

Fall 3: K. Richard, 49 Jahre.

Im März 1949 Operation wegen eines kleinapfelgroßen Meningeoms der linken Sylvischen Furche. Im Dezember 1953 traten motorische Jacksonanfälle in der Zunge und im rechten Mundwinkel auf, deshalb Aufnahme an der Klinik. Die Carotisangiographie der linken Seite zeigte folgendes Bild (Abb. 6 und 7).

Der Siphon etwas komprimiert, die A. cerebri ant. bogig nach rechts verdrängt. Die A. cerebri media etwas nach aufwärts verlagert, schon im Stammteil in teilweise eckigen, bizarren Schlingen verlaufend. Die partiellen und zum Teil auch die temporalen Äste dieses Gefäßes zeigen ebenfalls bizarre Schlängelung. Temporoparietal einige pathologische Gefäße.

Bei der kurz darauf folgenden Operation an der I. Chirurgischen Universitätsklinik fand sich ein apfelgroßes Rezidiv des Sylviameningeoms. Der Patient starb einen Tag nach der Operation an einer plötzlich aufgetretenen Nachblutung.

Fall 4: Z. Josef, 45 Jahre.

März 1950 Operation eines zirka marillengroßen Oligodendroglioms rechts parietal. Seit Jänner 1954 traten motorische Jacksonanfälle links auf, deshalb Aufnahme an der Klinik. Die Angiographie der rechten Carotis zeigte in diesem Fall (Abb. 8 und 9).

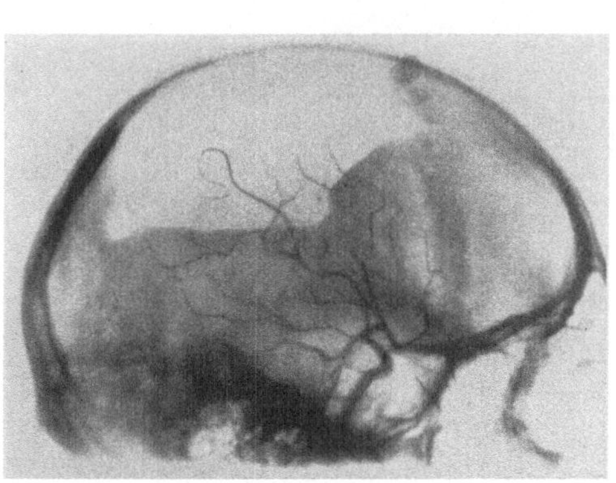

Abb. 8.

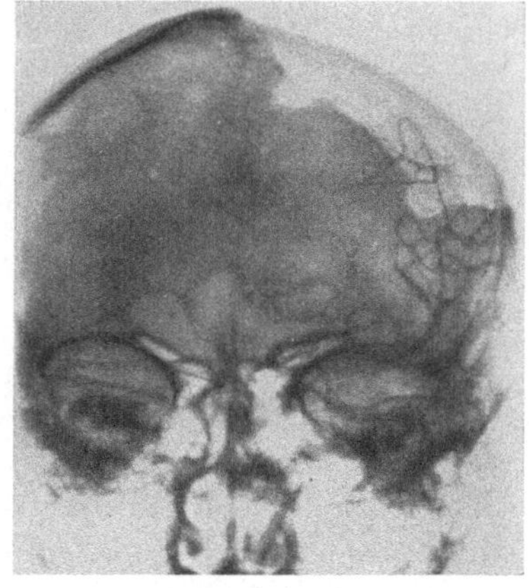

Abb. 9.

Abb. 8 und 9. Z. Josef, 45 Jahre. Rezidiv eines rechts parietalen Oligodendroglioms, Angiogramm der rechten Carotis, $3^3/_4$ Jahre nach der ersten Operation: A. cerebri ant. nicht dargestellt. Die A. cerebri media nicht verdrängt, in den parietalen Mediaästen einige bizarre Schlingen. Im Parietalbereich einige gespannte, pathologische Gefäße.

Keine Darstellung der A. cerebri ant. Die A. cerebri media ohne Verlagerung, in den parietalen Ästen dieses Gefäßes scharfe, bizarre Schlingen. Im Parietalbereich einige ziemlich gespannt verlaufende pathologische Gefäße.

Bei der Operation (I. Chirurgische Universitätsklinik) wurde ein kleinapfelgroßes Rezidiv im rechten Scheitellappen gefunden, dessen radikale Entfernung nicht mehr möglich war.

Fall 5: K. Helene, 30 Jahre.

Erste Operation im Februar 1941 wegen eines cystischen Astrocytoms II im rechten Okzipitallappen. Im März 1944 Operation eines Rezidivs, wobei eine Resektion des rechten Hinterhauptlappens durchgeführt wurde. Im Dezember 1953 traten Stauungspapillen auf und Patientin wurde an der Klinik aufgenommen. Die Angiographie der rechten Carotis ergab (Abb. 10).

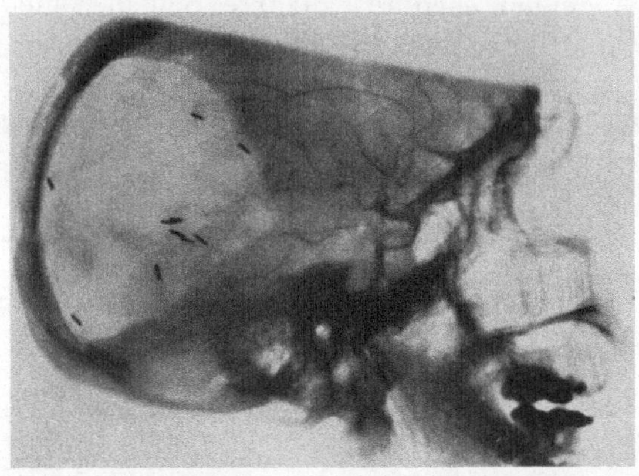

Abb. 10. K. Helene, 30 Jahre. Zweites Rezidiv eines rechts okzipitalen, zystischen Astrozytoms II nach *Kernoham*. Angiogramm der rechten Carotis, $11^3/_4$ Jahre nach der ersten und $9^3/_4$ Jahre nach der zweiten Operation: Die A. cerebri ant. nicht seitenverlagert, A. pericallosa im rückwärtigen Abschnitt gespannt. Geringe Streckung der rückwärtigen Äste der A. cerebri media, deutliche Spannung der A. cerebri post. Temporookzipital einige randbildende pathologische Gefäße.

Die A. cerebri ant. nicht seitenverlagert, die A. pericallosa im rückwärtigen Abschnitt gespannt. Geringe Streckung der rückwärtigen Äste der A. cerebri media, deutliche Spannung und Streckung der A. cerebri post. Temporal rückwärts einige randbildende pathologische Gefäße.

Bei der Operation an der I. Chirurgischen Universitätsklinik konnte ein großcystisches Tumorrezidiv im rückwärtigen Anteil des rechten Temporallappens entfernt werden. Histologisch handelt es sich wieder um ein Astrocytom II.

Fall 6: B. Eduard, 56 Jahre.

Der Patient wurde im Februar 1953 operiert, wobei ein großes Hämangioblastom in der Tiefe des linken Schläfenlappens gefunden wurde. Große Teile des Tumors wurden entfernt und der Patient anschließend nachbestrahlt. Im April 1953 kam es nach anfänglicher Besserung zu starken Hirndrucksymptomen und zum Auftreten von Stauungspapillen. Die Angiographie der linken Carotis zeigte damals folgendes Bild (Abb. 11 und 12).

Den Carotissiphon aufgerichtet, den Abgang der A. cerebri ant. angehoben, im Anfangsteil dieses Gefäßes einen scharfen Knick und eine massive Verdrängung auf die rechte Seite. Die A. cerebri media im Stammteil nach aufwärts gedrängt und gespannt. Frontotemporal zahlreiche, gestreckt verlaufende Tumorgefäße.

Der Patient kam Ende Juni 1953 ad exitum. Die Obduktion zeigte ein großes Tumorrezidiv, das fast den gesamten Temporallappen ausfüllte und auch auf die benachbarten Teile des Parietal- und Okzipitallappens übergriff.

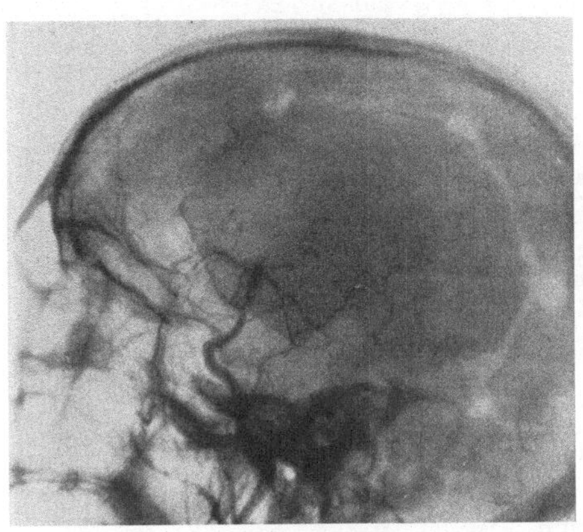

Abb. 11.

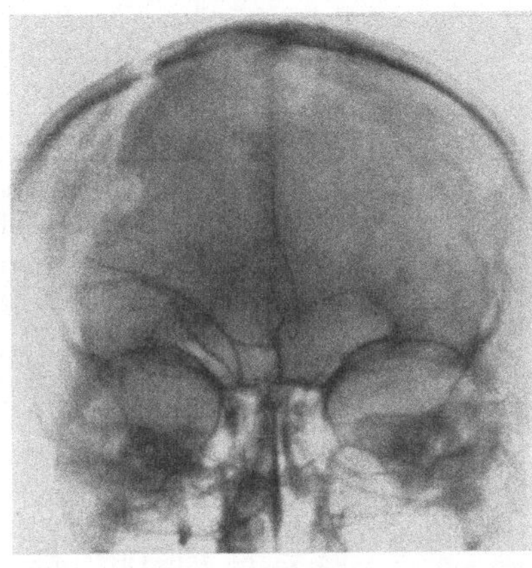

Abb. 12.

Abb. 11 und 12. B. Eduard, 56 Jahre. Rezidiv eines Hämangioblastoms im linken Temporallappen, das auf die benachbarten Teile des Parietal- und Okzipitallappens übergriff. Angiogramm der linken Carotis, 2 Monate nach der Operation: Carotissiphon aufgerichtet, Abgang der A. cerebri ant. angehoben, im Anfangsteil dieses Gefäßes ein scharfer Knick und eine deutliche Verdrängung auf die Gegenseite. Die A. cerebri media im Stammteil aufwärts gedrängt und gespannt. Temporal vorne zahlreiche, gespannte pathologische Gefäße.

In den hier gezeigten Angiogrammen finden wir beim rezidivierenden Hirntumor folgende Veränderungen gegenüber dem normalen Gefäßbild:

1. Verlagerung von Gefäßen.
2. Pathologische Spannung und Streckung von Gefäßen.
3. Pathologische (Tumor-) Gefäße und „Tumoranfärbungen".
4. Bizarre, oft eckige Winkelung von Gefäßen.

Die ersten der drei oben angeführten Punkte können sich bei jedem erstmalig auftretenden Hirntumor finden. Die bizarre Winkelung der Hirngefäße im Angiogramm wird meiner Erfahrung nach fast nur bei der rezidivierenden Hirngeschwulst angetroffen. Bei operierten Fällen von Hirntumoren, die wegen diverser Beschwerden, z. B. epileptischer Anfälle als Folge von Narbenwirkung, später angiographiert werden und bei denen kein Rezidiv vorliegt, sieht man diese bizarre Gefäßwinkelung nicht oder nur angedeutet. Sie tritt dann auf, wenn sich im geschrumpften Hirngewebe ein neuer expansiver Prozeß, das Rezidiv, entwickelt.

Um eine Übersicht über die Häufigkeit der oben angeführten Veränderungen in den Angiogrammen rezedivierender Hirntumore

Übersicht über 17 Angiographien bei Patienten mit rezidivierendem Hirntumor.

	1. Operation	Angiographie des Rezidivs	Verdrängung d. Art. cerebri ant.	Verdrängung ander. Hirngefäße	Pathologische Spannung von Gefäßen	Bizarre Gefäße	Path. Gefäße oder „Tumoranfärbung"	Bestätigt durch
L. Emil, 50 J.	Sept. 1950 Olfaktoriusmeningeom links	Nov 1952	+	+	–	+	+	Operation
G. Marie, 40 J.	Feb. 1948 Meningeom des großen Keilbeinflügels rechts	Mai 1953	–	+	–	+	+	Operation
K Richard, 49 J.	März 1949 Sylvia-Meningeom links	Dez. 1953	+	+	–	+	–	Operation
Sch. Emilie, 51 J.	Okt. 1951 parasagit. Meningeom, mittleres Sinusdrittel links	Juli 1954	+	+	+	+	–	Operation
T. Hedwig, 27 J.	Juli 1952 Falxmeningeom li. frontal	Jän. 1953	+	+	–	+	+	Operation
S. Benedikt, 56 J.	April 1947 Falxmeningeom links parietookzipital	Jän. 1952	–	–	–	+	+	Operation
Z. Franz, 45 J.	März 1950 Oligodendrogliom rechts parietal	Jän. 1954	–	–	–	+	+	Operation
K. Helene, 30 J.	1. Feb. 1941, 2. März 1944 Astrocytom II rechts okzipital	Dez. 1954	–	+	+	–	+	Operation
Sch. Melanie, 60 J.	März 1953 Astrocytom III—IV links parietookzipital	Nov. 1953	+	+	+	+	–	Obduktion
B. Eduard, 56 J.	Feb. 1953 Hämangioblastom links temporal	Mai 1953	+	+	+	+	+	Obduktion
N. Elisabeth, 37 J.	Nov. 1952 Chordom, v. Keilbeinkörper ausgehend u. suprasellar wachsend	Sept. 1953	–	+	–	+	–	Operation
K. Lydia, 50 J.	Okt. 1950 Kraniopharyngeom	Aug. 1953	–	+	–	+	–	Operation
G. Leopoldine, 52 J.	Februar 1952 chromophobes Hypophysenadenom	Sept. 1953	–	+	–	–	–	Operation

Tumore der hinteren Schädelgruppe	1. Operation	Angiographie d. Rezidivs (Vertebralis)	Verdrängung von Gefäßen	Path. Streckung	Bizarre Winkelung	Path. Gefäße oder „Tumoranfärbung“	bestätigt durch
E. Heinrich, 48 J.	Dez. 1953 Akustikusneurinom rechts	April 1954	+	+	—	—	Operation
A. Wilhelmine, 42 J.	Feb. 1953 Akustikusneurinom links	Mai 1953	+	+	—	—	Operation
L. Christine, 35 J.	Juli 1949 Akustikusneurinom links	Okt. 1953	+	+	—	—	Operation
R. Anton, 54 J.	Nov. 1949 cyst. Astrocytom d. re. Kleinhirnhemisphäre	April 1954	+	+	—	—	Obduktion

zu geben, soll eine kurze Zusammenstellung über 17 Fälle hier angeschlossen werden. Es handelt sich um die Angiogramme der Tumorrezidive, die an der hiesigen Klinik von 1949 (Einführung der routinemäßigen Angiographie an der hiesigen Klinik) bis August 1954 durchgeführt wurden.

Es wurden nur die Fälle ausgewählt, bei denen technisch ausreichende Angiogramme vorlagen und bei denen das Rezidiv entweder operativ oder autoptisch bestätigt wurde. Die Angiographien (Carotis und Vertebralis) wurden durchwegs perkutan durchgeführt. Als Kontrastmittel wurde Diodon (Lundbeck), 35 und 50%, und Triurol (Lundbeck), 35%, verwendet. Bei einer Angiographie wurden zweimal 8 bis 10 ccm Kontrastmittel injiziert, einmal für die AP.- und einmal für die seitliche Aufnahmsrichtung. Bei den Angiographien wurden 3 bis 5 Serienaufnahmen in der Zeit von 4 bis 5 Sekunden belichtet. Besonders erwähnt sei, daß bei dem angeführten Krankengut von 17 Patienten mit rezidivierenden Hirngeschwülsten kein Zwischenfall bei der Angiographie auftrat.

Bei den 10 angeführten Fällen mit rezidivierenden Tumoren der Großhirnhemisphären fand sich sechsmal eine Verdrängung der A. cerebri ant. auf die Gegenseite, achtmal eine Verlagerung anderer Hirngefäße, in 4 Fällen eine pathologische Spannung von Gefäßen und in 7 Fällen eine Darstellung pathologischer Vaskularisation oder eine „Tumoranfärbung“. Auffallend bizarre Winkelung von Gefäßen ließ sich neunmal nachweisen. Diese ist um so deutlicher ausgeprägt, je größer der durch die erste Operation gesetzte Gewebsdefekt war. Es ist dies verständlich, da ein großer Defekt ausgedehnte Gewebsschrumpfung mit nachfolgenden Gefäßverziehungen im Gefolge hat und die bizarre Winkelung im

Angiogramm einerseits von den Gefäßverziehungen, anderseits von dem neuerlichen expansiven Prozeß abhängig ist. Der einzige Großhirnhemisphärentumor, bei dem beim Rezidiv im Angiogramm diese bizarre Gefäßwinkelung fehlte, war ein sehr langsam wachsendes, cystisches Gliom, bei dem bei der vorhergehenden Operation eine Lappenresektion durchgeführt worden war. (Fall 8). Hier kann man annehmen, daß es nach der glatten Lappenresektion kaum zu nennenswerten Gewebsschrumpfungen und Gefäßverziehungen gekommen ist.

Eine im Angiogramm nachweisbare Verlagerung von Hirngefäßen kann beim Tumorrezidiv dann ganz fehlen, wenn sich Gefäßverziehung infolge der ersten Operation und neuerliche Expansion in ihrer Richtung und Intensität aufheben (Fall 6 und 7). Aus denselben Gründen ist auch die pathologische Spannung von Gefäßen im Angiogramm des rezidivierenden Hirntumors relativ selten (4 von 10 Fällen).

Bei den 3 sellären bzw. sellanahen Hirngeschwülsten fanden sich in allen Angiogrammen beim Rezidiv eine Verlagerung von Gefäßen, jedoch nur in 2 Fällen eine bizarre Gefäßentwinkelung. Diese fehlte beim Rezidiv eines Hauptzellenadenoms der Hypophyse (Fall 13). Hier ist anzunehmen, daß sich infolge der Kleinheit des bei der ersten Operation gesetzten Gewebsdefektes später nur eine geringe Gewebsschrumpfung mit Gefäßverziehung ausbildete. Damit fiel hier *eine* ursächliche Komponente der bizarren Gefäßwinkelung fort.

Bei den vier in der Tabelle angeführten subtentoriellen Geschwülsten der hinteren Schädelgrube fand sich im Angiogramm des Rezidivs die bizarre Gefäßwinkelung kein einziges Mal. Nun ist es bekannt, daß sich hier raumverdrängende Prozesse im (Vertebralis-) Angiogramm etwas anders als im Bereich der Großhirnhemisphären auswirken. Der Grund dafür ist in den viel beschränkteren Raumverhältnissen dieser Gegend zu suchen. Aus diesen Gründen findet man hier sowohl beim erstmals auftretenden Hirntumor als auch beim Rezidiv Gefäßspannungen und Gefäßverlagerungen. Besonders erstere sind auch im Rezidivfall stark ausgeprägt, da sich hier der neue expansive Prozeß in dem sehr beschränkten Raum der hinteren Schädelgrube abspielt. Hier überwiegt wohl meist die neuerliche Expansion des Tumorrezidivs deswegen, da ja die Operationsdefekte bei vielen Tumoren, z. B. Akustikusneurinomen, sehr gering sind. Damit fehlt eine Vorbedingung für das Zustandekommen der bizarren Gefäßwinkelungen.

Abschließend sei noch einmal betont, daß sich infolge der Mechanik der Gefäßverziehung durch die erste Operation und der ihr richtungsmäßig oft entgegenwirkenden neuen Expansion des rezidivierenden Hirntumors die Diagnose im Angiogramm anders und schwieriger gestalten kann als bei der erstmals auftretenden Hirngeschwulst. Die im Angiogramm des Rezidivs oft nachweisbare bizarre Gefäßwinkelung ist hier ein sehr wichtiger Moment zur angiographischen Diagnose des Rezidivs.

Der Nachweis pathologischer Gefäße oder einer Tumoranfärbung erleichtert und sichert die Diagnose des Rezidivs im Angiogramm, daher muß gerade hier besonders Wert auf eine Reihe guter Serienaufnahmen der verschiedenen Phasen gelegt werden.

Zusammenfassung.

An 17 Angiogrammen von operativ oder autoptisch nachgewiesenen rezidivierenden Hirngeschwülsten wird die Schwierigkeit dieser Diagnose aufgezeigt. Gefäßverziehungen infolge der ersten Operation und neuerliche Expansion können sich in ihrer Wirkung auf das Gefäßbild fast aufheben. Die pathologische Spannung von Hirngefäßen ist deshalb beim Tumorrezidiv relativ selten, ebenso können Gefäßverlagerungen ganz fehlen. Oft kommt es zu eigenartigen, bizarren Gefäßwinkelungen. Diese sind für das Tumorrezidiv der Großhirnhemisphären charakteristisch. Bei den rezidivierenden Tumoren der hinteren Schädelgrube zeigte sich die bizarre Gefäßwinkelung im Angiogramm nicht, sondern nur die Zeichen einer neuerlichen Raumverdrängung. Einfach gestaltet sich die angiographische Diagnose des rezidivierenden Hirntumors nur dann, wenn eine pathologische Vaskularisation oder eine „Tumoranfärbung“ nachweisbar ist.

In der einschlägigen Literatur der Angiographie ist das Problem des rezidivierenden Hirntumors noch nicht behandelt worden, so daß die angeführten 17 Fälle die alleinige Basis für die vorliegende Arbeit bilden konnten. Es scheint notwendig, daß durch weitere Beobachtungen und Mitteilungen die Ergebnisse überprüft werden.

Summary.

On hand of 17 angiogrames of recidivous tumors of the brain proved by operation or autopsy, the difficulty of this diagnosis is shown. Distortion of the vessels, due to the first operation, and new expansion of the recidivous tumor could be cancelled with regard to their effect upon the angiogram. The pathological tension of cranial vessels is therefore relative rarely observed. Sometimes strange angled vessels can be observed in recidivous tumors. These are characteristic in the angiogram of recidivous tumors of the hemispheres of the brain. In tumors of the rear cavity of the skull these strange angled vessels are not shown in the angiogram, but are only signs of a new expansion. The angiographic diagnosis of a recidivous tumor s only simple, if a pathological vascularisation or a "colouring" of the tumor („Tumoranfärbung") can be proved.

The available literature on angiography did not yet treat the problem of the recidivous tumors of the brain, so that the 17 mentioned cases are the only basis for the present work. It seems necessary to have the results checked by means of further observations.

Résumé.

A l'aide de 17 angiogrammes de tumeurs craniels recidivants prouvés par opération ou autopsie, on a essayé de montrer la difficulté du diagnostique, Distortions vasculaires causées par la première opération et une expansion nouvelle peuvent faire cesser l'effet sur l'angiogramme. La tension pathologique des vaisseaux craniels peut-être rarement observée, changement des vaisseaux bizarrement torsionés. Ceux-ci sont charactéristiques pour le tumeur recidivant des hemisphères du cerveau. Les tumeurs recidivants de la cavité cranielle posterieure ne montrent pas les vaisseaux bizarres, mais seulement des signes d'une nouvelle expansion intracranielle. Le diagnostique angiographique du tumeur craniel recidivant est alors simple, si une vascularisation est prouvée.

Dans la litérature respective sur l'angiographie le problème des tumeurs craniels recidivants n'a pas été encore traité, ce qui explique que la seule base pour la présent travail sont les 17 cas mentionnés. Il nous semble nécessaire, de confirmer nos résultats par d'autres observations et rapports.

Aus der Herzklinik von Södersjukhuse, Stockholm (Direktor: Prof. Dr. *G. Nylin*) und der II. Medizinischen Universitätsklinik München (Direktor: Prof. Dr. Dr. *G. Bodechtel*).

Zur Messung der Hirndurchblutung mit radioaktiven Isotopen (Thorium B).

(Vorläufige Mitteilung.)

Von

Gustav Nylin, Stockholm, und **Hans Blömer,** München.

Mit 3 Textabbildungen.

Meine Damen und Herren,

darf ich Ihnen gerade im Anschluß an den Vortrag von Herrn Professor *Tönnis* in kurzen Zügen über eine andere Möglichkeit berichten, Einblick in die Hirnzirkulationsverhältnisse zu gewinnen.

Unsere Beobachtungen an der *Bodechtel*schen Klinik in München mit der Stickoxydulmethode von *Kety* und *Schmidt* in der Modifikation von *Bernsmeier* und *Siemons* einerseits, die über zwölfjährige Erfahrung *Nylins* mit radioaktiven Isotopen anderseits legten den Gedanken nahe, die Hirnzirkulation mit Hilfe von radioaktiven Substanzen zu untersuchen. So haben wir in den vergangenen Wochen an der Herzklinik von Södersjukhuset in Stockholm (Direktor: Prof. *G. Nylin*) derartige Untersuchungen durchgeführt in Anlehnung an die von *Nylin* und *Celander* für die Bestimmung des Herzminutenvolumens angegebene Methode mit radioaktivem Thorium B.

Zum Verständnis sei zunächst auf die Bestimmung des Herzminutenvolumens mit Hilfe von radioaktiven Isotopen eingegangen. Injiziert man in eine Armvene eine bestimmte Menge markiertes Blut und entnimmt aus einer Arterie fortlaufend Blutproben, so erhält man sogenannte Verdünnungskurven, wie dies in ähnlicher Weise mit Evans-Blue der Fall ist. Kennt man hierbei die injizierte Farbmenge und den Hämatokrit des Blutes, so kann man daraus das Herzminutenvolumen errechnen, wie dies von *Kinsman, Moore* und *Hamilton* entwickelt worden ist. Eine ähnliche Formel führten *Nylin* und *Celander* für die Verdünnungskurven von markiertem

Blut ein. Diese für den Gesamtkreislauf angegebenen Berechnungen eignen sich ebensogut für die Untersuchung eines Teilkreislaufgebietes unter der Voraussetzung, daß der Indikator nur in das betreffende Teilgebiet gelangt und auf wohldefinierten, venösen Abflußwegen aufgefangen und bestimmt werden kann. Diese Bedingungen sind bei der Hirnzirkulation erfüllt.

Wir haben eine bestimmte Menge mit Thorium B markiertes Eigenblut in eine Arteria carotis interna injiziert und fortlaufend Blutproben aus beiden Bulbi jugulares synchron entnommen. Damit erhielten wir Verdünnungskurven des cerebralen Blutes, mit deren Hilfe wir quantitativ sowohl das Minutenvolumen des gesamten Gehirns als auch der einzelnen Hemisphären bestimmen konnten. Durch Messung der arterio-venösen Sauerstoffdifferenz gelang es ferner, den Sauerstoffverbrauch des Gehirns zu bestimmen.

Ist eine quantitative Messung dieser Größen nicht erforderlich, sondern will man lediglich Auskunft darüber haben, ob die beiden Hemisphären gleich stark durchblutet sind oder ob Durchblutungsasymmetrien vorliegen, so ist das Vorgehen wesentlich einfacher: das markierte Blut wird in eine Kubitalvene injiziert und Blut aus beiden Bulbi jugulares fortlaufend entnommen. Ist die Durchblutung auf beiden Seiten symmetrisch, so verlaufen die beiden Verdünnungskurven gleichsinnig. Liegen dagegen Seitendifferenzen vor, so sind sowohl zeitliche Unterschiede wie auch Konzentrationsunterschiede der beiden Verdünnungskurven zu erwarten.

Als Beispiele mögen die drei folgenden Diagramme dienen.

Abb. 1 zeigt einen Versuch, bei dem die Injektion des markierten Blutes in eine Kubitalvene durchgeführt wurde zur Feststellung von Seitendifferenzen der Durchblutung. Die beiden Kurven stammen aus dem Bulbus jugularis dext. und sin. Beide Kurven verlaufen gleichsinnig und weisen damit auf symmetrische Durchblutungsverhältnisse beider Hemisphären hin.

Abb. 2 gibt ein Diagramm wieder, wie wir es bei cerebralen Normalfällen bei Injektion des markierten Blutes in eine Arteria carotis interna sahen. Die beiden Verdünnungskurven stammen wiederum aus dem Bulbus jugularis dext. und sin. Es ist erstaunlich, daß praktisch die gesamte Aktivität aus dem Bulbus der injizierten Seite stammt, während im Bulbus der Gegenseite kaum Aktivität nachzuweisen ist. In diesem Falle nur 2 bis 3%. Die quantitative Auswertung dieser Kurve ist einfach. Nach 20 Sekunden setzt die Rezirkulation ein. Nun bekommt das Gehirn gleichzeitig aus allen Arterien eine zweite Welle radioaktiver Blutkörperchen angeboten. Dem entsprechen die Verdünnungskurven der Rezirkula-

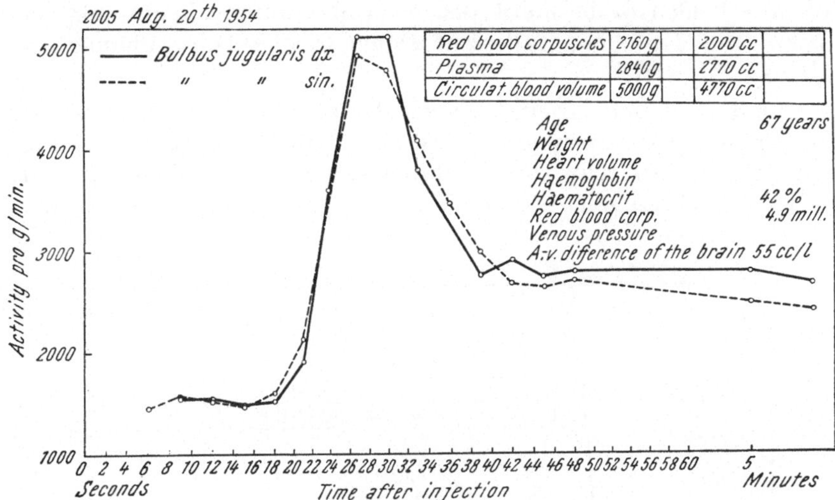

Abb. 1. Hirndurchblutung. Gleichzeitige Verdünnungskurven vom Bulbus jugularis beiderseits nach intravenöser Injektion der markierten roten Blutkörperchen mit Thorium B.

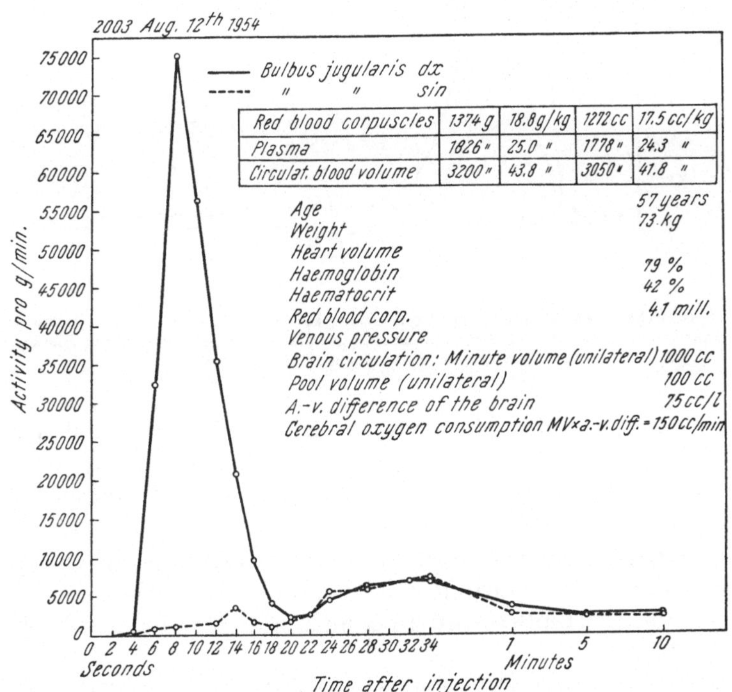

Abb. 2. Hirndurchblutung. Gleichzeitige Verdünnungskurven von beiden Bulbus jugularis nach intraarterieller Injektion (Arteria carotis interna dx.) von markierten roten Blutkörperchen mit Thorium B.

tion aus beiden Bulbi jugulares, die vollkommen gleichsinnig verlaufen und damit ebenfalls auf symmetrische Durchblutungsverhältnisse hinweisen.

Abb. 3 zeigt nun einen Versuch der gleichen Art bei einer dekompensierten Patientin mit stark erhöhtem Venendruck und Einflußstauung. Hier zeigt die Verdünnungskurve — neben einer verzögerten Kreislaufzeit — auch aus dem gleichseitigen Bulbus eine

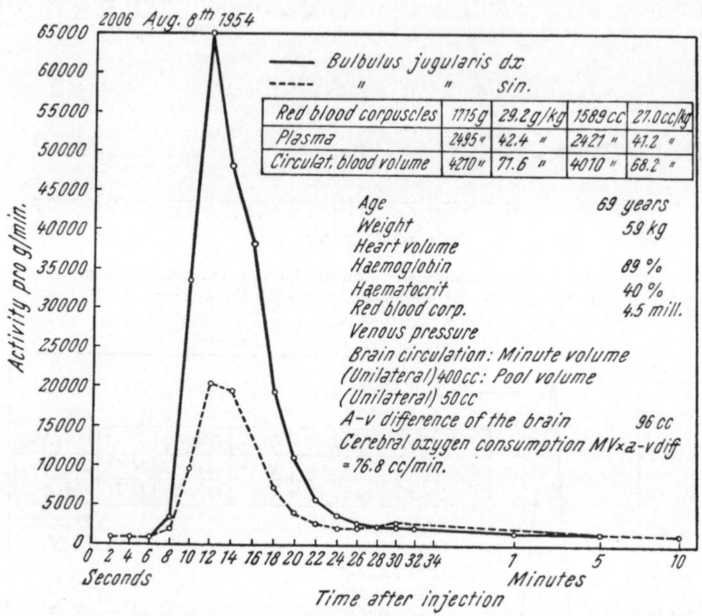

Abb. 3. Hirndurchblutung. Gleichzeitige Verdünnungskurven vom beiderseitigen Bulbus jugularis nach intraarterieller Injektion (Arteria carotis interna dx.) von markierten roten Blutkörperchen mit Thorium B. Dekompensierter Hochdruck.

relativ hohe Aktivität, die etwa ein Drittel der Aktivität der injizierten Seite ausmacht. Die Berechnung gelingt auch in diesen Fällen ohneweiters, wenn symmetrische Durchblutungsverhältnisse vorliegen.

Bei Seitendifferenzen muß neben der Injektion in eine Arteria Carotis int. mit Gewinnung von Verdünnungskurven der gleiche Vorgang im Anschluß daran nochmals auf der Gegenseite wiederholt werden.

Zusammenfassend läßt sich sagen, daß wir mit dieser Methode die Möglichkeit haben, die Durchblutung des Gehirns in seiner Gesamtheit sowie der einzelnen Hemisphären für sich quantitativ zu messen, ferner Durchblutungsasymmetrien relativ einfach festzustellen.

Abschließend sei noch betont, daß vorliegender Bericht nur eine vorläufige Mitteilung darstellt, nachdem unsere Untersuchungen nur an zwölf Patienten bisher durchgeführt worden sind. Das ist gerade im Hinblick auf die so häufigen anatomischen Varianten im Abflußgebiet des cerebralen Kreislaufs eine viel zu geringe Anzahl, als daß daraus größere Schlußfolgerungen gezogen werden könnten.

Aus der Psychiatrisch-Neurologischen Klinik der Universität Wien (Vorstand: Prof. Dr. *Hans Hoff*).

Die Temporallappenepilepsie.

Von

H. Hoff.

Vor über 2000 Jahren hat *Hippokrates* folgende Zeilen geschrieben: „Und ich sah Menschen, die aus unbekannter Ursache irr und wahnsinnig werden und die zu gleicher Zeit viele Dinge tun, die nicht am Platze sind, und ich habe viele Menschen gesehen, die im Schlaf stöhnen und schreien, manche in einem Zustand der Erstarrung, manche aufspringend und weglaufend, beraubt ihres Verstandes bis zum Aufwachen. Menschen, die nach dem Aufwachen, obzwar noch blaß und geschwächt, völlig gesund und geordnet waren wie vorher; und das geschah nicht nur einmal, sondern häufig."

Hippokrates meinte hiermit Anfälle, die nichts mit dem großen epileptischen Anfall zu tun haben. Heute unterscheidet man folgende Gruppen der epileptischen Manifestationen: 1. den großen epileptischen Anfall, 2. den petit mal Anfall, 3. den Jacksonanfall, 4. psychomotorische, 5. psychosensorische Anfälle und 6. diencephale Anfälle.

Jackson hat die psychomotorischen Anfälle eingehender beschrieben, aber auch in der früheren Geschichte der Epilepsie waren sie bekannt. Die psychomotorischen Erscheinungen können nach einem oder mehreren epileptischen Anfällen auftreten oder auch an Stelle eines epileptischen Anfalles vorkommen. Im ersten Fall spricht man von post-epileptischen psychomotorischen Anfällen, während sie im zweiten Fall als epileptische Äquivalente bezeichnet werden. Wir sprechen von Bewegungsautomatismen und meinen damit, daß die Patienten für kurze Zeit, wenige Sekunden oder Minuten, automatische Bewegungen ausführen, sinnlos wegzugehen versuchen, wobei sie, wenn man sie daran hindert, brutal ihr Ziel zu erreichen suchen, oder daß sie sinnlos dieselben Worte hervorstoßen. Im epileptischen Dämmerzustand benimmt sich der Patient wie ein normaler Mensch. Er ist wortkarg, scheinbar uninteressiert an der Außenwelt und kann zielbewußte Handlungen ausführen, doch fehlt ihm in diesem Zustand die entsprechende Hemmung, die auf Grund der Außenweltfaktoren gegeben sein müßte. Persönlichkeitsfremde, sinnlose, triebhafte Handlungen werden ausgeführt, die oft krimineller Natur sind. Brandstiftung, Schändung und Totschlag können in solchen Dämmerzuständen vollbracht werden. Manchmal hat der Patient aber auch dipsomane Attacken. Eine dritte Gruppe der epileptischen psychomotorischen Manifestationen liegt im epileptischen Delir vor. Gewöhnlich ist dieses religiösen Inhaltes. Eine gewisse Monotonie der Worte, manchmal ein Suchen nach Worten, kennzeichnen dieses Zustandbild.

Gegen die klassische Ansicht der völligen Amnesie kam es bald zu Einwänden. In manchen Fällen bestand keine vollständige Amnesie und in der Mehrzahl der Fälle waren Bruchstücke erinnerlich. *Schilder* konnte zeigen, daß es möglich ist, durch Hypnose große Teile eines psychomotorischen Anfalles wieder in Erinnerung zu bringen und daß nur ein relativ kleiner Teil mit völliger Amnesie verdeckt war. Recht häufig erklärten die Patienten das Gefühl zu haben, daß etwas geschehen sei, wofür sie nur eine lückenhafte Erinnerung hatten und daß diese, je mehr sie daran dachten, um so mehr in die Vergessenheit versank. Die Handlungen waren nicht so persönlichkeitsfremd; oft waren sie Ausdruck unbewußter Aggressionen, die in der epileptischen Manifestation zum Vorschein kamen.

Bei der Erforschung der Ursache der psychomotorischen Anfälle war man bestrebt, die Lokalisation des pathologischen Substrates zu erkennen. Häufig treten psychomotorische Anfälle bei Kindern auf, bei denen die Epilepsie niemals vollständig behandlungsmäßig beherrscht wurde. Bei der Betrachtung dieser Gehirne fällt auf, daß in mehr als 70% der Fälle Verkalkungen in der Gegend des Ammonhornes vorhanden waren. *Weinmann* war der Ansicht, daß die Sklerose des Ammonhornes pathognomonisch für die Epilepsie war. Später erst fand man, daß diese sklerotischen Narben nicht die Ursache, sondern die Folge der Epilepsie waren. Sie waren nicht nur im Ammonshorn, sondern auch in den verschiedenen basalen Anteilen des Stirnhirns und des Temporallappens gelegen, die auf traumatische Veränderungen im Gehirn der Epileptiker zurückzuführen sind. Die Ursache dafür liegt darin, daß

1. beim Trauma und beim Aufschlagen des Kopfes diese Teile des Gehirns gegen die knöcherne Schädelbasis anprallen und

2. daß hier eine ganz besondere Art der Gefäßversorgung vorliegt. Die Äste der A. cerebri post. liegen oberflächlich senkrecht auf

dem Längsdurchmesser des Temporallappens und ziehen in langen Bogen über die untere Circumferenz des Temporallappens. Wird nun das Gehirn gegen die Schädelbasis gedrückt, dann werden diese Gefäße zuerst geschädigt. Eine typische Reaktion der Hirngefäße wird in einer kurzdauernden Gefäßkontraktion und in einer langdauernden Gefäßerweiterung resultieren, welche zu einer Ernährungsstörung des Versorgungsbereiches führt und zu einer Narbenbildung Anlaß gibt. Aber auch anoxische Erscheinungen kommen beim großen epileptischen Anfall immer vor. Auch sie können zu Narbenbildungen Anlaß geben. Schließlich hat man gefunden, daß auch Traumen während der Geburt zu temporalen Läsionen führen können. Kommt es während der Geburt zu einem Hirnödem oder wird während der Zangengeburt das Gehirn zusammengepreßt, so wird ein Teil des Temporallappens in den Tentoriumschlitz hineingepreßt. Die Folge solcher Herniationen können wieder Narben sein, die zu psychomotorischen Anfällen führen können.

Man hat demnach schon in der Zeit vor dem EEG folgende Zusammenhänge festgestellt:

1. Daß psychomotorische Anfälle gar nicht so selten mit Läsionen des Temporallappens zusammenhängen.

2. Daß diese Läsionen oft traumatischer Natur sind und daß das kindliche Gehirn zu solchen Narbenbildungen besonders neigt.

Eine Stütze bekam diese Ansicht durch die Erkenntnisse des EEGs. Die Schule von *Gibbs* vertrat im wesentlichen die Meinung, daß aus der Form der abnormen Wellen die Art der epileptischen Manifestationen abgelesen werden kann. Man glaubte, daß die Zeichen der psychomotorischen Anfälle in sägezahnähnlichen, flach geköpften Wellen von 2 bis 4 pro Sekunde ihren Anfang nehmen und dann von einer hohen 6 c/s Tätigkeit gefolgt sind. Die andere Richtung, von *Jasper* vertreten, war der Ansicht, daß es weniger die Art der Wellen war, sondern daß der Ort der Lokalisation des Ursprunges, der an der negativen Spitze erkannt wird, von Bedeutung wäre. Bei den temporalen Manifestationen spielt viel weniger die Art der abnormen Wellen als die Lokalisation im Temporallappen eine Rolle. Und so sprach man von temporalen Anfällen, die sich nicht im großen epileptischen Anfall kennzeichnen, sondern in einem abnormen psychischen Verhalten, verbunden mit einer entsprechenden motorischen Reaktion.

Cushing hat darauf hingewiesen, daß bei Läsionen des Temporallappens ein charakteristisches Syndrom auftritt. Es besteht in einer Aura, bei welcher der Patient einen eigentümlichen Geruch, meist mit einer Geschmacksempfindung verbunden, verspürt. Dieser Geruch wird meist mit dem Prädikat „schlecht“, seltener mit „sehr angenehm“ charakterisiert. Nicht so selten kommt es zu einem Gefühl des Traumhaften, ein Zustand, den Cushing als „dreamy states“ bezeichnet hat. *Pötzl* hat darauf hingewiesen, daß dieser merkwürdige Zustand mit einem Visualisierungszwang verbunden ist. Alles was der Patient denkt, ist er gezwungen zu sehen. Dieses Syndrom ist meist mit großen epileptischen Anfällen und einer kontralateralen oberen Quadrantenhemianopsie verbunden. Das EEG solcher Anfälle ist meist temporal abnorm und wenn auch die hippocampale Lokalisation nicht ganz stimmt, so konnte doch immer mit einer Affektion des Hippocampus gerechnet werden. Hier handelt es sich also um epileptische Manifestationen, bei denen das Bewußtsein nicht ausgelöscht war, kaum eine nennenswerte Amnesie bestand und bei denen motorische Reaktionen gänzlich fehlen konnten.

Die Einführung des diagnostischen EEGs hat nun eine große Gruppe von epileptischen Manifestationen aufgedeckt: Es können Anfälle von Migräne sein. Ménièreartige Anfälle wurden beschrieben, die Bauchschmerzanfälle beim Säugling fallen auch in diese Gruppe, die von *Price* und *Putnam* beschriebenen Fälle von anfallsartiger Launenhaftigkeit bei Kindern gehören ebenfalls hierher.

Manche dieser Anfälle sind mit einem diffus abnormen EEG verbunden, während andere ein lokalisiert-abnormes EEG haben. Zu den Anfällen, die mit diffus abnormen EEGs einhergehen, gehören die Schmerzanfälle der Kleinkinder. Die migräneartigen Anfälle sind meist, sofern sie epileptischer Natur sind, in der Gegend des oberen Temporallappens und in der Gegend der unteren Parietalfurche lokalisiert. Auch die ménièreartigen Anfälle sind gewöhnlich mit einem temporo-parietalen Focus verbunden.

Eine Gruppe von Anfällen, die epileptischer Natur sind, hängen aber mit Störungen der Bewußtseinslage zusammen. Der Patient hat das Gefühl, als wäre alles unwirklich oder als hätte er alles schon einmal erlebt. Manchmal sind diese Zustände mit dem Auftauchen von Erinnerungen verbunden, die gleichzeitig visualisiert werden und dann wie Halluzinationen wirken können. Auch die „dreamy states“ gehören hierher. Diese Anfälle wurden ebenfalls entweder wegen ihrer Lokalisation als temporale Anfälle bezeichnet oder weil sie mit einer Änderung der Bewußtseinslage und des Wirklichkeitsempfindens zusammenhängen und weil sie nicht so selten von halluzinatorisch erlebten Erinnerungsbildern begleitet waren, als *psychosensorische Anfälle* bezeichnet. Manche dieser Anfälle gehen mit Verwirrtheitszuständen einher, die wir als epileptisches Delir bezeichnen. Nachdem also eine große Gruppe solcher

Anfälle niemals mit anderen epileptischen Manifestationen einhergingen, wurde die Frage laut, ob manche dieser Anfälle überhaupt epileptischer Natur wären. Wir haben daher folgende Grundregel angeführt: nur solche Manifestationen als psychosensorische Anfälle zu bezeichnen, die durch folgende Punkte charakterisiert sind:

1. Die klinischen Manifestationen müssen anfallsartig erfolgen und daher nach einiger Zeit abklingen.

2. Sie müssen von einem abnormen EEG begleitet sein. Dieses kann entweder nur in der Zeit der Manifestation auftreten oder kann auch in der Zeit zwischen den Manifestationen einen epileptischen Focus anzeigen.

3. Die Manifestationen müssen auf antiepileptische Behandlung ansprechen.

Wir sind uns dessen bewußt, daß dadurch die Zahl der epileptischen Manifestationen psychosensorischer Art sich wesentlich einschränkt. Da wir gerade wissen, daß solche psychosensorische Anfälle häufig auf unsere gebräuchlichen antiepileptischen Medikamente nicht ansprechen, können die therapeutischen Erfolge oft kein Kriterium sein. Anderseits haben wir den Eindruck, daß es hieße den Begriff der Epilepsie ungebührlich auszudehnen, wenn wir jeden Focus, der mit psychisch abnormen Erscheinungen gleichzeitig auftritt, funktionell mit diesem Focus verbinden.

Nun muß die Frage aufgeworfen werden, ob es nicht innerhalb des Temporallappens bestimmte Lokalisationen gäbe, die mit bestimmten Syndromen verbunden sind. Wir können 4 Typen von Temporallappenanfällen unterscheiden:

1. Der oberflächliche Temporallappentypus. Die Läsion bei diesen Manifestationen kann in allen Temporalwindungen liegen. Die abnormen elektroencephalographischen Veränderungen liegen herdförmig in der mittleren Temporalregion in der Form einseitiger Spitzen vor. Das klinische Symptombild besteht meist in akustischen und optischen Halluzinationen, wie bei der musikogenen Epilepsie und bei gewissen ménièreformen Attacken.

2. Der vordere Temporallappentypus, der meistens durch Läsionen im Uncus und Hippocampus bedingt ist. Bei dieser Form kommt es zu ein- oder beidseitigen scharfen Wellen in der vorderen Temporalregion. Die klinische Symptomatologie besteht in den klassischen Uncusfällen, manchmal in dem Symptom des „déjà vu", „déjà entendu" oder „déjà vécu". Wir werden über diese Art der Anfälle noch besonders zu sprechen haben.

3. Die dritte Form liegt in dem sogenannten tiefen Temporallappentypus vor. Das Substrat sind temporale Projektionen aus dem Thalamus, dem Hypothalamus, aus dem Nucleus amygdale und aus verschiedenen basalen Anteilen des Gehirns. Die elektroencephalographischen Veränderungen sind diffus über die Temporalregion beiderseits ausgedehnt. Während sich beim vorderen Temporallappentypus der Anfälle meist kurze scharfe Wellen nachweisen lassen, finden wir hier meist Thetawellen und langsamere scharfe Wellen. Klinisch finden wir komplexe Bewegungsautomatismen und Zustandsbilder, die recht häufig pseudoschizophrenen Reaktionen ähneln.

4. Der vierte Typus wurde von der *Hill*schen Schule beschrieben. Es handelt sich hier um den sogenannten rückwärtigen Temporallappentypus. Das Substrat stellen Entwicklungshemmungen der Myelinisation in der Temporal- und Parietalregion dar. Hier finden wir Theta-, Delta- und scharfe Wellen, oft über beiden, seltener über einer Parietalregion. Das klinische Bild zeigt Störungen der Verhaltensweisen, Charakterstörungen und psychopathische Formen.

Typus	Oberflächlicher Temporallappentypus	Vorderer Temporallappentypus	Tiefer Temporallappentypus	Rückwärtiger Temporallappentypus
Substrat	Temporallappenwindungen	Uncus Hippocampus	temporale Projektion aus Thalamus, Hypothal. u. a. Reg.	Temporoparietalregion
EEG	mittlere Temporalregion einseitig Spitzen	vordere Temporalregion ein- oder beidseits scharfe Wellen	diffus über der Temporalregion beidseitig Theta u. sch. W.	Temporoparietalregion ein- oder beidseits Theta, Delta, sch. W.
	akustische und optische Halluzinat. u. Illusionen musikogene Epi. Migräniforme Anfälle. Mènièriforme Anfälle.	Uncinate fits déjà vu, déjà entendu, déjà vécu	Komplexe Bewegungsautomatismen. Pseudoschizophrene Zustände	Störungen der Verhaltensweise Charakterstörungen Pseudopsychopathien

Wenn wir nun auf die einzelnen Zustandsbilder eingehen, so ergibt sich beim oberflächlichen Temporallappentypus ein Zusammenhang der *musikogenen Epilepsie* mit jenen Lokalisationen, von denen wir Störungen des Musikverständnisses erwarten. Einseitige oder beidseitige Narbenbildungen im vorderen Anteil der ersten Temporalwindung können einen Zustand setzen, bei dem der Patient wohl imstande ist Musikstücke zu erkennen, wenn aber Musik ertönt und diese mit einem gewissen emotionellen Faktor verbunden ist, dann kann dadurch ein epileptischer Anfall ausgelöst werden.

Die *ménièreschen Anfälle* werden von einem Gebiet ausgelöst, das von der zweiten Temporalwindung bis in den Sulcus interparietalis hineinzieht.

Manchmal treten auch *optische Halluzinationen* auf. Dies ist der Fall, wenn der Herd nicht nur im Temporallappen gelegen ist, sondern wenn die Schädigung gleichzeitig auch im Okzipitallappen Läsionen gesetzt hat. Diese Kombination ist keineswegs so selten, da bei Sturz auf den Hinterkopf oder bei Gefäßläsionen im Bereich der A. cerebri post., Herde okzipital und temporal auftreten können. Halluzinatorische Inhalte haben oft psychische Bedeutung. Einer unserer Patienten sah in einer epileptischen Manifestation mit optischen Halluzinationen merkwürdige Theatermasken. Es stellte sich heraus, daß diese Theatermasken am Plakat eines Theaters zu sehen waren, an dem der Patient vorbeigehen mußte. Er hatte die Masken kaum bewußt bemerkt. Es stellte sich dann heraus, daß der Weg, der ihn an diesem Plakat vorbeiführte, der Weg zu seiner Arbeitsstätte war, die er haßte, weil er dort infolge seines Leidens gezwungen war eine Arbeit zu leisten, die er als seiner nicht würdig ansah. Vielleicht ergibt sich hier ein für die meisten psychosensorischen Anfälle wichtiger Punkt. Die Art des Ablaufes der psychosensorischen Anfälle, die Fixierung der motorischen Bewegungsabläufe des epileptischen Dämmerzustandes und der Inhalt der psychosensorischen Anfälle ist

1. durch die Lokalisation der Läsion,
2. durch den Gesamtzustand des Gehirns,
3. aber auch durch bestimmte psychische Faktoren gegeben.

Manche dieser psychischen Faktoren wirken zur Zeit des ersten Anfalles ein, manche sind aber in der Gesamtpersönlichkeit verankert.

Beim *vorderen Temporallappentypus* läßt die Entstehung des *déjà vu und déjà entendu* sowie der *dreamy states* deutlich erkennen, daß hier Grade der Wirklichkeitsempfindung verzerrt sind. Wir wissen, daß solche Empfindungen bei Neurosen oder bei beginnenden Schizophrenien vorkommen können. Halluzinationen scheinen hier aus Erinnerungsbildern entstanden zu sein, die durchaus dem Traummechanismus entsprechen. *Pötzl* hat zeigen können, daß das Material der Traumbilder aus optischem Material besteht, das nicht in die Bewußtseinssphäre aufgenommen wurde, sondern wegen der kurzen Expositionszeit oder dem Mangel der zugewendeten Aufnahmszeit im unbewußten Material zurückgeblieben ist. Die Analyse der Halluzinationen unserer Fälle zeigte, daß solche optische Halluzinationen bestimmten Erinnerungseindrücken zugehörten, indem sie den Hintergrund emotionell stark belegter Situationen darstellen.

Ein junger Mann litt bereits an epileptischen Anfällen. Das war der Grund, weshalb er in einer Kletterschule nicht mittun durfte, während sein Freund sich als bester Kletterer hervortat. Bei einer Kletterpartie stürzte der Freund ab. Dies war ein enormer Schock für den Patienten. In den Temporallappenanfällen, die später bei ihm eintraten, hatte er immer die Vorstellung und das Gefühl eines von der Sonne beschienen Felsens. Erst die Analyse und der Lokalaugenschein zeigten, daß dieser Felsen ein Teil der visuellen Vorstellung der Kletterschule war, in der der Freund zu Tode stürzte. Die Figur des Freundes und des schrecklichen Erlebnisses war aber gänzlich in dem epileptischen Geschehen gelöscht. In manchen Fällen ist es die Visualisierung von Erinnerungsbildern im Optischen, die als Halluzinationen auftreten und die dann das Material des epileptischen Geschehens darstellen. Es ist begreiflich, daß manche dieser Anfälle den Charakter hysterischen Geschehens haben und daß manchmal die Frage der sogenannten Hystero-Epilepsie, freilich in veränderter Fassung, wieder auftaucht. Und doch zeigen das abnorme EEG und die Beeinflussung durch Antiepileptica die sichere organische Natur dieser Anfälle.

Wir haben aber bei unseren Fällen noch etwas anderes gesehen, auf das *Pötzl* aufmerksam machte, nämlich, daß psychische Erregungen durch ein epileptisch präformiertes Gehirn gleichsam fixiert werden. Diese Art der Fixierung bezeichnet man als Erregungsfang. Gerade dieser Erregungsfang kommt bei temporalen Läsionen häufig vor. *Penfield* hat in außerordentlich interessanten Reizversuchen am Temporallappen gezeigt, daß hier Erinnerungsbilder ausgelöst werden können. Diese Erinnerungsbilder werden mit der Empfindung der Realität belegt. Hier gehen Traummechanismen im epileptischen Geschehen vor sich. Das Auftauchen von Erinnerungsbildern mit der Tendenz zur Visualisierung sind alles Teilmechanismen des Traumes. Es scheint als würde das epileptische Geschehen hier Traummechanismen mobilisieren. Wir werden über den Zusammenhang der Lokalisation und dieser Traummechanismen noch zu sprechen haben.

In manchen Fällen ist das déjà vu mit einem Gefühl verbunden, als würde auch das Kommende, das erst gesehen werden soll, bekannt sein. Immer ist dieses déjà-vu-Erlebnis aber mit Emotionen verbunden und gleichzeitig auch mit einem vegetativen Symptom. Genau so wie im Cushingschen Syndrom die Patienten immer von einem ausgesprochen unangenehmen oder angenehmen Geruch sprechen und gleichzeitig auch über vegetative Symptome, die dem Angenehmen oder Unangenehmen entsprechen, klagen, kommt es auch beim déjà vu, das als epileptisches Äquivalent auftritt, zu einem merkwürdigen Gefühl innerer Spannung, das gleichzeitig mit einem Schaudern verbunden ist. Dieses Schaudern hat wieder das Gefühl der Kälte oder des Erblassens zur Folge.

In manchen Fällen tritt an Stelle des déjà vu auch das Gefühl der *Depersonalisation*. Auch hier ergibt die Analyse einen deutlichen psychologischen Unterbau, der nicht wesentlich verschieden ist von dem der Neurosen. Nicht selten läßt sich das Erlebnis des déjà vu als Deckerinnerung analysieren oder die Depersonalisation als Nicht-zur-Kenntnisnahme, als Löschmechanismus für psychologische Fakten, die manchmal mit der Krankheit verbunden sind. So hatte einer unserer epileptischen Patienten eine Mutter, welche die Krankheit des Sohnes damit beantwortete, daß sie ihn vollständig seiner Freiheit und Selbständigkeit beraubte. Er hatte auf der einen Seite die babyhafte Stellung akzeptiert, auf der anderen Seite reagierte er aber mit Aggressionen. Der erste Anfall mit Depersonalisation trat auf, als die Mutter eine schwere Krankheit bekam und fast starb. Seit dieser Zeit waren die Symptome der Depersonalisation im epileptischen Geschehen fixiert.

Entsprechend dem Verlauf läßt sich der Weg der erregten Systeme genau verfolgen. Zunächst besteht das Gefühl der Unwirklichkeit und der aufsteigenden Erinnerungsbilder, wie bei den Reizversuchen von *Penfield*. Das nächste Stadium trägt das emotionelle Gefühl des Unangenehmen oder Angenehmen. Untersuchungen zeigten nun, daß bei Reizung des unteren Temporallappens beim Affen der Nucleus amygdale in Erregung kommt. Der Nucleus amygdale entspricht hier einem thalamischen System und trägt zum Teil die Funktion der emotionellen Bewertung von Sensationen. Schließlich kommt es zum vegetativen Symptom, mit gleichzeitigen Geruchssensationen. Wir werden nicht fehlgehen anzunehmen, daß jetzt die nächste Station dieses Systems erreicht ist. Es entspricht dies der Gegend des hinteren Hypothalamus und des Hippocampus. Reizen wir von den medialen hinteren Hypothalamuskernen, so wird der Impuls zum dorsomedialen Kern des Thalamus geleitet und pflanzt sich von dort zum Stirnhirn fort. Von hier wird er entweder über kortikale Verbindungen oder direkt vom dorsomedialen Kern des Thalamus zu den übrigen Anteilen der Großhirnrinde geleitet. Es ist nun jene Großhirnrinde, die dem Isocortex entspricht. Der Isocortex umfaßt alle Gebiete des Cortex mit Ausnahme des unteren und medialen Anteils des Temporallappens und kleinerer Teile der orbitalen Partien des Stirnhirns, die dem Allocortex entsprechen. Reizen wir aber in der Gegend der Corpora mamillaria, also wenige Millimeter weit von unserer ursprünglichen Reizstelle entfernt, so finden wir, daß die Impulse weitergeleitet werden zum N. amygdale und zum Allocortex. Es scheint unwahrscheinlich zu sein, daß alle Impulse eine Umschaltung im N. amygdale erfahren. Manche mögen direkt in den unteren Temporallappen gelangen. Diese verschiedenen Erregungen des Isocortex und Allocortex haben eine Bedeutung im Traumerleben. Während im Wacherleben der Isocortex die Vorderhand hat und den Allocortex gleichsam unterdrückt, hat im Traum der Allocortex den Vorrang über den in Dysregulation sich befindlichen Isocortex. Die bei den Penfieldschen Reizversuchen erzeugten Erinnerungsbilder haben alle den Charakter des Erinnerns im Traum und im Einschlafen. Der Verlust der Wirklichkeit in der Depersonalisation, das Besetzen mit Wirklichkeitsgefühlen von neu erlebten Eindrücken, die Tendenz zur Visualisierung, alle diese Dinge gehören dem Traummechanismus an. Während aber im Traum der Mechanismus durch die Schlafsteuerung eingeschaltet wird, deren wichtigster Anteil wohl in der Mautnerschen Region zu suchen ist, finden wir im epileptischen Geschehen den umgekehrten Weg. Hier wird ein temporaler Herd direkt oder über den Weg N. amygdalae auf den Hypothalamus einwirken und so für kurze Zeit einen Anteil des Schlafmechanismus mobilisieren, ohne daß es zum wirklichen Schlaf kommt. Die Anteile dieser Mechanismen sind immer die gleichen, dieselben psychischen Faktoren, dieselben optischen Einstellungen, die unseren Traum charakterisieren und die uns während der Tagträume täglich entgegentreten, spielen hier im epileptischen Geschehen eine Rolle. Es ist daher oft schwierig zu unterscheiden, wie weit psychische und organische Faktoren miteinander verknüpft sind. Haben wir aber die Bedingungen, die wir an die Diagnose des psychosensorischen Anfalles geknüpft haben, dann werden wir einen solchen Fall antiepileptisch behandeln.

Die dritte Form liegt in den sogenannten tiefen Temporallappenanfällen vor. Hier kommt es nicht selten zu Bewegungsautomatismen und häufig zu pseudoschizophrenen Reaktionen. Die Bewegungsautomatismen, das Zustandsbild der phantastischen Verwirrtheit, sind oft kaum vom katatonen Geschehen zu unterscheiden. Vielleicht sind die Bewegungsautomatismen kurze Ausschnitte aus dem schizophrenen Geschehen, während das epileptische Delir durchaus dem katatonen Zustandsbild entspricht.

Die Analyse der Fälle ergibt Herde, die nicht nur im Temporallappen, sondern auch an verschiedenen anderen Stellen des Gehirns gelegen sind, eine Projektion abnormer Wellen im Temporallappen, eine durch die Krankheit bedingte abnorme Lebenssituation, die zur Unerträglichkeit geführt hat und schließlich oftmals schizophrene Reaktionen in der Familie. Wir glauben, daß hier das epileptische Geschehen einer bestimmten Lokalisation eine schizophrene Reaktion mobilisiert. Auch bei diesen Fällen ist die Gesamtschädigung des Gehirns von Bedeutung und darf nicht übersehen werden. Nicht so selten verbinden sich solche Zustandsbilder mit einer allgemeinen organischen Demenz, die im epileptischen Geschehen, oft durch amnestisch-aphasische Erscheinungen, wie Monotonie der Sprache und der Vorstellungsinhalte, charakterisiert sind. Auch daß diese Fälle auf E-Schock gut reagieren, spricht für ihren Zusammenhang mit der Katatonie.

Es fragt sich nun, ob es überhaupt möglich ist, daß das epileptische Geschehen für lange Zeit andauert. Es ist durchaus möglich, daß epileptische Manifestationen längere Zeit, wie mehrere Stunden, ja sogar mehrere Tage, andauern. Es ist freilich schon zweifelhaft, ob es sich hier wirklich um ein epileptisches Geschehen im Sinne von Jackson handelt oder ob durch das epileptische Geschehen eine Dysfunktion des Gesamthirns hervorgerufen wurde. Ich glaube, daß z. B. die psychomotorischen Anfälle nichts anderes sind, als die Auslösung des epileptischen Geschehens durch temporale und insuläre Foci. Daß aber die pseudoschizophrene Reaktion in Wirklichkeit eine andere Begründung hat, scheint mir durchaus wahrscheinlich. Wir haben bereits erwähnt, daß beim psychosensorischen Anfall dieser Art nicht selten ein Focus eine Änderung der Einstellung des gesamten Gehirns herbeiführt. Wir haben bereits erwähnt, daß unter Umständen der Traummechanismus sich in den Wachzustand gleichsam hineinschiebt. Ähnliche Vorgänge finden wir bei einer bestimmten Art von Geisteskrankheiten der schizophrenen Gruppe. Wir bezeichnen dies als Oneirophrenie. Wir wissen, daß die Oneirophrenie eine Form der Schizophrenie ist, bei der traumhafte Wahnideen und Halluzinationen mit dem Gefühl der Unwirklichkeit beim Patienten verbunden ist. Wir glauben, daß bei diesen oneirophrenen Schizophrenen offenbar Störungen in den Beziehungen hinterer Hypothalamuskerne, dorsomedialer Kerne des Thalamus, des Isocortex auf der einen Seite und der Gegend der Corpora mamillaria, des N. amygdale und des Allocortex auf der anderen Seite bestehen. Diese Beziehungen scheinen beim Gesunden wohl reguliert zu sein. Genau so wie ein existentieller Zusammenbruch diese Regulation schädigen kann, oder wie sie durch eine körperliche Schädigung aus dem Gleichgewicht gebracht werden kann, kann auch der epileptische Reiz eine solche Störung des Gleichgewichts, zumindest temporär, herbeiführen. Wir fassen daher das epileptische Delir und die pseudoschizophrene Reaktion als eine Störung der Regulation durch einen epileptischen Vorgang auf. Solche Störungen sind aber nur möglich, wenn gewisse Anlagen vorhanden sind, die offenbar in der Konstitution verankert sind und vererbt werden können. Unter Umständen kann eine schizophrene Reaktion bei einem epileptischen Geschehen abklingen. Es kann aber auch der Beginn einer schizophrenen Reaktion sein, die genau so wie jede Schizophrenie zum dauernden Zerfall der Persönlichkeit führen kann.

Ob nun die vierte Gruppe überhaupt ins epileptische Geschehen hineingehört, scheint zweifelhaft zu sein.

Die vierte Gruppe zeigt im EEG Störungen, die in der Temporo-Parietalregion ein- oder beiderseits auftreten. Sie entsprechen dem rückwärtigen Temporaltypus im Sinne von *Hill*. Hier kommt es zu Störungen der Verhaltensweise, zu Charakterstörungen und zu Symptomen, die oft einer Psychopathie entsprechen. *Hill* hat diese Veränderungen, die sich im EEG ein- oder beidseitig in Theta- und Deltawellen sowie scharfen Wellen äußern, auf eine Störung des Reifungsprozesses des Temporallappens bezogen. Sie werden durch leichte Provokationsmaßnahmen stark betont. Der Großteil der rückwärtigen Temporallappenherde wird als Entwicklungshemmung aufgefaßt. *Pond* konnte bei einer Gruppe von jugendlichen Delinquenten solche Herde finden und verfolgen, wie sich diese Herde mit der sozialen Reifung zurückbilden. Es wäre nun völlig falsch anzunehmen, daß bei jeder Psychopathie oder jugendlichen Kriminalität solche Herde vorhanden sind. Wir wissen aber von jenen Psychopathiefällen, die infolge einer Encephalitis entstanden sind, daß Störungen und Hemmungen in der Entwicklung des Gehirns zu abnormen Reaktionen führen können, die die Anpassung des Jugendlichen an das Leben erschweren und dann mit neurotischen und psychopathischen Reaktionen beantwortet werden. Ich glaube nicht, daß man berechtigt ist, diese Formen als epileptische Manifestationen zu bezeichnen. Wir wissen nur, daß sie ein Ausdruck einer Entwicklungshemmung sind, die entweder angeboren oder traumatischer Natur sein kann und die dann sekundär zu abnormen Einstellungen des Individuums führen kann.

Eine dieser abnormen Reaktionen kann auch die Jugendkriminalität sein.

Es war begreiflich, daß der temporale Focus zu einer Entfernung der epileptogenen Zonen im Temporallappen einlud. Die Frage der Lokalisation dieser Herde war daher von eminenter praktischer Bedeutung. Nach anfänglichen ausgezeichneten Erfolgen war das Endresultat ein relativ klägliches. Die Operation war wesentlich schwerer als man vermutet hatte, da die Entfernung des Focus oftmals mit schweren vegetativen Reaktionen beantwortet wurde und weitgehend Entfernungen des Temporallappens, namentlich wenn sie beidseitig durchgeführt wurden, mit noch viel schwereren Persönlichkeitsveränderungen einhergingen, als wir es bei der Lobotomie zu sehen gewohnt waren. Wir müssen uns daher die Frage ernstlich vorhalten: wie weit sind tatsächlich erreichbare Foci für die Entstehung dieses epileptischen Geschehens verantwortlich?

Die erste Gruppe der Anfälle ist durch oberflächliche Herde bedingt. Ihre Entfernung ist durchaus indiziert, aber mit Recht betont *Gastaut,* daß diese Art der Anfälle relativ selten ist. Wenn wir aber die anderen zwei Gruppen, die wir als epileptisch akzeptiert haben, betrachten, so sehen wir, daß sie vielfach auch durch Herde bedingt sind, die beidseitig temporal, orbital, thalamisch gelegen sind und bei denen, namentlich in der Gruppe der vorderen Temporallappenanfälle, Herde im N. amygdalae fast immer eine Rolle spielen. Ihre komplette operative Entfernung ist, selbst bei totaler Entfernung des Temporallappens, unmöglich. In mehr als 60% der bekannten Fälle sind die Läsionen beidseitig oft auch in solchen Fällen, in denen sich der Focus im EEG nur einseitig präsentierte. Wir müssen daher sagen, daß nach dem Gegebenen die Entfernung des Schläfenlappens nur in einer geringen Zahl von Fällen zu Dauerresultaten führen wird. In manchen Fällen werden wir wohl den Focus zum Schwinden bringen, weil wir einfach die Leinwand entfernen, auf der sich das aus der Tiefe kommende abnorme Geschehen projiziert.

Daraus entwickelt sich für die temporale Epilepsie der Grundsatz, den sich die Wiener Klinik für die operative Behandlung jeder focalen Epilepsie, sofern sie nicht durch einen Tumor bedingt ist, zurechtgelegt hat. Wir schlagen nur dann eine Operation vor, wenn wir

1. einen nicht nur mehrfach elektroencephalographischen, sondern auch durch andere Methoden nachgewiesenen Focus vor uns haben.

2. Der Focus muß mit dem klinischen Ablauf übereinstimmen.

3. Eine medikamentöse Therapie wird vorgezogen, alle konservativen Maßnahmen müssen erschöpft sein.

4. Die Zahl der Anfälle muß so hoch sein, oder die Art der Anfälle so schwer, daß die soziale Anpassung des Patienten verhindert ist.

Nur wenn diese Bedingungen gegeben sind, entschließen wir uns bei einer focalen Epilepsie zur Operation. In allen anderen Fällen werden wir eine medikamentöse Therapie vorziehen. Auf dem Gebiet der sogenannten temporalen Epilepsie haben wir aber neue Medikamente, die sich nach anfänglich enttäuschenden Versuchen bewährt haben.

In den letzten Jahren hatte man anfangs mit *Phenobarbital, Tridion* und *Petidion* vorübergehenden Erfolg bei psychomotorischen Attacken, verließ jedoch diese Medikamente wieder, um dem *Mesantoin* den Vorzug zu geben, mit dem *Harris* und *Otto* sowie *Kozol* und *Aird* gute Resultate erzielten. Unserer Erfahrung nach konnte sich das Mesantoin in solchen Fällen nur passager bewähren. Bessere Erfolge hatten wir mit *Phenuron,* dessen toxische Nebenerscheinungen eine breitere therapeutische Anwendung nicht zuließen. Bevorzugt verwenden wir besonders in der Behandlung psychomotorischer Anfälle bei Kindern das *Annirrit. Comitiadon,* das ein Viertel der toxischen Wirksamkeit des Hydantals besitzt, ist derzeit noch in Erprobung und erscheint erfolgversprechend. Eine Menge von 16 bis 18 Tabletten täglich wird ohne Beschwerden vertragen. Mit dem neuen Mittel *Diamox* ist unsere Erfahrung noch zu gering, um eine Beurteilung zu erlauben. Das *Hibicon* hat sich in der Therapie der psychomotorischen Anfälle nicht bewährt. Eine wesentliche Bereicherung des Medikamentenschatzes bedeutet seit $1^1/_2$ Jahren in solchen Fällen das *Mysoline,* mit dem wir sowohl bei reinen psychomotorischen Anfällen als auch bei solchen, die mit großen Anfällen kombiniert waren, bisher in 75% Anfallsfreiheit, in 17% Reduktion der Anfälle und in 3% Reduktion der Anfälle in Kombination mit *Epilan* erzielen konnten. 5% der Fälle blieben unbeeinflußt. Mysoline wird in einschleichenden Dosierungen gegeben, wobei mit einer Tablette (0,25 g) begonnen wird und jeweils drei Tage lang nach Steigerung der Dosierung diese beibehalten werden soll, um Nebenerscheinungen zu vermeiden, bis zur Anfallsfreiheit, deutliche Reduktion der Anfälle, bzw. bis zur Toleranzgrenze. Die Menge von $6^1/_2$ Tabletten (= 1,63 g) wurde bisher nicht überschritten. Häufige Blutbildkontrollen sind erforderlich sowie eventuelles Eingreifen mit Calciuminjektionen und Antiallergica beim Auftreten von Nebenerscheinungen.

Bei der Behandlung sämtlicher Fälle mit psychomotorischen Anfällen sahen wir eine psychotherapeutische Beeinflussung als wesentliche Unterstützung der medikamentösen Therapie. Gerade bei diesem Anfallstypus mischen sich psychische und organische Faktoren und es wäre verfehlt die Behandlung nur in einer Richtung zu führen.

Mein Namensvetter, *Ferdinand Hoff,* hat einmal gesagt, daß der Hochdruck eine Erkrankung des gesamten Menschen ist und daher einen Doktor der gesamten Heilkunde erfordert. Gerade die psychomotorische und psychosensorische Form der epileptischen Manifestation ist offenbar mehr als ein epileptisches Geschehen. Es ist eine Entladung, die psychische und körperliche Reaktionen vereinigt. Wenn man der Anschauung ist, daß der epileptische Anfall ein Versuch ist, die Dysrhythmie des Gehirns zur Homeostase, zum Gleichgewicht zu bringen, dann ist ja diese Art des Anfalles nicht nur das, sondern auch ein Versuch, die aus dem Gleichgewicht geratene Psyche auszubalancieren. Ich glaube, daß sich ein so kompliziertes Problem nicht lösen läßt, wenn wir nach dem biblischen Prinzip verfahren: „Wenn Dich Dein Auge juckt, so reiße es aus."

Literatur.

Ajmone, Marsan C., and *J. Jr. Stoll,* Subcortical Connections of the Temporal Pole in Relation to temporal Lobe Seizures. Arch. Neur. (Am.) (December) *6* (1951), 669, 51. — *Gastaut, H.,* Le lobe temporal en oto-neuroophtalmologie; étude électroencephalographique, Reports of the Int. Congress of Otology, Neurology and Ophthalmology, Barcelona, May, 1950, Paris, Gaston Doin & Cie, Chap. 6. — *Gibbs, E. L.,* and *F. A. Gibbs,* Diagnostic and localizing value of electroencephalographic studies in sleep. Assoc. Res. Nerv. a. Ment Dis. Proc. (1946), *26* (1947), 366. — *Gibbs, F. A., E. L. Gibbs* and *B. Fuster,* Anterior temporal localisation of sleep induced seizure discharges of psychomotor type, Trans. amer. neur. Assoc. 73 (1947), 180. — *Gibbs, E. L., B. Fuster* and *F. A. Gibbs,* Peculiar Low Temporal Localization of Sleep-Induced Seizure Discharges of Psychomotor Type. Arch. Neur. (Am.) 60 (July 1948), 95—97. — *Gibbs, E. L., F. A. Gibbs* and *B. Fuster,* Psychomotor epilepsy. Arch. Neur. (Am.) *60* (1948), 331—339. — *Hill, D.,* The Electroencephalographic Concept of Psychomotor Epilepsy: A. Summary, IVe Congrès international de neurologie, 1949, vol. 1, pp. 27—33. — *Jackson, J., Hughlings* and *P. Stewart,* Epileptic attacks with a warning of a crude sensation of smell and with the intellectual aura (dreamy state) in a patient who had symptoms pointing to gross organic disease of the right temposphenoidal lobe. Brain, *22* (1899), 534—549. — *Jasper, H. H.,* Electroencephalography in *W. Penfield* and *T. C. Erickson,* Epilepsy and Cerebral Localization: A Study of the Mechanism, Treatment and Prevention of Epileptic Seizures, Springfield, III., Charles & Thomas, Publisher, 1941, Chap. 14. — *Jasper, H. H., B. Pertuiset* and *H. Flenigien,* EEG and Cortical Electrograms in Relation to Surgical Therapy of Patients with Temporal Lobe Seizures, A. M. A. Arch. Neur. (Am.) *65* (March 1951), 272—290. — *Kaada, B. R., K. H. Pribram,* and *J. A. Epstein,* Respiratory and Vascular Responses in Monkeys from Temporal Pole, Insula, Orbital Surface and Cingulate Gyrus, J. Neurophysiol. *12* (1949), 347—356. — *Li, C. L.*, Anatomical Studies of Temporal Polar Cortex in Cat and Monkey, Thesis. McGill University, 1950. — *Liberson, W. T.*, *W. B. Scoville* and *R. H. Dunsmore*, Stimulation Studies of the Prefrontal Lobe and Uncus in Man. Electroencephalog. & Clin. Neurophysiol. *3* (1951), 1—8. — *Sugar, O.*, *J. D. French* and *J. G. Chusid*, Cortico-Cortical Connections of the Superior Surface of the Temporal Operculum in Monkey (Macaca Mulatta). J. Neurophysiol. *11* (1948), 175—184.

Aus der Neurologisch-neurochirurgischen Klinik der Freien Universität Berlin
(Direktor: Prof. Dr. *Stender*).

Hirnkrampfanfälle nach Mangelernährung.

Von

U. Vogt.

Mit 3 Textabbildungen.

Allgemein bekannt sind die akuten bzw. unmittelbaren Folgeerscheinungen, die durch eine schwere Mangelernährung hervorgerufen werden. Dieses vorwiegend internistische Krankheitsbild wurde schon bald nach Beendigung des zweiten Weltkrieges ausführlich beschrieben *(Bansi, Heilmeyer, Sturm, Malten).*

Nach dem Abklingen der das akute Stadium beherrschenden körperlichen Erscheinungen (Hungerkachexie oder Hungerödem) traten bei einer Anzahl von Menschen psychische Veränderungen in den Vordergrund, denen bis dahin nur die Rolle untergeordneter Begleitsymptome zugesprochen worden war. In den meisten Fällen bildeten sich auch diese Veränderungen mit der Rückführung des Patienten in den Arbeitsprozeß und geordnete soziale Verhältnisse wieder zurück. In einigen Fällen aber persistierten die psychischen Veränderungen und beherrschten von da ab das Krankheitsbild. Es wurde der Begriff der „Spätfolgen nach Hungerdystrophie“ als klinischer Ausdruck eines hirnorganischen Dauerschadens geschaffen. *Schulte, Faust* und andere berichteten darüber ausführlich.

Neben diesen erwähnten psychischen Veränderungen konnten wir als wesentliche weitere cerebrale Komplikation das Auftreten von Hirnkrampfanfällen beobachten.

Dieses Gebiet ist mit einer außerordentlichen Problematik belastet. Unter dem Eindruck der beobachteten Fälle hielten wir es jedoch für richtig, darüber zu berichten.

Wir legten uns die Frage vor, ob man bei einem familiär nicht belasteten, früher anfallsfreien Menschen, jenseits des Manifestationsalters der sogenannten genuinen Epilepsie ätiologisch eine Hungerdystrophie zugrunde legen kann, und welche pathogenetischen Möglichkeiten sich dabei ergeben.

Es gelangten insgesamt 8 Fälle zur Beobachtung (Tab. 1 und 2), die sämtlich eine schwere Mangelernährung von mindestens einem Jahr Dauer durchgemacht hatten und alle Gewichtsabnahmen von über 30% aufwiesen. Alle erlebten ihren ersten epileptischen Anfall entweder in der Gefangenschaft oder bald nach der Entlassung und zeigten encephalographisch Hirnatrophien leichten bis mittleren Grades.

Tabelle 1.

Beginn des Leidens		*Art der Anfälle*		*Ventrikelerweiterung*	
Alter: 20—30 Jahre	0	Generalisiert	6	Leichten Grades	3
30—40 Jahre	2	Narkoleptische Zustände	2	Mittleren Grades	4
40—50 Jahre	6			Schweren Grades	0
				Keine Ventrikelfüllung	1

Tabelle 2.

Psychisch		*Vegetativum*		*Hirnstrombild*	
Hirnleistungsschwäche: Leichten Grades	4	Innersekretorische Störungen	2	Normal	3
Mittleren Grades	2	Störungen von Libido und Potenz	5	Erhöhte Anfallsbereitschaft	2
Schweren Grades	0	Keine	1	Cerebraler allg. Schaden	1
Typische epileptische Wesensänderung	2			Herdbefund	2

Es ist verständlich, daß sich einem zunächst alle anderen ätiologischen Momente zur Erklärung des Krampfleidens anbieten wie gerade eine Dystrophie. In erster Linie kommt dabei das Schädelhirntrauma in Frage, wobei allerdings *Schmitz* bereits über Beobachtungen von posttraumatischen Epileptikern berichtete, die erstmals während einer Dystrophie in der Gefangenschaft einen epileptischen Anfall erlebten. Die Fälle mit Schädelprellungen bzw. Kopfverletzungen konnten wir durch die Anamnese ausschließen; ebenso luische Infektionen durch den Liquorbefund, d. h. wir waren bemüht, nur solche Fälle aufzunehmen, bei denen die Dystrophie als einzige exogene Schädigung in Frage kam.

Aus der 1. Gruppe von 4 Patienten mit generalisierten Krampfanfällen ist als charakteristisch eine jetzt 50jährige Offizierstochter zu erwähnen. Sie hatte bis zum Zusammenbruch 1945 eine verantwortungsvolle Tätigkeit inne und machte anschließend bis 1948 in einem Straflager eine schwere Dystrophie durch. In dem Maße, wie sich die körperlichen Symptome zurückbildeten, machte sich auf psychischem Gebiet mehr und mehr eine Veränderung geltend. Es zeigte sich eine Vergeßlichkeit, Auffassungsschwäche, Verlangsamung, Reizbarkeit und Erschöpfbarkeit, im ganzen die Zeichen eines deutlichen hirnorganischen Abbaues. Zwanzig Monate nach der Entlassung traten erstmalig generalisierte Krampfanfälle auf. Neurologisch kein krankhafter Befund; encephalographisch eine Hirnatrophie mittleren Grades (Abb. 1). Im EEG erhöhte allgemeine Krampfbereitschaft ohne Herdbefund. Eine Kontrollencephalographie nach einem Jahr zeigte keine Zunahme der Ventrikelerweiterung.

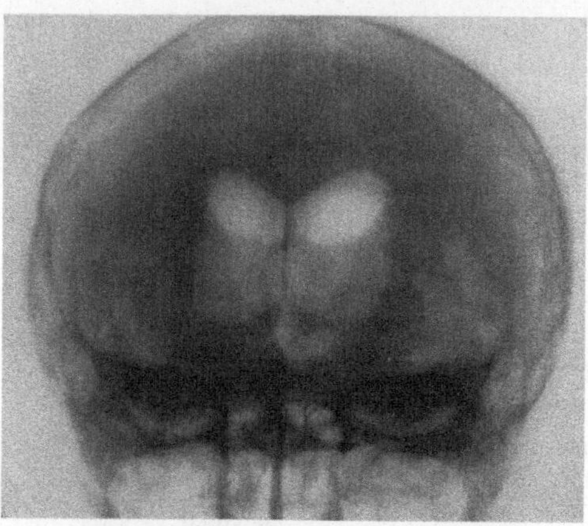

Abb. 1. Fall Irmgard K., 50 Jahre: Asymmetrische Ventrikelerweiterung mittleren Grades.

Irgendwelche ätiologische Anhaltspunkte für das Vorliegen einer organischen Erkrankung des Nervensystems, wie Encephalitis, MS, Arteriosklerose, Parasiten u. a. konnten nicht gewonnen werden; auch das Vorliegen einer Alzheimer- oder Pickschen Erkrankung mußte ausgeschlossen werden. (Kein neurologischer Befund, Beobachtung über zwei Jahre).

Auffällig war der zeitliche Zusammenhang mit der Dystrophie sowie die Entwicklung des psychopathologischen Bildes, an die sich anschließend erst das Krampfleiden entwickelte. Eine gleichartige Entwicklung beobachteten wir auch bei den drei übrigen Patienten.

Wo primär die Dystrophieschädigung cerebral angreift, ist ungeklärt. Wir können nach den bisherigen Untersuchungen nur feststellen, daß es sich um ein komplexes Geschehen handelt, welches die somatischen, vegetativen, Stoffwechsel- und hormonalen Funktionen in Mitleidenschaft zieht.

Von besonderer Pathogenität scheint jedoch das im akuten Dystrophiestadium nach *Wilke* vorliegende Hirnödem zu sein. Nach *Wilke* und *Hallervorden* soll es als Wegbereiter der als seltene Komplikation entstehenden Hirnatrophie zugrunde liegen. Auch *Noetzel* ist dieser Ansicht, glaubt jedoch, daß den Veränderungen der Hirndurchblutungsverhältnisse mit örtlichem Sauerstoffmangel und Auswirkungen auf das Hirnparenchym eine besondere Bedeutung zuzumessen ist. Inwieweit die in diesen Fällen vorliegende cerebrale Zirkulationsstörung den *Ricker*schen Gesetzen folgt, oder ob das Ödem allein bedingt ist durch die Änderung des onkotischen Druckes bei Eiweißmangel, ist nicht geklärt; *Wilke* sprach von einem alimentären Hirnödem.

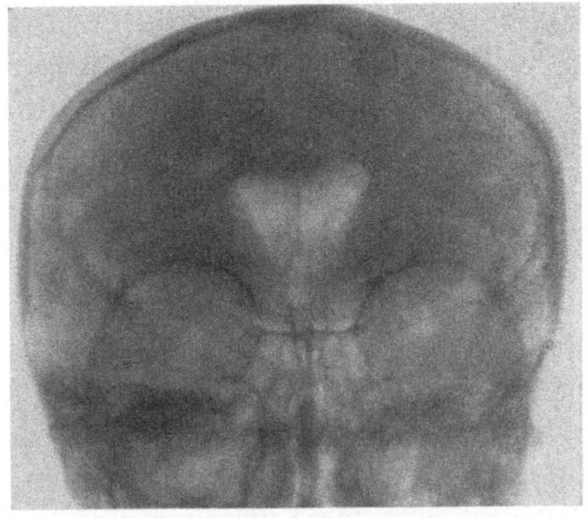

Abb. 2. Fall Georg K., 38 Jahre: Hirnatrophie leichten bis mittleren Grades.

Durch die klinische Erfahrung sind uns die bei längerer Mangelernährung auftretenden Erscheinungen von Schwindel, Kopfschmerz, Kopfdruck und Ohnmachten bekannt; sie weisen auf cerebrale Durchblutungsstörungen hin.

Inwieweit auch eine auf solche Weise ausgelöste Fehldurchblutung zu einer Abnahme des Hirnparenchyms und damit zur Atrophie führt, kann nicht mit Sicherheit gesagt werden.

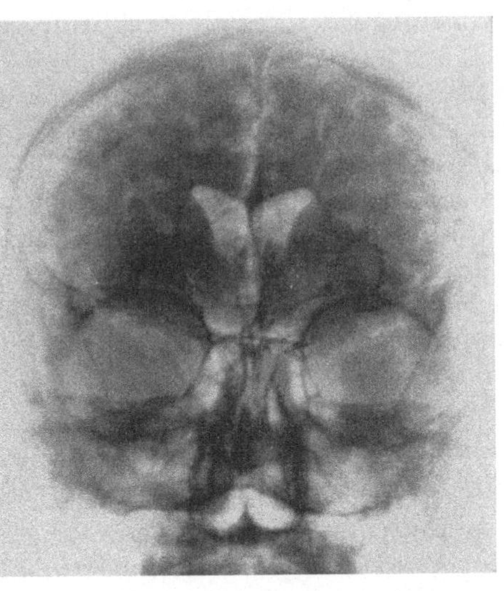

Abb. 3. Fall Bruno W., 44 Jahre: Hirnatrophie leichten Grades.

Mit aller hier gebotenen Vorsicht scheint uns jedoch die Möglichkeit gegeben, daß in diesen Fällen die cerebrale Zirkulationsstörung (lokaler und allgemeiner Natur) bei der Entstehung des Krampfleidens eine wesentliche Rolle spielt. Weitere pathogenetische Möglichkeiten ergeben sich auch aus der vegetativen Umstellung mit einer Verschiebung des Säure-Basen-Gleichgewichtes (Hungeracidose, später Alkalose) sowie aus den Störungen im Wasser- und Mineralhaushalt (Wasserretention). Der Augenblick der Heimkehr erscheint dabei von besonderer Wichtigkeit in bezug auf die zu diesem Zeitpunkt auftretenden Krampfanfälle.

Von zwei weiteren Patienten ist ein jetzt 38jähriger Ingenieur zu erwähnen, der bereits nach einem halben Jahr allgemeiner Wassersucht im Alter von 28 Jahren zum erstenmal einen generalisierten Krampfanfall bekam und seitdem unter zwei Anfällen im Jahr leidet. Aus der Vorgeschichte ging hervor, daß er mit 16 Jahren bereits einen Zustand plötzlichen Bewußtseinsverlustes hatte, ohne daß dafür eine äußere Ursache zu finden war. In psychischer Hinsicht bot Patient das Bild einer typischen epileptischen Wesensveränderung mit einem charakteristischen Haftsyndrom. Im Hirnstrombild lagen generalisierte Krampfstrompotentiale vor, encephalographisch eine Atrophie leichten bis mittleren Grades (Abb. 2).

In diesem sowie einem zweiten Fall ist anzunehmen, daß die bisher latente endogene Krampfbereitschaft durch die Umstellung der vegetativen Tonuslage sowie die Veränderungen im hormonalen Geschehen den Anstoß für das Ingangkommen des Anfallsleidens abgegeben haben. Diese Annahme erscheint auch berechtigt im Hinblick auf das Vorliegen des typischen Psychosyndroms in Verbindung mit den anamnestischen Angaben.

Wir sehen hier eine besondere Bedeutung in der engen zeitlichen Bindung an die schwere Dystrophie und messen ihr die Rolle der Auslösung eines vorwiegend endogenen Geschehens zu.

Bei 2 Patienten kam es zur Entwicklung von Schlafanfällen: Ein 44jähriger Postbeamter gehörte während seiner dreijährigen Gefangenschaft längere Zeit der Dystrophiegruppe 3 an. Nach einem Jahr Lageraufenthalt erkrankte er an narkoleptischen Zuständen, die sich bis heute etwa alle vier Wochen wiederholen. Encephalographisch ergab sich eine Hirnatrophie leichten Grades (Abb. 3), neurologisch kein krankhafter Befund; psychisch eine gewisse Antriebsschwäche und Verlangsamung. Im Hirnstrombild keine Besonderheiten. Fahndungen nach Malaria und Schlafkrankheit verliefen negativ.

Aus der Vorgeschichte muß bemerkt werden, daß Patient im Alter von 10 Jahren eine schwere Grippe durchmachte und seitdem häufig unter Kopfschmerzen litt.

In diesem und einem zweiten Fall, wo es vor der Einberufung zu einer unklaren fieberhaften Erkrankung mit starker Benommenheit gekommen war, scheint es sich um das Zusammenwirken zweier Schäden zu handeln, wobei die Dystrophie als auslösendes Moment imponiert.

Wir glauben mit den angegebenen Fällen gezeigt zu haben, daß als Spätschäden nach Mangelernährung außer psychischen Veränderungen auch Hirnkrampfanfälle auftreten können.

An Hand des vorliegenden Materials muß man annehmen, daß der komplexe Vorgang der Dystrophieschädigung allein genügt, ein Anfallsleiden bei einem bis dahin gesunden Menschen auszulösen. Die Pathogenese scheint einmal bestimmt zu sein durch cerebrale Zirkulationsstörungen, zum anderen durch Stoffwechselveränderungen.

Davon abgesehen kann der schwere Mangelnährschaden jedoch auch in Kombination mit anderen endogenen oder exogenen cerebralen Schäden den Anstoß für das Ingangkommen eines Krampfleidens abgeben.

Für die Begutachtung entsprechender Krankheitsfälle scheinen unsere Beobachtungen nicht unwesentlich, auch wenn im Einzelfall eine genaue anamnestische Überprüfung der Krankheitsgenese gefordert werden muß.

Literatur.

Bansi, H.-W., Die Ödemkrankheit. Med. Klin. *41* (1946), 273—283. — *Faust, Clemens,* Hirnatrophie nach Hungerdystrophie. Nervenarzt *23* (1952), 406—412. — *Hallervorden, L.*, Vortrag Oberhessische Ges. Natur- u. Heilkunde, Gießen 13. VII. 1949. — *Heilmeyer, Ludwig,* Hungerschäden. Med. Klin. *41* (1946), 241—249. — *Malten, Hans,* Heimkehrer. Med. Klin. *41* (1946), 593—600. — *Noetzel, H.*, Zieglers Beitr. *111* (1951), 391. — *Ricker, G.*, Die Entstehung der pathologisch-anatomischen Befunde nach Hirnerschütterung in Abhängigkeit vom Gefäßnervensystem des Hirnes. Virchows Arch. *226* (1918), 180—212. — *Schmitz, Willi P.*, Der Heimkehrer und seine Beurteilung unter dem Aspekt psychosomatischer Wechselwirkungen und vegetativer Dysregulationen. Med. Klin. *45* (1950), 1297—1301. — *Schulte, Walter,* Hirnorganische Dauerschäden nach Dystrophie: Wesensänderungen, Epilepsien und Apoplexien. Med. Klin. *46* (1951), 1356—1359. — *Schulte, Walter,* Hirnorganische Dauerschäden nach schwerer Dystrophie. Verlag Urban & Schwarzenberg, München, S. 1—60. — *Sturm, Alexander,* Die vegetative regulatorische Starre bei Postencephalitis, hyperphysärer Kachexie und Nahrungsmangeldystrophie als Ausdruck einer diencephalen Insuffizienz. Med. Klin. *44* (1949), 33—37. — *Wilke, G.*, Zur Frage der Hirnödeme bei Unterernährung. Dtsch. med. Wschr. *1950*, 172—173.

L'électrocorticographie (ECG).

(Résumé et conclusion.)

Par

H. Fischgold.

Hôpital de la Pitié, Paris.

1. Les possibilités neurophysiologiques de l'ECG restent considérables et n'ont pas été épuisées par la chirurgie de l'épilepsie; si les neuro-chirurgiens veulent bien lui accorder le temps, la patience, l'ingéniosité et l'esprit de méthode qu'ont mis *Foerster* et *Penfield* à édifier la carte de stimulation du cortex chez l'homme, une seconde carte des potentiels électriques sera édifiée, plus détaillée et plus vivante que la première.

Pendant de longues années, l'ECG, *l'electrosouscorticographie* et la *micro-électrophysiologie* trouveront donc en salle d'opération un vaste domaine de recherches: mais tout en respectant les droits du malade, la recherche doit viser plus loin que l'utilité immédiate. Sans faire courir de dangers aux malades, chaque intervention sur le cerveau peut être conçue comme une source d'observations d'électrophysiologie cérébrale.

2. En comparant les critères d'exerèse dans l'épilepsie on constate que le critère anatomique consistant dans une lésion cérébrale macroscopique *(Foerster)* s'est trouvé progressivement remplacé par des critères anatomiques de moins en moins grossiers: modifications dans la consistance, la coloration des circonvolutions, la profondeur des sillons *(Penfield)*.

Au fur et à mesure que l'EEG et l'ECG sont intervenus au stade *pré* ou *per*opératoire le critère lésionnel tend donc à s'effacer au bénéfice du critère électrographique; tandis que dans le cadre des épilepsies focales, le groupe dit temporal ou psychomoteur devient prépondérant.

3. Les neuro-chirurgiens français ont, à partir de 1948, renoncé au critère lésionnel macroscopique en le remplaçant par l'étude approfondie des auras, l'EEG *pré* et s'ECG *per*opératoire; le domaine de l'épilepsie chirurgicale s'est ainsi étendu et le nombre des épileptiques opérés s'est accru.

A première vue, cette extension n'a pas nui aux résultats qui paraissent aussi bons que ceux de *Penfield;* mais cette constatation optimiste se base sur des observations avec 6 mois, 1 an ou 2 ans de recul; il est possible que dans les années qui viennent, quand le délai postopératoire aura atteint 4 ou 5 ans, certains «succès» soient moins probants.

Ainsi, en partant de *Foerster* (1930) pour arriver aux temps présents, en 25 ans, le critère lésionnel macroscopique s'est trouvé «dilué» au point qu'aujourd'hui *nombre de neurochirurgiens préconisent l'excision du cortex normal sur la foi des critères cliniques et électrographiques.*

4. Telle n'est pas la position de *Penfield* qui écrit dans une lettre de 1951:

«Il peut devenir nécessaire d'exciser du tissu cortical apparemment normal; mais si je ne finis pas par trouver et extirper du tissu nettement anormal l'espoir d'un succès durable est faible.»

«Dans toutes mes opérations d'épilepsie focale, par des procédés variables — 1. l'aura et les crises, 2. EEG, 3. ECG, 4. stimulation, 5. pneumographie, 6. inspection du cortex au cours de l'intervention — *je cherche une anomalie objective du cerveau.*»

Et en 1954, dans son dernier ouvrage, *Penfield* répète: «*la corticographie ne doit pas conduire à l'excision du cortex normal*».

5. En plus, l'appréciation d'un cortex «normal» ou «anormal» varie d'un opérateur à l'autre; de même que l'interprétation des coupes histologiques . . .

Car les mêmes modifications microscopiques considérées par les uns comme la *cause* de la crise d'épilepsie, sont acceptées par d'autres comme un *résultat* de la crise d'épilepsie; pour ne pas oublier que ces lésions peuvent se trouver même sur des cerveaux qui n'ont *jamais* fabriqué d'épilepsie.

Or, ceux qui préconisent l'exerèse du cortex macroscopiquement normal se tranquillisent avec des confirmations «histologiques» de signification encore discutable.

6. Telle est la situation en cette année 1954: par étapes successives et par la contribution personnelle de nombreux auteurs, de *Foerster* à *Bailey,* on est passé de l'excision d'une aire grossièrement pathologique à celle d'un lobe temporal entier d'aspect normal.

Cette évolution est basée sur l'électrographie cérébrale . . . ; les années qui viennent doivent nous montrer si les malades opérés resteront guéris et de ce fait si tous les critères électrographiques sont aussi bons que les critères lésionnels évidents.

Personnellement, je finirai en vous disant que *l'électrographie cérébrale m'apparaît comme une discipline récente et fragile; la responsabilité qu'on nous fait prendre risque d'être prématurée et l'importance de l'enjeu disproportionnée à nos moyens actuels.*

C'est une opinion strictement personnelle et je vous remercie de m'avoir offert l'occasion de l'exprimer.

Laboratoire de Neurophysiologie appliquée, Genève.

Les résultats de la coagulation du thalamus chez l'homme. (Noyau ventro-postérieur).

Par

Marcel Monnier

Avec 3 figures.

Nous résumerons ici les résultats de nos observations sur les effets de la coagulation du thalamus, dans sa portion ventro-postérieure, chez l'homme. Ces interventions ont été pratiquées par nous depuis 1948 — pour la première fois en Europe — avec la collaboration de divers neuro-chirurgiens: Les Drs. *Talairach* et le *Pr. David* à Paris, assistés de leurs collaborateurs *Hécaen* et de *Ajuriaguerra,* le Dr. *R. Fischer* à Genève et enfin le Dr. *G. Weber,* collaborateur du Professeur *Krayenbühl* à Zürich. Bien que nos observations ne portent que sur une dizaine de cas, le soin apporté au repérage des points à coaguler et le contrôle systématique des effets lésionnels pendant une période étendue — 6 ans pour le premier cas — nous permettent de porter un jugement sur les résultats de ces interventions et leurs indications cliniques.

L'objet de notre enquête étant essentiellement neurophysiologique et pathophysiologique, nous analyserons surtout ici les effets de 4 interventions au cours desquelles le repérage des structures visées et leur coagulation ont été particulièrement précis. Il s'agissait toujours de syndromes algiques rebelles à tout traitement: algies faciales après zona ophthalmique, algies faciales et buccales atypiques, causalgies du bras.

Technique.

A part le premier cas opéré avec *Talairach* et *David* à Paris, les patients dont il est question dans ce travail ont été opérés selon notre méthode de repérage stéréotaxique (*M. Monnier,* Appareil stéréotactique et technique de repérage pour la coagulation du relais thalamique de la douleur chez l'homme. Schweiz. med. Wschr. *82* [1952], 1031—1034.) Pour les détails d'ordre technique, nous renvoyons à ce travail. Quant aux résultats de la stimulation électrique du thalamus, on les trouvera exposés dans le Livre jubilaire publié en l'honneur du Dr. *André-Thomas* (Masson, Paris, 1955).

Résultats.

Nous résumerons l'histoire de la maladie avant l'opération, les résultats immédiats de la coagulation du substratum repéré, et les effets tardifs. Il s'agira de 4 opérations pratiquées l'une à Paris avec les chirurgiens *Talairach* et *David,* deux à Genève avec le Docteur *R. Fischer* et la dernière à Zürich avec le *Dr. G. Weber.*

Observation 1. M. Le N. . ., 63 ans. Séquelles de zona ophtalmique à gauche. Opération du 7. XII. 1948, pratiquée à Paris avec *J. Talairach, H. Hécaen, M. David* et *J. de Ajuriaguerra.* (Rev. Neurol. *81,* 17, 1949). Coagulation du noyau ventro-postérieur latéral et médian (Fig. 1 C).

Histoire de la maladie. En septembre 1947, zona ophthalmique à g. Depuis lors, douleurs continuelles dans l'hémiface g., notamment dans le territoire des branches supérieure et moyenne du nerf trijumeau. Algies analogues à celles résultant d'un étirement, d'un pincement ou d'une brûlure, exagérées par la chaleur, le contact de l'eau et la compression de certains points des angles interne et externe de l'oeil. Hypoesthésie avec élargissement du compas de *Weber* dans le domaine supérieur et moyen du nerf trijumeau à gauche. Insomnies imputables aux douleurs. Alcoolisation du ganglion de Gasser inefficace. Troubles de l'humeur et du caractère avec état dépressif à la limite du suicide. Douleurs maxima en croissant ouvert du côté interne, entourant l'oeil gauche. Novocainisation de cette zone sans effet durable. Après une greffe cutanée, le greffon reste indolore, mais la douleur gagne les régions non greffées: nez, paupière et joue. En avril 1948, les douleurs s'étendent à la tempe, pommette, lèvre supérieure et paupière. Idées de suicide plus impérieuses. Le 3 décembre 1948, l'examen neurologique établit la persistance de l'hypoesthésie de l'hémiface gauche; la douleur gagne la lèvre supérieure et le menton. Paresthésies de la muqueuse buccale à gauche, avec impression de palais ouaté et de gonflement. Le patient réclame l'opération.

Coagulation du noyau ventro-postérieur latéral puis médian, près du centre médian à dr. (fig. 1 C). On coagule avec une intensité de 20 à 30 mA pendant 10 à 15 sec. les points N 1 et 4 d'abord. Il en résulte une hypoalgésie de l'hémiface et de la main à gauche avec conservation du sens de position. Analgésie au pied g., avec anesthésie thermique et abolition de la pallesthésie. On coagule ensuite de même les points 2, 3, 11 et 12 avec un courant de 18 mA pendant 15 sec.

Effets immédiats. Après l'opération, lorsqu'on recoud les plans cutanés, le malade n'accuse que peu de douleurs du côté g. alors qu'il éprouve de vives douleurs à dr. Deux heures après la fin de l'intervention, on constate une hémihypoesthésie à la piqûre avec hémianesthésie thermique, gros élargissement du compas de *Weber* au bras g., abolition du sens des positions, astéréognosie avec ahylognosie et amorphognosie. A la jambe g., hypoalgésie assez considérable du pied, abolition du sens de discrimination entre le tact et la piqûre, ainsi que du sens de position au niveau des orteils et de la cheville. Abolition de la pallesthésie jusqu'à l'épine iliaque. Le bras g. repose sur le lit, légèrement écarté du corps, comme paralysé, mais tous les mouvements volontaires sont possibles et la force musculaire normale.

Effets tardifs. Le lendemain de l'opération, il existe une hémi-hypoesthésie à la piqûre, prédominante dans le territoire de la main et de l'avant-bras à g. «en gant», ainsi qu'au niveau de la jambe et du pied «en botte». Hémianesthésie thermique totale à g. parfois avec dysesthésies: le froid est perçu comme une brûlure, trouble du sens des positions au coude, au poignet et aux doigts. Astéréognosie totale. Abolition du sens de position et de la pallesthésie à la jambe g. jusqu'à la hanche. Passivité des extrémités légèrement augmentée à g. Réflexes tendineux un peu plus vifs à g. La piqûre de la main induit de petits mouvements cloniques, prédominants au pouce. Le patient se sert très peu de sa main g., qui est abandonnée, souvent immobile, sur le plan du lit, à plat ou en très légère flexion avec l'auriculaire en abduction. Il agite par moment sa main g. en déclarant: «Je suis à la recherche de sensations, je n'ai rien de précis».

2e jour. Récupération importante du sens de position au niveau de la main et des doigts. Quelques fourmillements dans la main g. Le patient a l'impression de retrouver ses sensations. Le 3e jour, le sens des positions est réapparu dans le bras g. à partir du coude. La localisation tactile persiste au niveau de la main, ainsi que l'élargissement du compas de *Weber*. Amorphognosie et hypostéréognosie. La sensibilité en fonction du temps est redevenue normale, ainsi que la pallesthésie. Les clonies de la main ont disparu. Le patient sent quelques picotements et dit: «Je la sens maintenant bien à moi.» L'hémithermoanesthésie persiste. Le sens des positions et des attitudes est aboli à la jambe g. jusqu'à la cheville, ainsi que la pallesthésie

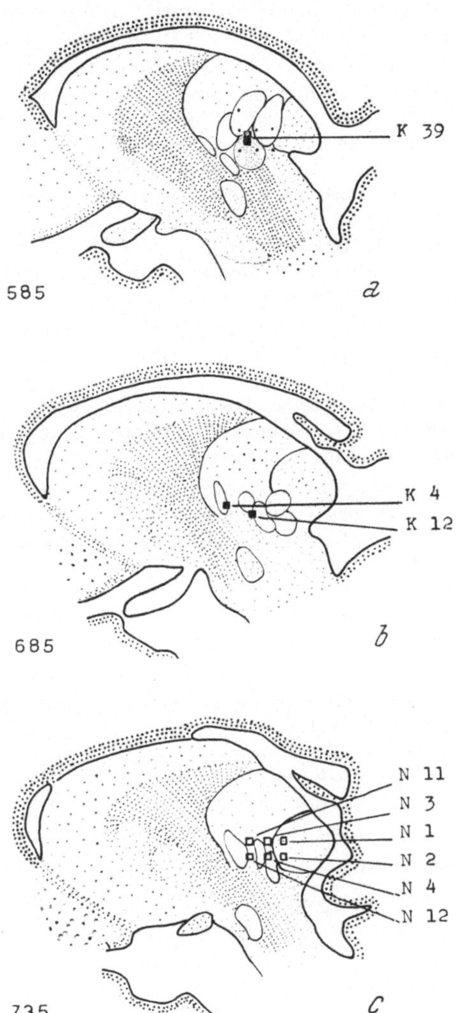

Fig. 1. Localisation des points coagulés sur coupe sagittale: a) Plan médian. K 39. Coagulation au voisinage du centre médian et du noyau ventro-postéro-médian, où l'irritation provoque des douleurs dans le bras dr, avec réaction de défense (Observation 4). b) Plan intermédiaire. Coagulation du noyau latéro-ventral (K 4), provoquant des douleurs dans le bras dr, avec mouvements de pronation et d'extension. Dysesthésies avec impression de massage de la main dr. et du bras (K 12) lorsqu'on coagule le noyau ventro-postéro-latéral (Observation 4). c) Plan latéral. Coagulation du noyau ventro-postérieur latéral et médian, réalisant une hémianalgésie et hémianesthésie prédominante au niveau de la face et de la main contralatérale.

jusqu'à la hanche et la sensibilité à la piqûre jusqu'à mi-jambe. Signe de Babnski positif à g. avec abolition des réflexes cutanés abdominaux.

Huit jours après l'opération (15. XII. 1948), l'hypoesthésie à la piqûre a diminué d'intensité au bras g. La discrimination tactile reste encore perturbée, sauf pour la localisation et la perception en fonction du temps. Le patient ne peut encore reconnaître les objets habituels. Il est incapable de reconnaître avec la main droite, les yeux fermés, les positions imprimées à la main g. Le sens des positions s'est amélioré à la jambe g. L'hypoesthésie à la piqûre persiste, en botte, avec très gros élargissement du compas de *Weber*. Le patient quitte l'Hôpital le 10e jour (17. XII. 1948). Il se déplace normalement et ne se plaint plus de douleurs. Signe de Babinski moins intense. Hypoesthésie des muqueuses et de la cornée à g.

Le 15e jour (22. XII. 1948), l'hémianesthésie à la piqûre a régressé, ainsi que l'hémianesthésie thermique. Elle prédomine encore aux extrémités et à la face. Le malade peut exécuter des actes impossibles avant l'intervention, tels que se brosser les dents, se laver, se raser. «Je suis à la recherche d'une douleur que je n'ai pas.» Il s'impose à tout moment des épreuves pour s'assurer qu'il n'a plus de douleurs.

Après 3 semaines (3. I. 1949), hémihypoesthésie thermique simple, sauf à la face, encore thermo-anesthésiée. L'hémianesthésie à la piqûre a disparu, sauf à la main gauche, où elle persiste «en gant», avec élargissement du compas de *Weber*. Morphognosie encore peu précise. Le malade est incapable de reproduire avec la main droite les mouvements passifs imprimés à la gauche. A la jambe g., le compas de *Weber* est encore élargi. Signes de Babinski et de Rossolimo positifs. Réflexes abdominaux abolis à g. Paresthésies faciales.

Enfin, 2 mois après l'opération, l'hémianesthésie thermique seule persiste encore. Elle disparaîtra à son tour, puis les algies reparaîtront avec leur caractère antérieur.

En *conclusion*, une coagulation légère de la région du noyau ventro-postérieur, latéral et médian, au voisinage du centre médian à droite, a fait disparaître les algies faciales de l'hémiface g. consécutives à un zona. Elle a provoqué un hémisyndrome sensitivo-moteur, caractérisé par une hémianalgésie avec hémianesthésie thermique. Abolition du sens des positions, hémihypoesthésie à la piqûre et astéréognosie des membres à g. avec syndrome pyramidal discret. Les troubles de la sensibilité cutanée, l'hémihypoesthésie à la piqûre régressent d'abord, puis les troubles de la sensibilité profonde et la stéréognosie, enfin seulement l'hémianalgésie et l'hémithermoanesthésie. Après leur disparition, les algies reparaissent avec leur caractère antérieur.

Observation 2. M. H. Fr..., 42 ans. Algies faciales et buccales atypiques après sinusite? 1ère opération le 4. VII. 1950, pratiquée à Genève, avec le Dr. *R. Fischer* (Helv. Physiol. Acta 8, C 55—C 57, 1950). Coagulation du noyau ventro-postéro-médian à dr. (Fig. 2, F 5, 6, 10).

Histoire de la maladie. En février 1942 céphalées. Emergences sus-orbitaires douloureuses des 2 côtés. Le mois suivant, rhinopharyngite et sinusite frontale avec polynévralgies et sciatique à g. En décembre 1942, une vaccinothérapie déclenche une récidive des algies faciales. En mai 1943, un neurologue diagnostique: névralgies du trijumeau secondaires à une sinusite. Hyperalgésie dans le territoire de la branche supérieure et, à un moindre degré, dans le territoire de la branche moyenne. Emergence sus-orbitaire douloureuse à dr. Septembre 1943: Exérèse du nerf sus-orbitaire à dr. Octobre 1943: Douleurs dans le territoire de la branche moyenne, suivies d'alcoolisation de l'émergence intraorbitaire à dr. Novembre 1943: *Section de la racine du trijumeau à dr.*, selon Spiller-Frazier; récidive des douleurs de l'hémiface dr. peu après. Dolantine. Février 1944: Exérèse du nerf sous-orbitaire g.; récidive des douleurs 9 jours plus tard. Nouvelle alcoolisation en septembre 1944, puis *résection de la racine du trijumeau à gr.* Anesthésie totale dans le territoire des branches supérieure et moyenne à g. Amygdalectomie en novembre 1944. Janvier 1945: Névralgies dans le territoire de la branche inf. Contracture du muscle temporal g., avec trismus. Alcoolisation du nerf mandibulaire g. Avril 1945: Alcoolisation du nerf sous-orbitaire g. Mai 1945: Morphinisme et détérioration du psychisme. Janvier 1946: *Extirpation des fibres restantes de la racine* du trijumeau à g. (branche inférieure). Juillet 1946: Algies faciales bilatérales. Février 1947: Reprise du travail, mais non sans morphinisme. Août 1948: Récidive des névralgies faciales bilatérales. Janvier 1949: Morphinisme, cure de désintoxication. Crises névralgiques prédominantes à gauche, déclenchées par l'ingestion d'aliments. Septembre 1949: Anesthésie et analgésie dans le territoire du trijumeau à g. Douleurs occipito-cervicales. Novocainisation du ganglion stellaire à g. Octobre 1949: Douleurs dans la langue et l'hémiface à g. Janvier 1950: Idées délirantes.

Mai 1950: L'examen neurologique avant l'opération révèle une anesthésie dans le territoire des branches supérieure et moyenne du nerf trijumeau à g. avec hypoesthésie dans le territoire de la 3e branche (muqueuse buccale et langue). Sensibilité tactile abolie et sensibilité thermique conservée. Ces symptômes sont la conséquence tardive de la résection du trijumeau pratiquée à g. en 1911, puis en 1946 (branche inférieure). Algies faciales déclenchées par ingestion d'aliments, notamment de jus de citron. Douleurs faciales avec larmoiement et douleurs buccales, prédominantes au niveau de la langue à g. «comme si elle était traversée de fils incandescents». Anesthésie tactile et thermique parfois incomplète dans le territoire de l'oeil g., de la joue, de la lèvre supérieure et de la bouche (hypogueusie?). Céphalées fronto-temporales; bradycinésie à la main g., hypotonie avec réflexes pendulaires.

Coagulation du noyau ventro-postéro-médian à dr. Pendant la coagulation avec une intensité de 25 mA pendant 15 sec., on observe une contraction de la lèvre inférieure et de la commissure labiale à g. (fig. 2, F 5, 6 et 10).

Effets immédiats. Anesthésie et analgésie de la joue, des lèvres, des muqueuses buccales et du voile du palais à g., plus prononcée qu'avant l'opération. Agueusie.

Effets tardifs. 10 jours après la coagulation, les douleurs de l'hémiface g., qui avaient disparu, tendent à reparaître. Le goût redevient normal. 13 jours après l'opération (17. VII. 1950), on constate encore une anesthésie de la joue g. et des lèvres, ainsi qu'une hypoesthésie des muqueuses du palais. La sensibilité de la langue est redevenue normale. La pointe est encore très douloureuse. Légère hypoesthésie de la joue dr. également. Légère instabilité et ataxie des membres inférieurs.

Le 18e jour (22. VII. 1950), vives douleurs dans la langue, le palais, le maxillaire et l'hémiface à dr., cependant qu'une sinusite séreuse se développe à g. L'examen électro-encéphalographique établit la disparition de la crispation antalgique des muscles frontaux et temporaux. Diminution du syndrome d'affaiblissement du voltage du rythme alpha symptomatique de l'état de tension nerveuse qui existait avant l'opération. Le rythme alpha devient plus abondant

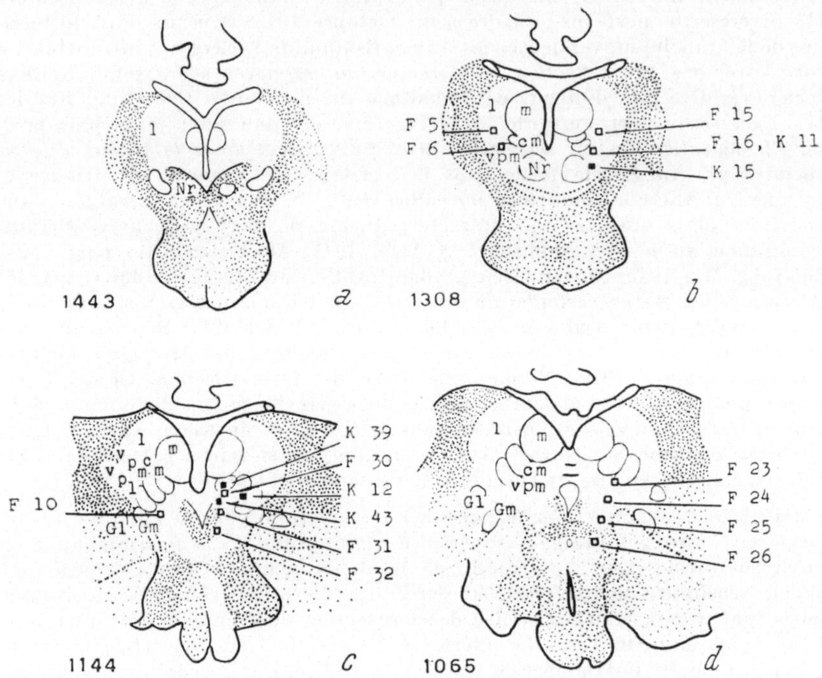

Fig. 2. Localisation des points coagulés sur coupe frontale. a) Plan antérieur. b) Plan passant par le noyau rouge; F 5. F 6. Coagulation du thalamus à dr., près du noyau ventro-postéro-médian (vpm) (Observation 2); F 15—16. Coagulation du thalamus à g. Noyau ventro-postéro-médian (Observation 3); K 11 et 15. Coagulation de la région ventro-postéro-latérale (Observation 4). c) Plan passant par les corps genouillés (Gl, Gl); F 10. Coagulation du thalamus à dr. (Observation 2); F 30, 31, 32. Coagulation du thalamus à g. (Observation 3); K 39, K 12, K 43. Coagulation du thalamus à g. (Observation 4). d) Plan passant par la commissure postérieure; F 23—26. Coagulation du Lemniscus médian et du Tractus spino-thalamicus aboutissant au noyau ventro-postéro-médian (Observation 3). Clef des abréviations: Cm, Centre médian; Gl, Corps genouillé latéral; Gm, Corps genouillé médian; l, Noyau latéral; m, Noyau médian, Nr, Noyau rouge; vpl, Noyau ventro-postéro-latéral; vpm, Noyau ventro-postéro-médian.

et augmente de voltage. Quelques décharges de complexes pointe-onde et multipointes-onde isolés sont détectées dans les régions temporales de 2 côtés, avec prédominance des composantes aigues à dr., du côté coagulé. Elles sont l'expression de l'action irritative de la coagulation des structures thalamiques dans la région du noyau ventro-postéro-médian et du système intralaminaire.

En octobre 1950, un examen EEG de contrôle révèle un nivellement du voltage dans la région temporo-occipitale à dr. (côté coagulé), des rythmes thêta 6 c/s et des ondes aigues dans les régions rolando-temporales des 2 côtés. La contraction antalgique des muscles frontaux et temporaux qui prédominait à dr. n'a pas reparu depuis la coagulation. L'examen de la sensibilité (Pr. A-Rey. 25. X. 1950) confirme que la coagulation du thalamus à dr. a augmenté le déficit de la sensibilité tactile dans le territoire de la joue et de la lèvre supérieure à g. (branche moyenne du trijumeau); elle a également diminué la sensibilité tactile de la lèvre sup. à dr. Le seuil de la sensibilité tactile de la région mandibulaire (branche inf. du trijumeau) est plus élevé qu'avant la coagulation. Le patient affirme que la sensibilité aurait diminué à g. après la coagulation, bien qu'elle l'ait été déjà auparavant, par suite de la résection du nerf trijumeau à g. Cessation des algies pendant 2 mois au moins.

En conclusion, la coagulation de la région du noyau ventro-postéro-médian à droite a renforcé le déficit des sensibilités de l'hémiface g., préalablement altérées déjà par la résection de la racine du nerf trijumeau. Analgésie de la langue à g., agueusie transitoire, hypoesthésie thermique. Disparition fugace des algies faciales buccales, avec disparition durable de la contaction tonique antalgique des muscles frontaux et temporaux. Les résultats de cette coagulation du thalamus à dr. étant jugés insuffisants, on se décide à pratiquer la même intervention à g.

Observation 3. M. H. Fr..., 42 ans. Même cas que le précédent. Algies faciales et buccales bilatérales ayant récidivé après la première opération (coagulation du thalamus à dr.).

2e opération. 13. XII. 1950, pratiquée à Genève avec le Dr. *R. Fischer* (Helv. Physiol. Acta, *9,* C 10—C 12, 1951). Coagulation du noyau ventro-postéro-médian et du Lemniscus medialis à g. (Fig. 2, F 15—16, 23—26, 30—32).

Histoire de la maladie. Depuis la coagulation du thalamus à dr., suivie d'abolition fugace des algies, ainsi que d'anesthésie transitoire de la face et de la bouche à g., les douleurs ont reparu dans l'hémiface et la bouche non encore anesthésiée.

L'examen neurologique pré-opératoire (30. XI. 1950) établit que le patient souffre encore de sensation de striction dans les yeux et la face, douleurs dans le palais, les dents et la langue. Anesthésie et analgésie dans le territoire supérieur, hypoesthésie et hypoalgésie dans le territoire moyen du trijumeau à g. avec anesthésie du palais. Hypoesthésie thermique de la face, des muqueuses de la joue et de la langue à g. Analgésie de l'hémilangue à g. Emergences des branches supérieure et moyenne du trijumeau plus douloureuses à g. qu'à dr. Sensibilité discriminative et thermique également un peu diminuée à droite. Force musculaire diminuée à la main g.: dynamomètre: 39 à g., 51 à droite. Vertiges et insécurité de la marche.

Coagulation du noyau ventro-postéro-médian à g., du Lemniscus médian et du faisceau spino-thalamique aboutissant à ce noyau (fig. 2, F 15 et 16, 23 à 26, 30 à 32). Pendant la coagulation des points 15 et 16, douleurs dans la langue à dr. Pendant la coagulation du Lemniscus médian et du faisceau spino-thalamique (fig. 23 à 26), réaction de défense généralisée avec rictus et douleur au niveau de la face et de la langue, comme pendant les crises.

Effets immédiats. Hypotonie de la mandicule et difficultés d'élocution. Dysarthrie? Parèse de la commissure labiale dr. et de la face. Disparition du rictus réactionnel de l'hémiface droite. Diminution des mouvements spontanés des mains. Deux heures après la coagulation, crise jacksonienne à droite, débutant par élévation du bras droit. Déviation conjuguée de la tête et des yeux vers la dr.

Effets tardifs. Le lendemain de la coagulation à g. (14. XII. 1950): spasticité du bras, du coude, des doigts et de la jambe à dr., cédant aux manoeuvres de mobilisation. Anesthésie à la piqûre prédominante dans le territoire de la branche moyenne du trijumeau à la face. Anesthésie de la langue à dr. Abolition de la sensibilité profonde des membres avec adynamie et abolition des réflexes cutanés à dr.

Le 2e jour (15. XII. 1950), hypotonie de l'hémiface dr. hypoesthésie du front et de l'oreille dr. à la piqûre, analgésie dans les territoires moyen et inférieur du trijumeau, anesthésie tactile de la langue et des muqueuses de la joue, avec agueusie à dr. Parole pâteuse. Flaccidité douloureuse du bras dr.; spasticité en hyperextension et vives douleurs dans la jambe droite.

5 jours après l'opération (18. XII. 1950), les douleurs dans la face et la bouche ont entièrement disparu. Hypoesthésie de l'hémiface dr. notamment de la joue, de la bouche et des muqueuses: face interne des lèvres, hémilangue à dr. Hypogueusie avec seuil gustatif plus élevé à dr. Analgésie du front à dr., hypoalgésie du front, de la pommette, de la lèvre inférieure, de la langue et des muqueuses buccales à dr. Hypothermesthésie de l'hémiface dr., avec dysesthésies du front, de la joue et de muqueuses buccales à la stimulation thermique. Paresthésies dans l'hémiface dr. Diminution de la sensibilité profonde au bras et à la jambe dr., avec adynamie, hypertonie des fléchisseurs du coude, des doigts et de leurs adducteurs. Anesthésie thermique à la main droite. Mauvaise discrimination du bras dr. aux stimuli thermiques et vibratoires. Abolition du sens de position. A la jambe dr., le diapason est percu comme un stimulus tactile et non vibratoire. Abolition des réflexes tendineux à dr. Abolition des réflexes sternal et pubien à dr. Démarche incertaine par impotence de la jambe dr. Réflexes cutanés abdominaux abolis, crématériens et plantaires affaiblis à dr. Oscillations artérielles moins amples au poignet et à la cheville à dr. L'examen EEG montre des signes d'irritation dans la région rolando-temporale, temporale et baso-temporale à g.

13 jours après l'opération (26. XII. 1950), le patient s'exprime encore avec difficulté (dysarthrie); il a peine à mastiquer les aliments solides (dysphagie), et bave par la commissure labiale dr. (parèse faciale dr.). Les mouvements d'extension de la main dr. sont difficiles.

Trois semaines après l'opération (8. I. 1951), on constate encore une légère hémiparèse dr. avec semi-flexion du bras. dr., pronation et semi-flexion de la main dr. Diminution de la force musculaire à la main dr.: dynamomètre: 24/16 à dr. au lieu de 36/30 à g. Hypotonie du bras, à l'exception de la main spastique et de la jambe. Déviation de la marche vers la dr. avec circumduction. Anesthésie des paupières, des joues et du nez à dr., hypoesthésie de l'oreille, du bras à dr. avec prédominance au niveau de la main. Hypoesthésie de la jambe et du pied. Diminution de la sensibilité profonde, notamment du sens des positions au bras, à la main et aux doigts. Disparition des algies faciales et buccales. Anesthésie de la bouche et de la langue à dr., mais douleurs au niveau d'une cicatrice pariétale dr. Marche aveugle instable avec élargissement de la base de sustentation. Réapparition des réflexes cutanés abdominaux, crémastériens et plantaires. Ataxie du bras, de la main et de la jambe à dr. Ebauche de nystagmus dans le regard à dr. Nerfs orbitaires indolores à la compression à dr. Sensibilité cornéenne diminuée à dr. La sensibilité de la mandibule et du menton est redevenue normale. Hypotonie faciale à dr. avec diminution des réactions palpébrales. Rétrécissement concentrique du champ visuel à g. Déglutition normale. Mastication des solides encore difficile. Parole lente et indistincte. L'examen de la sensibilité (Prof. *A. Rey* [17. I. 1951]) confirme la disparition des douleurs. Anesthésie tactile de l'hémiface droite, à l'exception d'une lentille au front dr. Anesthésie de la langue, sauf au niveau de la pointe et à g. Hypoesthésie du cou, du poignet et de l'index à dr. Sens du goût diminué. Algies pariéto-occipitales à dr.

Sept semaines après l'opération (6. II. 1951), rétrécissement concentrique bilatéral du champ visuel, avec diminution de l'adaptation rétinienne à l'obscurité et hypoesthésie bilatérale des cornées, prédominante à g.

Deux mois après l'opération (février 1951), les sensations reviennent dans la main dr. Trois mois après l'opération (10. III. 1951), les névralgies faciales et buccales n'ont pas encore reparu. Il en va de même 5 mois après la coagulation (mai 1951). L'examen EEG montre un rythme thêta 6 c/s, avec des ondes aiguës dans les régions rolando-temporales et temporo-basales, bilatérales, parfois avec focalisation sous l'électrode temporale g. L'hémisyndrome sensitivo-moteur à dr. est en voie d'atténuation. Au niveau de la tête, la sensibilité de la peau et des muqueuses est encore diminuée. Agueusie, sauf dans la partie postérieure de la langue. Les extrémités sont encore hypoesthésiques, mais la sensibilité reparaît progressivement avec une *composante hyperpathique*. Souvent, les stimulations tactiles sont douloureuses, notamment la préhension d'un objet dur dans la main dr., qui est cyanosée (main thalamique). Augmentation des oscillations artérielles au poignet et à la cheville à dr. Enflure du pied droit à la cheville, qui se traumatise par suite du déficit de la sensibilité profonde. Impuissance sexuelle avec pertes séminales nocturnes. Diminution de l'attention et de la mémoire de fixation. Fatigabilité. Tendance à l'endormissement et crises de sanglots.

Six mois après la coagulation (juin 1951), l'examen de la sensibilité tactile (Prof. *A. Rey*) montre une tendance à la récupération. A l'index droit, le seuil est moins élevé qu'en mars 1951. Sept mois après la coagulation (juillet 1951), hémihypoesthésie cutanée au coton à droite, avec dysesthésies. Les stimuli provoquent une sensation de chatouillement. Hypoesthésie à l'avant-bras et à la main dr. en gant, avec sensation de garrot à l'avant-bras dr. Hyperpathie des masses musculaires à la compression. Au genou et à la malléole dr., la vibration du diapason est douloureuse. Sensibilité de position diminuée aux doigts et aux orteils à dr. La sensibilité tactile a par contre reparu et, avec elle, une sensation de douleur dans les orteils. L'hémisyndrome moteur et viscéro-moteur à dr. persiste. Instabilité du bras et de la jambe à l'épreuve de position. Diminution de la force musculaire: dynamomètre: 24/28 à dr., 36/37 à g. Hypertonie du triceps et main dr. en position d'accoucheur, avec maladresse. Hypertonie des adducteurs de la cuisse et du pied, contracture des orteils avec extension de la première phalange et flexion des autres phalanges *(pied thalamique; fig. 3)*. Enflure de la main et du pied à dr. L'amplitude des oscillations artérielles est diminuée à dr., ainsi que la température cutanée, cependant que la résistance cutanée est augmentée (syndrome vaso-constricteur). Réflexes tendineux plus vifs à dr., polycinétiques et pendulaires (signe d'hypotonie musculaire). Réflexes cutanés abdominaux et crémastériens conservés. Réflexes cutanés plantaires exagérés à droite, avec réaction de fuite du pied et des orteils en extension. Impuissance sexuelle et insomnies. Nerfs crâniens: léger rétrécissement concentrique du champ visuel, avec tracé en spirale, des 2 côtés, mais avec prédominance à g. Mydriase à dr. Fin nystagmus dans les positions extrêmes du regard. Parèse faciale à droite. Dysarthrie. Agueusie, sauf dans la région buccale postérieure. L'examen EEG du 23. VII. 1951 révèle encore des ondes aiguës dans les régions rolandiques et pariéto-occipitales, avec nivellement du voltage à dr., du côté des céphalées pariéto-occipitales.

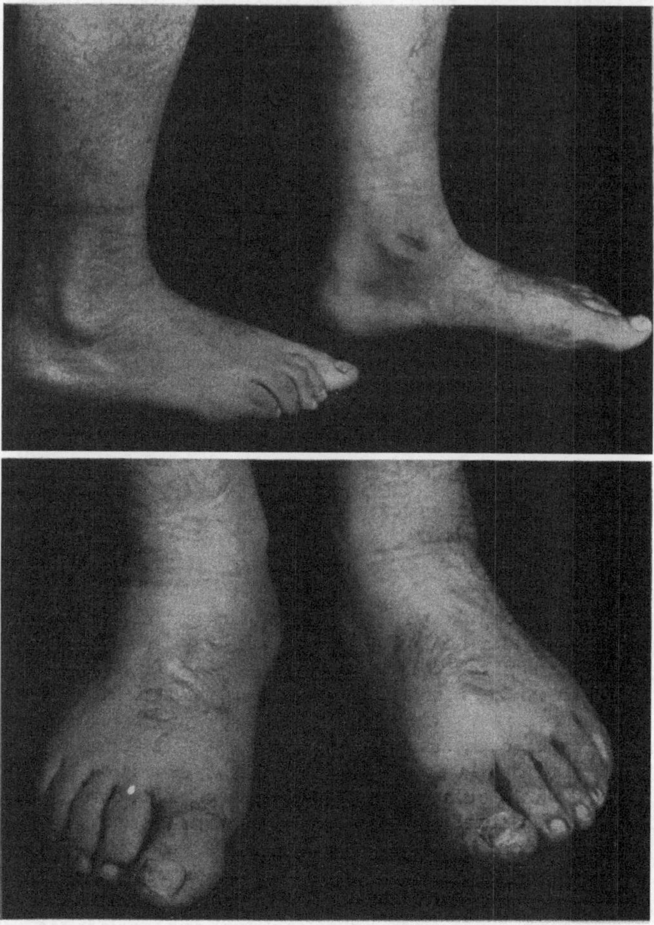

Fig. 3. «Pied thalamique» à dr., consécutif à la coagulation du noyau ventro-postérieur à g. Contracture des releveurs et fléchisseurs des orteils 2, 3, 4 (Hammerzehen).

Dix mois après l'intervention (octobre 1951), réapparition des douleurs péri-oculaires, enflure de la joue et céphalées à g., avec algies pariéto-occipitales persistant à dr. Agueusie. Impotence des extrémités à dr., cyanose de la main dr. et enflure de la cheville à dr. Hypoesthésie, avec hyperpathie, sous l'influence des stimulations tactiles. La préhension d'un objet avec la main dr. est douloureuse. Fatigue et baisse de la mémoire. Onze mois après l'intervention (novembre 1951), érosion neuro-paralytique profonde de la cornée à g. Rhinite séreuse. Douleurs dans la partie postérieure de la langue. Impuissance sexuelle.

Un an après la coagulation du thalamus à g. (décembre 1951), kératite neuro-paralytique à l'oeil g. Algies faciales et buccales prédominantes dans l'angle nasal de l'oeil g., la joue g. et la langue. Hémisyndrome thalamique stationnaire à dr. Hémihypoesthésie encore nette à dr. avec dysesthésies thermiques. Sensibilité profonde diminuée à la main et au pied à dr. avec hypotonie, ataxie, astéréognosie. Légère spasticité des fléchisseurs des doigts et releveurs des orteils à dr. Troubles vaso-moteurs: oedème, cyanose, frilosité des extrémités. Les mensurations précises (Dr. *C. Mentha,* 18. XII. 1951) révèlent une hypertonie du système sympathique aux membres supérieur et inférieur à droite avec diminution des oscillations artérielles et de la température cutanée, et augmentation de la résistance cutanée. Réflexes tendineux exagérés et réflexes cutanés diminués à dr. Signe de Babinski à dr. Hyperémotivité. Réactions coléreuses et dépressives. L'examen EEG montre encore quelques ondes aiguës rolando-temporales, légèrement prédominantes à g. Les contractions antalgiques du muscle temporal à dr. ont reparu. L'excitabilité du labyrinthe g. est diminuée par rapport à celle du labyrinthe dr. Diminution du goût surtout à la pointe de la langue à g. avec hypoesthésie légère. Olfaction normale et symétrique.

Deux ans après la coagulation (décembre 1952), douleurs brûlantes dans la paupière dr., douleurs plus sourdes dans la joue et la mandibule et parfois dans la langue à dr. Dysphagie en rapport avec la parèse faciale. Nerfs sus-orbitaire et sous-orbitaire douloureux à dr. Réflexe cornéen affaibli à dr. Hypoesthésie et hypoalgésie de l'hémiface prédominante dans le territoire supérieur, à dr. Parèse de l'hémiface dr. avec forte salivation. Parole empâtée. Aux membres supérieurs, abaissement du bras dr. à l'épreuve de position, avec légère pronation et spasticité. Au coude, mouvements de flexion-extension peu limités, par contre mouvements de pronation — supination très entravés. Abduction des doigts affaiblie. Adduction des doigts possible en semi-flexion. Mouvements fins des doigts très altérés. Fermeture du poing affaiblie. Adiadococinèse à dr. et dysmétrie avec tremblement intentionnel. Aux jambes, réflexes tendineux plus vifs à dr. Sensibilité tactile et douloureuse diminuée avec hypersensibilité à l'attouchement. Pallesthésie et stéréognosie également diminuées à dr. Réflexe cutané abdominal diminué à dr. Abaissement de la jambe dr. à l'épreuve de position. Légère spasticité. Flexion dorsale permanente des orteils gênante à la marche. Mouvements de flexion-extension, et abduction-adduction du pied dr. médiocre, ainsi que ceux des orteils. Ataxie de la jambe dr. à l'épreuve talon-genou. Réflexes rotuliens exagérés à dr. Réflexes cutanés plantaires vifs avec réactions de fuite sans phénomène de Babinski. Sensibilité tactile douloureuse et pallesthésie diminuée. Sens des positions intact. Marche lente avec inertie du bras droit et circumduction de la jambe. Signe de Romberg positif avec pulsions dans toutes les directions, non systématisées. Analgésiques et soporifiques indispensables. Diverses greffes de la cornée à g. sont restées infructueuses (kératite neuroparalytique). En janvier 1954, le 4e orteil contracturé a du être exarticulé, ce qui a été suivi de thrombo-phlébite à la jambe dr. Rechute de la toxicomanie.

En *conclusion,* dans ce cas d'algies faciales et buccales bilatérales, ayant récidivé après la coagulation du thalamus à dr., la coagulation du noyau ventro-postéro-médian, ainsi que du Lemniscus medialis et du faisceau spino-thalamique à g. provoque une hémianalgésie et hémianesthésie à tous les modes, avec suppression des algies faciales et buccales. Hémiparèse dr. d'intensité légère avec spasticité également légère des extrémités surtout dans leur segment distal (main et pied). Agueusie. Après 5 mois, régression de l'hémianesthésie des membres avec réactions hyperpathiques, comme dans le syndrome thalamique. Troubles vaso-moteurs et trophiques des extrémités à dr. Pied thalamique avec contracture des orteils.

Observation 4. Mme. M. K..., 56 ans. Causalgies du bras dr. après hémilaminectomie C 5 à C 7. Opération du 27. V. 1952, pratiquée à Zürich, avec le Dr. *G. Weber* (Service du Prof. *Krayenbühl*). Coagulation du noyau ventro-postéro-latéral et latéro-ventral près du centre médian à g. (Fig. 1 a, K 39; b, K 4 et 12. Fig. 2 b, K 15. Fig. 2 c, K 39, 12, 43).

Histoire de la maladie. Hiver 1946/47, douleurs dans la nuque à droite après pleurésie. 1949: douleurs dans la nuque à gauche également, avec fourmillements dans les bras et les jambes. Juin 1950: Hémilaminectomie et élargissement du Foramen intervertébrale C 5—C 6 et C 6—C 7 à droite pour cause de spondylose déformante avec aplatissement des disques intervertébraux. Mise à nu des racines C 6 et C 7 étranglées pour soulager les douleurs et les paresthésies dans le dermatome C 7. Après l'opération, augmentation des douleurs dans tout le bras. L'anesthésie des 2 ganglions stellaires ne produit qu'une amélioration momentanée. Déficit de la sensibilité dans le territoire C 6; diminution de la force dans le bras et la main à droite, par suite des douleurs et de l'oedème des doigts. 11. IV. 1951: Causalgies dans le bras droit avec douleurs dans le coude, le pouce et l'index. Excision de la zone de représentation corticale du bras dans la circonvolution post-rolandique. Réapparition des douleurs quelques semaines plus tard. Octobre 1951: Douleurs dans la main droite et la racine de l'index, la paume de la main droite, avec irradiation jusqu'au coude. Les articulations métacarpo-phalangiennes de l'index et de l'épaule sont douloureuses à la compression à droite. Analgésie dans le territoire du nerf radial à la main droite. Fermeture du poing impossible par suite de douleurs articulaires. Main droite légèrement cyanosée. Quelques crises de perte de connaissance avec secousses dans la main droite, depuis la topectomie post-centrale. Insomnies douloureuses et perte d'appétit. 15. V. 1952: Douleurs lancinantes dans tout le bras droit, avec sensation de chaleur, mais sans participation affective adéquate. Nystagmus dans les positions extrêmes du regard. Hypalgésie de l'hémiface g. Flexibilité diminuée de la main et des doigts à dr. avec lividité. Force musculaire légèrement diminuée. Hypoalgésie dans le territoire radial de la main dr. Plexus brachial douloureux. Aux jambes, réflexe achilléen plus vif à droite. Signe de Rossolimo positif à dr. Légère contracture du bras droit en adduction au niveau de l'épaule. Analgésie et anesthésie à la face externe du bras droit, dans le dermatome C 5 à C 7, avec hypoalgésie et hypoesthésie de la main dans le dermatome C 8.

Coagulation du noyau ventro-postéro-latéral et latéro-ventral près du centre médian à g. Pendant le passage du courant, la patiente éprouve des dysesthésies sous forme de sensations de massage du bras droit (fig. 1 b, K 12), parfois avec des mouvements de pronation et d'extension (K 39, fig. 2).

Dans la soirée après l'opération, ptose bilatérale. Aréflexie pupillaire à la lumière, bilatérale, prédominante à dr. Déviation du regard à dr. très limitée, regard à g. un peu limité, surtout pour l'oeil dr. Regard en haut limité, surtout à l'oeil g. Anestésie de l'hémiface à dr. Analgésie du bras à dr. à la piqûre. Réactions algiques aux stimulations très fortes toutefois conservées. Sens des positions très affaibli au bras dr. Hypoalgésie de l'abdomen et de la jambe dr., réactions algiques aux stimulations vives et répétées. Hémiparèse à dr. avec déviation de la langue à dr. Hypertonie des fléchisseurs du bras au coude et spasticité des doigts à dr. Diminution de la force à la main dr. Spasticité de la jambe dr. Coordination médiocre des mouvements des doigts et des orteils à dr. Réflexes tendineux plus vifs à dr. et réflexes cutanés plantaires plus faibles à dr.

Le lendemain de l'opération (28. V. 1952), anesthésie et analgésie totale de l'hémiface dr. La piqûre du bras déclenche, après 5 sec. une douleur intense dans la jambe dr. Celle-ci réagit de même à la piqûre par une douleur mal localisée. Hémianesthésie tactile à dr., avec hémianesthésie thermique sauf pour les températures très élevées (53^0), qui déclenchent une douleur massive dans la jambe dr. Sens des positions aboli à dr. Hémiparèse à dr., d'intensité moyenne. Ptose bilatérale. Aréflexie pupillaire bilatérale à la lumière Humeur nivelée, un peu euphorique et somnolence.

7 jours après l'opération (3. VI. 1952), ouverture des yeux possible à moitié. Réactions pupillaires paresseuses. Nystagmus d'intensité moyenne. Hémianesthésie superficielle et profonde, avec hémianalgésie à dr. Réflexe cornéen aboli à dr. Hémiparèse avec légère spasticité du bras (doigts flasques) et de la jambe, à prédominance proximale. Réflexes tendineux plus vifs à dr. Réflexes cutanés abolis. Babinski négatif.

15 jours après l'opération (11. VI. 1952), l'hémianesthésie et l'hémianalgésie persistent à dr. Sens des positions aboli sauf à l'épaule dr. Persistance de l'hémiparèse à dr. avec abaissement à l'épreuve de position, hypertonie des fléchisseurs, diminution de la force de la main, peau luisante. Spasticité légère de la jambe dr. Vésicules au pied dr. Exagération des réflexes tendineux à dr. avec clonus de la rotule et du pied.

24 jours après l'opération (20. VI. 1952), la patiente quitte la Clinique Neurochirurgicale avec une analgésie totale de l'hémicorps et hémiparèse spastique à dr. Les douleurs dans le bras dr. ont complètement disparu, mais des douleurs spontanées sont apparues dans la jambe dr. La patiente ne réalise pas très lucidement ses troubles

6 mois plus tard (25. XI. 1952), sensation d'humidité froide dans l'hémiface dr. «comme si l'oeil était toujours humide». Bras dr. indolore; parfois, sensation de tension dans ce membre. Analgésie très prononcée au point qu'une brûlure à la main dr. a passé inaperçue. Dans la moitié dr. de l'abdomen, douleurs lancinantes jour et nuit. Pollakiurie. La jambe dr. aussi est insensible et présente une tendance au dérobement au niveau du genou et du pied. Douleurs dans la cuisse dr. Analgésie totale du genou jusqu'au pied. Les douleurs sont aussi intenses qu'auparavant, mais localisées dans la jambe, au lieu du bras. Hémiparèse à dr., légère au niveau de la face, avec nivellement de la commissure labiale. Abaissement du bras à l'épreuve de position avec spasticité d'intensité moyenne. L'élévation du bras de côté reste limitée à 45^0. Au coude, la force des mouvements de flexion et d'extension est diminuée, pronation et supination très lentes, flexion et extension de la main limitées, ainsi que l'adduction-abduction des doigts et la fermeture du poing. Les mouvements d'opposition du pouce sont impossibles. A la jambe dr., spasticité minime; affaiblissement des mouvements de flexion et d'extension de la cuisse et de la jambe, ainsi que des mouvements de flexion plantaire du pied à dr. Mouvements fins des orteils abolis. Troubles trophiques avec nombreuses excoriations à la main dr. Station

impossible sans soutien. Démarche lente avec raideur et circumduction de la jambe droite, semi-flexion du bras dr. sans mouvements synergiques. Adiadococinésie du bras dr. A l'hémiparèse dr. s'ajoute un déficit des sensibilités avec anesthésie de l'hémiface à dr., abolition du réflexe cornéen, anesthésie tactile et douloureuse au bras dr., anesthésie thermique, abolition du sens des positions, sauf à l'épaule et suppression de la pallesthésie. Il en va de même au niveau du tronc et de la jambe dr. où une certaine sensibilité de position est partiellement conservée au niveau du genou et du pied. Réflexes tendineux symétriques, réflexe rotulien un peu plus vif à dr., réflexe cutané plantaire aboli à dr. Babinski négatif. Acuité auditive moins vive à dr.

Dix mois après l'opération (8. IV. 1953), les douleurs dans le coude ont reparu à droite et celle du pied dr. persistent. Les crises de perte de connaissance ont disparu. Hémiparèse à dr., distale, plus prononcée à la jambe, nettement spastique. Bras dr. un peu spastique également. La force des mouvements de flexion du bras et la fermeture du poing sont diminuées à dr. Les mouvements des doigts sont possibles, mais ceux des orteils sont nuls. Oedème des malléoles bilatéral, mais plus prononcé à dr. Dérobement au niveau du pied dr. Anesthésie, analgésie et anesthésie thermique à la main dr. Hémianalgésie et hémihypoesthésie à dr. Sens des positions et sensibilité profonde abolis dans les segments distaux, et au niveau du coude. Réflexes rotulien et achilléen plus vifs à dr.; réflexe cutané plantaire positif des 2 côtés. Pupilles plus dilatées à g. qu'à dr.

Quinze mois après l'opération (11. VIII. 1953), douleurs cuisantes dans le coude dr. et parfois dans la cuisse et dans le genou, jusqu'au pied. Hémiparèse dr. avec spasticité des fléchisseurs du bras dr., dont la force est très diminuée. Spasticité légère de la jambe dr. avec faibles mouvements des orteils et du pied. Abduction et extension de la jambe possibles. Pendant la marche, circumduction de la jambe dr. Bras fléchi au niveau du coude, avec pronation. Semiflexion de la main et des doigts. Analgésie de l'hémiface dr. avec hyperesthésie (syndrome thalamique?), ainsi qu'au niveau du bras et du tronc. Anesthésie de la jambe. Sens des positions aboli au bras dr., mais conservé à la jambe dr. Cyanose et atrophie de la peau à la main dr. Réflexes tendineux symétriques, réflexes cutanés abdominaux nuls, Babinski négatif. Sensation de soif, insomnies douloureuses.

Un an et 8 mois après l'opération (29. I. 1954), douleurs dans la fesse dr. et sensation de brûlure à la cuisse dr. Hémiparèse à dr. avec déviation de la langue vers la dr., spasticité du bras et de la jambe, réflexes tendineux augmentés, réflexes cutanés plantaires abolis, marche difficile avec circumduction du pied dr., raideur de la cheville, talonnement et élévation anormale des orteils. Mobilité médiocre des doigts et des orteils. Analgésie, hypoesthésie de la face à dr., du bras, avec abolition de la pallesthésie. Analgésie, hypoesthésie à la jambe dr., avec abolition de la sensibilité profonde et vibratoire. Mydriase à g., sensation de soif intense.

Décès 2 ans après l'opération à la suite de troubles de l'appareil urinaire. Jusqu'à la fin, la patiente s'était plainte de soif, sensation de brûlure et de lourdeur dans la jambe dr. avec faiblesse au niveau du genou. Oedème de la jambe dr. Impression de vue double à l'oeil dr. Autopsie impraticable.

En *conclusion*, dans un cas de causalgies du bras dr., la coagulation de la région du noyau ventro-latéral, près du centre médian à g. détermine une hémianalgésie et hypoesthésie à dr., prédominante au niveau de la face et du bras, avec hémiplégie spastique d'intensité moyenne. Les douleurs du bras dr. disparaissent, mais la stimulation intense de ce membre fait apparaître des douleurs dans la jambe dr., où surviennent également des algies spontanées. Dix mois après l'opération, les douleurs reparaissent dans le bras dr.

Conclusions.

L'étude systématique des résultats de la coagulation du thalamus chez l'homme dans la région du noyau ventro-postérieur médian et latéral a été poursuivie depuis 1948, avec la collaboration de divers chirurgiens. Nous avons groupé dans ce travail les observations cliniques des cas où le repérage de la structure à coaguler nous avait paru particulièrement précis et où les investigations catamnestiques s'étendaient sur une période suffisamment prolongée (4 ans). Des observations groupées dans ce travail, nous pouvons conclure:

1. La coagulation de la région du noyau ventro-postéro-médian provoque une hémianalgésie et hémianesthésie à tous les modes, nettement prédominante au niveau de la face contralatérale. Elle abolit également les douleurs faciales et buccales et réalise une diminution de la sensibilité gustative.

2. La coagulation du noyau ventro-postéro-latéral et latéro-ventral réalise la même hémianalgésie et hémianesthésie contralatérale, avec prédominance au niveau du bras et abolition des algies brachiales. La diminution de la sensibilité dans le territoire céphalique est par contre moins prononcée. Au bras, on observe une zone d'anesthésie en gant et à la jambe une zone d'anesthésie en botte.

3. Dans tous les cas observés, la coagulation du noyau ventro-postérieur, médian ou latéral, a provoqué en plus de l'hémianesthésie, une hémiparèse d'intensité moyenne avec spasticité prédominante dans les segments distaux des extrémités (main et pied). Simultanément, on a vu se développer des symptômes d'hémiplégie vaso-motrice: troubles vaso-moteurs, acrocyanose, oedème, diminution de la température cutanée, troubles trophiques de la peau et des ongles.

4. La coagulation des voies afférentes aboutissant au noyau ventro-postérieur, notamment celle du Lemniscus médian et du Tr. spino-thalamiques, provoque des effets plus massifs que la coagulation du noyau ventro-postéro-médian, auquel aboutissent ces faisceaux.

5. La durée de l'hémianesthésie et de la suppression des douleurs dépend du substratum coagulé (noyau ou faisceau) et aussi

du volume coagulé. Si la coagulation est trop circonscrite, les douleurs reparaissent assez rapidement: 2 à 3 mois dans les observations 1 et 2, où il s'agissait d'algies faciales, 10 mois dans les observations 3 et 4. En général, les douleurs ne reparaissent pas dans le segment intéressé tant que sa sensibilité est encore abolie (analgésie et anesthésie thermique). Toutefois, les douleurs peuvent reparaître spontanément dans les segments adjacents, ayant une autre représentation thalamique que celle du segment intéressé. Ainsi, après coagulation du noyau ventro-postéro-médian et anesthésie de l'hémiface controlatérale, les douleurs peuvent reparaître dans la région pariéto-occipitale; après coagulation des noyaux ventro-postéro-médian et ventro-postéro-latéral, la douleur du bras contralatéral est abolie, mais les algies spontanées peuvent apparaître dans la jambe contralatérale. On voit se développer également des réactions hyperpathiques, comme dans le syndrome thalamique classique. L'attouchement provoque des sensations désagréables; parfois, la stimulation de la région anesthésiée ne déclenche pas de réaction dans le segment en question (le bras par exemple), mais de vives douleurs dans une partie voisine du corps (la jambe par exemple). Ces douleurs spontanées ou induites n'apparaissent toujours que dans les segments dont la sensibilité a récupéré le plus rapidement. Ces faits sont d'une grande importance pour la compréhension du mécanisme des hyperpathies et du mécanisme de la douleur en général. Ils prouvent que lorsque un centre de projection thalamique a été détruit, les excitations nociceptives se reportent automatiquement vers les centres de projection adjacents demeurés intacts. Il ressort aussi de ces constatations que la douleur n'est pas seulement transmise par les systèmes de projection primaire directe, point par point, avec relais dans le noyau ventro-postérieur, mais aussi par un système de projection diffuse avec intégration probable dans les systèmes intralaminaires du thalamus.

6. La récupération de la sensibilité après coagulation du noyau ventro-postéro-médian et des structures adjacentes s'effectue dans un ordre déterminé: régression de l'hypoesthésie tactile d'abord, puis de l'hypoesthésie à la piqûre, puis des troubles de la sensibilité profonde et de la stéréognosie, enfin seulement régression de l'hémianalgésie et de l'anesthésie thermique. Alors seulement les algies primitives reparaissent à leur tour.

7. La coagulation du thalamus ventro-postérieur provoque certaines modifications du comportement psychique, assimilables, toutes proportions gardées, aux effets de la leucotomie. Les patients s'avèrent plus indifférents à l'égard de leur douleur, parfois un peu euphoriques, souvent hyperémotifs. Leur personnalité a moins de

couleur et moins de vivacité, surtout après les coagulations bilatérales.

8. La coagulation bilatérale peut entraîner des troubles végétatifs tardifs importants: précipitation d'affections antérieures telles que rhinites et sinusites, affections abdominales. Elle peut provoquer l'impuissance sexuelle chez l'homme, ainsi que des troubles trophiques graves des extrémités et une neurokératite paralytique irrémédiable dans les cas où l'on avait pratiqué préalablement la neurotomie rétrogassérienne.

L'importance de ces troubles neurovégétatifs tardifs et de l'hémisyndrome sensitivo-moteur est suffisante pour qu'on limite les indications du traitement des algies par coagulation du thalamus aux cas extrêmes dans lesquels la vie du patient est menacée, par suite de l'intensité des douleurs (danger de suicide). Même dans ces cas le patient doit être informé préalablement des séquelles motrices et viscérales possibles.

Bibliographie.

Talairach, J., H. Hecaen, M. David, M. Monnier et *J. de Ajuriaguerra,* Recherches sur la coagulation thérapeutique des structures sous-corticales chez l'homme. Rev. neur. *81* (1949), 4—24. — *Monnier, M.,* Contributions expérimentales à la physiologie du tronc cérébral chez l'homme. I. Technique de repérage, stimulation et coagulation des structures sous-corticales. Helvet. Physiol. Acta *8* (1950), C 54—55. — *Monnier, M.,* et *R. Fischer,* Contributions expérimentales à la physiologie du tronc cérébral chez l'homme. II. Stimulation et coagulation des noyaux latéro-ventral, ventro-postéro-latéral et ventro-postéro-médian du thalamus. Helvet. Physiol. Acta *8* (1950), C 55—57. — *Monnier, M.,* et *R. Fischer,* Contributions expérimentales à la physiologie du thalamus chez l'homme. III. Stimulation et coagulation du Lemniscus médian. Helvet. Physiol. Acta *9* (1951), C 10—C 12. — *Monnier, M.,* et *R. Fischer,* Stimulation électrique et coagulation thérapeutique du thalamus chez l'homme. (Névralgies faciales.) Confinia Neurol. *11* (1951), 282—286. — *Monnier, M.,* Repérage, stimulation et coagulation thérapeutique des centres sous-corticaux chez le singe et chez l'homme. IVe Congrès Neurol. Internat. 1949. C. R., Vol. III, Paris, 1951. Arch. suiss. Neur. *67* (1951), 217—221. — *Monnier, M.,* Appareil stéréotactique et technique de repérage pour la coagulation du relais thalamique de la douleur chez l'homme. Schweiz. med. Wschr. *82* (1952), 1031—1034. — *Monnier, M.,* Le rôle du thalamus dans l'organisation de la douleur. Acta neuroveget. 7 (1953), 84—92. — *Monnier, M.,* La stimulation électrique du thalamus chez l'homme. Résultats somatotopiques. Livre jubilaire du Dr. André-Thomas. Masson, Paris, 1955.

Aus der Neurochirurgischen Universitätsklinik Freiburg
(Direktor: Prof. Dr. *T. Riechert*).

Beschreibung und Anwendung eines Zielgerätes für stereotaktische Hirnoperationen (II. Modell).

Von

T. Riechert und **F. Mundinger.**

Mit 8 Textabbildungen.

Das erste Modell des Zielgerätes ist in den letzten zwei Jahren aus der Operationserfahrung heraus weitgehend modifiziert und verbessert worden. Bei dem jetzt vorliegenden Modell beträgt bei exakter technischer Handhabung die maximale Abweichung der Zielnadel vom Zielpunkt ± 0,5 mm. Diese Abweichung ist einzig noch bedingt durch die freie Länge der Elektroden und deren Elastizität. Inzwischen hat sich auch eine standardisierte Methode der Anwendung des Zielgerätes herausgebildet. Im folgenden soll eine Beschreibung des Gerätes (A) und seiner Anwendung (B) gegeben werden.

Als Material wurde eine ausgehärtete und nachverdichtete Al-Cu-Mg-Legierung gewählt, die in ihrer Festigkeit, Zug- und Druckbelastung einem einfachen, guten Stahl entspricht. Sie hat hingegen mit ihrem spezifischen Gewicht von 2,8 den Vorteil, um nahezu zwei Drittel leichter zu sein als Stahl.

Wenn auch durch die neugeschaffene Lagerungsvorrichtung des Grundringes bei dem jetzt vorliegenden Modell das am Kopfe des Patienten lastende Gewicht gegenüber früher nicht mehr die Rolle spielt, so ist die bei der Konstruktion des ersten Modells aufgestellte Forderung auf ein leichtes, bewegliches Gerät, das „zum Patienten kommt", nicht verlassen worden. Das Gerät bietet nach wie vor den Vorteil, am sitzenden und auch unruhigen Patienten befestigt werden zu können, da der Grundring mitgehen kann und somit Verschiebungen und Verletzungen vermieden werden, außerdem auch ein übersichtlicher Zugang zum Gehirnschädel unter sterilen Bedingungen ermöglicht wird, was bei einigen Indikationen von Bedeutung ist.

Der besondere Vorteil des leichten Grundringes, auf den nochmals hingewiesen sei, besteht also darin, daß der Kranke nach der Befestigung des Ringes nicht unbeweglich fixiert ist, sondern daß sein Kopf frei beweglich bleibt. So kann beim Auftreten eines Anfalles beispielsweise der Grundring sofort aus seiner Lagerung herausgenommen werden; der Patient vermag sich mit am Kopf befestigtem Ring aufzusetzen, andererseits kann er auch mit angelegtem Grundring auf eine weiche Unterlage (Kissen) gebettet werden. Letzteres ist dann erwünscht, wenn die Koagulationsnadel oder die Strahlenquelle für längere Zeit am Zielpunkt verbleiben soll: also bei fraktionierten Koagulationen oder Bestrahlungen.

A. Das Zielgerät.

Seine Hauptteile sind:

I. Der Grundring mit den Markierungszeichen und -bohrungen (1), die Reiter zur provisorischen und scharfen Befestigung (2) und die zusätzlichen Hilfsvorrichtungen (3).

II. Der Zielbügel (1) mit der Nadelhalterung (2) zur Führung der Zielnadeln, Kanülen und Elektroden (3).

III. Der Phantomring mit Koordinatensystem zur mechanischen Einstellung des Einfallswinkels der Zielnadel.

IV. Der Knochenlückenmarkierungsring zur Markierung der Trepanationslücken am Phantom.

V. Die Röntgenvisiereinrichtung für die zentrierte Aufnahmetechnik.

VI. Sonstiges Zubehör für gezielte Hirnoperationen.

I. Einzelteile des Gerätes.

1. *Der Grundring* (siehe Zeichnung I a bis i).

Er ist kreisförmig und kann mit seinem Außendurchmesser von 27 cm bei allen Kopfformen Verwendung finden. Die Ringstärke beträgt 15 × 15 mm. Eine Dehnung oder Torsion des Ringes durch normalerweise ansetzende Kraft- und Hebelwirkungen ist nicht möglich. Versuche an der Leiche haben ergeben, daß bei einer Druckbelastung von 75 kg/Spindel die Dehnung oder Torsion des Grundringes unter 0,01 mm liegt. Die normalerweise auf den Grundring wirkende Belastung liegt jedoch weit darunter. An der Oberseite des Grundringes hat man eine 360-Grad-Teilung (in halben Graden) graviert.

Unsere *drei Hauptebenen* sind, was vorweggenommen sei, die Sagittalebene (0 bis 180°), die Interauricularebene (90 bis 270°) und die Grundringebene. Im Ring befinden sich Bohrungen zur Aufnahme der verschiedensten Befestigungsschrauben. Sowohl die

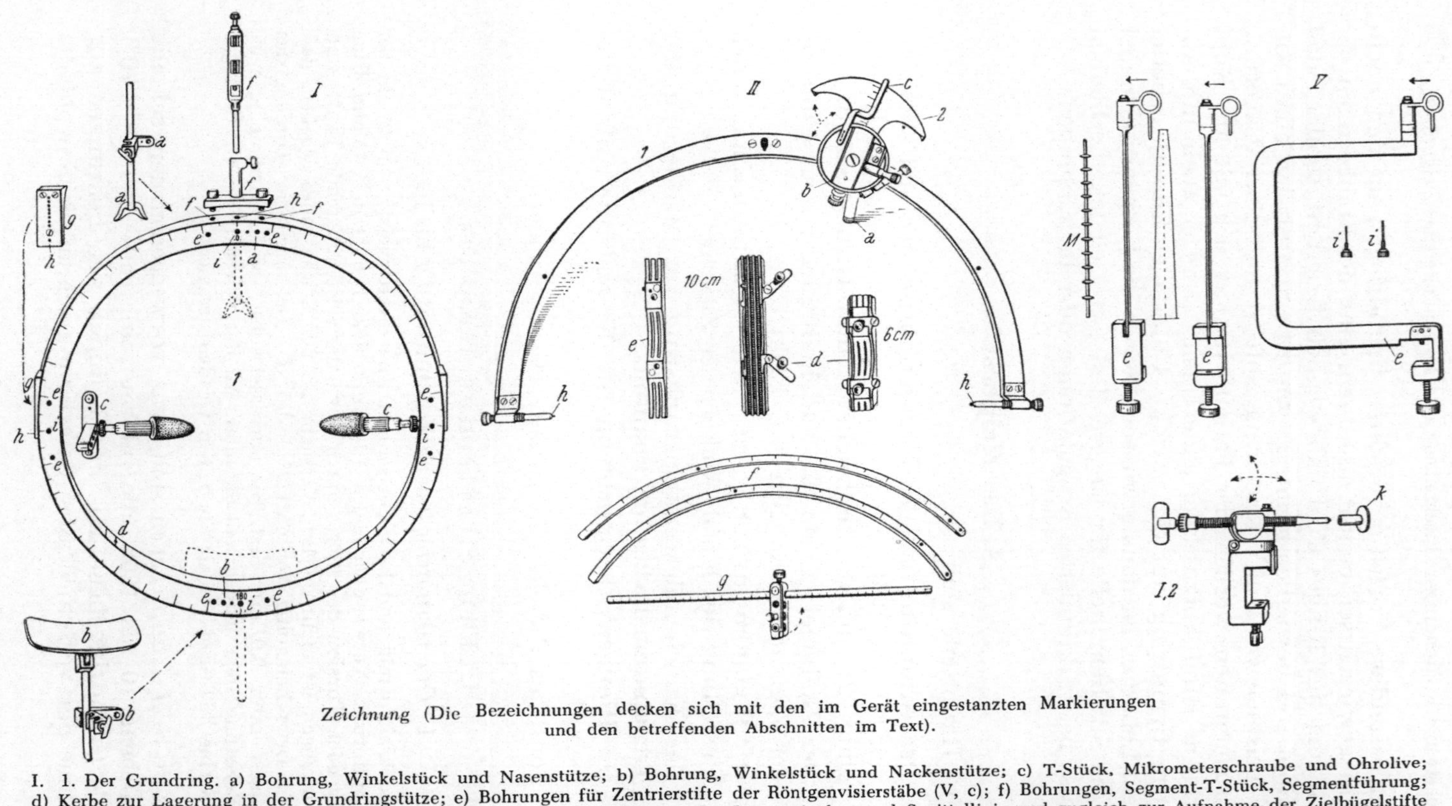

Zeichnung (Die Bezeichnungen decken sich mit den im Gerät eingestanzten Markierungen und den betreffenden Abschnitten im Text).

I. 1. Der Grundring. a) Bohrung, Winkelstück und Nasenstütze; b) Bohrung, Winkelstück und Nackenstütze; c) T-Stück, Mikrometerschraube und Ohrolive; d) Kerbe zur Lagerung in der Grundringstütze; e) Bohrungen für Zentrierstifte der Röntgenvisierstäbe (V, c); f) Bohrungen, Segment-T-Stück, Segmentführung; g) Lochplatte für Zielbügelstifte; h) Durchbohrung zur röntg. Markierung der Interauricular- und Sagittallinie und zugleich zur Aufnahme der Zielbügelstifte in diesen Linien; i) Bohrung für Markierungsstäbchen (V, i); k) Aufsteckpilz. — I. 2. Reiter. — II. 1. Zielbügel. 2. Nadelhalterung. a) Mikrometerschraube = vertikaler Winkel; b) Führungsscheibe; c) Zeiger für Nadelseitenwinkel; d) Führungsschiene; e) Deckschiene; f) Zielbügel — Grundring — Segmentbogen; g) Tiefenmarkierungsstab mit Anschlag; h) Gewindestifte. — V. M = Meßstab; e = Röntgenvisierstäbe und Röntgenvisierbügel; i = Markierungsstäbchen.

Bohrungen als auch die zugehörigen Teile sind mit kleinen Buchstaben, die im folgenden jeweils in Klammern angegeben werden, gekennzeichnet:

a) Für die provisorische Befestigung des Grundringes sind an der Ober- und Unterseite Bohrungen für das *Winkelstück,* in das die *Nasen-* (a) und *Nackenstütze* (b) eingesetzt werden kann, und für das *T-Stück* (c), das die *Ohroliven* trägt. Die Ohroliven können auch an der Innenseite des Grundringes bei 90 und 270° direkt eingeschraubt werden (in der Interauricularlinie!).

b) Eine durchgehende *Kerbe* (d) gibt die Markierung zur Lagerung des Grundringes in den *Halteklauen* der Grundringstütze.

c) Je zwei diametral einander gegenüberliegende Bohrungen (e) sind zum Einstecken des Zentrierstiftes der Röntgenvisierstäbe für die a. p. und seitliche Röntgenaufnahme geschaffen.

d) An der Außenseite des Grundringes befinden sich je zwei diametral einander gegenüberliegende Bohrungen (f) für das *Segment-T-Stück,* das die Segmentführung für den Zielbügel-Grundring-Segmentbogen aufnimmt, und je eine *Lochplatte* (g) zur Aufnahme der Zielbügelstifte.

e) Die *nicht bezifferte* Bohrung (h) auf dieser Lochplatte (bei 90 und 270°) durchbricht den Grundring, so daß sie zugleich eine röntgenologisch sichtbare Markierung der Interauricularlinie abgibt. In der gleichen Weise markieren zwei Bohrungen die Sagittallinie bei 0 und 180°. Diese Bohrungen sind entsprechend der Röntgenverzeichnung ausgeglichen und deshalb im Durchmesser different. Zur Markierung der Interauricular- bzw. Sagittalebene sind zusätzlich zum Einstecken von Markierungsstäbchen oder Markierungs-T-Stücken Bohrungen (i) in der Oberseite des Grundringes bei 360 und 180 und bei 90 und 270° angelegt.

2. *Die zehn Reiter* (siehe Zeichnung I, 2).

Mit ihnen wird der Grundring am Schädel in der gewählten Ebene unverrückbar befestigt. Sie bestehen aus der Spindel, den gelenkigen Verbindungen und dem Kloben. Die Spindel hat einen verjüngten Auslauf und Dorn. Der Dorn ist nach 4 mm abgesetzt, um beim Eindrehen die Gefahr einer Perforation des Knochens zu vermeiden. Alle Spindelgewinde sind genormt und können wahlweise untereinander ausgewechselt werden. Die Gelenke ermöglichen eine vertikale und horizontale Schwenkung der Spindel; dadurch kann der Angriffspunkt der Spindeln der Kopfform angepaßt werden. Die Befestigung der Reiter erfolgt mit Kloben am Grundring.

3. *Hilfsvorrichtungen.*

Zur provisorischen oder kurzdauernden Befestigung des Grundringes können auf die Spindeln *Aufsteckpilze* (Zeichnung I, 2 k) mit einer Gummiauflage gesetzt werden. Weitere Hilfsbefestigungen sind: die brillenstegartige *Nasenstütze* (Zeichnung I, 1 a), die nur in vertikaler Richtung verschieblich ist, sowie die *Nackenstütze* (Zeichnung

I, 1 b), die sich in allen Richtungen bewegen läßt. Beide können mit Hilfe von Winkelstücken in der Sagittalebene des Grundringes, und zwar in Position a und b, eingesetzt werden (siehe unter I, 1 a). Die zwei *Ohroliven* (aus Gummi) mit den Mikrometerschrauben (Zeichnung I, 1 c) werden in der Interauricularebene entweder direkt am Grundring in Position h oder mit Hilfe der Ohroliven-T-Stücke in Position c befestigt.

II. Der Zielbügel mit Nadelhalterung und Elektroden.

1. Der halbkreisförmige *Zielbügel* ist mit zwei Gradeinteilungen von je 1 bis 90° versehen. Der Scheitel liegt bei 90°. Der Zielbügel wird mittels zweier Gewindestifte (Zeichnung II h) in die Lochplatte des Grundringes (siehe unter I, 1 d) bzw. des Phantomringes unter Spannung in Position h eingesetzt. Die beiden Stifte sind in ihrem Durchmesser entsprechend den zugehörigen Bohrungen different (siehe unter I, 1 e). Sie bilden den Drehpunkt des Zielbügels mit der Achse in der Interauricularlinie. Die einzelnen Winkeleinstellungen des Zielbügels zum Grundring werden durch den sogenannten Zielbügel-Grundring-Segmentbogen (Zeichnung II f) bewerkstelligt. Es ist dies einmal ein Kreisbogenstück mit $^1/_2{}^0$-Teilung von 0 bis 70° für Eingriffe kranial der Grundringebene und ein zweiter Bogen mit einer Teilung von 0 bis 100° für solche kaudal dieser Ebene. Dieser Zielbügel-Grundring-Segmentbogen wird einerseits gelenkig am Scheitel des Zielbügels mit einer Steckschraube und anderseits am Grundring in der sogenannten Segmentführung (Posit. f, siehe unter I, 1 d) arretiert. An letzterer erfolgt die Ablesung des sogenannten „Höhenwinkels" auf $^1/_{10}{}^0$ genau mit einer Lupe, die auf die Segmentführung aufgesetzt werden kann.

2. *Die Nadelhalterung* (Zeichnung II).

Sie gleitet schlittenartig auf dem Zielbügel und kann mittels einer Schraube auf jedem beliebigen Winkelgrad gehalten werden. Der Schlitten ist nach der einen Seite hin geöffnet, um ein Verschieben über die Segmentbogenverbindung zu gestatten. Zwischen den beiden Backen des Schlittens wird über einer Strichmarkierung der sogenannte „Seitenwinkel" abgelesen (durch eine Lupe auf $^1/_{10}{}^0$ genau). Die eigentliche Nadelhalterung ist mit dem Schlitten mehrgelenkig verbunden. Sie kann im ganzen durch eine Mikrometerschraube gegen den Zielbügel geneigt werden, bezogen auf die Zielbügelebene in vertikaler Richtung. Wir nennen diesen

Winkel: vertikalen Winkel der Zielnadel, kurz „Nadel vertikal". Die Noniusteilung an der Mikrometerschraube erlaubt eine Ablesegenauigkeit auf 0,05° (Zeichnung II a).

Die Nadelhalterung selbst besteht aus dem Scheibenhalter als Kern, dem die Führungsscheibe aufsitzt (Zeichnung II b). Die Führungsscheibe kann um den Scheibenhalter gedreht werden und ist in jeder gewünschten Position feststellbar. Es wird dadurch eine Schwenkung der Zielnadel in der Ebene der Führungsscheibe um 360° ermöglicht. Dieser Winkel der Zielnadel wird als „Nadelseitenwinkel" bezeichnet, kurz „Nadel seitlich", und ist auf einem nach oben geführten *Skalenbogen* mit Hilfe eines Zeigers ablesbar (Zeichnung II c).

Infolge der theoretisch unendlich vielen Winkelpositionen durch die Kombination von Höhenwinkel, Seitenwinkel, Nadel vertikal und Nadel seitlich wird praktisch ermöglicht, daß *jeder Punkt im Hirn von jedem Punkt des knöchernen Schädels einschließlich der Schädelbasis angezielt* werden kann. Die Zielnadeln und Elektroden werden in der *Führungsschiene* geführt (Zeichnung II d). Diese gleitet in der Führungsscheibe und ist in jeder beliebigen Höhe durch eine Schraube zu arretieren. In praxi wird die Führungsschiene bis zur Kopfschwarte vorgeführt. Die Führungsschiene hat in der Normalausführung eine Länge von 10 cm und in der kleinen Ausführung von 6 cm, damit die in der Länge genormten Elektroden einen basisnahen Zielpunkt erreichen können, ohne durch die Länge der Führungsschiene am genügend tiefen Eindringen gehindert zu werden. In ihr sind für die Elektroden drei Nuten im Abstand von 3 mm eingelassen. Durch zwei Schrauben kann man eine Deckschiene (Zeichnung II e) gegen Federdruck mehr oder weniger stark den Führungsnuten und somit auch den dazwischenliegenden Elektroden andrücken. Die Nutenform ist so gewählt, daß Nadeln mit einem Durchmesser von 0,3 bis 3 mm in ein und derselben Nute genau geführt oder fest arretiert werden können. Löst man die zwei Schrauben, so wird die Deckplatte durch den Federdruck wieder abgehoben, und sie kann alsbald abgenommen werden. Will man z. B. die Zielnadel unverändert am Ort belassen, so kann sie dadurch ohne weiteres aus der Führungsschiene und damit auch aus der Nadelhalterung herausgelöst werden. In den Scheibenhalter ist noch eine Bohrung zum Einstecken eines graduierten Vierkantstabes, des sogenannten *Tiefenmarkierungsstabes* (Zeichnung II g) eingelassen. Auf ihm kann ein verstellbarer Anschlag bewegt werden; dadurch wird die relative Eindringtiefe der Nadel markiert und ablesbar.

3. *Zielnadeln, Kanülen, Elektroden.*

Die normalen Elektroden sind bis auf die Spitze von 3 bzw. $1^1/_2$ mm mit einem Speziallack isoliert. Sie werden in einer ebenfalls durchgehend isolierten Kanüle geführt. Die Führungskanüle hat an ihrem Ende einen Ansatz für den Anschlag der Tiefenmarkierung und ist an ihrer Spitze auf $^1/_2$ mm nicht isoliert. Die Elektrodenspitze überragt die Führungskanüle wahlweise bis zu 7 mm. Es kann mit ihr sowohl unipolar (und in Verbindung mit der Hülsenspitze bipolar) gereizt als auch koaguliert werden. Bei einer weiteren Ausführung kann die Elektrodenspitze bis zu 15 mm in verschiedenen konstruktiv festgelegten Bögen aus der Zentralkanüle seitlich herausgeführt werden. Auch hierbei ist eine bipolare Reizung und Koagulation möglich.

Damit die elastischen Elektroden beim Durchstoßen der Kopfschwarte nicht abgedrängt werden können, wird diese vorher mit einem stilettartig geschliffenen Mandrin in Elektrodenrichtung durchbohrt. Dieses Mandrin wird ebenfalls in der Führungsschiene in der festgelegten Richtung geführt und wird nach dem Durchbohren der Kopfschwarte und Dura mit den Elektroden ausgetauscht. Weiterhin verwenden wir Kanülen zum Einlegen und zur Injektion von radioaktiven Isotopen und Spezialanfertigungen von radioaktiven Drähten mit kanülenartigen Spannvorrichtungen, die durch Fernbedienung betätigt werden können.

III. Der Phantomring (Abb. 5 P).

Er ist hinsichtlich seiner Maße, seiner Stärke, seiner Graduierung und seiner Bohrungen völlig mit dem Grundring identisch. Wir verweisen deshalb auf die Beschreibung des Grundringes (siehe unter I, 1). Zur Aufstellung des Phantomringes sind an der Unterseite Bohrungen mit Kugelschnepper, in die drei Fußstäbe eingesteckt werden können.

Auf die Ebene der Ringmitte bezogen ist eine Vorrichtung mit drei feststellbaren Prismenstäben eingesetzt. Sie entsprechen den drei Richtungen eines rechtwinkligen räumlichen Koordinatensystems (vertikal, horizontal und sagittal), und sind so aufeinander verschieblich, daß das kegelförmige Ende der vertikalen Koordinate als Zielpunkt dient und in bezug auf den Mittelpunkt des Ringes auf alle beliebigen Koordinaten eingestellt werden kann. Die Einstellung der Koordinaten erfolgt durch Lupenablesung auf $^1/_{10}$ mm genau. Der Zielbügel wird am Phantomring in der gleichen Weise wie am Grundring an den dafür vorgesehenen Stellen befestigt.

IV. Der Knochenlückenmarkierungsring (Abb. 5 K).

Um auch die Knochenlücke, die in einer früheren Sitzung oder unmittelbar vor Beginn des stereotaktischen Eingriffes angelegt worden ist, am Phantom zu markieren, haben wir den sogenannten Knochenlückenmarkierungsring. Es ist dies eine Anordnung von Winkel- und Kugelgelenken, die auf der einen Seite einen Ring trägt, der in die Knochenlücke am Patienten eingelegt wird und zur Feinbestimmung eine auswechselbare Lochscheibe aufnehmen kann. Auf der anderen Seite befindet sich ein Fußkloben, der verschieblich sowohl am Grundring als auch in der gleichen Weise am Phantomring befestigt werden kann.

V. Die Röntgenvisiereinrichtung mit Röntgenbänkchen (Abb. 1).

Wie bei der Beschreibung der technischen Durchführung von gezielten Hirnoperationen näher zu erläutern sein wird, ist zur röntgenologischen Bestimmung der auf die Grundringmitte bezogenen Koordinaten erforderlich, daß der Grundring jeweils senkrecht auf den Röntgenfilm projiziert wird, der Zentralstrahl also durch die Ebene der Grundringmitte verläuft. Durch Lagerung des Grundringes in der Grundringstütze wird diesen Forderungen Rechnung getragen. Der Grundring kann in die zwei Halteklauen der *Grundringstütze* eingespannt werden, wobei die strichartigen Kerben in Übereinstimmung gebracht werden müssen (Pos. d, siehe unter I, 1 b). Die Halteklauen sind senkrecht auf einem U-förmigen Leichtmetallrahmen, der in seinen Abmessungen größer als die Röntgenplatte ist, angeschweißt. Dieser Rahmen liegt einem nicht kontrastierenden Holzbänkchen auf, das wiederum verschieblich unmittelbar der Filmkassette aufsitzt. Durch diese Anordnung steht der Grundring senkrecht auf der Röntgenplatte, wenn der Zentralstrahl durch die Sagittallinie bei der a.-p.-Aufnahme und durch die Interauricularlinie des Grundringes bei der seitlichen Aufnahme verläuft. Die Ausrichtung des Zentralstrahles auf die beiden Linien erreicht man mit der sogenannten *Röntgenvisiereinrichtung.* Sie besteht

1. aus einer Lichtquelle (Scheinwerfer) mit einem konzentrischen Linsensystem in einer Rohrschelle. Sie wird mit einem Haltearm parallel zum Zentralstrahl am Tubus der Röntgenröhre angeschraubt;

2. aus zwei Röntgenvisierstäben mit schwenkbaren Visierkreisen und Visierstiften. Ein Röntgenvisierbügel, der die gleiche

Visiereinrichtung trägt (Kreis und Stift) ist außerdem für ungünstige Grundring-Zielbügelpositionen geschaffen worden. Bei allen dreien ist die Röntgenverzeichnung bereits ausgeglichen, d. h. der plattenfernere um die Röntgenverzerrung kleiner gehalten (Zeichnung V e). Befestigt werden die Röntgenvisierstäbe mit einem Fußkloben an konstruktiv festgelegten, diametral gegenüberliegenden Stellen des Grundringes von der Innenseite her. Zentrierstifte in den Fußkloben erleichtern das Einstecken in die eigens markierten Bohrungen (Pos. e, siehe unter I, 1 c). Es ist darauf zu achten, daß die Lichtquelle im gleichen Abstand von der Röntgen-Tubusmitte befestigt wird wie die Visierstäbe von der Sagittal- bzw. Interauricularebene, so daß der Zentralstrahl dann durch die beiden Linien in der Grundringmitte verläuft, wenn die Lichtschatten der Röntgenvisierkreise und -stifte zur Deckung gebracht worden sind.

3. Zur Korrektur der Röntgenverzeichnung wird ein Meßstab von 10 cm Länge (Scheibenlamellenabstand 1 cm) mitgeröntgt (siehe Abb. 1 M und Zeichnung V M). Er wird an der Schädeloberfläche annähernd in der Ebene des vorgesehenen Zielpunktes angeheftet, gibt also die Röntgenverzeichnung für diese Ebene. Um kleinste Verkantungen und Torsionen des Grundringes röntgenologisch korrigieren zu können, zugleich auch zur zusätzlichen Markierung der Sagittal- und Interauricularebene, werden in Pos. f des Grundringes kleine Markierungsstäbchen (Zeichnung V i) oder Markierungs-T-Stücke eingesetzt und mitgeröntgt.

VI. Sonstiges Zubehör zur Durchführung von stereotaktischen Operationen.

Bei stereotaktischen Operationen sind besondere Anordnungen und zum Teil speziell und zweckentsprechend umgebaute Apparate notwendig. Sie betreffen die Röntgentechnik (1), die Koagulation und deren Kontrolle (2) und die physiologische Sicherung des Zielpunktes (3).

1. *Röntgenapparatur.*

Um die Verzeichnung der Röntgenaufnahme von vornherein möglichst klein zu halten, wählten wir den Focusabstand zur Filmkassette mit 3 m. Dieser Abstand läßt sich einmal dadurch erreichen, daß man den Patienten bzw. den Operationstisch in 3 m Entfernung von der festeingebauten Röntgenanlage bringt oder dadurch, daß man die Röntgenröhre fahrbar baut: Wir geben stets der letzten Anordnung den Vorzug. Zwischen Decke und Boden des stereotaktischen Raumes kann in einer Schiene ein Stativ in einer Richtung quer durch den Raum bewegt werden. An diesem

Stativ ist die Röntgenröhre befestigt und kann in der Höheneinstellung variiert werden. Der Röntgentubus kann also vom Boden bis zur Decke und quer durch den ganzen Raum ausgefahren werden.

2. Äußerst wichtig ist, daß die Ausschaltung von Substraten in ihrer Ausdehnung vorausbestimmt werden kann. Wir verwenden zur umschriebenen und bestimmbaren Ausschaltung des Zielpunktes ein Hochfrequenzgerät mit einer eigens dafür eingerichteten exakten Feindosierung und Feineinstellung der Stromstärke. Für dieses Gerät haben wir auf Grund experimenteller Untersuchungen die für jeden Koagulationsdurchmesser erforderliche Stromstärke tabellarisch festgehalten. Als weitere Kontrolle wird ein Thermokreuzmeßinstrument mit mA-Eichung und zur Widerstandsmessung ein Ohmmeter mit kurzen Kabeln zwischen Koagulationsgerät und die Elektrode geschaltet. Zur akustischen Überwachung wird während der Koagulation ein Mikrophon an den Kopf des Patienten gelegt und über einen Verstärker im Lautsprecher das Koagulationsgeräusch hörbar gemacht. Eine einfache und durchaus ausreichende Kontrolle ist das Abhören des Geräusches mit einem Stethoskop.

In besonders gelagerten Fällen benutzen wir zur Ausschaltung auch die Elektrolyse.

Bei einigen Indikationen bringen wir durch eine Kanüle (= Zielnadel) radioaktive Isotope an den Zielpunkt (lokalisierte Bestrahlung), wobei für kleine und kleinste Ausschaltungen kurzlebige Betastrahler mit einer definierten und begrenzten Reichweite im Gewebe in Trägersubstanzen eingebaut oder an sie adsorbiert zur Anwendung kamen. Sie verbleiben am Ort und heilen reizlos ein. Mittelharte radioaktive Isotope mit einer vorwiegenden Gammastrahlung benutzen wir für ausgedehntere Zerstörungen bzw. Bestrahlungen (Tumorreste). Sie sind kolloidal suspendiert und werden gezielt in den Tumor eingeführt. Harte und langlebige Isotope verbleiben nur temporär am Ort und müssen wieder entfernt werden. Das Einführen dieser Strahlenquellen erfolgt mit einer unter den Gesichtspunkten des Strahlenschutzes von uns konstruierten Applikations- und Spannvorrichtung und mit Hilfe von speziellen Fernbedienungsinstrumenten.

3. *Geräte zur physiologischen Kontrolle.*

Neben der röntgenologischen Kontrolle der Nadellage wird bei allen Eingriffen in subkortikalen Substraten vor der endgültigen Ausschaltung eine „physiologische“ Sicherung und Verifizierung des Zielpunktes angestrebt. Diese „physiologische Kontrolle" erfolgt durch die Reizung mit Thyratronentladung. Die Reizform und -Frequenz, -Spannung und -Stärke wird optisch an einem Doppelkathodenstrahl-Oscillographen überwacht. Ein Reiztransformator zwischen Reizgerät und Elektrode sichert das Gehirn vor ungewollt hohen Stromstößen. Elektroencephalographische Tiefenableitung der Potentiale, uni- und bipolar, und Hautableitungen mit Plättchenelektroden über einen handelsüblichen achtkanäligen Elektroencephalographen kontrollieren nicht nur die Lage der Zielnadel (Thalamus, Liquor usw. und die Projektion der Reize), sondern überwachen auch die Reizung, indem eine eventuelle reizbedingte Anfallsgefährdung rechtzeitig angezeigt wird, und ermöglichen schließlich den Erfolg der Koagulation (Spannungsreduktion) zu registrieren. Ein und dieselben Elektroden und Elektrodenhülsen sind sowohl für die Koagulation als auch für die uni- und bipolare Reizung und die EEG-Tiefenableitung geeignet, so daß sich ein Auswechseln der Elektroden erübrigt.

B. Technische Handhabung des Zielgerätes und Durchführung von gezielten Hirnoperationen.

Nachdem wir uns im ersten Teile ausführlich mit den Einzelteilen des Zielgerätes vertraut gemacht, auch ihre Bedeutung kurz gestreift haben, soll dieser Abschnitt die technische Durchführung einer gezielten Hirnoperation beschreiben. Das Vorgehen hierbei ist für alle am Schluß angeführten Indikationen prinzipiell gleich, mit Ausnahme der Ganglion-Gasseri-Koagulation, die an anderer Stelle besprochen werden soll.

I. Vorbereitung des Gerätes zur Operation.
II. Vorbereitung des Patienten zur Operation.
III. Befestigung des Grundringes und Röntgentechnik.
IV. Rechnerische Ermittlung des Zielpunktes.
V. Bestimmung des Einfallswinkels am Phantom.
VI. Einführen der Zielnadel, röntgenologische und physiologische Kontrolle des Zielpunktes und seine Ausschaltung.

I. Vorbereitung des Gerätes.

Für den gezielten Eingriff müssen einzelne Teile des Zielgerätes keimfrei gemacht werden, um Infektionen zu vermeiden, die durch Einschleppen von Keimen mit der Zielnadel eventuell entstehen oder bei der scharfen Befestigung des Grundringes an den Eindringstellen der Spindeln eine konsekutive Osteomyelitis hervorrufen könnten.

Dampfsterilisiert werden:

Alle Reiter (A, I, 2), die Ohroliven aus Gummi (um nicht eine eventuelle Otitis externa zu übertragen), der Zielbügel mit der gesamten Nadelhalterung (alle Teile unter A, II, 1 bis 4), die Kanülen, Troikarts und Stilette aus Metall und schließlich der Knochenlückenmarkierungsring.

Das gesamte Phantom mit den T-Stücken und der zugehörigen Segmentführung werden über 48 Stunden lang in *Formoldämpfe* eingelegt. Uns hat sich hierfür ein großer Glaszylinder mit abnehmbarer Glasplatte als besonders geeignet erwiesen. Der Boden dieses Zylinders wird mit Formoltabletten ausgefüllt und durch Gazestreifen abgedeckt. In einem anderen Behälter bewahrt man in Formoldämpfen die Zuleitungskabel für die Reizung und Koagulation und die isolierten Elektroden und Elektrodenhüllen auf. Sprödigkeit oder Beschädigung der Lackierungen oder Isolierungen werden dadurch vermieden. Alle isolierten Elektroden sind mit einem hitzebeständigen (300°) Speziallack überzogen, so daß sie auch unter den üblichen Bedingungen sterilisiert werden können.

Bei allen übrigen Teilen des Zielgerätes ist eine Sterilisation nicht erforderlich.

II. Operationsvorbereitung des Patienten.

1. Der übliche Zugangsweg für eine cerebrale Ausschaltung ist eine frontale Trepanlücke, die nicht größer als 2×2 cm zu sein braucht. Sie wird entweder in einer ersten Sitzung angelegt und nach einwandfreier Wundheilung in einer zweiten Sitzung erst die stereotaktische Operation angeschlossen (zweizeitiges Vorgehen), oder sie wird unmittelbar vor dem stereotaktischen Eingriff angelegt (einzeitiges Vorgehen). Um nun die Trepanlücke in eine günstige Beziehung zum vorgesehenen Zielpunkt zu setzen, wird zunächst parasagittal am Kopfe ein Gummiband mit eingearbeiteten Bleiplättchen angebracht und geröntgt. Die erste Bleilamelle sitzt hierbei am Nasenansatz, alle weiteren verlaufen im Abstand von je 2 cm über dem Kopf. Röntgenologisch kann nun der günstigste Einfallswinkel vorausbestimmt und die Trepanlücke an der betreffenden Bleimarkierung angelegt werden.

2. Als *Narkose* hat sich bei uns die sogenannte potenzierte Narkose bewährt. Sie hat den Vorteil, gut steuerbar zu sein, sie kann durch geringe Evipanzusätze kurzdauernd vertieft werden, erfordert einen geringen technischen Aufwand und hat bei dem oft mehrstündigen Eingriff nur eine minimale Gefährdung des Patienten zur Folge. Sie erlaubt auch (unter Blutdruckkontrolle!), daß der Patient kurzdauernd aufgesetzt werden kann und daß er im Bedarfsfalle gut ansprechbar ist. Er bleibt nämlich jederzeit kontaktfähig und kann verwertbare subjektive Angaben während des Eingriffes geben, was z. B. bei der Reizung und Ausschaltung in den sensiblen Anteilen des Thalamus (Trigeminusneuralgien, Phan-

tomschmerzen usw.) oder beim Vorführen der Zielnadel am Sehnerven vorbei in die Sella und der dortigen Koagulation (Visuskontrollen, Wahrnehmung optischer Effekte) erforderlich ist. Trotzdem besteht später meist eine Amnesie für den Eingriff selbst. Auch unwillkürliche Bewegungsstörungen (Torsionsdystonien usw.) werden durch die potenzierte Narkose ruhiggestellt und schließlich schafft man durch sie für die Encephalographie eine gute vegetative Stabilisierung.

Am Abend vor dem Eingriff erhält der Patient intramuskulär einen halben Cocktail lytique (25 mg Megaphen, 25 mg Latibon und 50 mg Dolantin), die gleiche Dosis nochmals am Operationsmorgen 2 Stunden vor Operationsbeginn intravenös. Für die Dauer des Eingriffes wird gewöhnlich zur besseren Steuerung der Narkose eine intravenöse Infusion (physiologisches NaCl) angelegt. Eine Narkosevertiefung wird kurzzeitig durch Verabfolgung einiger Zentigramm Evipan für die relativ schmerzhafte Befestigung, die Abnahme des Grundringes und eventuell für die Encephalographie erreicht. Ein weiterer Evipanzusatz ist meist nicht nötig, da nach unseren Erfahrungen der scharf befestigte Grundring auch bei längerem Tragen keine Beschwerden macht und der Patient eher über eine unbequeme Lagerung anderer Körperteile klagt. Im übrigen liegt er über die Gesamtdauer des Eingriffes ruhig und mit geschlossenen Augen auf dem Tisch und ist — wie gesagt — auf Anruf jederzeit kontaktfähig.

III. Befestigung des Grundringes und Röntgentechnik.

Der Grundring wird am sitzenden Patienten aufgesetzt. Ein komplettes Scheren der Haare erübrigt sich, was unseres Erachtens gerade bei weiblichen Patienten von Bedeutung ist. Dem Patienten wird zunächst eine eng anliegende Stoffmütze (Schwimmermütze) übergezogen und darin die Haare verwahrt. Inzwischen sind am Grundring die Hilfsbefestigungen angebracht worden: die Winkelstücke für die Nasen- und Nackenstütze (a und b) und die T-Stücke für die Ohroliven (c). Je nach Wahl der Horizontalebene schraubt man nun die Mikrometerschraube der Ohroliven in die entsprechenden Gewinde der T-Stücke. Meist befestigen wir den Grundring in der „deutschen Horizontale“ (unterer Orbitalrand — Meatus acusticus externus). Bei Hypophysenpunktionen kann man den Grundring eventuell parallel nach unten verlagern, um auf der Röntgenaufnahme die Sellakonturen nicht zu verdecken, bei Punktionen im Gesichtsschädel und der Halswirbelsäule wird man ihn mehr nach oben versetzen. Prinzipiell ist die Grundringlage jedoch nicht an kranielle Beziehungslinien gebunden, wie z. B. an die deutsche Horizontallinie.

Nun wird der Ring um den Kopf gelegt, die Ohroliven in die beiden äußeren Gehörgänge gesteckt und diese danach mit der

Mikrometerschraube zusammengesetzt. Durch gleichzeitiges Drehen an der Mikrometerschraube (Noniusablesung!) wird ein symmetrischer Abstand des Grundringes von den äußeren Gehörgängen angestrebt. Anschließend befestigt man die Nasenstütze und die Nackenstütze in der passenden Höhe. Nun setzt man über vier Reiterspindeln die Aufsteckpilze und befestigt an je zwei symmetrischen Stellen des Grundringes ihre Kloben. Wir gehen dabei so vor, daß wir die Kloben an den Kerben (d) des Grundringes einsetzen. Dadurch wird bei der nachfolgenden scharfen Befestigung verhindert, daß man die übrigen Reiter an solchen Stellen festmacht, die für die Auflage des Ringes in der Grundringstütze gedacht sind. Die Aufsteckpilze sollen über dem Jochbein und parietookzipital beidseits andrücken. Der Grundring ist nun provisorisch in der gewünschten Horizontale fixiert. Für kurzzeitige Eingriffe, bei denen außerdem eine gewisse Abweichung der Zielnadel in Kauf genommen werden kann, wie z. B. bei der Punktion großer Abszesse oder Nachbestrahlung großer Hemisphärentumoren mit radioaktiven Isotopen, reicht diese Befestigungsart auch aus. Soll der Grundring jedoch scharf befestigt werden, so kann man jetzt die übrigen Reiter am Grundring anbringen. Zur absolut unverrückbaren Fixierung werden immer sechs Reiter benötigt (nicht weniger!).

Zwei Spindeln sollen auf das Stirnbein rechts und links, 2 Spindeln auf die Hinterhauptsschuppe rechts und links seitlich und je eine Spindel auf das hintere Os parietale (über dem Mastoid) gerichtet sein. Dabei ist zu beachten, daß die Kloben der Reiter in ausreichendem Abstand von den Bohrungen e (A, I, 1 c), die später zur Aufnahme der Röntgenvisierstäbe bestimmt sind, fixiert werden, um einen Anhaltspunkt zu geben, etwa zwischen 20 bis 30° und 330 bis 340° frontal, und zwischen 150 bis 160° und 200 bis 210° okzipital, und seitlich zwischen 105 bis 115° und 245 bis 255°. Die Dorne der Spindeln sollen jeweils senkrecht auf den Knochen stoßen, was durch geeignete Gelenkpositionen erreicht wird.

Nun werden mit dem Schraubenschlüssel nochmals alle Schrauben der scharfen Reiter nachgezogen und ihre Spindeln zurückgedreht. Die Tuchkappe wird an den Stellen, auf die die Dorne gerichtet sind, ausgeschnitten, die Haare dort beiseite gedrängt und ausrasiert und die Haut keimfrei gemacht (zuerst Äther, dann Jod, Dijozol, Sepso o. ä.). Bis zu diesem Zeitpunkt ist der Patient meist mit der oberflächlichen Narkose ausgekommen. Die Narkose wird jetzt kurzdauernd für die Lokalanästhesie (1% Novocain, zirka 3 bis 4 ccm pro Stelle) der sechs Ansatzpunkte der Dorne vertieft. Alsdann dreht man die Spindeln durch die Kopfschwarte bis in die Tabula externa des Knochens vor. Dabei werden die zwei frontalen und die zwei okzipitalen Spindeln gleichzeitig und symmetrisch angezogen, dann erst die beiden seitlichen. Wird der Drehwiderstand plötzlich stärker, genügt noch eine weitere halbe bis dreiviertel Umdrehung der Flügelschraube und die Dorne sitzen in der Tabula externa. Bei weiteren Umdrehungen besteht die Gefahr einer Perforation!

Zur Gewichtserleichterung und um Beschwerden oder Druckstellen zu vermeiden, werden jetzt sämtliche Hilfsbefestigungen abgenommen: die Nasen- und Nackenstütze mit den Winkelstücken, die Ohroliven mit den Mikrometerschrauben und T-Stücken und die vier Reiter mit den Aufsteckpilzen. Der Ring wird also lediglich noch von den sechs scharfen Reitern gehalten (Abb. 4 R).

Prinzipiell läßt sich zur Wahl der Befestigung, provisorisch oder scharf, sagen, daß, entgegen den einleuchtenden theoretischen Überlegungen, die provisorische Fixation des Grundringes für den Kranken auf die Dauer viel unangenehmer ist, selbst wenn man zur Druckverteilung großflächige Halter anwendet. Schon nach kurzer Zeit nämlich klagt der Patient über Druck und Kopfschmerzen, die durch die Aufsteckpilze und Ohroliven ausgelöst sind. Außerdem sind, wie bereits erwähnt, durch das meist unausbleibliche Verrutschen des Grundringes Ungenauigkeiten unvermeidbar. Die scharfe Befestigung hingegen ruft — auch über längere Zeit hinweg — trotz des großen Druckes der Dorne kaum Schmerzen hervor, wenn die Haut genügend anästhesiert ist.

Bei all den Indikationen, bei denen wir den vorgesehenen Zielpunkt mit Hilfe cerebraler Abstands- bzw. Beziehungspunkte erst festlegen müssen, wird nun eine Encephalographie (lumbal oder subokzipital) angeschlossen, so z. B. bei Thalamotomien, Fornicotomien und gezielten Leukotomien, um einige Indikationen zu nennen. Die Encephalographie ist bei Hypophysenkoagulation, Fremdkörperentfernung und bei Tumornachbestrahlung mit radioaktiven Isotopen nicht erforderlich, da hierbei röntgenologisch der Zielpunkt durch die knöchernen Strukturen der Sella, durch den Splitter selbst oder die intraoperativ vorgenommene Clip-Kennzeichnung des Resttumors bereits gegeben ist (siehe unten).

Nach der Encephalographie wird der Patient in die Grundringstütze gelagert und verbleibt auch in ihr für den weiteren Verlauf des Eingriffs.

Als erstes folgt die Röntgenaufnahme. Da wir bei der röntgenologischen Bestimmung der Koordinaten, wie wir später sehen werden, von der Grundringebene und -mitte ausgehen, sind einige Vorbedingungen erforderlich, nämlich, daß der Grundring 1. streng senkrecht auf der Röntgenplatte steht, daß 2. der Zentralstrahl in der Ebene des Grundringes verläuft und daß der Zentralstrahl

3. bei der seitlichen Aufnahme durch die Interauricularlinie und bei der a.-p.-Aufnahme durch die Sagittallinie zieht. Um diese Forderungen zu erfüllen, muß zunächst einmal eine zweckentsprechende Lagerung des Grundringes angestrebt werden.

Auf die Röntgenkassette (Arteriographiekassette notfalls) wird das Holzbänkchen gestellt und darauf die Grundringstütze, dann wird der Patient in liegende Stellung gebracht und sein Grundring an den Strichmarkierungen (d) in die Halteklauen der Grundring-

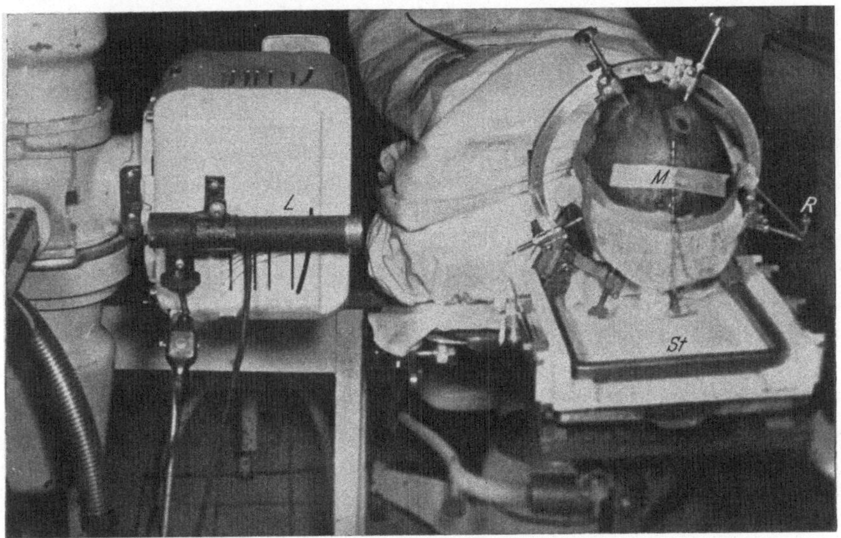

Abb. 1. Situation bei der seitlichen Röntgenaufnahme. Der Grundring ist in der Grundringstütze (St) gelagert. Der Meßstab (M) in der Koagulationsebene angeheftet, die Röntgenvisierstäbe (R) befestigt und der Röntgenzentralstrahl mittels der Lichtquelle (L) auf die Interauricularlinie ausgerichtet.

stütze derart eingesetzt, daß die beiden rot markierten Kerben (am Grundring und an den Halteklauen) in einer Linie verlaufen; die Grundring- und Sagittalebene stehen dadurch entsprechend der ersten Forderung lotrecht auf dem Röntgenfilm (Abb. 1 und 4).

Dann trifft man die weiteren Vorbereitungen für die Röntgenaufnahme: Für die seitliche Aufnahme werden in der Interauricularebene die Markierungsstäbchen bzw. Markierungs-T-Stücke eingesetzt (i), dabei das kürzere und im Durchmesser kleinere plattenfern (siehe auch A, I, 1 e und A, V, 3). Nun befestigen wir am Grundring von innen her die Röntgenvisierstäbe in Position e. Der Zentrierungsstift im Kloben führt den Visierstab jeweils senkrecht von der Grundringebene. Wiederum wird der in seinen Abmessungen kleinere Röntgenvisierstab plattenfern eingesetzt (mit rotem Punkt und Pfeil markiert). Um nicht Strukturen, die im Bereich des Zielpunktes liegen und die für die spätere Bestimmung des Zielpunktes von Bedeutung sind, zu verdecken, können die Röntgenvisierstäbe außerhalb dieses Bereichs entweder vor oder hinter der Interauricularebene (bzw. rechts und links der Sagittalebene) angebracht werden. Die schwenkbaren Visierkreise werden alsdann in die Interauricularebene gedreht und zuletzt am Kopfe der 10-Zentimeter-Meßstab in der ungefähren Koagulationsebene quer zum Zentralstrahl angeheftet (Abb. 1 M).

Als nächstes zentrieren wir die Röntgenröhre. Sie wird bis ans Zielgerät herangefahren. Mit der Visier-Blende wird der Zentralstrahl auf die Interauricularlinie (h) gerichtet (Abb. 1), danach läßt man die Röntgenröhre in 3 m Abstand von der Filmkassette zurückfahren. Wir schalten jetzt die konzentrische Lichtquelle (siehe A, V, 1) am Tubus ein. Durch Verschieben des Holzbänkchens auf der Unterlage und durch Drehen und Senken des Operationstisches wird der Grundring so gerichtet, daß der Lichtstrahl des Scheinwerfers durch beide Röntgenvisierkreise verläuft (d. h. die Visierkreise und Visierstäbchen sind zur Deckung gebracht), sich also nur *ein* Schatten auf der Röntgenkassette abbildet. In diesem Fall liegt der Zentralstrahl in der Interauricularlinie des Grundringes. Damit ist die zweite und dritte Forderung auch erfüllt und es kann geröntgt werden. In gleicher Weise wird die a.-p.-Aufnahme vorbereitet und der Zentralstrahl auf die Sagittallinie zentriert. Auf einer Röntgenaufnahme, die unter den obigen Bedingungen angefertigt worden ist, sieht man als massive Aufhellung den zur Deckung gebrachten Grundring, senkrecht auf diesem die Röntgenvisierstäbe, ferner den Meßstab und im Ring selbst als *einen* kreisrunden Schatten die beiden Bohrungen der wichtigen Interauricular- bzw. Sagittallinie (Abb. 2, 3). Sollte der Kreisschatten sich infolge starker Knochenzeichnung nicht genügend abheben, so kann man ohne weiteres auf die beiden Linien schließen, indem man die Röntgenmarkierungsstäbchen, die in dieser Ebene liegen, bis zur Ringmitte verlängert.

IV. Ermittlung des Zielpunktes.

a) *Vorgehen bei Zielpunkten, die auf der Röntgenübersichtsaufnahme sichtbar sind.*

Bei einer Reihe von Eingriffen kann der Zielpunkt bereits auf der Röntgenaufnahme ausgemacht werden, z. B. Entfernung eines

Fremdkörpers, bei der Nachbestrahlung eines Tumors, der intraoperativ mit Clips gekennzeichnet ist, Koagulation der Hypophyse, Punktion von Craniopharyngeomen, Punktion des Foramen ovale, wiederholte Punktionen eines mit Kontrastflüssigkeit gefüllten Abszesses. Für alle diese Indikationen ist eine Encephalograpie nicht notwendig.

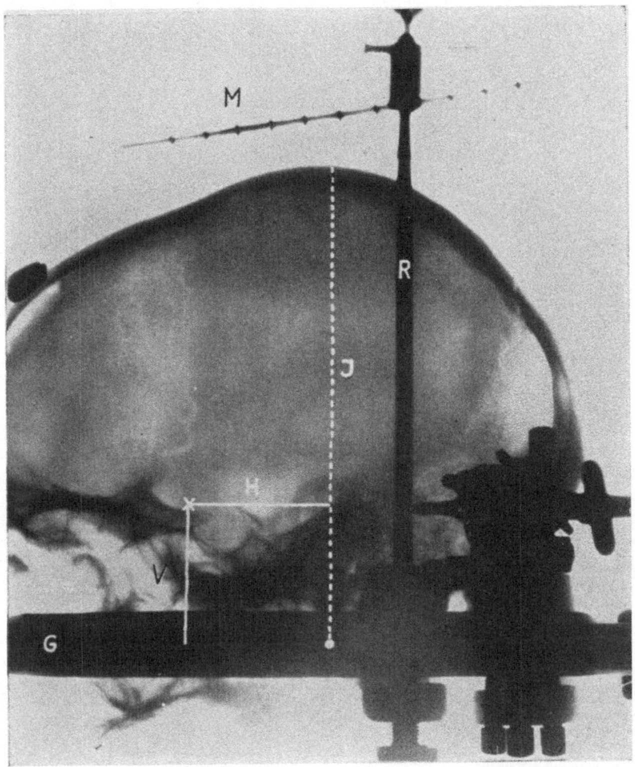

Abb. 2. Seitliche Röntgenaufnahme zur Bestimmung der Koordinaten bei Hypophysenpunktionen (1. Zielpunkt: zwischen und oberhalb der Proc. clin. ant.). G = Grundring, R = Röntgen-Visierstäbe, M = Meßstab, J = Interauricularebene (sie steht senkrecht auf der durch einen Kreis im Grundring markierten Interauricularlinie). V = vertikale Koordinate, H = horizontale Koordinate zum Zielpunkt.

Es wird lediglich auf der seitlichen und a.-p.-Röntgenübersichtsaufnahme der angezielte Punkt markiert und zu diesem Zielpunkt in einfacher Weise der Einfallswinkel der Elektrode mit Hilfe des Phantoms und Dreier-Koordinatensystems ermittelt. Das Vorgehen ist eingehend auf S. 330 ff. unter V beschrieben. Es werden also zunächst die drei Koordinaten auf der Röntgenaufnahme abgenommen. Sie sind

1. auf der seitlichen Aufnahme als *vertikale Koordinate* der Abstand des Zielpunktes senkrecht auf die Grundringmitte (Abbildung 2 V).

2. ebenfalls auf der seitlichen Aufnahme als *horizontale Koordinate* der Abstand des Zielpunktes von der Interauricularebene des Grundringes (Abb. 2 H).

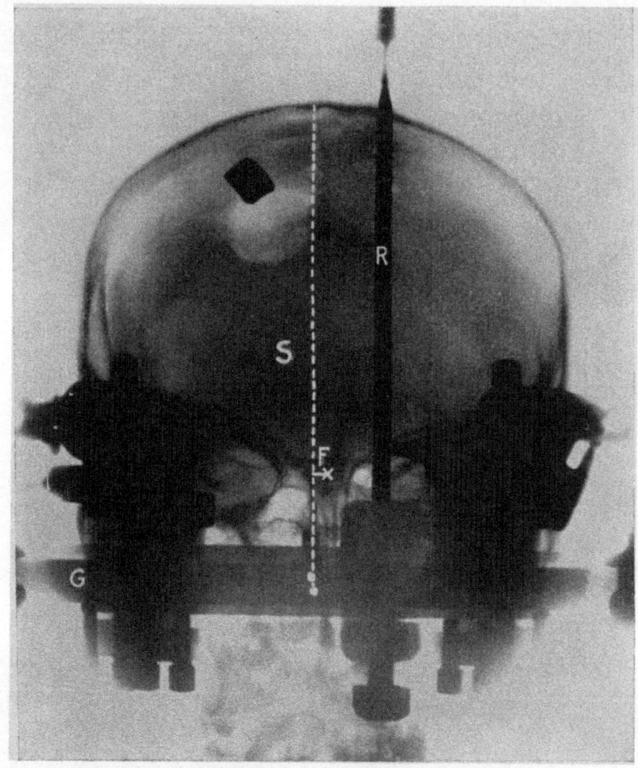

Abb. 3. a.-p.-Röntgenaufnahme zur Bestimmung der frontalen Koordinate bei Hypophysenpunktionen (1. Zielpunkt). G = Grundring, R = Röntgen-Visierstäbe, S = Sagittalebene (sie steht senkrecht auf der Sagittallinie, die durch die Mitte beider Kreise am Grundring verläuft). F = frontale Koordinate.

3. auf der a.-p.-Aufnahme wird als *frontale Koordinate* der Abstand des Zielpunktes rechts oder links seitlich von der Sagittalebene des Grundringes abgesteckt (Abb. 3 F).

Diese drei Strecken, die auf der Röntgenaufnahme abgemessen werden, sind verzeichnet, und zwar vergrößert.

Um die reellen Maße zu erhalten und um diese am Koordinatensystem des Phantoms einstellen zu können, muß die Röntgenverzeichnung eliminiert werden. Zu diesem Zwecke ist der metallene

Meßstab mitgeröntgt worden, mit dessen Hilfe man einen Faktor bilden und die verzeichneten Maße korrigieren kann: z. B. die tatsächliche Länge des Meßstabes ist 10 cm. Diese Strecke ist auf der Röntgenaufnahme auf 11 cm verzeichnet.

Der Röntgenfaktor der seitlichen Aufnahme (r_s) lautet demnach:

$$r_s = \frac{\text{reelle Strecke (mm)}}{\text{verzeichnete Strecke (mm)}} = \frac{10}{11} = 0{,}91.$$

Die horizontale und vertikale Koordinate wird also mit 0,91 multipliziert.

In der gleichen Weise wird der Röntgenfaktor für die a.-p.-Aufnahme bestimmt und die frontale Koordinate mit ihm multipliziert.

Es sind damit die reellen Maße der drei Koordinaten ermittelt und können jetzt am Phantom eingestellt werden.

Weitere rechnerische Maßnahmen oder Vergleichsmessungen sind nicht mehr erforderlich.

b) *Rechnerische Ermittlung röntgenologisch nicht sichtbarer subkortikaler Strukturen.*

Im Gegensatz zu dem einfachen, unter a geschilderten Verfahren zum Anzielen von Zielpunkten, die bereits auf der Röntgenübersichtsaufnahme sichtbar sind, sind bei den subkortikalen Strukturen vorläufig noch zusätzliche rechnerische Maßnahmen erforderlich. Diese Strukturen werden, wie wir schon erwähnt haben, mit Hilfe des Encephalogramms und eines Modellgehirns bestimmt. (Ein geeigneter Atlas ist in Vorbereitung.) Wenn der Zielpunkt in einem röntgenologisch nicht sichtbaren Substrat liegt (Stammganglien, Mark oder Cortex), wird man versuchen, markante Strukturen encephalographisch sichtbar zu machen. Diese vermitteln uns einen Anhalt über die Lage des Zielpunktes, so daß wir mit ihrer Hilfe den Zielpunkt von einem Modellgehirn auf das Encephalogramm übertragen können.

Da jedoch das Encephalogramm immer verzeichnet ist, auch das Modellgehirn durch die fixationsbedingte Schrumpfung und seine unterschiedliche Größe mit dem Hirn des Patienten nicht übereinstimmt, anderseits der Zielpunkt möglichst exakt vom Modellgehirn auf die individuellen Verhältnisse des Patientengehirns mit seinen eo ipso anderen, meist sogar abwegigen oder pathologischen Form- und Größeverhältnissen übertragen werden muß, gilt es, diese Fehlerquellen weitgehend auszuschalten.

Das in Zusammenarbeit mit *Hassler* entwickelte Verfahren sieht folgendermaßen aus:

1. Zuerst stellen wir in Form von sogenannten *Relationsfaktoren* (f) für die drei räumlichen cerebralen Ebenen ein Verhältnis zwischen dem Modell (M)- und dem Patientenhirn (P) auf:

$$\mathbf{f = \frac{P}{M}} \text{ (I).}$$

Der horizontale Relationsfaktor (f_h). Er wird bei allen Längsmaßen des Gehirns (zwischen Frontal- und Okzipitalpol) eingeschaltet. Man bezeichnet zuerst am Modellgehirn die Distanz zweier markanter Punkte. Diese müssen auch im seitlichen Encephalogramm auszumachen und gleichzeitig Abschnitt einer Horizontalebene sein, in der auch der Zielpunkt liegt, z. B. bei der vorgesehenen Koagulation des Medialkerns der Abstand Foramen Monroe zur hinteren Kommissur. Dieser Abstand möge am Modell (M) beispielsweise 23 mm betragen. Danach wird dieselbe Distanz (Foramen Monroe — hintere Kommissur) auf dem Encephalogramm (p) abgesteckt, sie soll z. B. 28 mm sein. Um tatsächliche Vergleichsmaße für die Aufstellung des Relationsfaktors Patientengehirn : Modellgehirn zu gewinnen, müssen wir jedoch zunächst von der encephalographischen Distanz (p) die *Röntgenverzeichnung* eliminieren. Zu diesem Zwecke ist, wie schon oben ausgeführt, der Meßstab mitgeröntgt worden. Seine tatsächliche Länge von 10 cm ist auf der seitlichen Aufnahme des Encephalogramms z. B. auf 11 cm verzeichnet. Mit einem Faktor ausgedrückt beträgt der seitliche Röntgenfaktor

$$r_s = \frac{\text{reelle Strecke (mm)}}{\text{verzeichnete Strecke (mm)}} \quad \text{z. B. } 10:11 = 0{,}91.$$

Bei allen Abmessungen der seitlichen Röntgenaufnahme kann demnach durch Multiplikation mit r_s die Röntgenverzeichnung ausgeglichen werden.

Es ist also die reelle Distanz am Patientenhirn nach der Gleichung

$$\mathbf{P = p \cdot r_s \text{ (II).}}$$

$$P = 28 \cdot 0{,}91 = 25{,}5 \text{ mm.}$$

Nun wieder zurück zur Bestimmung des horizontalen Relationsfaktors!

Es ist dann die Relation

$$f_h = \frac{P}{M} \quad \text{mit unseren Werten: } f_h = \frac{25{,}5}{23} = 1{,}107.$$

Wir müssen also alle späteren, am Modellgehirn aufgestellten Abstandsmaße der horizontalen Dimension mit dem Relationsfaktor f_h multiplizieren, damit die Maße auch auf das Patientengehirn bezogen werden können.

In der gleichen Weise wird der *Relationsfaktor* für die *vertikalen Dimensionen* (f_v) bestimmt, z. B. indem man eine Relation zwischen der Höhe des 3. Ventrikels des Patienten- und des Modellhirns aufstellt:

$$f_v = \frac{P}{M}.$$

$$(P = p \cdot r_s).$$

F_h und f_v werden immer auf Grund von Abmessungen an Sagittalschnitten des Modells bzw. an der seitlichen Röntgenaufnahme errechnet.

Den *frontalen Faktor* (f_f) für die Breite des Gehirns legen wir am Modell an einem Frontalschnitt und röntgenologisch auf der a.-p.-Aufnahme fest, z. B. die

Relation zwischen den Hemisphärenbreiten oder dem Breitendurchmesser der Vorderhörner usw. Der erforderliche Ausgleich der Röntgenverzeichnung wird für den frontalen Faktor sinngemäß mit Hilfe des Meßstabes der a.-p.-Aufnahme vorgenommen. Wir wollen diesen Röntgenfaktor als r_a bezeichnen:

$$f_f = \frac{P}{M}.$$

$$(P = p \cdot r_a).$$

Wählen wir, um ein übriges zu tun, für die Aufstellung der Relationsfaktoren ein Modellgehirn, das in seinen Abmessungen von vornherein möglichst denen des Patientenhirns entspricht, so können die Relationsfaktoren weitgehend 1,0 angenähert werden.

2. Sind die drei Relationsfaktoren (f_h; f_v; f_f) bestimmt, so werden die *Abstandsmaße* am Modellgehirn ermittelt. Es wird am Modellgehirn der Abstand von — auch encephalographisch sichtbaren und deshalb übertragbaren — markanten Strukturen zum Zielpunkt gemessen, und zwar wiederum für alle drei räumlichen Richtungen.

Wollen wir z. B. den Medialkern des Thalamus anzielen, so ermitteln wir an einem Sagittalschnitt des Modellgehirns:

Das horizontale Abstandsmaß (A_h).

z. B.: der Abstand Foramen Monroe nach hinten zum Medialkern. Er möge, um ein Maß zu nennen, 13 mm sein. Zur Kontrolle nehmen wir den Abstand der hinteren Kommissur nach rostral zum Medialkern, z. B. mit 10 mm (man kann auch die Epiphyse, den Aquädukteingang oder die Corpora mamillaria nehmen, wenn die hintere Kommissur encephalographisch nicht erkennbar ist).

Jetzt werden zunächst die 13 mm (Foramen Monroe zum Medialkern) mit dem Relationsfaktor für die Horizontale f_h multipliziert:

$$13 \cdot f_h = 13 \cdot 1{,}107 = 14{,}39 \text{ mm}.$$

Das Resultat gibt uns das Abstandsmaß am Patientenhirn. Wir können es jedoch erst auf das Encephalogramm übertragen, wenn wir wiederum die Röntgenverzeichnung berücksichtigt haben. Dieses Mal jedoch wird obiges Maß nicht um die Röntgenverzeichnung vermindert, sondern um die Röntgenverzeichnung vergrößert, also reziprok:

$$\frac{1}{r_s} \text{ z. B. } \frac{1}{0{,}91} = 1{,}1, \text{ also: } 14{,}39 \cdot 1{,}1 = 15{,}82 \text{ mm}$$

(Abstand Foramen Monroe zum Medialkern im Encephalogramm.)

Dieser Wert wird mit Hilfe eines Zirkels auf dem Encephalogramm vom Foramen Monroe nach hinten abgesteckt. In der gleichen Weise verfährt man mit dem Kontrollmaß: Modellabstand hintere Kommissur nach rostral zum Medialkern. Die Gleichung lautet also:

$$\mathbf{x_a} = \mathbf{A_h} \cdot \mathbf{f_h} \cdot \frac{\mathbf{1}}{\mathbf{r_s}} \quad \text{(III)}.$$

Vertikales Abstandsmaß (A_v).

Bleiben wir beim vorliegenden Fall! Wir nehmen meist den Abstand der Thalamuskontur zum Zielpunkt, zumal die Thalamuskontur fast auf jedem Encephalogramm gut erkennbar ist. Die Ermittlung dieses Abstandsmaßes erfolgt wie oben:

$$x_v = A_v \cdot f_v \cdot \frac{1}{r_s}.$$

Wiederholt sei, daß das horizontale wie auch vertikale Abstandsmaß immer auf die seitliche Röntgenaufnahme übertragen wird.

Frontales Abstandsmaß (A_f).

Bezogen auf unser Beispiel legen wir auf einem Frontalschnitt des Modellhirns meist den Abstand des 3. Ventrikels zum Zielpunkt fest. Die Umrechnung auf das encephalographische Maß geschieht wiederum wie oben, nur daß wir an Stelle von r_s den Röntgenfaktor der a.-p.-Aufnahme r_a einsetzen, also:

$$x_f = A_f \cdot f_f \cdot \frac{1}{r_a}.$$

Sinngemäß wird die Übertragung des Resultates nur auf die a.-p.-Aufnahme vorgenommen.

Aus diesen drei Abstandsmessungen für die drei räumlichen Ebenen erhalten wir auf der seitlichen und a.-p.-Aufnahme des Encephalogramms unseren Zielpunkt.

Der vorstehende Abschnitt gibt auch hinsichtlich der zeitlichen Aufeinanderfolge der Rechnungen eine Übersicht. Abhängig von dem gewählten Zielpunkt und den encephalographisch dargestellten Strukturen werden sich lediglich die Werte des Röntgenfaktors (r), der Relationsfaktoren (f) und der Abstandsmaße (A) ändern.

V. Bestimmung des Einfallswinkels am Phantom.

Die Winkeleinstellung des Zielbügels und der Nadelhalterung und somit der Einfallswinkel der Elektrode zum Zielpunkt kann formelmäßig errechnet werden. Abgesehen davon, daß diese Methode recht kompliziert ist, wird immer die Schwierigkeit bleiben, die Elektrode durch die Knochenlücke zum Zielpunkt zu führen.

Das heute ausschließlich von uns angewandte Verfahren mit dem Phantom und seinem Koordinatensystem gestattet hingegen rein mechanisch den Einfallswinkel festzulegen. Es wird bei allen unter IV a und b erwähnten Indikationen angewandt. Es ist lediglich nötig, die drei Raumkoordinaten zu bestimmen. Sie entsprechen den drei Dimensionen eines rechtwinkeligen Koordinatensystems, bezogen auf den Mittelpunkt des Grundringes. Dieser Mittelpunkt (Schnittpunkt der Interauricular- und Sagittallinie) ist auf der seitlichen und a.-p.-Röntgenaufnahme, wie schon erwähnt, jeweils als kleiner Schatten bzw. zusätzlich durch die Markierungsstifte gekennzeichnet (siehe oben S. 325). Sollten kleine Verkantungen des Ringes bei der Röntgentechnik aufgetreten sein, z. B. wenn die beiden kreisrunden Schatten übereinander oder nebeneinander liegen, so kann man die Korrektur in einfacher Weise vornehmen, indem man den Mittelpunkt zwischen beide Schatten legt.

Die *vertikale Koordinate* oder Höhenkoordinate steht senkrecht auf der Grundringebene. Sie ist der vertikale Abstand des Zielpunktes von der Grundringmitte. Sie wird auf der seitlichen Aufnahme abgesteckt (Abb. 2 V).

Die *horizontale Koordinate* ist der horizontale Abstand des Zielpunktes von der senkrecht auf der Interauricularlinie stehenden Ebene. Sie wird ebenfalls auf der seitlichen Aufnahme abgetragen (Abb. 2 H). Der Zielpunkt kann entweder vor oder hinter der Interauricularebene liegen.

Die *frontale Koordinate* ist der Abstand des Zielpunktes rechts oder links seitlich der Sagittalebene. Sie wird auf der a.-p.-Aufnahme abgemessen (Abb. 3 F).

Liegen die Werte der drei Koordinaten des Röntgenogramms fest, wird die Röntgenverzeichnung der jeweiligen Aufnahme eliminiert. Wir multiplizieren demnach die vertikale und horizontale Koordinate mit dem Röntgenfaktor r_s und die frontale Koordinate mit dem Faktor r_a. Die so erhaltenen drei Abmessungen werden nun auf das Koordinatensystem des Phantoms übertragen. (Von diesem Zeitpunkt an muß mit dem Zielgerät unter sterilen Bedingungen gearbeitet werden!)

Den sterilen Phantomring, der auf drei einsteckbaren Füßen steht, stellt man auf einen ebenfalls steril abgedeckten Tisch. An den drei Prismenmeßstäben des Koordinatensystems werden jetzt die drei Koordinaten eingestellt und arretiert. Das kegelförmige Ende der vertikalen Koordinate entspricht dem „Zielpunkt“ (Abb. 5 V).

Man könnte alsbald mit Hilfe des Zielbügels und der Nadelhalterung mit einer Elektrode diesen „Phantomzielpunkt“ anvisieren und tangieren, hätte somit *eine* Elektrodeneinstellung zum Zielpunkt; nicht jedoch den gesuchten Einfallswinkel, der später beim Patienten auch durch die Trepanationslücke führt. Um aber auch die Knochenlücke am Phantom zu markieren, wird nach der Einstellung der Koordinaten zunächst der Knochenlückenmarkierungsring (siehe A, IV) am Grundring des Patienten mit seinem Fußkloben befestigt, und sein Lochscheibenring durch Verstellung der Gelenke so dirigiert, daß er in die Knochenlücke bzw. parallel zu ihr zu liegen kommt (Abb. 4 K). Danach wird der Knochenlückenmarkierungsring auf das Phantom transponiert, indem der Fußkloben an der gleichen Gradzahl des Phantomrings eingesetzt wird. Die Lochscheibe entspricht jetzt am Phantom der Trepanationslücke (Abb. 5 K).

Am Phantom sind also alle erforderlichen Gegebenheiten wie am Patienten:

1. Der Zielpunkt,
2. die Knochenlücke, durch die gezielt wird.

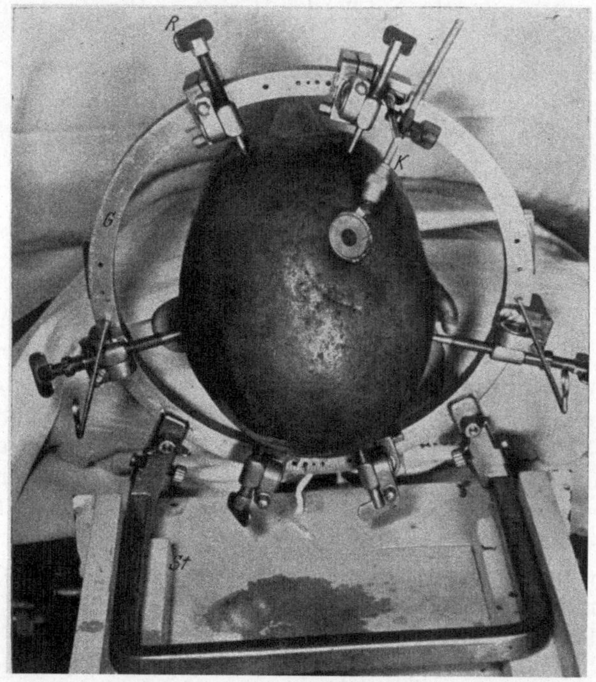

Abb. 4. Der Grundring (G) ist mit 6 Reitern (R) scharf befestigt und in der Grundringstütze (St) gelagert. Der Knochenlückenmarkierungsring (K) ist mit seinem Kloben am Grundring fixiert, die Lochscheibe liegt parallel zur Trepanationslücke.

Nun wird der Zielpunkt anvisiert. Als erstes verbindet man an einer konstruktiv vorgesehenen Stelle des Zielbügels den Zielbügel-Grundring-Segmentbogen mit einer Steckschraube, und zwar wird bei Eingriffen kranial des Grundringes der 70^0-Bogen und bei solchen kaudal des Grundringes der 100^0-Bogen verwendet. Am Phantomring wird die Segmentführung in Pos. f (siehe unter A, II, 2) angebracht und bei 360^0 befestigt, wenn der Zielpunkt vor der Interauricularebene, und bei 180^0, wenn er hinter der Interauricularebene liegt. Im letzteren Falle wird auch, was nachzutragen ist, die frontale Koordinate seitenverkehrt am Phantom eingestellt, ebenso der Knochenlückenmarkierungsring seitenvertauscht transponiert. Den Zielbügel selbst setzt man in Pos. g am Phantom ein, und die Zielbügelstifte werden bis zum Anschlag festgedreht

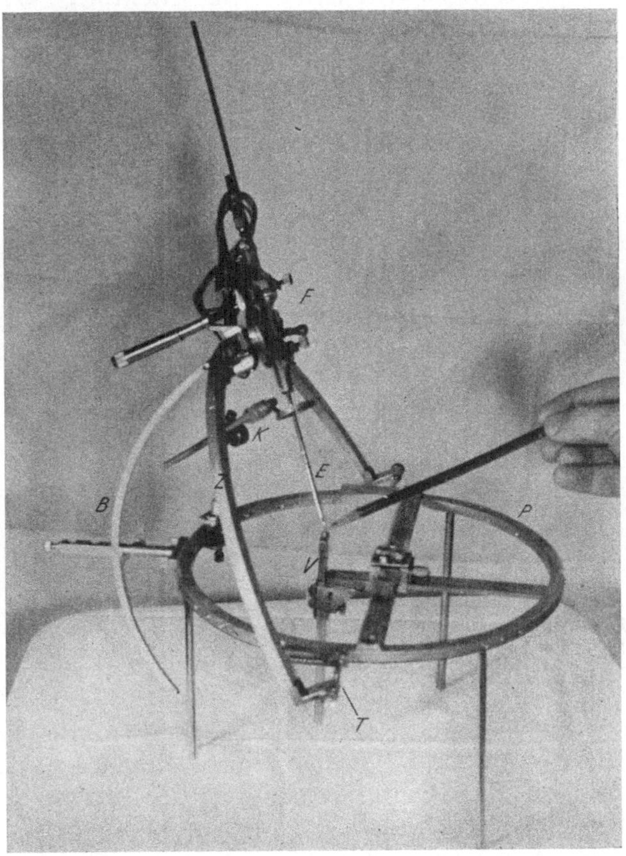

Abb. 5. Phantom (P) mit Koordinatensystem. Das kegelförmige Ende der vertikalen Koordinate (V) entspricht dem Zielpunkt. Der Zielbügel (Z) ist mit den Zielbügelstiften (T) und dem Zielbügel-Grundring-Segmentbogen (B) befestigt. Die in der Führungsschiene (F) der Nadelhalterung geführte Elektrode (E) ist durch den Knochenlückenmarkierungsring (K) verlaufend mit dem Zielpunkt in Berührung gebracht.

(Abb. 5 T). Alsdann führt man den Zielbügel-Grundring-Segmentbogen durch die Segmentführung und arretiert ihn, wenn die Nadelhalterung über dem Knochenlückenmarkierungsring steht. Der Tiefenmarkierungsstab mit Anschlag wird am Scheibenhalter und die Führungsschiene an der Führungsscheibe der Nadelhalterung eingesetzt (siehe unter A, II, 3). Nun erst wird die exakt zentrierte Elektrode mit Elektrodenhülse oder die Isotopenkanüle usw. durch eine Nute der Führungsschiene geschoben und unter Veränderung der einzelnen Winkel des Zielbügels und der Nadelhalterung (siehe unter I, 2 a bis c) so gerichtet, daß sie durch die Mitte der Lochscheibe des Knochenlückenmarkierungsringes in Richtung „Zielpunkt" stößt. Liegt die Elektrodenspitze in exakter Berührung mit dem Zielpunkt, wird der Anschlag am Tiefenmarkierungsstab festgestellt, die Deckschiene satt angedreht und nochmals durch eventuell feine Winkelveränderungen die Elektrode zur Berührung des Zielpunktes gebracht (Abb. 5 E). Auf diese einfache Weise wurde rein mechanisch der Einfallswinkel der Elektrode durch die Knochenlücke gefunden.

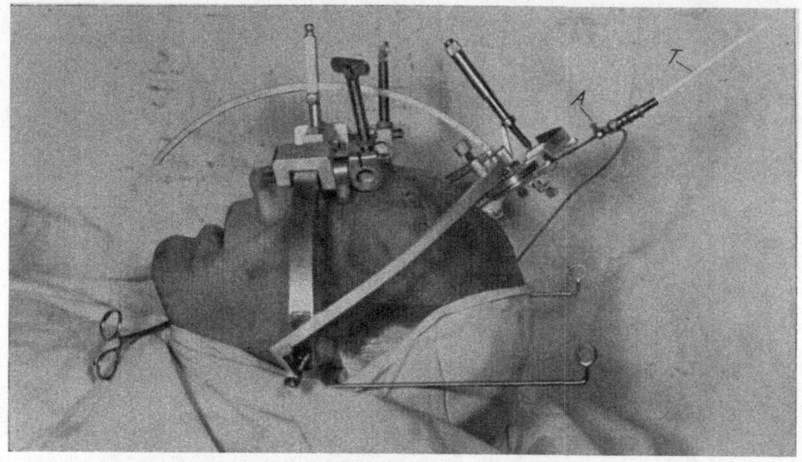

Abb. 6. Der Zielbügel ist auf den Grundring transponiert und in der gleichen Position wie Abb. 5 befestigt. Die Elektrode ist bis zum Anschlag (A) des Tiefenmarkierungsstabes (T) (= Zielpunkt) ins Cerebrum eingeführt.

Für die folgende Übertragung des Zielbügels auf den Grundring bleiben alle Winkel unverändert. Sie werden deshalb fest arretiert und zur Sicherheit zusätzlich aufnotiert:

1. der Höhenwinkel, 2. der Seitenwinkel, 3. der Nadelseitenwinkel, 4. der Nadelvertikalwinkel, 5. die Nadeltiefe.

Die Ablesestellen sind bereits im 1. Teil unter II, 1 bis 3 beschrieben worden.

Die Elektrode wird danach aus der Führungsschiene wieder herausgezogen, der Zielbügel-Grundring-Segmentbogen aus der Segmentführung gelöst und die Zielbügelstifte gelockert.

VI. Einführen der Zielnadel, röntgenologische und physiologische Kontrolle des Zielpunktes.

Ohne eine Veränderung der Winkeleinstellungen wird der Zielbügel vom Phantom abgenommen und in die gleiche Position am Grundring des Patienten übersetzt, also am Grundring wiederum

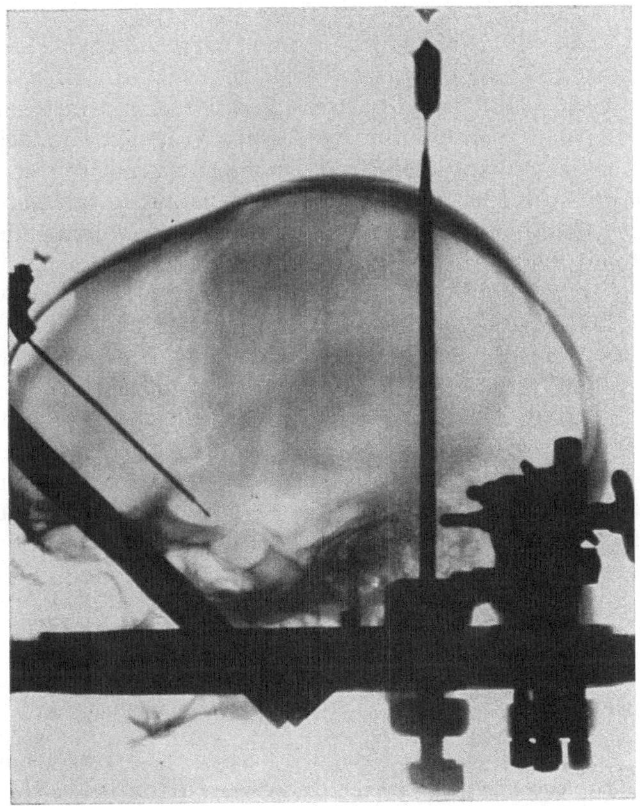

Abb. 7. Röntgenkontrolle der Nadellage: Die Elektrode liegt am Zielpunkt.

in Pos. g gebracht, und der Segmentbogen (eventuell mit Hilfe einer Lupe) an der gleichen Gradteilung (= Höhenwinkel) in der Segmentführung arretiert. Ein exaktes Wiedereinstellen des Höhenwinkels ist sehr wichtig, da bereits Einstellungsfehler von $^{2}/_{10}{}^{0}$ zu einem erheblichen Abweichen der Nadelspitze führen. Mit dem Stilett (A, II, 4) wird der Elektrode der Weg durch die anästhesierte Kopfschwarte gebahnt und die Führungsschiene mit leichtem Druck an die Kopfschwarte angedrückt. Ein Abgleiten der Elektrode aus ihrer Richtung beim Durchstoßen der Kopfschwarte ist dadurch nicht mehr möglich. Es folgt jetzt das Einführen der Elektrode, nachdem vorher alle Winkeleinstellungen nochmals nachkontrolliert worden sind. Nun wird die Elektrode langsam ins Cerebrum vorgeführt, wobei sie möglichst satt in der Führungsschiene gleiten soll. Hat der Elektrodenkopf den Anschlag der Tiefenmarkierung erreicht, so liegt die Elektrodenspitze am Zielpunkt (Abb. 6 A).

Durch eine Röntgenkontrolle im aufrechten und seitlichen Strahlengang mit der oben beschriebenen Technik wird die Nadellage auf ihren richtigen Sitz kontrolliert. Man nimmt dazu Hilfspunkte, wie den Abstand der Nadelspitze von der Grundringmitte oder von den Röntgenvisierstäben. Diese Distanzen müssen mit den entsprechenden der ersten Röntgenaufnahme übereinstimmen (Abbildung 7). Zur Nadelkontrolle kann man selbstverständlich auch den Abstand der cerebralen Anhaltspunkte nehmen.

Neben der röntgenologischen Kontrolle der Nadellage wird vor der endgültigen Ausschaltung des angezielten Substrates eine physiologische Kontrolle mit den oben beschriebenen Geräten durch Reizung, EEG-Tiefenableitungen usw. durchgeführt.

Wir verweisen dabei auf unsere Ausführungen im 1. Teil unter Ziffer VI.

Ist der Eingriff beendet, wird der Patient zur Abnahme des Grundringes nochmals kurz in eine tiefere Narkose gebracht. Die Reiterspindeln werden möglichst schnell vom Kopfe gelöst und zugleich mit dem Grundring über den Kopf geschoben.

Literatur.

1. *Hassler, R.*, und *T. Riechert*, Die Methodik der gezielten Hirnoperationen (Film). Dtsch. Neurologenkongreß Hamburg, September 1952 und V. Internat. Neurologenkongreß Lissabon, September 1953. — 2. *Hassler, R.*, und *T. Riechert*, Die Beeinflussung des Phantomerlebnisses durch gezielte Hirnoperationen. V. Internat. Neurologenkongreß Lissabon, September 1953. — 3. *Hassler, R.*, und *T. Riechert*, Indikationen und Lokalisationsmethode der gezielten Hirnoperationen. Nervenarzt *25* (1954), 441—447. — 4. *Hassler, R.*, und *T. Riechert*, A special Method of sterotactic Brain Operation. Proc. Roy. Soc. Med. Im Druck. — 5. *Henschen, F.*, *J. Klingler* und *T. Riechert*, Kraniocerebrale Korrelationstopographie thalamo-frontaler Bahnen und gezielten Hirnoperationen. Langenbecks Arch. u. Dtsch. Z. Chir. *273* (1953), 548—565. — 6. *Jung, R.*, und *T. Riechert*, Eine neue Methodik der operativen Elektrokortikographie und subkortikalen Elektrographie. Acta Neurochir. *II* (1952), 164—180. — 7. *Jung, R.*, und *T. Riechert*, EEG-Befunde bei Thalamusreizung am Menschen. Nervenarzt *26* (1955), 35—40. — 8. *Riechert, T.*, Die Durchschneidung thalamo-frontaler Bahnen bei unbeeinflußbaren chronischen Schmerzzuständen. Med. Klin. *44* (1949), 689—692. — 9. *Riechert, T.*, Fortschritte der Neurochirurgie. Therapiewoche *11* (1951), 1—5. — 10. *Riechert, T.*, XIII. Die psychochirurg. Eingriffe mit besonderer Berücksichtigung der gezielten Hirnoperationen. Langenbecks Arch.

u. Dtsch. Z. Chir. *276* (1953), 101—108. — 11. *Riechert, T.*, Die stereotaktischen Operationen und ihre Anwendung in der Psychochirurgie. Med. Contemp. 72 (1954), 589—599. — 12. *Riechert, T.*, Operative Behandlung chronischer Schmerzzustände. Regensburger Jahrb. f. ärztl. Fortbildung *4* (1954). — 13. *Riechert, T.*, „Psychochirurgie". Dtsch. med. J. *5* (1954), 191—195. — 14. *Riechert, T.*, Technik und Indikationen der gezielten Hirnoperationen. 1. Zum 75. Geburtstag von Prof. *Kleist*, Ffm., Vortrag Nervenärztl. Ges. Ffm. 15. I. 1954; 2. Verein f. wissensch. Heilkunde Königsberg in Göttingen am 12. VI. 1954. — 15. *Riechert, T.*, a) Die stereotaktischen Operationen im Bereich der Hypophyse. b) Die Entfernung von intracerebralen, tiefsitzenden Fremdkörpern mittels der stereotaktischen Operationen. C. Lateinamerikan. Neurochir. Kongreß Montevideo, 21. bis 24. III. 1954. — 16. *Riechert, T.*, Kombinierte Behandlung der Hypophysentumoren mittels radialkt. Isotope und stereotakt. Operationen. 7. Jahrestag Ges. Neurochir., Bad Ischl, 6. bis 11. IX. 1954, und Acta Neurochir. Suppl. Im Druck. — 17. *Riechert, T.*, *F. Mundinger* und *E. Zysno*, Die Technik der stereotakt. Hypophysenoperationen (Film). Gem. Vers. d. portug.-span. Ges. f. Neurochir. Barcelona, 2. bis 7. V. 1955 und 72. Tag. d. Dtsch. Ges. f. Chir. München, 13. bis 16. IV. 1955. — 18. *Riechert, T.*, und *R. Schwarz*, Erfahrungen mit kortikalen und intracerebralen Ableitungen der Hirnströme. Dtsch. med. Wschr. *77* (1952), 1075—1077. — 19. *Riechert, T.*, und *M. Wolff*, Über ein neues Zielgerät zur intrakraniellen elektr. Ableitung und Ausschaltung. Arch. Psych. u. Z. Neurol. *186* (1951), 225—230. — 20. *Riechert, T.*, und *M. Wolff*, Die Entwicklung und klinische Bedeutung der gez. Hirnoperationen. Med. Klin. 46 (1951), 609 bis 611. — 21. *Riechert, T.*, und *M. Wolff*, Klin. Erfahrungen mit gezielten intrakraniellen Ausschaltungen bei chron. Schmerzzuständen. 68. Tag. Dtsch. Ges. f. Chir. München, 28. bis 31. III. 1951. — 22. *Riechert, T.*, und *M. Wolff*, Ein neues Zielgerät für die Koagul. des Ganglion Gasseri und andere intracerebrale Eingriffe. Acta Neurochir. *2* (1952), 27/28. — 23. *Riechert, T.*, und *M. Wolff*, Die technische Durchführung von gez. Hirnoperationen. Arch. Psych. u. Z. Neurol. *190* (1953), 297—316. — 24. *Ruffin, H.*, Deutsch-Amerikan. Neurochirg. Symposion, Freiburg, Juli 1954. — 25. *Umbach, W.*, Hirnelektr. Untersuchungen über Stammhirn-Cortexrelationen. Dtsch. EEG-Ges. Köln, April 1954. — 26. *Umbach, W.*, Fornicotomie zur Behandlung der Temporallappen-Epilepsie. Deutsch-Amerikan. Neurochirurg. Symposion, Freiburg, Juli 1954. — 27. *Umbach, W.*, Experimentelle und klinische Beobachtungen über Cortex-Subcortex-Relationen. Med. Ges. Freiburg, 14. VI. 1955.

Elektrodenhalter zur Corticographie.

Von

A. Kofes und **W. Götze**, Berlin.

Es wird ein Elektrodenhalter zur Corticographie mit einzelnen durch Kugelgelenke in jeder Richtung schwenkbare Elektroden angegeben. Die Ableitung vom Gehirn selbst wird durch Wollfäden vorgenommen. Die Vorzüge des Halters bestehen darin, daß der halbkreisförmige Haltebügel der Elektroden aus einem Glimmermaterial hergestellt ist, das mit glasbildenden Mineralien zu einer festen Masse gepreßt wird. Dies Material hat den Vorteil, sehr gute mechanische und elektrische Eigenschaften zu besitzen und Wasser abzustoßen. Die zuleitenden Litzen sind mit Fiberglasschläuchen isoliert, die mit Silikongummi überzogen sind. Halter und Zuleitungsschnüre lassen sich in trockener Hitze sterilisieren und vertragen Temperaturen bis über 200 Grad. Durch die Eigenschaften des Materials und versenkte Lage der Kugelgelenke für die Elektroden, sind Kurzschlüsse durch Befeuchtung während der Operation nahezu ausgeschlossen. Ebenso werden Korrosisionserscheinungen wie sie bei Sterilisierung in Formalindämpfen auftreten, vermieden.

Städtische Nervenklinik, Bremen.

Über eine Elektrode zur Elektrocorticographie.

Von

A. Schopmans.

Mit 3 Textabbildungen.

Es ist bereits eine gewisse Anzahl von Elektroden für die ECG beschrieben worden, jedoch sind ähnliche Elektroden wie die unten

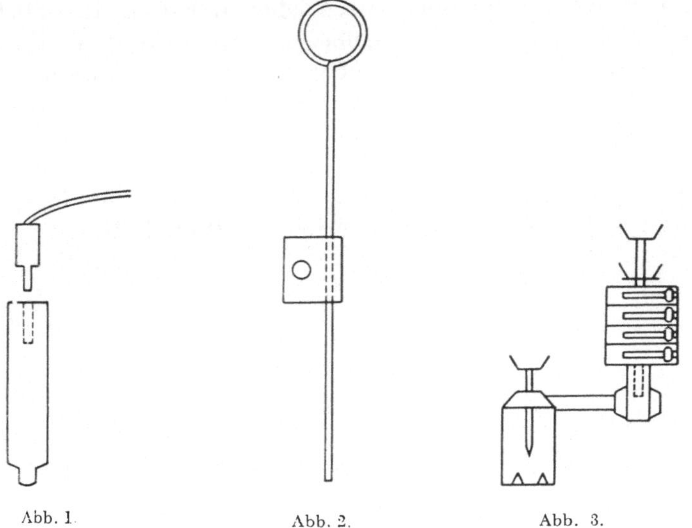

Abb. 1. Abb. 2. Abb. 3.

beschriebenen unseres Wissens bisher bei der ECG nicht zur Anwendung gekommen.

Die bis jetzt üblichen waren trotz mehr oder weniger starker Abweichungen voneinander im Prinzip Draht- oder Fadenelektroden. Mit den letzteren haben wir keine eigenen Erfahrungen; Drahtelektroden wurden in unserer Klinik anfangs längere Zeit benutzt. Hierbei traten häufig Artefakte auf, die wir auf ein Verschieben der Elektroden aus ihrer ursprünglichen Lage infolge Hirnpulsation zurückführten. Die Artefakte waren besonders stark, wenn der Draht weit in das Operationsfeld hineingezogen werden mußte. Diese technische Störung hofften wir durch eine in ihrer Haltevorrichtung beweglichen Elektrode vermeiden zu können.

Wir verwandten folgende Anordnung: Eine Elektrode aus einem 3 bis 7 cm langen Rundstab (Silber) mit einem kugelförmigen Kontakt an dem einen und einer Bohrung zur Aufnahme eines Bananensteckers am anderen Ende; der Schaft ist mit einer Isolierung überzogen (Abb. 1). Die Elektrode wird in dem ringförmigen Ende eines Stahldrahtes beweglich gehalten; der Stahldraht ist in einer Platte nach der Tiefe und mit der Platte horizontal beweglich (Abb. 2).

Durch Anbringen eines seitlichen Einschnittes in die Platte kann der Draht bei Anziehen einer Flügelmutter gleichzeitig mit der Platte festgeklemmt werden. Eine Säule aus 4 von diesen Elektrodenhaltern ist auf einer an der Knochenrandhalterung angelöteten Achse kippbar, sie kann mittels einer durchgehenden Schraube auf dieser Achse fixiert werden (Abb. 3).

Bei Verwendung der oben beschriebenen Elektroden blieben die erwähnten Störungen aus. Darüber hinaus sind diese Elektroden sehr widerstandsfähig (kein Brüchigwerden der Isolierung wie bei Drahtelektroden), auch ist bei Verwendung geeigneten Isoliermaterials ein Sterilisieren im Autoklaven möglich. Als praktisch erwies sich auch das Beziffern der Bananenstecker (leichtere Orientierung als durch Farben) und das Anbringen von Flügelmuttern bzw. Flügelschrauben (Schraubenzieher entbehrlich).

Aus der Neurochirurgischen Universitätsklinik Freiburg
(Direktor: Prof. Dr. *T. Riechert*).

Vergleich der Hirnstrompotentiale aus verschiedenen Ableitmedien.

Von

W. Umbach und **E. Bauer.**

Mit 5 Textabbildungen.

Jeder, der sich mit Hirnstromableitungen befaßt, muß damit rechnen, daß bei der Registrierung von der Schädeloberfläche die vom Cortex stammenden EEG-Potentiale alle einer erheblichen physikalischen Streuung unterliegen, die eine Unsicherheit der Lokalisation bedingt. Daß die Amplitudengrößen hier um ein Vielfaches kleiner sind als bei der direkten kortikalen Ableitung, ist ebenfalls verständlich, obwohl man sich meistens nicht darüber klar ist. Darüber hinaus zeigt jedoch die Oberflächenableitung auch wesentlich gleichförmigere Wellenverläufe, weil viele Feinheiten der raschen Cortexpotentiale durch die quasi „Filterung" des Teguments verloren gehen. Für die Neurochirurgen ist es heute erforderlich, Krampfherde sehr viel genauer zu lokalisieren (Fokusexstirpation), als es mit dem üblichen EEG von der Kopfhaut möglich ist. In vielen Fällen ist es notwendig, die Projektionsgebiete subkortikal gesteuerter Epilepsien auf dem Cortex zu kennen. Da man die kortikographische Registrierung nur in Ausnahmefällen anwenden kann, soll im folgenden untersucht werden, inwieweit die allein aus oberflächlichen Medien gewonnenen quantitativen und qualitativen Auswertungen dem tatsächlichen Hirnstrombild entsprechen.

Schon vor 20 Jahren hat *J. F. Tönnies* [11] nach verschiedenen Ableitungen von der Kopfhaut, dem Knochen und vom Cortex beim Tier darauf hingewiesen, daß die elektrischen Erscheinungen durch die dazwischenliegenden Gewebe sehr stark vermindert werden. Zwar spielt bei einer mehrstufig verstärkten Spannungsregistrierung, und um das handelt es sich ja bei der EEG-Ableitung, der Durchleitungswiderstand von Dura-Knochen-Haut als solcher keine Rolle, doch wird die abgeleitete Spannung durch den Nebenschluß des Gewebes reduziert, da die Verteilung der Äquipotentiallinien von der Leitfähigkeit der zwischengeschalteten Medien abhängt. An der Kopfhaut sind oft nur $^1/_{10}$ der Amplituden nachweisbar. Auch *Kornmüller* [6] hat im Tierversuch 1933 die Verminderung der Hirnpotentiale durch Ableitung vom Knochen demonstriert.

Am menschlichen EEG sind bisher nur wenige Untersuchungen über die Potentialverteilung auf der Kopfhaut durchgeführt worden, zuerst von *Jung* 1939 [4], dann von *Brazier* 1949 [2]. Ferner liegen Modellversuche und Berechnungen von *Schäfer* und *Trautwein* 1949 [10] vor und Inpedanzmessungen von *Motokawa* und *Iwama* 1947 [7], die eine Verminderung der α-Wellen auf $^1/_5$ und der Delta-Wellen auf $^1/_{10}$ der wirklichen Werte angenommen haben. Ver-

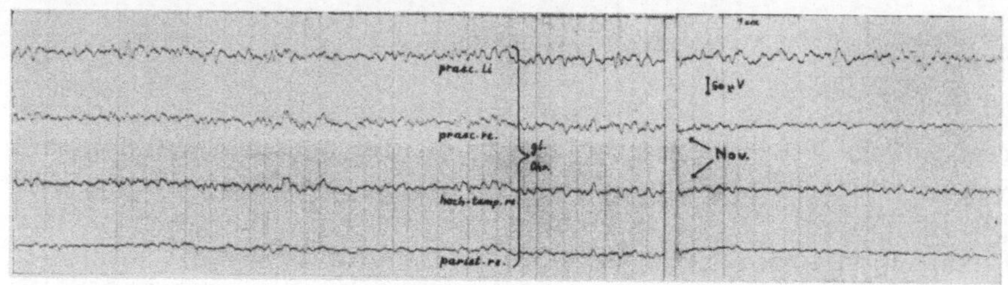

Abb. 1. Unterspritzung der Elektroden (Abl. 2 + 3) verursacht eine verstärkte Streuung der Äquipotentiallinien und damit eine Abflachung bei der Hautableitung des EEG.

gleichende Untersuchungen über direkte Hirnableitungen und Hautregistrierungen beim Menschen sind bisher nur kurz [5] mitgeteilt worden, es fand sich eine Potentialverminderung in der Hautableitung auf $^1/_3$ bis $^1/_5$ der effektiven Größen. Dagegen fehlen noch systematische Untersuchungen mit mehrfachen Ableitungen aus den verschiedenen Medien. Sie sollen im folgenden mitgeteilt werden.

Nach unseren Untersuchungen genügt allein die Unterspritzung der Elektroden (Abb. 1, 2. und 3. Ableitung) mit wenigen Kubikzentimetern Novocain, um einen viel flacheren und damit weniger gut beurteilbaren Kurvenverlauf selbst bei der unipolaren Ableitung zu verursachen. Bei einer bipolaren Ableitung wäre diese Abflachung noch deutlicher. Die Ursache liegt nicht allein in der Vergrößerung des Abstandes von der Spannungsquelle. Durch eine gleichzeitige Änderung der elektrischen Leitfähigkeit des zwischengeschalteten Gewebes wird die Disparation nach der Seite verstärkt. Zwecklos wäre es, diese Amplitudenabflachung durch eine höhere Verstärkung ausgleichen zu wollen, da hierdurch keine größere Genauigkeit erzielt wird. Die „Registrierfähigkeit“ kleiner Spannungsschwankungen in qualitativer und in lokalisatorischer Hinsicht ist sowieso begrenzt, da es zu unkontrollierbaren Interferenzen verschiedener Spannungsquellen kommt [4]. Wie täuschend die „Shunt“-Wirkung des Gewebes sein kann, zeigt die Abb. 2: Die unipolare Routineableitung gegen gleiches Ohr mit und ohne Provokation bei einer traumatisch entstandenen Cyste im hohen Fronto-Präzentralbereich ergab praktisch keine lokalisatorischen Hinweise. Erst im ECoC. fand sich eine eindeutige Spannungs-

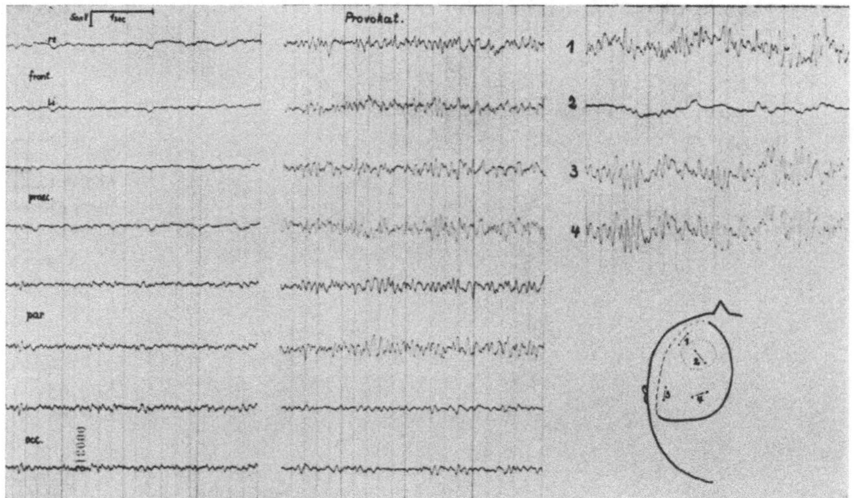

Abb. 2. Vergleich der unipolaren Routineableitung gegen gleiches Ohr mit und ohne Provokation und der bipolaren Cortexableitung bei einer Atrophie mit Zystenbildung des frontalen Cortex. Nur bei der ECoG findet sich über der Cyste eine isolierte Spannungsreduktion.

reduktion über dem Cystenbereich und ermöglichte damit eine Abgrenzung gegenüber dem normalen Hirngewebe. Derartige Fälle sind sehr häufig.

Um den Ort des Spannungsverlustes zu bestimmen, haben wir deshalb in einer einfachen Versuchsanordnung Hirnstromkurven des gleichen Gebietes aus verschiedenen Ableitmedien in Parallele gesetzt.

In der schematischen Zeichnung (Abb. 3) ist diese Anordnung wiedergegeben:

1. Bipolare Hautableitung, Elektrodenabstand etwa 2 cm. Damit ist der früher postulierten Forderung [4, 10] Rechnung getragen, daß der Elektrodenabstand mindestens dem Abstand Cortex-Hautoberfläche entsprechen muß, um eine lokalisatorisch brauchbare Genauigkeit bei noch ausreichender Amplitudenhöhe zu erhalten.

2. In den Knochen eingeschraubte Elektroden im Abstand von 1 cm.

3. Epidurale Knopfelektroden der üblichen Abmessung im Abstand von 0,6 bis 0,8 cm.

4. In einigen Fällen wurde mit den gleichen Elektroden von der Pia abgeleitet, es ergaben sich keine wesentlichen Unterschiede zu denen unter 3.

5. Isolierte Nadelelektroden (Durchmesser etwa 1 qmm) in den obersten Cortexschichten. Die Polungsänderung bei Durchtritt von der Rinde in das Mark soll hier nicht interessieren, obwohl wir derartige Versuche unternommen haben; die gestrichelte Linie gibt diese Möglichkeit wieder.

6. Die eingezeichnete Tiefenelektrode wird für Dauerableitungen z. B. bei stereotaktischen Eingriffen gebraucht. Es handelt sich um acht gebündelte und

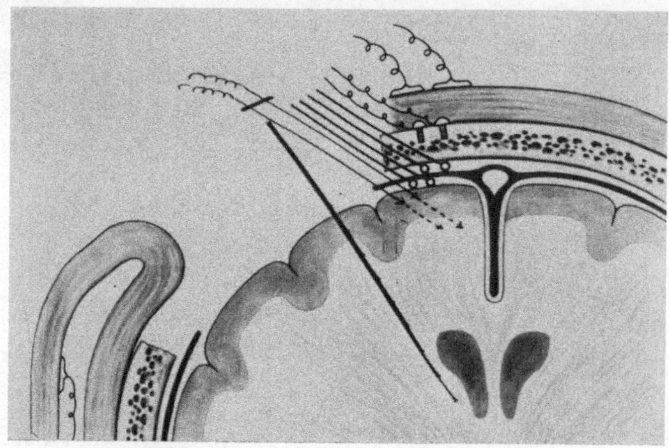

Abb. 3. Schema der Versuchsanordnung: a) Epikortikale Ableitungen aus den verschiedenen Medien und b) subkortikale Ableitungen mit einer multiplen Tiefenelektrode. Die indifferente Elektrode ist am abgelösten Hautlappen befestigt. Damit hat sie keine direkte Verbindung mit der Muskulatur (Einstreuungen!), dem Knochen und der Spannungsquelle des Hirns.

isolierte Drähte von nur etwa 40 μ Durchmesser mit blanken Spitzen im Abstand von 0,5 oder 1 cm, wie sie von *Bickford* [1] zuerst angegeben wurden. Auf Grund ihrer Feinheit zeigen sie keine Pulsationsartefakte, sie können sterilisiert und einige Tage in situ belassen werden.

Als Bezugspunkt für unipolare Ableitungen hat sich eine auf dem zurückgeklappten Hautlappen befestigte Elektrode bewährt. Sie entspricht eher den Erfordernissen der Indifferenz, die nach *Jung* [4] und *Rohracher* [9] bei der Ohrelektrode in Frage gestellt ist. Alle aus den Hirnregionen stammenden elektrischen Erscheinungen zeigen hier keinen Potentialabfall mehr, so daß nur noch eine sehr geringe diffuse und praktisch zu vernachlässigende Streuung der Hirnpotentiale anzunehmen ist.

Die tatsächliche Bedeutung unserer Überlegungen zeigt sich beim Vergleich der folgenden Kurven. Alle Ableitungen mit dem achtfachen Schwarzer-Elektrencephalographen sind gleich geeicht, haben gleiches Filter und Zeitkonstante.

In der bipolaren Hautableitung (Abb. 4) über der Präzentralregion zeigen sich nur ganz flache Alpha- und Beta-Schwankungen. In der Knochenableitung aus dem identischen Gebiet sind die Amplituden bereits $2^1/_2$mal größer, gleichzeitig ist aber eine Differenzierung der Alpha- und vor allem der rascheren Frequenzen besser möglich. Bei der Dura-Ableitung stellen sich die Amplituden 4mal so groß wie über der Haut dar. Jetzt lassen sich Alpha- und Beta-

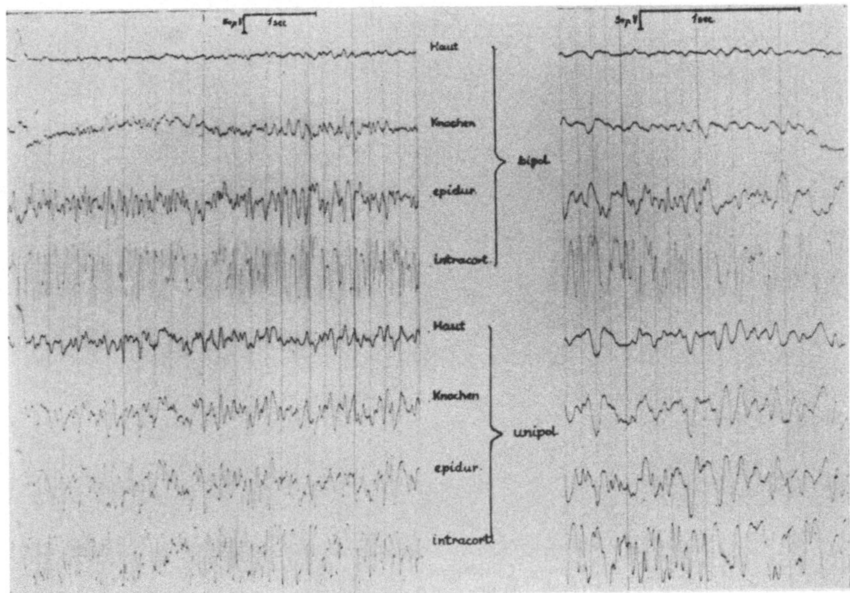

Abb. 4. Bipolare (4 obere Abl.) und unipolare (4 untere Abl.) Registrierungen gemäß dem in Abb. 3 angegebenen Schema aus der Präzentralregion mit 3 + 6 cm/sec Papiergeschwindigkeit. Die Amplitudengrößen verhalten sich von oben nach unten wie 1 : $2^1/_2$: 4 : 7. Rasche Frequenzen lassen sich mit der intraossalen Abl. registrieren, jedoch erst mit der intrakortikalen beurteilen.

Wellen und die von ihnen überlagerten langsamen Schwankungen verfolgen. Die intrakortikale Nadelableitung gibt die Verhältnisse natürlich noch wesentlich genauer wieder. Die Amplituden sind 7mal so hoch wie über der Haut, es dominieren die Gibbsschen Beta-Wellen mit 20 bis 22/sec, die bei den anderen Ableitungen zwar registriert werden, aber nicht zu beurteilen sind. Zur Differenzierung empfehlen sich raschere Papiergeschwindigkeiten, wir haben deshalb im 2. Abschnitt 6 cm/sec abgebildet. Die 4 unteren Kurven bringen unipolare Ableitungen gegen die oben erwähnte Hautlappen-Elektrode. Derart reine Kurvenverläufe trotz ungewöhnlich hoher Amplituden sind bei Ohrelektroden schon wegen der Muskeleinstreuungen äußerst selten, zudem sind sie oft noch verformt durch die im einzelnen nicht bestimmbaren Einstreuungen von der Hirnbasis.

Diese Vergleichsableitungen mit einem modernen Direktschreiber zeigen, daß die tierexperimentell in der „Frühzeit" des EEG gefundenen und damals bereits theoretisch fundierten Angaben von *Tönnies* [11] zu Recht bestehen. Der Hauptabfall der Spannung findet

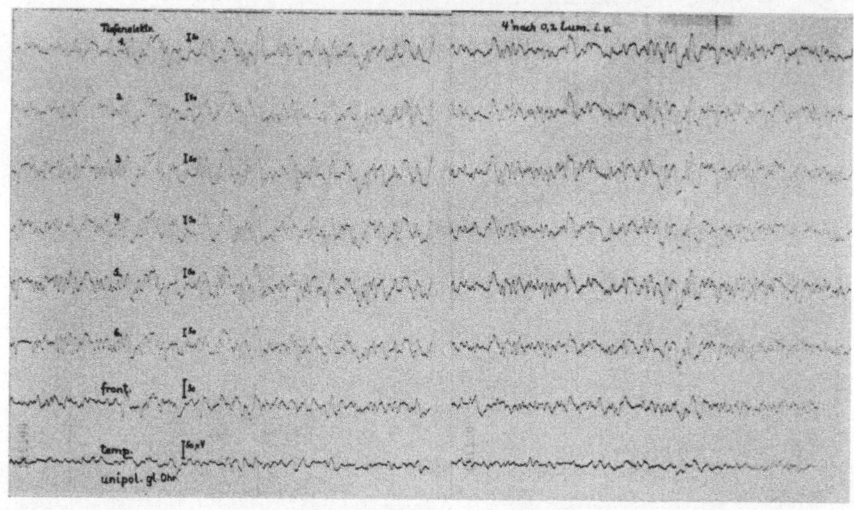

Abb. 5. Unipolare Vergleichsregistrierung mit einer Tiefenelektrode (Ableitpunkte zwischen dem Balken und der unteren Cortexlage in jeweils 1 cm Abstand, frontale und temporale Hautelektroden bei einem subkortikal gesteuerten Krampfanfall ohne Bewußtseinseinschränkung vor und 4 Minuten nach 0,2 Luminal intravenös.

sich im Periost und der Galea. Über die topische Lokalisation eines größeren Herdes können Aussagen erst mit intraossalen, über kleine Krampfherde im Cortex erst mit der kortikalen — beschränkt auch mit der epiduralen — Ableitung gemacht werden.

Um auch Relationen der Spannungsschwankungen in subkortikalen Regionen verschiedener Tiefe und ihre Projektion auf die Haut beurteilen zu können, zeigen wir in der nächsten Abbildung (Abb. 5) eine derartige Tiefenableitung mit Vergleichskurven von der Schädeloberfläche. Die 6 oberen Ableitungen entsprechen Tiefenpotentialen von der Elektrodenspitze (direkt über dem vorderen Balken) jeweils im 1-cm-Abstand bis subkortikal (in der hohen Frontalregion). Die beiden letzteren sind Hautableitungen frontal und temporal auf der gleichen Seite. Alle Ableitungen wurden unipolar gegen das gleiche Ohr vorgenommen. Es handelte sich um einen Fall mit Hemiatrophia cerebri nach früherem Media-Verschluß. Wegen schwerer psychoseähnlicher Störungen mit Zwangsgedanken, Zwangsmechanismen und Suicidversuchen war eine stereotaktische Ausschaltung fronto-thalamischer Bahnen im Gyrus-rectus-Mark, d. h. ein gezielter psychochirurgischer Eingriff vorgenommen worden. Vor der Operation bestanden bereits seltene Anfälle mit den Charakteristika einer subkortikalen Auslösung. Zwei Tage post operationem kam es zu einem nur EEG-mäßig realisierbaren Krampfanfall ohne motorische Entladung und ohne daß sie der völlig wachen Patientin zum Bewußtsein kamen. Die fehlende Bewußtseinsstörung und die teilweise übergroßen Spike-Wave-Abläufe sprechen für einen tiefgelegenen Focus, wie er u. a. von *Penfield-Jasper* [8] beschrieben wurde. Entsprechend der vorzugsweise frontalen Projektion der medialen Thalamuskerne zeigen sich vor allem frontal große Zwischenwellen und die für einen Tiefenherd typischen positiven scharfen Wellen. Temporal findet sich lediglich eine leichte Dysrhythmie. Im 2. Teil ist der therapeutische Luminaleffekt an einer weitgehenden Reduktion der subkortikalen Krampfpotentiale und an der typischen Beta-Aktivierung durch Barbiturate erkennbar; die Hautableitung ist bei Fortbestehen der Dysrhythmie der Norm mehr angeglichen.

Zusammenfassung.

Umschriebene Herdveränderungen innerhalb der kortikalen Potentialabläufe lassen sich mit der EEG-Ableitung von der Kopfhaut nicht genau genug abgrenzen. Unsere Vergleichsableitungen aus den verschiedenen Schichten ergaben, daß die stärkste Streuung der Äquipotentiallinien in der Galea erfolgt. Im EEG der Kopfhaut erscheinen vor allem die raschen Abläufe des Elektrokortikogramms sehr vermindert, quasi „ausgefiltert". Die Amplituden der Hirnpotentiale bei unipolarer Registrierung verhalten sich folgendermaßen: Haut : Knochen : epidural : intrakortikal wie $1 : 2^1/_2 : 4 : 7$. Bei unergiebiger Hautregistrierung kann durch eine (auch ambulant durchführbare) Ableitung mit Nadelelektroden aus dem Schädelknochen eine Herdbestimmung angenähert erzielt werden. Kleine Rindenfoci und Projektionen eines Tiefenherdes auf den Cortex (abgesehen von vereinzelten positiven Potentialen) können nur durch die ECoG eindeutig gesichert werden. Eine störungsfreie Registrierung wird bei der routinemäßigen ECoG durch Anbringung der indifferenten Elektrode auf dem vom Schädel abgelösten Hautlappen erzielt. Für Ableitungen aus dem Subcortex und den basalen Kernen sind störungsarme Tiefenelektroden erforderlich, die längere Zeit belassen werden können. Hiermit können tiefe Foci bestimmt und ausgeschaltet werden. Dauer-Kontrollableitungen unterrichten über den Erfolg therapeutischer Maßnahmen.

Literatur.

Bickford, R. G., et al., Electrical rhythms recorded from the depth of the frontal lobes during operations on psychotic patients. Proc. Staff Meet. Mayo Clin., Rochester *28* (1953), 135—143. — *Brazier, M. A. B.*, A study of the electrical fields at the surface of the head. EEG Clin. Neurophys. Suppl. *2* (1949), 38—52. — *Duensing, F.*, Das Elektroencephalogramm bei Störungen der Bewußtseinslage. Befunde bei Meningitiden und Hirntumoren mit Bemerkungen zur Pathophysiologie und Pathopsychologie der Bewußtseinsstörungen. Arch. Psychiatr. (D.) *183* (1949), 71—115. — *Jung, R.*, Das Elektroencephalogramm und seine klinische Anwendung: Methodik der Ableitung, Registrierung und Deutung des EEG. Nervenarzt *12* (1939), 569—591. — *Jung, R.*, *T. Riechert* und *R. W. Meyer-Mickeleit,* Vortrag Neurochir. Tag., Freiburg, 2. IX. 1948. Dtsch. Z. Nervenhk. *162* (1950), 52—60. — *Kornmüller A. E.*, Die Ableitung bioelektrischer Effekte architektonischer Rindenfelder vom uneröffneten Schädel, J. Psychol. u. Neur. *45* (1933), 172—184. — *Motokawa, K.*, und *K. Jwama,* Über die Impedanz des Kopfes und ihre Bedeutung für die Auswertung des EEG. Tôhoku J. exper. Med. (Jap.) *49* (1947), 89—98. — *Penfield, W.*, and *H. Jasper,* Epilepsie and the functional anatomy of the human brain. Little Brown Co., Boston, 1954, p. 896. — *Rohracher, H.*, Über sogenannte indifferente Ableitstellen beim Elektroencephalogramm. Arch. Psychiatr. (D.) *183* (1949), 189—191. — *Schäfer, H.*, und *W. Trautwein,* Quantitatives zur Theorie lokaler Potentialangriffe beim Elektroencephalogramm (EEG). Arch. Psychiatr. (D.) *183* (1949), 175—188. — *Tönnies, J. F.*, Die Ableitung bioelektrischer Effekte vom uneröffneten Schädel. Physikalische Behandlung des Problems. J. Psychol. u. Neur. *45* (1933), 154—171. — *Williams, D.*, and *G. Parsons-Smith,* Cortical rhythmus not seen in the electroencephalogramms. Brain *73* (1950), 191—202.

Aus der I. Chirurgischen Universitäts-Klinik in Wien
(Vorstand: Prof. Dr. *L. Schönbauer*).

Veränderungen des Elektrocorticogramms nach Histamingabe.

Von

K. Holub.

Mit 1 Textabbildung.

Die Wirkungen von Histamin auf das Zentralnervensystem verdienen in vielerlei Hinsicht Beachtung. *Perret* und *Kernohan* meinen, daß Histamin bzw. histaminartige Stoffe eine Rolle bei der Entstehung des Hirnödems spielen. Dies läßt die Anwendung von Antihistaminen gerechtfertigt erscheinen, die z.B. *Pampus* für günstig hält. Die durch Histamin bewirkte Erweiterung der Hirngefäße hat dazu geführt, daß es bei der Behandlung einer Reihe von Erkrankungen verwendet wurde und wird (*Furmanski, Šercl, Skinner, Taylor* u. a.). Die Ergebnisse verschiedener Autoren sind jedoch widersprechend. Auf das sogenannte Histaminkopfweh und damit zusammenhängenden Fragen sowie auf die Behandlung von Geisteskrankheiten mit Histamin, soll nicht näher eingegangen werden.

Gibbs, Gibbs und *Lennox, Nielsen, Hertz* und *Hertz* u. a. injizierten Histaminlösungen und beobachteten das Verhalten des Elektroencephalogramms danach. Veränderungen normaler Hirnstromkurven wurden nicht gesehen, doch konnte das Entstehen experimentell erzeugbarer Krämpfe unter bestimmten Voraussetzungen durch Histamin verhindert werden (*Libet, Fazekas* und *Himwich*). Uns erschien es für therapeutische Fragen wesentlich, nicht das normale Elektrocorticogramm nach Histamingaben auf Veränderungen zu untersuchen, sondern ein bereits experimentell erzeugtes abnormes, ein Vorgehen, das ja bei der Erprobung der therapeutischen Wirksamkeit von Substanzen notwendig und üblich ist. Wir wählten das durch hohe Morphingaben und Äthertropfnarkose pathologisch veränderte Elektrocorticogramm des Hundes. Veränderungen des Elektrocorticogramms durch Morphin wurden von *Schneider* und *Rémond, Wikler* u. a. beschrieben. Das normale

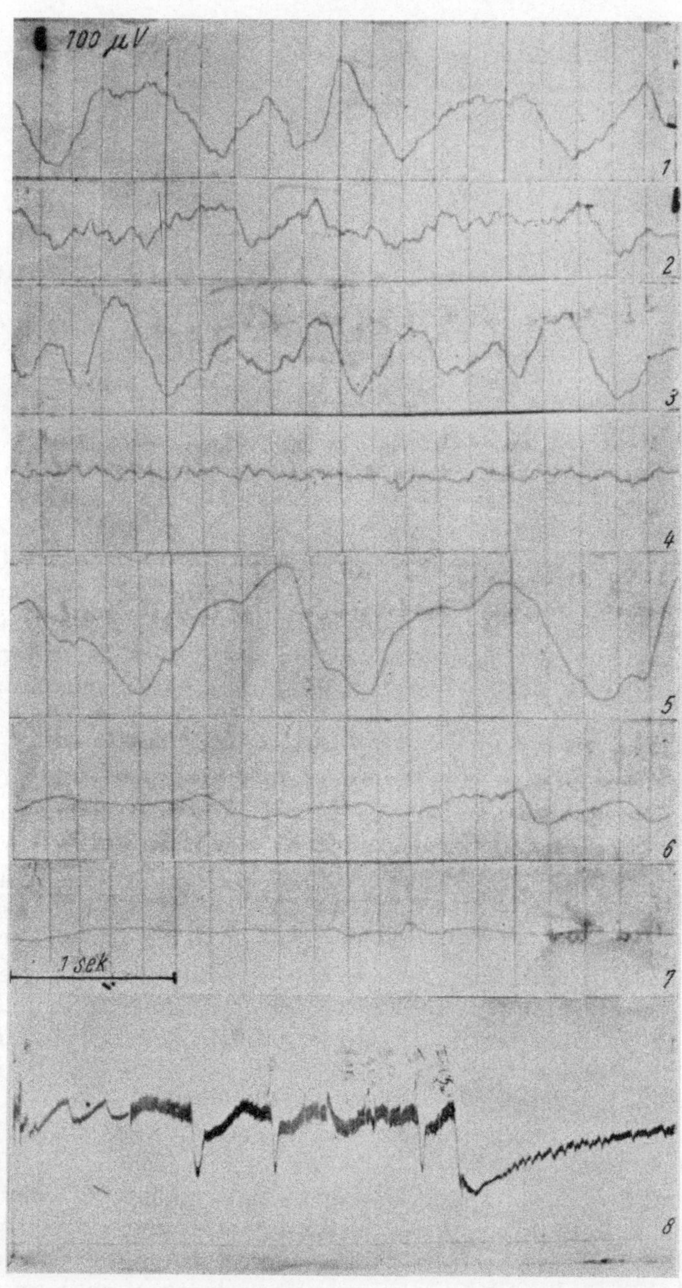

Abb. 1.

Elektroencephalogramm des Hundes und die Wirkung der Äthernarkose wurden von *Swank* und *Watson* genau dargestellt.

Wir haben 10 Versuche an Hunden ausgeführt. Die Tiere waren zwischen 1 und $2^1/_2$ Jahren alt und wogen zwischen 12 und 45 kg. Sie wurden durchschnittlich eine Stunde vor dem Experiment mit 0,01 bis 0,02 Mo pro Kilogramm Körpergewicht subkutan vorbereitet. Dann wurde in Äthertropfnarkose frontoparietal in einem Ausmaß von etwa 5 : 4 cm osteoklastisch trepaniert. Nach Eröffnung der Dura wurden gewöhnlich vier Elektroden mit der Hirnoberfläche in Kontakt gebracht und bipolar abgeleitet. Es wurde das von *Riechert* und *Jung* angegebene Instrumentarium und ein Apparat der Firma Grass, Modell III D, verwendet. Der geringste Elektrodenabstand betrug 2, der größte (bei Ableitungen in der Diagonale des Trepanationsdefektes) 6 cm. Meist wurden sechs Ableitungen geschrieben. Während zweier Versuche wurde der Blutdruck in der Arteria femoralis fortlaufend registriert. Da es wesentlich auf die Unterschiede vor und nach Histaminverabfolgung ankam und lokalisatorische Fragen keine Rolle spielten, wurde den Unterschieden in den einzelnen Ableitungen keine spezielle Beachtung geschenkt.

Die erste abgebildete Kurve stellt das Elektrocorticogramm dar, wie es in unseren Versuchen nach hohen Morphingaben in Äthertropfnarkose erhalten wurde. Dieses Kurvenbild wies eine genügende Konstanz auf, war reproduzierbar und somit als Grundlage für die Histaminversuche gut geeignet. Man sieht das Vorherrschen von langsamen Wellen, die ein hohes Potential aufweisen und stellenweise superponierte schnellere Frequenzen von niedrigem Potential.

Kurve 2 und 3 zeigen einen Histaminversuch mit ganz kleinen Dosen. Man sieht, wie durch das Histamin die langsamen Frequenzen mit hohem Potential zurückgedrängt werden und niedrig gespannte schnellere Frequenzen deutlicher werden. Sehr bald treten aber die langsamen hochgespannten Wellen wieder in den Vordergrund.

Kurve 4 zeigt den Effekt von 1 mg Histamindihydrochl., das, in physiologischer Kochsalzlösung verdünnt, einem 21 kg schweren

---

Kurve 1: Elektrocorticogramm des Hundes in Mo-Äthernarkose vor Histaminverabfolgung.

Kurve 2: 12 Sekunden nach 0,06 mg Histamindihydrochl. in physiologischer Kochsalzlösung langsam intravenös.
Kurve 3: 50 Sekunden nach 0,06 mg Histamindihydrochl. in physiologischer Kochsalzlösung langsam intravenös.
} Histaminversuch mit sehr niedriger Dosis. 12 kg schwerer Hund.

Kurve 4: 21 kg schwerer Hund, 70 Minuten nach Verabreichung von 1 mg Histamindihydrochl. intravenös.

Kurve 5: 20 kg schwerer Hund, 35 Minuten nach 4 mg Histamindihydrochl.

Kurve 6: 20 kg schwerer Hund, 17 Minuten nach weiteren 11 mg Histamin dihydrochl.

Kurve 7: 20 kg schwerer Hund, knapp vor dem Tod im Histaminschock nach insgesamt 15 mg Histamindihydrochl.

Kurve 8: Blutdruckkurve des 12 kg schweren Hundes, von dem auch die Kurven 1, 2 und 3 stammen. Man sieht, daß der Blutdruck auf ganz kleine Dosen (II, 0,5 ccm) nicht reagierte, während er auf etwas höhere Dosen (III, 1 ccm) deutlich abfiiel.

Hund langsam intravenös injiziert wurde, 70 Minuten nach Beginn der Injektion; somit ist es auch möglich, länger anhaltende und stärkere Wirkungen auf das Hirnstrombild zu erzielen, als in Kurve 2 und 3 gezeigt wurde.

Kurve 5 zeigt das Elektrocorticogramm eines 20 kg schweren Hundes, nachdem dem Hund 4 mg Histamindihydrochl. intravenös injiziert wurden. Das gezeigte Kurvenstück wurde 35 Minuten nach Beginn der Histaminzufuhr geschrieben. Man sieht, wie Wellen das Bild beherrschen, die noch langsamer sind als vor Histaminzufuhr. Die superponierten schnelleren Frequenzen sind fast völlig verschwunden. Es muß bemerkt werden, daß bei diesem Tier nach Injektion einer geringeren Histaminmenge gleichfalls das in Kurve 4 dargestellte Bild gesehen wurde. Erst bei der angegebenen Dosierung erreichte die Kurve die abgebildete Form.

Kurve 6 zeigt das Hirnstrombild desselben Tieres wie in Kurve 5, 17 Minuten nachdem es weitere 11 mg Histamindihydrochl. intravenös erhalten hatte. Die Gesamtdosis bis zu diesem Zeitpunkt betrug also 15 mg Histamindihydrochl. Man sieht den Potentialabfall infolge des eingetretenen Histaminschockes. Schnelle Frequenzen sind kaum zu beobachten.

Kurve 7 stellt das Elektrocorticogramm desselben Tieres wie in Kurve 6 nach weiteren 2 Minuten dar. Die hirnbioelektrische Tätigkeit ist sehr spärlich geworden, das Tier steht knapp vor dem Tod im Histaminschock.

Kurve 8 zeigt die Blutdruckkurve bei dem Hund, von dem auch die Kurven 1, 2 und 3 stammen. Der Ausgangsblutdruck schwankte zwischen 110 und 120 mm Hg. Während das Tier auf eine Injektion von 0,3 mg Histamindihydrochl. mit einem deutlichen Blutdruckabfall reagierte, trat nach einer Dosis von 0,06 mg, die bei dem in Kurve 2 und 3 dargestellten Versuch verwendet wurde, keine Blutdruckänderung ein. Es ist somit möglich, daß das Hirnstrombild bei der Verwendung ganz kleiner Histamindosen empfindlicher reagiert als der Blutdruck.

Nach intravenösen Histamingaben lassen sich je nach Dosierung 3 Grundformen der Kurvenveränderung erkennen. Nach niedrigen Dosen kommt es zum Verschwinden beziehungsweise einem sehr deutlichen Zurücktreten der langsamen und hochgespannten Wellen des Elektrocorticogramms in Mo-Äthernarkose. Physiologische Kochsalzlösung zeigt keinerlei Wirkung. Sie wurde zur Verdünnung der Histaminlösungen verwendet. Nach Absetzen der Histaminzufuhr zeigte sich nach kürzerer oder längerer Zeit wieder das ursprüngliche Kurvenbild. Der Effekt niedriger Histamindosen war dann gewöhnlich mehrere Male auslösbar, doch wurde es am gleichen Tier immer schwieriger, bei Wiederholungen die typischen Wirkungen ganz kleiner Mengen zu demonstrieren. Wenn man das normale Hirnstrombild des Hundes nach *Swank* und *Watson,* die Kurve in Mo-Äthernarkose und das Electrocorticogramm nach niedrigen Dosen Histamin vergleicht, dann kann man wohl sagen, daß die kleinen Histaminmengen zu einer Annäherung des Kurvenbildes an die Norm geführt haben. Vergleicht man die erhaltenen Kurven mit den von *Clowes, Kretchmer, McBurney* und *Simeone* publizierten Kurvenmustern, so ist zu sehen, daß die niedrigen Dosen zu einer Verminderung der Narkosetiefe führen. Diesen Eindruck hatten wir auch bei der Beobachtung des Allgemeinverhaltens der Tiere. Somit scheint hier ein günstiger Effekt vorzuliegen.

Mit mittleren Histamindosen wurde eine weitere Verlangsamung der hohen Frequenzen und ein gewisses Zurücktreten der superponierten niedrigen Wellen gesehen. Es wurde also auf diese Weise eine Verstärkung der Abnormität erzielt.

Große Histaminmengen führten zu einer Abflachung der hohen Wellen bis zum Erlöschen der elektrischen Aktivität im schweren Histaminschock. Gelegentlich zeigten sich nach hohen Histamindosen auch Spitzen. Ihr Auftreten war jedoch nicht konstant reproduzierbar. Deshalb soll auf diesen Befund nicht näher eingegangen werden.

Die Empfindlichkeit der einzelnen Versuchstiere gegenüber dem Histamin wechselte, sowohl was das Allgemeinverhalten als auch was die hirnbioelektrische Tätigkeit betraf. Derartige Empfindlichkeitsunterschiede sind auch beim Menschen bekannt und haben zur Anwendung einer elastischen Dosierung nach dem Prinzip des Dosierens nach der Wirkung geführt. Es ist somit nur ungefähr möglich, in Gewichtseinheiten anzugeben, was unter niedrigen, mittleren und hohen Dosen zu verstehen ist. Als niedrig kann man durchschnittlich eine Dosis von 0,002 bis 0,02 mg Histamindihydrochl. pro Kilogramm Körpergewicht bezeichnen, als mittel eine solche in der Größenordnung von etwa 0,2 mg pro Kilogramm Körpergewicht und als hoch eine von etwa 1 mg pro Kilogramm Körpergewicht.

Wenn z. B. *Skinner* an Patienten bei der Lähmungsbehandlung mit niedrigen Dosen von Histamin bedeutend günstigere Ergebnisse als mit höheren Dosen sah, so läßt sich das mit den von uns gemachten Beobachtungen in Einklang bringen.

Was die Deutung der erhobenen Befunde betrifft, so hängt die Hirnleistung von vielen Faktoren ab, von denen die Durchblutung, die Permeabilität und der Stoffwechsel besonders wichtig sind.

Diese beeinflussen einander gegenseitig. Am besten erforscht ist die Durchblutung. Histamin senkt den Gefäßwiderstand im Gehirn. Nach *Shenkin, Weiss* und *Lennox* u. a. führt es auch zu einer Durchblutungssteigerung, während *Alman, Rosenberg* und *Fazekas* u. a. keine signifikante Erhöhung fanden. Dies hängt unserer Ansicht nach insofern von der Dosierung ab, als die durch Histamin bedingte Gefäßerweiterung nur dann zu einer Mehrdurchblutung führen kann, wenn nicht ein Blutdruckabfall eintritt, der die durchblutungsfördernde Wirkung der Gefäßerweiterung wieder kompensiert. Somit werden nur relativ kleine Histamindosen zu einer Durchblutungssteigerung führen. Die Permeabilität wird durch Histamin gesteigert. Da derzeit noch nichts Sicheres über direkte Wirkungen von Histamin auf Stoffwechselprozesse im Gehirn bekannt ist, muß der günstige Effekt kleiner Histamindosen im gegenwärtigen Zeitpunkt vornehmlich auf Änderungen der Durchblutung und der Permeabilität bezogen werden.

Auf Grund der Tatsache, daß schon kleine Histamindosen einen deutlichen Liquordruckanstieg hervorrufen und sowohl das Gehirn von Menschen als auch von Tieren vorquillt, haben wir Histamin bei der Behandlung des intrakraniellen Unterdrucks (Liquorhypotension, Aliquorrhoe, Hirnkollaps) verwendet und festgestellt, daß dieses Behandlungsverfahren sonst gebräuchlichen therapeutischen Maßnahmen überlegen zu sein scheint. Diese Fragen wollen wir nach Abschluß verschiedener Untersuchungen an anderer Stelle noch ausführlich behandeln.

Die gefundenen hirnbioelektrischen Veränderungen entsprechen in gewissem Sinne anderen, die während und nach Histamingaben festgestellt wurden. Dies wird, so hoffen wir, zum weiteren Ausbau der Histamintherapie beitragen können.

Zusammenfassung.

Die Veränderungen des durch Morphin-Äthergaben abnormen Electrocorticogramms des Hundes durch intravenöse Histaminzufuhr werden geschildert. Mit niedrigen Histamingaben ist eine anscheinend günstige Beeinflussung der pathologischen Kurven möglich. Die Beziehungen zu klinischen und pathophysiologischen Beobachtungen werden diskutiert.

Literatur.

Alman, R. W., M. Rosenberg and *J. F. Fazekas*, Effects of histamine on cerebral hemodynamics and metabolism. Arch. Neur. (Am.) *67* (1952), 354—356. — *Clowes, G. H. A., jr., H. E. Kretchmer, R. W. McBurney* and *F. A. Simeone*, The EEG in the evaluation of the effects of anesthetic agents and carbon dioxide accumulation during surgery. Ann. Surg. *138* (1953), 558—569. — *Furmanski, A. R.,* Histamine therapy in acute ischemia of the brain. Arch. Neur. (Am.) *63* (1950), 415, und *69* (1953), 104. — *Gibbs, F. A., E. L. Gibbs* and *W. G. Lennox,* Effect on the EEG of certain drugs which influence nervous activity. Arch. int. Med. (Am.) *60* (1937), 154—166. — *Jung, R.,* und *T. Riechert,* Eine neue Methodik der operativen Elektrocorticographie und subcorticalen Elektrographie. Acta Neurochir. *2* (1952), 164—180. — *Libet, B., J. F. Fazekas* and *H. E. Himwich,* A Study of the central action of metrazol. Amer. J. Psych. *97* (1940), 366—371. — *Nielsen, T. D., C. Hertz* and *H. Hertz,* Electroencephalography in headache combined with vasodilatation, spontaneous and experimental. Second international EEG Congress, Paris, 1949. EEG Clin. Neurophysiol. 2 (1950), 105. — *Pampus, F.,* Vegetative Blockade und künstlicher Winterschlaf in der Neurochirurgie. Chirurg. *24* (1953), 298—302. — *Perret, G. E.,* and *J. W. Kernohan,* Histopathologic intracranial changes of the brain caused by intercranial tumors (so called edema or swelling of the brain). J. Neuropath. *2* (1943), 341—352. — *Schneider, J.,* et *A. Rémond,* Notes préliminaires concernant l'action de la morphine a doses variables sur le tracé EEG. EEG Clin. Neurophysiol. 1 (1949), 372. — *Sercl, M.,* Infusions intraveneuses d'histamine dans les maladies nerveuses. Schweiz. med. Wschr. *79* (1949), 1247—1249. — *Shenkin, H. A.,* Effects of various drugs upon cerebral circulation and metabolism of man. J. appl. Physiol. *3* (1951), 465, ref. Zbl. Neur. *121* (1953), 148. — *Skinner, D. A.,* The treatment of Bell's palsy with histamine. Ann. Ot. etc. (Am.) *59* (1950), 197—204. — *Swank, R. L.,* and *C. W. Watson,* Effects of barbiturates and ether on spontaneous electrical activity of dog brain. J. Neurophysiol. *12* (1949), 137—160. — *Taylor, R. J.,* Histamine treatment of cerebral arteriosclerosis. Dis. nerv. Syst. *8* (1947), 154, ref. Exc. med., Section VIII, Neurol. and Psych. *1* (1948), 657. — *Weiss, S.,* and *W. G. Lennox,* The cerebral circulation: XVII. Cerebral blood flow and the vasomotor response of the minute vessels of the human brain to histamine. Arch. Neur. (Am.) *26* (1931), 737 bis 744. — *Wikler, A.,* Clinical and electroencephalographic studies on the effects of mescaline N-allylnormorphine and morphine in man. EEG. Clin. Neurophysiol. *4* (1952), 378

Aus der Abteilung für klinische Elektroencephalographie (Leitung: Priv.-Doz. Dr. med. *W. Götze*) der Neurologisch-Neurochirurgischen Klinik der Freien Universität Berlin (Direktor: Prof. Dr. med. *Arist Stender*).

Zur Prognostik der Hirngeschwülste.

(An Hand von Hirnstromuntersuchungen.)

Von

W. Götze und **St. Kubicki.**

Arbeiten, die sich mit der Lokalisation von Hirngeschwülsten beschäftigen, nehmen in der EEG-Literatur einen breiten Raum ein (*Jung, Meyer-Mickeleit, Pateisky, Ruf* u. a.). Es steht heute außer Zweifel, daß das EEG besonders bei der ambulanten Untersuchung von Hirntumorkranken Wertvolles leistet und eine Frühdiagnose zu einem Zeitpunkt gestattet, der sich mit den bisherigen Untersuchungsmethoden oft nicht erreichen ließ (*Tönnis* und *Steinmann*). Der Wert der hirnelektrischen Untersuchung für die Prognosestellung bei Hirngeschwülsten dagegen wurde bisher nur wenig beachtet oder im allgemeinen nur beiläufig erwähnt. *Duensing* wies schon frühzeitig darauf hin, daß maligne Geschwülste und Ca-Metastasen häufig schwerere Frequenzniedrigungen im EEG hervorrufen als gutartige Geschwülste. Auch *Jung* betonte, daß sich nach dem Grad der EEG-Veränderungen abschätzen läßt, ob es sich um einen schnell oder langsam wachsenden Tumor handelt. An Hand einer Untersuchung von Schläfenlappengeschwülsten konnten *Gerlach* und *Steinmann* zeigen, daß schwere EEG-Veränderungen auf der Herdgegenseite bei diesen Tumoren fast immer dann auftreten, wenn in die Tiefe und oft über die Mittellinie reichende Veränderungen vorliegen. Ein derartiger Befund gibt meist einen Hinweis auf eine maligne Geschwulst und deutet somit auf eine schlechte Prognose. Wir wissen, daß es auch bei Meningeomen gelegentlich nach jahrelanger Latenz zu plötzlicher Dekompensation mit schwerer Ausbildung von Hirnödem bzw. Hirnschwellung und ihren Begleiterscheinungen kommt, wobei auch hochgradige allgemeine Veränderungen im Hirnstrombild auftreten. Diese zeigen dann immer eine Änderung der Reaktionslage des Hirngewebes an und können als Dekompensationszeichen angesehen werden. Fußend auf diesen Angaben und entsprechenden eigenen Beobachtungen haben wir versucht, die Überlebensaussichten bei Hirngeschwülsten unabhängig davon, ob es sich um gut- oder bösartige Geschwülste handelte, ob ein operativer Eingriff vorgenommen wurde oder nicht, zu verfolgen und die elektroencephalographischen Veränderungen an einem größeren Krankengut damit in Vergleich zu setzen. Wir nahmen dabei an, daß die Schwere der EEG-Veränderungen einen Anhalt für den Grad der cerebralen Dekompensation abgeben könnte. Unser Krankengut von 162 Hirngeschwülsten wurde nach der Schwere der EEG-Veränderungen in folgende Gruppen unterteilt:

I. Schwere Allgemeinschäden mit 1 bis 3,5 pro Sek.-Wellen
II. Mittlere Allgemeinschäden mit 3,5 bis 6 pro Sek.-Wellen
III. Leichte Allgemeinschäden mit 6 bis 7 pro Sek.-Wellen und allgemeine Aktivierung
IV. Deltaherde mit 1 bis 3,5 pro Sek.-Wellen
V. Thetaherde mit 3,5 bis 7 pro Sek.-Wellen
VI. Alpha-Aktivierung mit 8 bis 12 pro Sek.-Wellen
VII. Seitendifferenzen
VIII. Negative Befunde.

Dieser Gruppierung der Hirntumoren stellten wir die Krankheitsverläufe gegenüber. Wir unterteilten dabei zunächst nur in überlebende und verstorbene Krankheitsfälle in jeder Gruppe.

Es zeigte sich, daß die Mortalität

in der Gruppe I	92%,
in der Gruppe II	75%,
in der Gruppe III	50%,
in der Gruppe IV	43%,
in der Gruppe V	25%,
in der Gruppe VI	0%,
in der Gruppe VII	20%,
in der Gruppe VIII	57% betrug.

Die Angaben über Mortalität beziehen sich nicht auf die postoperative Mortalität. Der Prozentsatz der Verstorbenen wurde an Hand von Nachuntersuchungen bis zu einem Jahr nach Klinikaufenthalt an operierten und nicht operierten Kranken bestimmt. Im Krankengut fanden sich außerdem unverhältnismäßig häufig Glioblastome (46) und Ca-Metastasen (15), weil in dem Berichtszeitraum aus äußeren Gründen vorwiegend maligne Hirngeschwülste hirnelektrisch untersucht wurden.

Am geringsten war die Mortalität der Gruppe VI mit 0%, deren Ergebnisse jedoch wegen der geringen Fallzahl (4) nur mit Vorsicht zu verwerten sind.

Die Gruppen VII und VIII zeigten wiederum einen Anstieg der Mortalität auf 20 bzw. 57%, weil in diesen Krankheitsgruppen unverhältnismäßig zahlreiche schwer operable und maligne Geschwülste insbesondere der hinteren Schädelgrube enthalten waren, die ja bekanntlich erst sehr spät pathologische Hirnstrombilder verursachen.

Man kann also festhalten, daß bei Hemisphärentumoren generalisiertes Auftreten von Deltawellen nahezu in allen Krankheitsfällen die Prognose infaust werden läßt. Diese Feststellung scheint auch unabhängig vom Artcharakter der Geschwulst Gültigkeit zu haben *(Kubicki)*. Man sollte daher bei Anzeigestellungen zu operativen Eingriffen die Schwere der EEG-Veränderungen stets berücksichtigen. Eingehende Untersuchungen, die eine statistische Aufgliederung nach Schwere der EEG-Befunde und Artdiagnose der Geschwülste bringen, werden zur Zeit durchgeführt.

Aus der klinischen Erfahrung ist bekannt, daß die cerebrale Dekompensation gerade bei gutartigen Geschwülsten sehr plötzlich und unerwartet einsetzen kann. Diesen Zustand der Dekompensation möchten wir mit dem klinischen Begriff des „Hirnschwellungszustandes" umreißen. Die Neigung zur Dekompensation, die in zahlreichen Krankheitsfällen vorliegt, konnten wir bisher mit den üblichen klinischen Untersuchungsmethoden nicht erfassen. Da ein operativer Eingriff bei einem zur Dekompensation neigenden Gehirn eine Gefährdung bedeutet, muß dem Neurochirurgen daran gelegen sein, eine Methodik in die Hand zu bekommen, die vor einem operativen Eingriff Aussagen über die Belastungsfähigkeit des Cerebrum zuläßt.

An eine für die ambulante Untersuchung brauchbare Belastungsmethode sind eine Reihe von Forderungen zu stellen:

1. Die Methode darf dem Patienten keine wesentlichen Beschwerden bereiten und muß ungefährlich sein.

2. Die Wirkung soll schnell eintreten und eine länger anhaltende Aktivierung pathologischer Schwankungen hervorrufen, dann aber rasch wieder abklingen. Das Verfahren soll die drohende Dekompensation anzeigen, darf sie aber nicht manifest werden lassen.

Aufbauend auf den Untersuchungen von *Kornmüller* haben wir selbst den Sauerstoffmangel (7% O_2-Gehalt) als Belastungsmethode bei Hirntraumatikern angewendet * und später auch Belastungen mit konzentriertem Lachgas durchgeführt. Nach genügender Erprobung an gesunden Versuchspersonen haben wir diese Methodik, die gleichzeitig eine Provokation pathologischer Herdbefunde be-

* Ein erster Hinweis auf die Methodik findet sich in der Arbeit „Über Beziehungen zwischen hirnelektrischen und encephalographischen Befunden bei Hirnverletzten". *Götze*, Zbl. Neurochir. *1* (1943), 155—160.

wirkt, auch bei 23 Hirntumorkranken und 5 arteriovenösen Aneurysmen durchgeführt. (Methodik der Sauerstoffmangelbeatmung siehe bei *Kornmüller, Palme* usw., der Lachgasbeatmung bei *Götze,* 1953). Unabhängig davon verwendeten wir eine Provokation mit Evipan. Es wurden 1 ccm 10%iger Luminal-Natriumlösung schlagartig intravenös injiziert und das zeitliche Einsetzen der Betaaktivierung („Barbiturate bursts") festgehalten. Durch den Vergleich zeitlich voneinander getrennter Methoden erhofften wir uns neben der Erprobung der Belastungsfähigkeit eine bessere Sicherung von fraglichen Herdbefunden. Es wurden insgesamt Belastungsversuche an 23 Hirntumorkranken und 5 arteriovenösen Aneurysmen, die sämtlich arteriographiert bzw. ventrikulographiert waren, vorgenommen. Alle Tumorpatienten hatten klinische Herdbefunde, so daß über den Sitz des Prozesses kein Zweifel bestehen konnte. Außer 5 Meningeomen und 6 Astrocytomen hat es sich um Glioblastome oder Ca-Metastasierungen gehandelt. Der Sitz der Geschwülste betraf in der Mehrzahl der Fälle die Großhirnhemisphären. Außerdem fanden sich darunter 2 Kleinhirngeschwülste, 4 Tumoren der Stammganglien und 1 suprasellläres Meningeom.

Die Patienten wurden in zwei Gruppen unterteilt. Zur Gruppe I zählten 8 Patienten, die klinisch deutliche Zeichen eines Hirnschwellungszustandes in Form einer frischen Stauungspapille, Verlangsamung des Gedankenablaufes und zum Teil leichter Benommenheit boten. Diese Patienten hyperventilierten so schwach, daß nie eine ausreichende Spannungsaktivierung erreicht wurde. Dagegen ließen sich Sauerstoffmangelbeatmung, Gaben von Lachgas und Evipan siebenmal durchführen. In diesen Fällen, die spontan schon auf der Herdseite 6 und vereinzelt auch 3 pro Sek.-Wellen gezeigt hatten, kam es nach Sauerstoffmangelbeatmung von 10 bis 120 Sekunden zu gehäuften 3 pro Sek.-Wellen in Herdnähe. Die „kritische Schwelle" (Auftreten der 3 pro Sek.-Wellen) lag mit 47 Sekunden hier im Durchschnitt deutlich unter dem Niveau der normalen Vergleichspersonen (bei über 20jährigen nie unter 2 Minuten). Interessant war auch, daß in 3 Fällen bis zum Schwinden der aktivierten Wellen nach Frischluftgabe, die bei Gesunden schlagartig aufhören, 2 Minuten vergingen. Man könnte demnach hier von einer Dekompensation im Sauerstoffmangelversuch sprechen. Das Hirngewebe ist nicht mehr in der Lage, das gestörte Gleichgewicht sofort wieder herzustellen. Unter Lachgasbeatmung kam es besonders bei den subkortikalen Tumoren dreimal zu einer Betonung der amplitudengroßen 3 pro Sek.-Wellen auf der Herdseite, während sie zweimal auf der Herdseite fehlten. Die „kritische

Schwelle“ nach Lachgasbeatmung setzte in diesen Fällen ebenfalls verfrüht nach 25 Sekunden gegenüber 45 Sekunden an normalen Kontrollpersonen ein. Es zeigt sich an Hand dieser Untersuchungen, daß es auch gegenüber plötzlich einsetzenden hochgradigem Sauerstoffmangel durchaus eine „individuelle Resistenz“ gibt, was wir auch bei unseren Kontrollen an Gesunden im Gegensatz zu den Untersuchungen von *Beigel* feststellen konnten.

Nach Injektion von Evipan setzte die Reaktion im Hirnstrombild gegenüber der Norm wesentlich verzögert ein. Es kam erst durchschnittlich nach 33 Sekunden im Vergleich zu 18 Sekunden beim Normalen zum Auftreten des „Evipaneffektes“ (Betawellenaktivierung).

Da das Ansprechen auf Sauerstoffmangel schlagartig und verfrüht erfolgte, erscheint es uns unwahrscheinlich, daß die Verzögerung des Evipaneffektes auf eine verlangsamte Reaktion des Hirngewebes zurückzuführen ist. Vielmehr möchten wir annehmen, daß dieses Verhalten mit einer Veränderung der Hirndurchblutung zusammenhängt, die infolge Hirnschwellung erschwert sein dürfte. Bemerkenswert ist die Tatsache, daß es in 5 von 7 Fällen zu einem deutlichen Schwinden der trägen Wellen für mehrere Minuten nach Evipangabe kam. An ihrer Stelle traten unregelmäßige 7 bis 9 pro Sek.-Wellen, so daß die in Ruhe vorhandenen Herdbefunde in 4 Fällen ausgeglichen wurden. Dreimal dagegen wurden die trägen Schwankungen auf der Herdseite vermehrt. Entsprechende Feststellungen unter Evipan konnte auch *Duensing* machen. Es hat nach unseren Beobachtungen den Anschein, daß das Fehlen der 3 pro Sek.-Wellen unter Lachgasprovokation sowie das Fehlen jeglicher Betawellenaktivierung unter Evipan als besonders schwere Zeichen einer cerebralen Insuffizienz anzusprechen sind. Ebenso muß man die Herabsetzung der kritischen Schwelle unter Lachgasbeatmung wohl als Zeichen erheblicher Störung der vitalen zentralen Regulationen ansprechen.

Die restlichen 15 Fälle mit geringer Hirnschwellung ergaben unter Hyperventilation auf der Herdseite fünfmal Auslösung träger Schwankungen. Der Sauerstoffmangel führte immer zu vermehrten trägen Wellen in Tumornähe. Nach Lachgasbeatmung stimmten die Seitendifferenzen während der „Störschwelle“ (Einsetzen von 6 pro Sek.-Wellen) mit denen unter O_2-Mangel gefundenen überein. Im Stadium der 3 pro Sek.-Schwankungen zeigten sich 9 deutliche Seitendifferenzen, siebenmal war auf der Herdseite die Spannungsproduktion reduziert oder unregelmäßiger, zweimal auf der Herdseite gesteigert.

Die „kritische Schwelle“ nach Sauerstoffmangelbelastung setzte im Durchschnitt nach 77 Sekunden ein, war also der Norm gegenüber deutlich erniedrigt. Dagegen zeigte sich nie eine wesentlich verlängerte Nachdauer der trägen Schwankungen nach Frischluftgabe. Vielmehr erfolgte die Normalisierung des Hirnstrombildes etwa 20 Sekunden nach Ende des Sauerstoffmangelversuches. Die „kritische Schwelle“ nach Lachgasbeatmung stellte sich durchschnittlich der Norm entsprechend nach 45 Sekunden ein. Das Einsetzen des Evipaneffektes erfolgte rechtzeitig, im Durchschnitt nach 16 Sekunden. Man kann demnach bei diesen Kranken von einer relativen Kompensation gegenüber Sauerstoffmangel, Lachgasbeatmung und Evipangabe sprechen. Einen guten Überblick über das unterschiedliche Verhalten der beiden Gruppen von Hirntumoren unter den Belastungen gibt die nachstehende Tabelle.

Auf der Herdseite	in Ruhe	Hyperventilation	O_2-Mangel	Lachgas	Evipan
a) Mit deutlicher Hirnschwellung (8 Fälle)					
Herdbefund deutlich	8	—	—	—	—
Herdbefund verstärkt	—	—	7	4	2
Träge Schwankungen gesteigert	8	—	7	2	3
Fehlen der 3-Prosekundeschwankungen	—	—	—	2	—
Verstärkte β-Aktivierung	—	—	—	—	—
Fehlen der β-Aktivierung	—	—	—	—	5
Schwinden der trägen Schwankungen	—	—	—	—	5
Ausgleich der Seitendifferenz	—	—	—	—	4
Kritische Schwelle unter 30 Sek.	—	—	—	8	—
unter 1 Min.	—	—	8	—	—
unter 2 Min.	—	—	8	—	—
Evipaneffekt verzögert	—	—	—	—	8
b) ohne oder mit geringer Hirnschwellung (15 Fälle)					
Herdbefund deutlich	15	—	—	—	—
Herdbefund verstärkt	—	5	15	9	8
Träge Schwankungen gesteigert	15	5	15	2	2
Fehlen der 3-Prosekundeschwankungen	—	—	—	7	—
Verstärkte β-Aktivierung	—	—	—	—	2
Fehlende bzw. geringere β-Aktivierung	—	—	—	—	8
Schwinden der trägen Schwankungen	—	—	—	—	3
Ausgleich der Schwankungen	—	—	—	—	3
Kritische Schwelle unter 30 Sek.	—	—	—	—	—
unter 1 Min.	—	—	3	—	—
unter 2 Min.	—	—	15	—	—
Evipaneffekt verzögert	—	—	—	—	—

In der ersten Gruppe mit Hirnschwellung sahen wir Erniedrigung der kritischen Schwelle, im Sauerstoffmangel auf unter 1 Minute und nach Lachgasbeatmung auf unter 20 Sekunden. Immer fand sich hier eine Verkürzung des Einsetzens des Evipaneffektes. Demgegenüber ließ die zweite Gruppe nur in 20% eine Herabsetzung der kritischen Schwelle im Sauerstoffmangel (unter 1 Minute) und nie unter Lachgas erkennen. Die Verzögerung des Evipaneffektes fehlte hier immer. In gleicher Weise war bei 5 Gefäßtumoren die kritische Schwelle im Sauerstoffmangel nie gestört. Unter Evipangabe trat nie eine Verzögerung der Beta-Aktivierung ein. In 2 Fällen konnte man sogar ein vorzeitiges Einsetzen der Beta-Aktivierung auf der Seite der Gefäßgeschwulst feststellen. Man kann dieses Verhalten, das *Gastaut* nach Cardiazolinjektion bei einem Hämangiom des Schläfenlappens beschrieben hat, mit einer Beschleunigung der Blutversorgung auf der Seite der Aneurysmen in Zusammenhang bringen.

Außer einer leichten, schnell vorübergehenden Verstärkung der neurologischen Symptomatik, wie sie von *Zillig* nach Evipangabe und von uns nach Sauerstoffmangelbelastung an Hirntraumatikern beschrieben war, traten keine Komplikationen auf. Auf die Tatsache, daß der Sauerstoffmangel geeignet ist, cerebrale Störungen zu verdeutlichen, hat auch *Dussik* (1943) hingewiesen. Auch *Tönnis* verwendet jetzt die Methode zur Provokation pathologischer hirnelektrischer Befunde.

Abschließend ist festzustellen, daß Patienten mit schwerer Rinden- oder subkortikaler Schädigung, insbesondere mit Glioblastomen und Ca-Metastasen, im Sauerstoffmangel fast immer eine stärkere Aktivierung träger Potentiale auf der Herdseite bieten als solche mit gutartigen Tumoren. In Fällen schwerer Hirnschwellung kann die Aktivierung auch auf der Herdgegenseite eintreten und unter Umständen einen Herdbefund vortäuschen, während die eigentliche Herdseite eine relative Spannungsreduktion zeigt. Charakteristisch für das Vorliegen eines unter Umständen latenten erheblichen Hirnschwellungszustandes ist die starke Herabsetzung der kritischen Schwelle sowohl im Sauerstoffmangel als auch unter Lachgasbeatmung. Wichtig scheint auch die langanhaltende Aktivierung von Deltawellen nach Beendigung des Sauerstoffmangelversuches ebenso wie die Verzögerung des Evipaneffektes. Bei diesem Verhalten muß man von einer cerebralen Dekompensation sprechen. Intrakranielle Eingriffe sind in diesem Zustand nur im äußersten Notfall vorzunehmen. Es muß versucht werden, die Patienten durch entlastende Maßnahmen, Dehydrierung, Blutdrucksenkung und dgl. in ein Stadium besserer Kompensation zu bringen. Die Hirnstromableitungen unter Sauerstoffmangel und Evipan sind demnach ein wichtiger Anhaltspunkt für die Belastungsfähigkeit des Gehirns. Wenn nach dem klinischen Bild Zweifel an der Belastungsfähigkeit bestehen, sollte in jedem Fall eine derartige Funktionsprüfung vorgenommen werden.

Zusammenfassung.

1. An Hand statistischer Zusammenstellungen wird der Wert der Hirnstromuntersuchung für die Prognosestellung bei Hirngeschwülsten betont. Mit der Zunahme der Schwere der EEG-Veränderungen verschlechtern sich die Überlebensaussichten bei Hirntumorkranken.

2. Das Verhalten unter Sauerstoffmangel (7500 Meter-Gemisch) und konzentrierter Lachgasbeatmung sowie nach Evipaninjektion gibt wichtige Hinweise auf die Belastungsfähigkeit des Gehirns bei Tumorkranken. Starke Herabsetzung der „kritischen Schwelle“ unter Sauerstoffmangel (Einsetzen der 3 pro Sek.-Wellen unter 1 Minute) und unter Lachgasbeatmung (unter 30 Sekunden), verlängertes Überdauern der trägen Wellen nach Frischluftgabe sowie verzögertes Einsetzen des Evipaneffektes (länger als 25 Sekunden nach schlagartiger Injektion von 1 ccm 10% Evipanlösung) zeigen eine deutliche Neigung zu cerebraler Dekompensation an. Bei derartigem Verhalten muß vor schwereren intracerebralen Eingriffen gewarnt werden bzw. sollte man versuchen, durch therapeutische Maßnahmen (Dehydrierung, Entlastungstrepanation, Blutdrucksenkung u. dgl.) wieder eine gewisse cerebrale Kompensation zu erlangen.

Literatur.

Beigel, A., R. Haarstrick und *F. Palme,* Untersuchung der Hirnaktionsströme nach Sauerstoffatmung in verschiedenen Höhenlagen. Luftf.med. *7* (1943), 305 bis 318. — *Duensing, F.,* Das Elektrencephalogramm beim Hirntumor. Arch. Psychiatr. (D.) *182* (1949), 51—96. — *Duensing, F.,* Die Beeinflussung und Provokation pathologischer Herdbefunde im Elektrencephalogramm durch geringe Evipandosen. Nervenarzt *22* (1951), 281—288. — *Dussik, K. Th.,* ZNS und Sauerstoffmangelbelastung. (Wiener Beitr. z. Neurol. u. Psychiat.) Bd. 2, Wilhelm Maudrich, Wien, 1949. — *Gastaut, H.,* et *J. Bonnel,* Etude clinique, électroencephalographique et artériographique d'une epilepsie psychomotrice par angiome artério-veineux temporal droit. EEG. u. Clin. Neurophysiol. *4* (1952), 97—101. — *Gerlach, G.,* und *H. W. Steinmann,* Hirnelektrische Befunde bei 59 Schläfenlappengeschwülsten. Zbl. Neurochir. *12* (1952), 358—365. — *Götze, W.,* Der Sauerstoffmangelversuch als Provokationsmethode krankhafter hirnelektrischer Befunde bei Hirntraumatikern. Nervenarzt *21* (1950), 400—402. — *Götze, W.,* Über Hirnstrombefunde bei Gefäßmißbildungen des Gehirns. Zbl. Neurochir. *13* (1953),

41—48. — *Götze, W.*, Das EEG bei offenen Hirnverletzungen. Z. Unfallhk. *56* (1953), 297. — *Jung, R.*, Die praktische Anwendung des Elektroencephalogramms in Neurologie und Psychiatrie; ein Überblick über 12 Jahre EEG und Klinik. Med. Klin. *45* (1950), 257—266 und 289—295. — *Kornmüller, A. E.*, Klinische Encephalographie. Lehmann, München-Berlin, 1944. — *Kornmüller, A. E.*, *F. Palme* und *H. Strughold*, Über Veränderungen der Gehirnaktionsströme im akuten Sauerstoffmangel. Luftf.med. *5* (1941), 161—183. — *Kubicki, St.*, Hirnstromuntersuchungen bei Hirngeschwülsten. Diss., F. U. Berlin, 1955. — *Meyer-Mickeleit, R.*, Lokalisation von Hirntumoren im EEG. Nervenarzt *23* (1952), 272. — *Pateisky, K.*, Die elektroencephalographische Diagnostik bei Gehirntumoren. Wien. Z. Nervenhk. *3* (1951), 493—497. — *Ruf, H.*, Das Elektroencephalogramm beim Hirntumor. Dtsch. Z. Nervenhk. *162* (1950), 60. — *Tönnis, W.*, Zur Unterscheidung zwischen Commotio und Contusio cerebri. Vortrag auf der Jahrestagung der dtsch. Ges. f. Unfallheilk., Goslar, 1955. — *Zillig, G.*, Ergebnisse des Evipanversuches bei Hirnverletzten. Dtsch. Z. Nervenhk. *164* (1950), 16—23.

Clinica Neurologica, Roma.

Beobachtungen über spontane epileptische Aktivität vom Rhinencephalon.

Von **M. Gozzano, G. F. Ricci** und **R. Vizioli.**

An Katzen mit isoliertem Rhinencephalon wurden von der Hirnoberfläche und den tiefen rhinencephalen Strukturen Ableitungen vorgenommen. Dabei wurde nach der von *Adrian* angegebenen Methode olfaktorisch mittels Einblasung von Amylazetat eine Reizung in den Nasenlöchern hinzugefügt. Bei 7 von 22 Katzen traten nach Einstich mit einer Latenz von wenigen Minuten bis über eine Stunde im N. amygdalae und im Hippocampus biphasische Spitzen auf, die auf diese Region beschränkt blieben. In zwei Fällen verschwanden diese Spitzen während der Reizung durch Amylazetat. In vier Fällen verursachte die intraperitoneale Verabreichung von Dial eine Zunahme der Zahl und Amplitude der Spitzen, auch über die Zeit der Amylazetatreizung hinweg. In einem Fall wurden auf diese Strukturen beschränkte Entladungen beobachtet.

Es wird gefolgert, daß die Spitzen von der Läsion durch die eingestochenen Elektroden herrühren. Ferner wird beschlossen, daß die Entladungen der tiefen rhinencephalen Zentren ohne Beteiligung des Neocortex vor sich gehen können. Aus dem Umstand der Provokationsmöglichkeit durch Dial erklärt sich die Möglichkeit der Barbitursäure-Schlafprovokation der temporal-abnormen Zeichen.

Aus der Nervenklinik der Universität München.

Gegenüberstellung von EEG- und Röntgenbefunden bei der Epilepsie.

Von **R. Weber.**

Wir haben bei 455 Anfallskranken EEG- und Röntgenbefunde einander gegenübergestellt. Davon hatten 48 einen sicheren temporalen Herd im EEG, von denen wiederum 10 im EEG und klinisch typischen Dämmerattacken entsprachen. Ein Drittel von diesen temporalen Herden war im Röntgenbild nicht nachweisbar, ein Drittel zeigte einen Grenzbefund und ein Drittel typische pathologische Veränderungen (Erweiterung, Tumor, Entwicklungsstörungen, Traumafolge). Die Erweiterungen stehen unter den pathologischen Röntgenbefunden an erster Stelle. Wir haben überprüft, ob bei diesen Anfallskranken das EEG häufiger spezifische epileptogene Veränderungen aufweist als beim übrigen Durchschnitt der Anfallskranken. Es zeigte sich, daß bei den Anfallskranken mit Erweiterungen die spezifischen EEG-Veränderungen nicht häufiger, eher noch seltener auftreten als sonst. Bei den Grenzbefunden des Röntgenbildes fanden sich im EEG häufiger Allgemeinveränderungen und in der üblichen Zahl sichere epileptische Veränderungen. Bei nachgewiesenen Geschwülsten konnte das EEG die Herdveränderung weitgehend mit dem Röntgenbild übereinstimmend nachweisen, wobei der Herd auffallend häufig in einem Krampffokus bestand. — Den normalen Röntgenbildern (240) wurden die entsprechenden EEG-Befunde gegenübergestellt und umgekehrt den normalen EEG-Befunden die entsprechenden Röntgenbilder.

Electroencephalographische Längsschnittuntersuchungen bei frischen Schädelhirntraumen unter verschiedenen Therapieformen.

Von **H. Lechner,** Graz.

Nachdem die Beeinflußbarkeit der Hirnstromkurven bei frischen Schädelhirntraumen durch verschiedene Therapieformen im Testverfahren geprüft worden war, wurden elektroencephalographische Längsschnittuntersuchungen angestellt. Insgesamt wurden 95 Fälle mit Commotio und Contusio einer elektroencephalographischen Untersuchung zugeführt und von diesen 205 EEGs registriert. Korrelationen zwischen dem klinischen und dem elektroencephalographischen Befund zeigten erstens, daß die anticholinerge Therapie der bisher üblichen überlegen ist und zweitens, daß die Elektroencephalographie eine unentbehrliche Methode für die Prüfung einer Therapieform darstellt.

Aus der Neurochirurgischen Universitätsklinik Zürich (Prof. *H. Krayenbühl*) und der elektroencephalographischen Abteilung der Klinik (Leiter: Dr. med. *R. Hess*).

Migränen und vasomotorische Kopfschmerzen im Grenzgebiet der Epilepsie.

Von **H. Heyck.**

Jeder sechste Fall unter 48 Migränen und jeder zehnte Fall unter 200 Kranken mit Cephalea vasomotorica zeigte im EEG generalisierte paroxysmale Hypersynchronien, die definitionsgemäß als epileptische Krampfentladungen anzusprechen sind. Sie finden sich vorwiegend bei photischer Stimulation, was besonders für die positiven Fälle bei Cephalea vasom. (70%) gilt. Nicht selten sind andere vasovagale Anfallsmechanismen, synkopale Anfälle und episodische psychische Alterationen. Auch die günstige Wirkung antiepileptischer Medikation spricht für Beziehungen zum großen Formenkreis der Epilepsie. Diese muß auch für elektroencephalographisch unauffällige Formen diskutiert werden.

Aus dem Elektrolabor der Universitäts-Nervenklinik Wien
(Vorstand: Prof. Dr. *Hans Hoff*).

Physiologische Mechanismen bei der Epilepsie.

Von **J. A. Ganglberger.**

In Anlehnung an Sherringtons Physiologie und an „Cybernetics" werden anfallsauslösende, -hemmende oder -vorbeugende Mechanismen analysiert. Neben solchen, die die „electronic circuit analogy" favorisieren, wird auf nichtbahngebundene Vorgänge hingewiesen: Feldeffekte, spreading depression. Hervorgehoben wird die „temporale Dispersion" *(Jasper)* und die Protektivfunktion *(Walter)* des focalen, langsamen Spitz-Wellenmusters, deren Hypothese nach empirischen Daten weiter ausgebaut werden konnte und als „spatiale Dispersion" bezeichnet wird. Auch der klassische „Wave and Spike"-Anfall wird als Schutzmechanismus aufgefaßt, und der große Anfall (abweichend von *Selbach)* als subtotaler Zusammenbruch der cerebralen Homoiostase dargestellt.

Aus dem Physiologischen Institut der Universität Münster/Westfalen.

Die bioelektrische Hirnrindenaktivität und ihre Steuerung durch Stammhirnreize.

Von **E. Schütz.**

Verschiedene Erscheinungsformen des menschlichen Elektroencephalogramms lassen darauf schließen, daß Stammhirnstrukturen mit diffusen Großhirnprojektionen die bioelektrische Spontanaktivität des Cortex in weitem Umfange beeinflussen. Unter diesem Gesichtspunkt werden die generalisierte Hemmung des Alpha-Ruherhythmus durch periphere Reize, die stufenweise Entwicklung des kindlichen EEG sowie die Schlafveränderungen der Rindenrhythmik und ihre Reaktion auf Weckreize analysiert. An Hand tierexperimenteller Befunde aus dem Schrifttum (*W. R. Hess* und Mitarbeiter, *Magoun* und Mitarbeiter, *Bremer, Gellhorn* u. a.) wird dabei gezeigt, daß die bioelektrische Grundaktivität des Cortex durch die unspezifischen Stammhirnsysteme sowohl im Sinne einer allgemeinen „Dämpfung“ als auch einer „Aktivierung“ verändert werden kann. Am nicht narkotisierten Tier sind die gegensätzlichen bioelektrischen Phänomene stets mit entsprechenden motorischen Aktivitätsveränderungen sowie mit Verschiebungen der vegetativen Tonuslage zur trophotropen bzw. ergotropen Seite gekoppelt. Im Zusammenhang mit diesen Befunden werden an Hand eigener Untersuchungen über die physiologischen Stammhirn-Cortex-Beziehungen verschiedene spezielle Probleme behandelt, die die Existenz *gesonderter* Dämpfungs- und Aktivierungsstrukturen in Zwischen- und Mittelhirn sowie die Frage betreffen, inwieweit die tierexperimentell gewonnenen Ergebnisse auf den Menschen übertragbar sind. Dabei wird u. a. gezeigt, daß es sich bei den unspezifischen Steuerungssystemen des Hirnstammes offenbar um stammesgeschichtlich alte Strukturen handelt, deren Einfluß auf telencephale Erregungsprozesse bereits bei den Kaltblütern nachweisbar ist.

Der Befund, daß die Hirnrindenaktivität durch diffuse Projektionssysteme des Hirnstammes gesteuert wird, gibt die Möglichkeit, eine Reihe von Rhythmusveränderungen im EEG auch unter dem Einfluß verschiedener Pharmaka auf einen einheitlichen Entstehungsmechanismus zurückzuführen. Unter diesem Gesichtspunkt wird u. a. das Auftreten „amplitudengroßer Alpha-Wellen“ nach Teilinjektionen einer Cardiazol-Krampfdosis besprochen. Im gleichen Zusammenhange wird weiter über Untersuchungen berichtet, nach denen die Krampferregbarkeit des Cortex im natürlichen und medikamentösen Schlaf noch zu einem Zeitpunkt erheblich *gesteigert* ist, in dem in der Körperperipherie bereits allgemeine Dämpfungssymptome vorherrschen. Der Befund wird durch die Feststellung gestützt, daß ein im Wachzustand latenter kortikaler Krampfstromfocus in Narkose und Schlaf zu deutlicher Aktivität provoziert werden kann. Auf die Bedeutung, die der weiteren Untersuchung der Stammhirn-Cortex-Beziehungen für die Physiologie, Pharmakologie und Klinik des Zentralnervensystems beigemessen werden muß, wird abschließend kurz hingewiesen.

Laboratoire de Neurophysiologie appliqué (Directeur: *M. Monnier,* Genève, Suisse).

Bestimmung des Angriffsmechanismus antikonvulsiver Pharmaka durch elektrische Reizung von Cortex, Diencephalon und Rhinencephalon beim Kaninchen.

Von

Von **H. Gangloff** und **M. Monnier,** Genève.

Die Auslösung von Krampfpotentialen durch elektrische Reizung des Cortex, des Diencephalon und des Rhinencephalon ermöglicht eine genaue Bestimmung der Angriffspunkte antikonvulsiver Pharmaka im Zentralnervensystem. Die im Cortex, im Thalamus und im Rhinencephalon abgeleitete, elektrische Reizantwort wird analysiert. Die pharmakologische Deutung stützt sich auf die Höhe der Reizschwelle, die Dauer der Reizbeantwortung (Afterdischarge) und das qualitative, bioelektrische Verhalten der Afterdischarge nach der Medikation. Die Methode benutzt z. T. eine früher von *Monnier* und *Laue* verwendete Technik (Helvet. Physiol. Acta, 1953). Der Vergleich mit den Ergebnissen von Kontrolltieruntersuchungen gibt der pharmakologischen Beurteilung die erforderliche Sicherheit. Die anatomische Kontrolle an formalfixierten Schnitten überprüft den Sitz der Reizpunkte. Einige pharmakologische Ergebnisse werden mitgeteilt: Je nach den Strukturen, in welchen der antikonvulsive Schutz vorherrscht, lassen sich 4 Wirkungstypen unterscheiden: 1. Wirkung auf das Diencephalon: Diphenylhydantoin. 2. Wirkung auf Diencephalon und Rhinencephalon: Phenobarbital (Luminal), mit kortikaler Erregung als Nebenbefund. 3. Wirkung auf Diencephalon, Rhinencephalon und Cortex: Trimetadione (Tridione). 4. Wirkung auf Diencephalon und Cortex: Phenyl-acetyl-urea (Phenurone) und bromiertes Hydantoinderivat (Anirrit).

Tierexperimentelle Befunde bei multiplen Krampfherden.

Von **K. Schmalbach,** Köln.

Auf Grund von experimentellen Untersuchungen an 20 Katzen mit chronisch epileptogenen Foci nach *Kopeloff* wurde zum Problem der multifokalen Epilepsie Stellung genommen. Ein Film zeigte einseitig temporal und okzipital ausgelöste Anfallsformen. Es wurde auf pseudosexuelles Verhalten der ersten, quasihalluzinatorisches Behaviour der zweiten Gruppe hingewiesen. Am EEG dieser Tiere und solcher mit beiden Herdformen konnte die Wechselhaftigkeit temporaler Herde bezüglich der Seitenmanifestation des Focus und die Prädominanz temporaler Herde über die okzipitalen demonstriert werden.

Psychologisches Institut der Universität Wien (Vorstand: Prof. Dr. *H. Rohracher*).

Alpha-Wellen und Mikro-Schwingungen.

Von **H. Rohracher.**

Mit Hilfe von hochempfindlichen Geräten (Erschütterungsmesser in Verbindung mit EKG- oder EEG-Verstärkern) kann eine ständig vorhandene, mikroskopisch kleine, rhythmische Vibration an allen Stellen der menschlichen Körperoberfläche nachgewiesen werden. Bei gesunden Personen erstreckt sich der Frequenzbereich von 7 bis 11 c/s , die Amplitude ist bei vollständiger Muskelentspannung 1 bis 5 Mikron. Muskelspannung erhöht die Amplitude bis zum Zehnfachen des Ruhewertes ohne Änderung in der Frequenz. Im Schlaf fällt die Amplitude bis auf die Hälfte des normalen Wertes im Wachzustand. Bei Hyperthyreose und bei Fieber steigt die Frequenz bis zu 14 c/s. Bei experimenteller Muskellähmung (durch Lysthenon) sinkt die Amplitude bis auf ein Drittel des normalen Wertes.

Die Existenz der Körperschwingungen konnte an allen bisher untersuchten tierischen warmblütigen Organismen nachgewiesen werden; sie fehlt bei allen untersuchten wechselblütigen Tieren. Tiere im Winterschlaf zeigten kurzdauernde Perioden von geringen Schwingungen mit langen Intervallen, in denen die Vibration vollkommen fehlte. Nach Unterbrechung des Winterschlafes durch Temperaturerhöhung erschienen kontinuierliche Schwingungen um 6 c/s mit Amplituden, die denen der menschlichen Mikro-Schwingungen ähnlich waren.

Charakteristika, die Alpha-Rhythmus und Mikro-Schwingungen gemeinsam sind (Frequenzbereich, Ansteigen der Frequenz bei Fieber und Hyperthyreose) und Unterschiede (Alpha-Rhythmus: fehlt im Schlaf und frühen Kindheit; Mikro-Schwingung: Amplituden bei Kindern und Erwachsenen gleich, niedriger im Schlaf) werden aufgezeigt. Die Möglichkeit einer beiden Phänomenen gemeinsamen cerebralen Grundlage wird erörtert.

Aus der Division of Neurosurgery, U. of W. Med. School, Seattle, USA. und der Chirurgischen Universitätsklinik Graz.

Über die Pathophysiologie des Ruhetremors.

Von **F. L. Jenkner.**

Beim Menschen sind die pathologischen Veränderungen, die bei postencephalitischem Tremor auftreten, bekannt. Um das Verständnis der Physiologie dieses Tremors zu vertiefen, wurden vielfach Läsionen in Tierversuchen gesetzt, die den beim Menschen bekannten entsprechen, aber kein Tremor gefunden. In einer Reihe von Versuchen wurde nun durch chronische Zerstörung des rostralen Endes der Substantia reticularis, wie durch Reizung der Substantia reticularis im Hirnstamm Tremor erzeugt, der jenem bei postencephalitischen Parkinsonismus recht ähnlich erscheint. Über einen Teil dieser Ergebnisse wird berichtet. Im Lichte dieser, auch von anderen Untersuchern gefundenen Ergebnisse scheint der Substantia reticularis kaudal des Nucleus ruber eine besondere Bedeutung in der Entstehung des Ruhetremors zuzukommen.

Psychiatrisch-Neurologische Klinik der Universität Wien.

Beziehungen zwischen dominantem Rhythmus und Zeiterleben.

Von **K. Pateisky.**

Die Tatsache, daß die Kurzrhythmik des Gehirns im dominanten Alpharhythmus ihren Ausdruck findet, sowie die Erfahrungen, daß das Zeiterleben mit Veränderungen des dominanten Rhythmus ebenfalls eine Änderung erfährt (Beschleunigung im Fieber und bei Hyperthyreose, Verlangsamung bei Myxödem), hat Veranlassung zu experimentellen Studien gegeben. Zeitwiedergabe und Zeitschätzung werden während der Steuerung des dominanten Rhythmus durch Flackerlicht untersucht. Unter der Veränderung des dominanten Rhythmus mit dem Flackerlicht wird eine Änderung des Zeitempfindens erwartet. Die Ergebnisse der Versuche werden diesen Erwartungen nicht gerecht, so daß angenommen werden muß, daß die Frequenz des dominanten Rhythmus und deren Änderungen auf das kurzfristige Zeiterleben keinen Einfluß haben.

Psychiatrisch-neurologische Universitätsklinik Wien.

Cooperative Prozesse an Neuronenverbänden.

(Die nicht-leitungsgebundene Ausbreitung von Hirnrhythmen.)

Von **H. Petsche** und **A. Marko.**

Toposkopische Untersuchungen über die Ausbreitung verschiedener bioelektrischer Vorgänge (Alpharhythmus, Schlafspindeln, Spike-and-Wave, Abläufe im Grandmal-Anfall und Ammonshorn-Afterdischarges beim Kaninchen) ließen einen kontinuierlichen Ablauf mit einer gewissen Geschwindigkeit, die zumeist im Meterbereich lag, erkennen. Verschiedene Anzeichen deuten darauf hin, daß sich diese Wellen auch auf nichtsynaptischem Wege ausbreiten können. Sie entsprechen elektrotonischen Feldern, die über die Rinde wandern und deren Ausdehnung gleich der Wellenlänge (aus Frequenz und Geschwindigkeit) ist. Die von *Cragg* und *Temperley* in die Biologie eingeführte Hypothese der cooperativen Prozesse deutet in befriedigender Weise die Eigenschaften dieser elektrotonischen Felder („Domänen").

Die kombinierte Cardiazol-Barbitur-Aktivierung des EEG („Triplex-Methode") in der neurologischen Diagnostik.

Bericht über 780 Aktivierungsversuche.

Von **W. Bärtschi-Rochaix,** Bern.

Technik: Langsam-kontinuierliche Injektion einer 5%igen Cardiazollösung, 1 ccm pro 30 Sekunden, intermittierende Lichtreize, bei Erscheinen pathologischer Potentiale oder nach maximal 10 ccm wird Narconumal 0,5 bis 2 ccm in gleichem Tempo injiziert. Die Methode besitzt das größte Wirkungsspektrum, da sowohl die Cardiazol-sensiblen wie auch die Barbitur-enthemmten Fälle standardmäßig aktiviert werden. In 1,66% kommt es zu generalisierten tonisch-klonischen Krisen; dies tritt indessen nur bei Epileptikern und — soweit die Technik streng befolgt wird — nie bei Normalen auf. In 2,9% werden Minor-Anfälle beobachtet, was diagnostisch wertvolle Hinweise liefert. Anfallauslösende Dosis im Durchschnitt 3,2 mg/kg bei essentieller Epilepsie, 5,4 mg/kg bei fokaler Epilepsie. Rund die Hälfte der Epileptiker weisen normale Ruhekurven auf und wären ohne Aktivierungsverfahren nicht zu diagnostizieren. Cardiazolschwelle für die Aktivierung fokaler Anomalien = 3,6 mg/kg. Nur die Hälfte weist eine „höhere" Reizschwelle auf. Mit 7 mg/kg werden praktisch alle Fokalepileptiker erkennbar. Die Cardiazoldosis zum Auslösen der „spezifischen" Anomalien beträgt bei essentieller Epilepsie durchschnittlich 3 mg/kg. Inveterierte Formen, therapiestabilisierte Fälle oder nur sporadisch zu Anfällen neigende Epileptiker können sich durch hohe Reizschwellen auszeichnen.

Es werden die heute gültigen Kriterien zur Diagnose genuiner und fokaler Epilepsieformen diskutiert. Ferner wird das Verhalten der Posttraumatiker tabellarisch dargestellt und die Eignung der Methode für eine Reihe weiterer Krankheitsgruppen präzisiert. (Originalarbeit erscheint demnächst im „Nervenarzt".)

H. W. Steinmann (Köln): *„Die Bedeutung des Evipan-Testes bei intrakraniellen raumbeengenden Prozessen und Hirnverletzungen."* Referat nicht eingelangt. Die ausführliche Mitteilung wird später publiziert.

Aus der Medizinischen Universitätsklinik Heidelberg.

Hirnstromverlaufsuntersuchungen bei perniciösen Anämien.

Von **J. Krump.**

Verglichen wurden die Untersuchungen bei 40 perniciösen Anämien mit den Befunden bei 34 schweren Anämien anderer Ätiologie. Im Vollbild der Perniciosa finden sich auffällig häufig im EEG faßbare z. T. schwere cerebrale Funktionsstörungen, als Folgen eines spezifischen Zellstoffwechseldefektes, der damit abschätzbar wird. Die Verlangsamung und Irregularität, die seltenen Spikes und die paroxysmale Dysrhythmie bilden sich unter der B_{12}-Behandlung weitgehend zurück; den „inaktiven" funikulären Myelosen (7 Fälle) entspricht ein normales Hirnwellenbild. Bei chronischen Anämien sind bioelektrische Störungen demgegenüber erst bei einem Hb unter 30% zu erwarten, falls endotoxische oder hormonelle Teilursachen nicht vorliegen. Der histiotoxischen Hypoxydose im weitesten Sinne gebührt jeweils der Vorrang vor der rein transportativen anämischen Hypoxie.

Hirnelektrisches Laboratorium Detmold.

Das Permeabilitätsproblem im Bilde des EEG.

Von **H. S. Regelsberger.**

Zu jedem Lebensalter gehört eine bestimmte Permeabilität des Kapillarsystems. Im Kindesalter finden wir eine hohe Permeabilität und im Greisenalter eine sehr niedrige. Der normale Erwachsene zeigt diesbezüglich eine Mittellage, die elektrobiologisch in einer bestimmten Frequenz und einer charakteristischen Spannung zum Ausdruck kommt. Ein Vergleich zwischen hirnelektrischen Kurven und Lebensalter ist nach Ansicht des Verf. nicht nur möglich, sondern erlaubt auch eine sehr wahrscheinliche Korrelation zwischen histopathologischen Vorgängen und elektrobiologischer Äußerung von Gewebsveränderungen.

Der Vortrag erscheint demnächst ungekürzt in den „Acta Neurochirurgica", Springer-Verlag, Wien.

Aus der Psychiatrisch-Neurologischen Universitätsklinik Innsbruck.

Über die Bedeutung des generalisiert-synchronen Krampfpotentials.

Von **E. Niedermeyer.**

Die Beobachtung synchroner Krampfströme über dem Großteil der Hirnrinde hat in besonderem Maße Neurophysiologie und Epilepsieforschung bereichert. Es ist hierbei von großer Wichtigkeit, auf die Unterscheidung von primär den intralaminären Anteilen des Thalamus entstammenden generalisierten Krampfpotentialen und sekundären synchronen Entladungen hinzuweisen, wobei die letzteren durch einen kortikalen Herd entstehen und erst durch Einbeziehung des intralaminär-thalamischen Systems ihren generalisiert-synchronen Charakter gewinnen. Diese von *Jasper* propagierte Unterteilung wird durch klinische Beispiele illustriert; ferner wird auf die Bedeutung in der Fragestellung idiopathisch-symptomatischer Epilepsie Wert gelegt.

Clinica Neurologica, Roma, Italia.

Ein Fall einer subcorticalen Epilepsie, die klinisch einen parasagittalen Herd vortäuscht.

Von **R. Vizioli** und **G. F. Ricci.**

Die Autoren berichten über den Fall einer Frau, die an Jacksonanfällen leidet, welche am linken Fuß beginnen. Während einer EEG-Aufnahme provozierte man mittels Cardiazol einen Anfall, konnte jedoch keine Änderung im Kurvenverlauf beobachten. Um den Fall zu klären, muß man die Theorie von *Gastaut* über die areothalamischen Sektoren zu Hilfe nehmen und annehmen, daß es sich in diesem Fall um eine Störung im thalamischen Niveau handelt, wo es sicher eine Repräsentation verschiedener motorischer Funktionen gibt. Dies ist die einzige Möglichkeit, um die fehlenden Veränderungen im EEG während dieses Anfalles zu erklären, der alle klinischen Zeichen eines durch einen parasagittalen Focus verursachten Anfalles zeigt.